Klaus Fröhlich-Gildhoff

W0189759

Verhaltensauffälligkeiten bei Kindern und Jugendlichen

Ursachen, Erscheinungsformen und Antworten

Mit Beiträgen von
Thomas Hensel und Eva-Maria Sättele

Verlag W. Kohlhammer

1. Auflage 2007

Alle Rechte vorbehalten
© 2007 W. Kohlhammer GmbH Stuttgart
Umschlag: Gestaltungskonzept Peter Horlacher
Gesamtherstellung:
W. Kohlhammer Druckerei GmbH + Co. KG, Stuttgart
Printed in Germany

ISBN 978-3-17-018737-5

Inhalt

Vorwort der Reihenherausgeber

Infolge der Beschlüsse der europäischen Bildungsminister im so genannten Bologna-Prozess haben sich die Studienstrukturen an Universitäten und Fachhochschulen verändert: In einem ersten, eigenständigen Studienabschnitt, dem Bachelor-Studium, wird eine grundlegende, berufsqualifizierende Ausbildung realisiert; darauf aufbauend erfolgen Vertiefungen oder Forschungsorientierungen in Master-Studiengängen. Das Studium ist nach Modulen strukturiert, die als solche abgeschlossene Lerneinheiten darstellen und eine disziplin- bzw. fächerübergreifende Perspektive anbieten. Parallel dazu wird der Anteil des Selbststudiums der Studierenden erhöht.

Die Buchreihe „Module angewandter Psychologie" hat das Ziel, für diese neuen Studieninhalte Lehr- und Lernmaterialien zur Verfügung zu stellen und sich dabei an folgenden Prinzipien zu orientieren:

- Es wird ein wissenschaftlich fundiertes und zugleich praxisbezogenes Material angeboten, das für die Lehre und Ausbildung relevant ist und entsprechend aktuelle Entwicklungen aufgreift.
- Eine besondere Bedeutung hat dabei der Anwendungsbezug. Dabei werden sowohl die individuums- bzw. personenbezogene Perspektive (Interventionskonzepte) als auch die institutionelle und organisationsbezogene Perspektive berücksichtigt.
- Die Themen werden interdisziplinär behandelt, wobei der originäre Beitrag der Psychologie für diese Themen betont und herausgearbeitet wird.

Zielgruppe sind in erster Linie Studierende in Bachelor-Studiengängen an Fachhochschulen und Universitäten in den Fachrichtungen Psychologie, Sozialpädagogik/Soziale Arbeit, Heilpädagogik, Pädagogik der Frühen Kindheit, Wirtschaftspsychologie, Sozialmanagement, Gesundheitsförderung, Public Health und verwandte Studienrichtungen.

Die Themen der Buchreihe orientieren sich einerseits an spezifischen Anwendungsfeldern, andererseits werden Querschnittsthemen aufgegriffen, die Kenntnisse und Kompetenzen als Schlüsselqualifikationen vermitteln.

Die HerausgeberInnen und der Verlag sind dankbar für – auch kritische – Rückmeldungen und Anregungen zur Weiterentwicklung der Buchreihe.

Johanna Hartung und Klaus Fröhlich-Gildhoff

Vorwort

Das vorliegende Buch versucht, einen Überblick über die wichtigsten Verhaltensauffälligkeiten im Kindes- und Jugendalter sowie die professionellen „Antworten" – also Unterstützungsmöglichkeiten und -angebote – zu geben. In das Buch sind neben der theoretischen Reflexion der relevanten Literatur auch die praktischen Erfahrungen des Autors als Kinder- und Jugendlichenpsychotherapeut ebenso eingeflossen, wie Erkenntnisse und Erfahrungen, die im Rahmen der Ausbildung von Studierenden an der Evangelischen Fachhochschule Freiburg und verschiedenen Universitäten gemacht wurden. Durch diese Erfahrungen ergaben sich Schwerpunktsetzungen und zum Teil die Strukturierungen dieses Buchs.

Das Werk steht an der Schnittstelle zwischen akademischer Ausbildung und der praktischen Arbeit mit (verhaltensauffälligen) Kindern und Jugendlichen. Es möchte die Tätigkeit von (angehenden) Kinder- und Jugendlichenpsychotherapeuten und (angehenden) Psychologen aber auch von Fachkräften in den verschiedenen Feldern der Sozialen Arbeit, der Sozialpädgaogik, der Jugendhilfe und der Heilpädagogik bereichern. Es wäre ohne die Unterstützung von Kollegen und Kolleginnen aus Wissenschaft und Praxis nicht möglich gewesen; für die wertvollen Rückmeldungen möchte ich mich bedanken.

Ein besonderer Dank geht an Michael Böse, Alexandra Ringler und Simone Beuter, die bei der Zusammenstellung und Fertigstellung des Buches äußerst hilfreich waren.

Ein Dank gilt auch dem Team des Zentrums für Kinder- und Jugendforschung an der EFH Freiburg und meiner Familie; diese haben mich bei der Fertigstellung unterstützt und mich vor allem in der Endphase ausgehalten. Bedanken möchte ich mich auch bei meiner Kollegin Johanna Hartung, die mich letztlich zu dem Buch angeregt hat und Herrn Dr. Poensgen vom Kohlhammer Verlag, der die Realisierung möglich machte.

Ich freue mich über Anregungen und Verbesserungsvorschläge.

Aus Gründen der Lesbarkeit wurde nicht geschlechtsneutral formuliert. Die Bezeichnungen umfassen in der Regel beide Geschlechter.

Freiburg, im Sommer 2007   Klaus Fröhlich-Gildhoff

1 Einleitung

In diesem Buch wird versucht, das Thema Verhaltensauffälligkeiten bei Kindern und Jugendlichen – und die entsprechenden professionellen Unterstützungsmöglichkeiten – aus einer integrierten, theorieschulenübergreifenden Perspektive zu betrachten. Dabei werden disziplinübergreifend Erkenntnisse zusammengeführt, im Sinne der sich weiterdifferenzierenden „Klinischen Entwicklungspsychologie" (vgl. z. B. Oerter et al. 1999, Röper et al. 2001), „Entwicklungspsychopathologie" (vgl. z. B. Resch et al. 2001) und „Entwicklungswissenschaft" (vgl. z. B. Petermann et al. 2004).

Ausgangspunkt ist zunächst eine Begriffsbestimmung des Gegenstandes „Verhaltensauffälligkeit" und eine Definition und Klassifikation; diese orientiert sich an dem etablierten System des ICD-10 (vgl. Dilling et al. 2002) und DSM-IV (Saß et al. 1996).

Dann wird das allgemeine bio-psycho-soziale Modell zur Erklärung der Entstehung von Verhaltensauffälligkeiten entwickelt. Neben einer (entwicklungs-)psychologischen Perspektive, bei der die (frühen) Interaktionserfahrungen von Kindern im Fokus stehen, ist die Bedeutung von Risiko- und Schutzfaktoren für die Bewältigung von Entwicklungsaufgaben und Lebensanforderungen ein zentrales Thema. Dieses Modell setzt eigene Überlegungen und Konzepte des Autors (Fröhlich-Gildhoff & Hufnagel 1997, Hufnagel & Fröhlich-Gildhoff 2002, Fröhlich-Gildhoff 2006b) konsequent fort.

Im Weiteren werden die häufigsten Formen von Verhaltensauffälligkeiten im Kindes- und Jugendalter dezidiert betrachtet:

Nach einer spezifischen Definition wird dann jeweils auf die Epidemiologie eingegangen; hier werden neben den Prävalenzraten auch Verläufe und Komorbiditäten referiert, sofern dazu Daten vorlagen. Die jeweiligen Beschreibungen der Ursachen orientieren sich an dem bio-psycho-sozialen Grundmodell.

Abschließend werden spezifische Therapie- bzw. Unterstützungsformen aufgezeigt. Hierbei bestand/besteht das logische Problem, dass diese Unterstützungsmöglichkeiten und -angebote in systematischer Weise erst im sechsten Kapitel des Buches in ihren Grundlagen aufgezeigt werden. In den jeweiligen Kapiteln zu den einzelnen Verhaltensauffälligkeiten wird auf Schwerpunkte in Richtung eines störungsspezifischen Vorgehens eingegangen; der Grundansatz ist dabei jedoch folgender: Grundlage des unterstützenden pädagogischen oder therapeutischen Handelns ist ein tragfähiges Beziehungsangebot – auf dieser Grundlage werden individuums- und störungsspezifische Begegnungsformen und Interventionen gestaltet.

Die Abschnitte über die einzelnen Formen von Verhaltensauffälligkeiten stehen dabei für sich und können daher isoliert betrachtet (gelesen) werden. Daher treten vereinzelt Überschneidungen – auch zu dem allgemeinen Modell – auf. Wichtige Querverweise sind angezeigt.

Im sechsten Kapitel werden dann systematisch die Antworten, die Unterstützungs- und Begegnungsmöglichkeiten bei Verhaltensauffälligkeiten von Kindern und Jugendlichen referiert. Zunächst wird ein Überblick über die frühen Hilfen ([pädagogische] Frühförderung, Hilfen für Säuglinge und Eltern) gegeben. Dann wird der wichtige Bereich der Kinder- und Jugendhilfe und besonders der der Hilfen zur Erziehung – von der Erziehungsberatung über die Heimerziehung bis zur Einzelbetreuung – vorgestellt.

Der ambulanten Psychotherapie ist ein eigenes Kapitel gewidmet, wobei auch hier versucht wird, einen integrativen Ansatz psychotherapeutischen Handelns – im Sinne einer allgemeinen Psychotherapie für Kinder und Jugendliche – vorzustellen, der auf empirischen Erkenntnissen beruht. Ein Blick über das Individuum hinaus, die Betrachtung der Arbeit mit Eltern und anderen Bezugspersonen, schließt sich an.

Ein Überblick über Präventionsmöglichkeiten schließt dieses Kapitel ab.

Ein Buch wie das vorliegende kann nicht den Anspruch erheben, einen vollständigen Überblick über alle wissenschaftlichen Erkenntnisse zur Thematik zusammenzutragen; es kann auch nicht auf alle Formen der Verhaltensauffälligkeiten eingehen. Es soll jedoch einen systematischen Ein- und vor allem Überblick geben. Dieser wird ergänzt durch weiterführende Literaturhinweise.

2 Begriffsbestimmung: Was ist „verhaltensauffällig"?

2.1 Definition(sversuche)

Dieses Buch hat „Verhaltensauffälligkeiten bei Kindern und Jugendlichen" zum Gegenstand; sofort stellt sich die Frage, was denn „verhaltensauffällig" – im Gegensatz zu „verhaltens*un*auffällig" – ist. Genauso sind in diesem Zusammenhang andere Begriffe von Bedeutung: seelische Störung, seelische Erkrankung (vs. seelische Gesundheit), seelische Behinderung, Normalität und Abweichung etc. Um zu einem klareren Begriff von Auffälligkeit oder Störung eines Verhaltens zu kommen, sind zwei Bezugspunkte wichtig: Zum einen stellt sich grundsätzlich die Frage, ob es sich bei der Unterscheidung auffällig vs. unauffällig um ein Kontinuum mit zwei Polen handelt, also ob ein Verhalten je nach Ausprägungsgrad, zeitlichem Verlauf usw. mehr dem einen oder auch manchmal dem anderen Pol zuzuordnen ist oder nicht. Oder ob demgegenüber eine klare qualitative Unterscheidung zwischen unauffälligem Verhalten einerseits und auffälligem, gestörtem Verhalten andererseits zu treffen ist. Zum zweiten legt der Terminus „Auffälligkeit" nahe, dass der Bezugspunkt immer eine Norm ist.

2.1.1 Normen

Grundsätzlich lassen sich unterschiedliche Normen unterscheiden:

1. Soziale Normen
   Soziale Normen sind durch die jeweilige Bezugsgruppe von der Familie über die Schulklasse bis hin zur Gesellschaft definiert. Soziale Normen sind teilweise in feste Regeln oder auch Gesetze „gegossen", andererseits können sie auch deutlich variieren. So wird es zu Beginn des ersten Schuljahres noch vielfach toleriert werden, wenn ein Kind im Laufe des Unterrichtes seinen Platz verlässt – dieses Verhalten wird noch als „normal" angesehen – hingegen sollte das Kind am Ende des ersten Schuljahres verinnerlicht haben, dass es „normal", also der Norm entsprechend ist, dass während der Unterrichtszeit der Platz nicht mehr verlassen wird.
2. Statistische Normen
   Statistische Normen beschreiben die Auftretenshäufigkeit von bestimmten Verhaltensweisen oder Merkmalen. Voraussetzung dafür ist, dass diese Merkmale relativ klar klassifizierbar sind und entsprechend gemes-

sen werden können. Dies ist bei physiologischen Merkmalen, wie z. B. der Körpergröße relativ einfach, wird jedoch bei psychischen Merkmalen oder Verhaltensweisen komplizierter – ein typisches, entsprechend definiertes Merkmal ist die Intelligenz. In der Regel werden bei der Erfassung dieser Merkmale – zur Bestimmung einer Norm – relativ große Populationen untersucht und es wird zumeist davon ausgegangen, dass die Verteilung dieser Merkmale dem Modell der Normalverteilung folgt.

Wesentliches Kennzeichen der Normalverteilung ist es, dass sich relativ einfach Prozentränge abhängig von der Standardabweichung festlegen lassen; davon ausgehend lassen sich dann auch Grenzen für Normalität bzw. Abweichung festlegen. So lässt sich beispielsweise festlegen, dass die oberen 2,5 % der mit einem Intelligenztest untersuchten Menschen als hochbegabt gelten können: mehr als 97,5 % der Vergleichsgruppe erzielen ein schlechteres Testergebnis (vgl. Abb. 2.1).

3. Funktionale Norm
   Hiernach ist derjenige normal, der bestimmte vorgegebene Anforderungen oder Funktionen erfüllen kann.
4. Ideale Norm
   Danach ist derjenige normal, der insgesamt oder in bestimmten Merkmalen Kennzeichen von Vollkommenheit erfüllt; typische Beispiele hierfür sind Schönheitsideale.
5. Subjektive Norm
   Hiermit ist die individuelle, selbstgesetzte Normalität gemeint, die sich natürlich mit anderen Normen decken kann (vgl. zu den verschiedenen Normbegriffen z. B. Egger 1992).

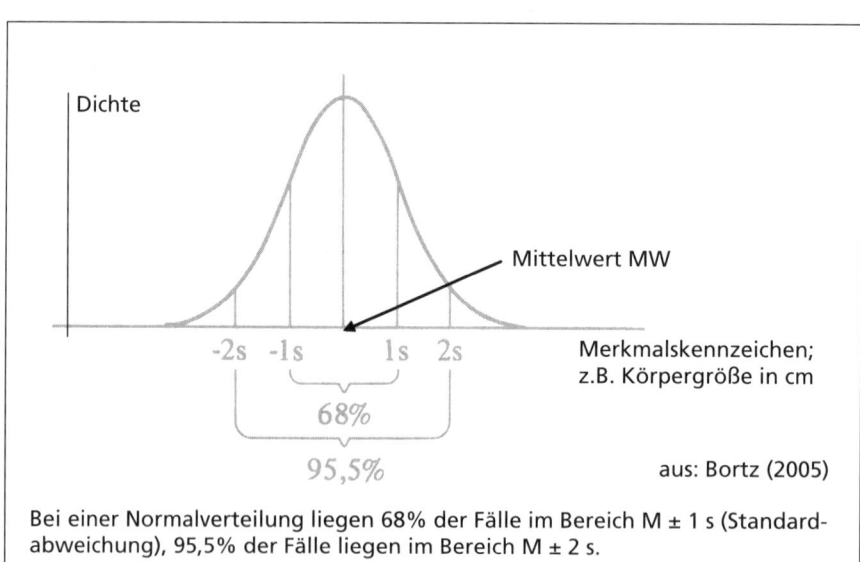

Bei einer Normalverteilung liegen 68% der Fälle im Bereich M ± 1 s (Standardabweichung), 95,5% der Fälle liegen im Bereich M ± 2 s.

Abb. 2.1: Statistische Normalverteilung (aus Bortz, J. (2005). Statistik für Human- und Sozialwissenschaftler (6. Aufl.), S. 43. Berlin: Springer. © Springer-Verlag)

Aus diesen Betrachtungen wird deutlich, dass letztlich alle Normen Überein-
künfte zwischen Menschen sind, also sozialen und/oder gesellschaftlichen
Gesetzmäßigkeiten unterliegen. Dies bedeutet zugleich, dass sich Normen
zwischen sozialen Bezugsgruppen, zwischen Populationen, beispielsweise in
unterschiedlichen Ländern, aber auch im historischen Kontext verändern
(können).

Die Problematik von begrifflichen Zuschreibungen, wie Verhaltensstörung
oder Verhaltensauffälligkeiten verdeutlicht Kriz (2004) an dem Beispiel,
wenn gesagt wird „Hans *hat* eine Verhaltensstörung" – so kommt es zu einer
„Verdinglichung", zu einer starren, statischen Festschreibung. „Schon die
Formulierung: ‚Hans *verhält* sich gestört' lässt Fragen aufkommen wie:
‚Wann?' und: ‚In welchem Zusammenhang?'. Und deren nähere Erörterung
führt zu einem komplexen Gefüge aus unterschiedlichen Situationen, in denen manches von Hans' Störungen verständlich wird (als ‚natürliche Reaktion' auf das aktuelle Verhalten seiner Schwester) oder in anderem Licht
erscheint (als ‚Signal für mehr Aufmerksamkeit' oder als ‚Ablenken vom sich
anbahnenden Streit von seinen Eltern')" (ebd., 61 f).

Es wird also deutlich: Es ist schwierig, klare Kriterien für ein Abweichen
von der Norm festzulegen und damit Verhaltensweisen als „auffällig" zu
definieren. Daher sollen zwei Bezugssysteme hierfür beschrieben werden:

2.1.2 Kriterien für „Auffälligkeit" bzw. „Störung"

Anhand der gängigen Klassifikationssysteme psychischer Störungen (s. u.)
stellen Petermann et al. (2000a) fest, dass „nicht nur psychische Symptome
an sich von Bedeutung [sind] für die Bestimmung, ob eine psychische Störung
vorliegt oder nicht, sondern auch

- die Stärke und Anzahl der Symptome,
- die mit den Symptomen einhergehenden psychosozialen Beeinträchtigungen und Leistungsbeeinträchtigungen, die auch durch mögliche Aus-
  gleichsprozesse nicht mehr verhindert werden können, sowie
- die Dauer der Symptomatik, Verlaufskriterien, und deren Beeinträchtigungen" (ebd., S. 30 f).

Petermann verdeutlicht dies nochmals in einer entwicklungsorientierten Perspektive anhand eines Beispiels „für normales und negatives Sozialverhalten":

Tab. 2.1: Beispiel für eine entwicklungsorientierte Betrachtung (nach Petermann 2000a, S. 17)

Altersstufe	Normales Verhalten	Problematisches Verhalten	Psychische Störung
Kleinkindalter (bis 2 Jahre)	Kind kommt Anforderungen nach und lässt sich helfen	Kind verweigert Anforderungen; kann jedoch von Erwachsenen beeinflusst werden	Kind verweigert sich völlig
Frühe Kindheit (3.–5. Lebensjahr)	Kind ist eigenständig, ohne Anforderungen abzulehnen	Kind ärgert andere absichtlich	Kind ist häufig wütend und beleidigt andere
Mittlere Kindheit (6.–12. Lebensjahr)	Kind behauptet angemessen seinen Standpunkt	Kind streitet häufig	Kind ist häufig wütend und beleidigt andere
Jugendalter (ab 13 Jahre)	Kind ist im Konfliktfall kooperationsbereit und kompromissfähig	Versucht unangemessen, sich Vorteile zu verschaffen	Erpresst andere

Harnach-Beck (2000) schlägt einen Katalog von Kriterien vor, anhand derer es möglich ist, einzuschätzen, „wie bedeutsam ein Abweichen von der Norm ist" (ebd., S. 89):

1. Alter und Geschlecht
   „Da Kinder Menschen sind, die sich noch in der Entwicklung befinden, ist es vor allem erforderlich, ihr Verhalten im Bezug zu ihrem Alter zu sehen" (ebd.). Neben der Altersnorm gibt es auch Normen für geschlechtsspezifisches Verhalten.
2. Dauer des Verhaltens
   „Ob ein Verhalten als abweichend zu betrachten ist, hängt ferner davon ab, wie überdauernd es ist, kurze Zeiten von Verstimmung, ausgeprägten Ängsten, Schlägen, schlechten Träumen, Bauchschmerzen kennt jedes Kind. Werden daraus anhaltend unangenehme Zustände, so besteht ein Grund zum Eingreifen" (ebd., S. 90).
3. Gegenwärtige Lebensumstände
   Unter besonderer Belastung, wie Wohnortwechsel, Trennung der Eltern etc. sind vorübergehende Stressreaktionen zu erwartende Ereignisse, sie verschwinden im Allgemeinen in dem Maße, in dem das Kind und seine Familie lernen, mit der veränderten Situation besser umzugehen.
4. Soziokulturelle Zugehörigkeit
   Die Normvorstellungen differieren sowohl schichtspezifisch als auch hinsichtlich der Zugehörigkeit beispielsweise zu einer ethnischen Gruppe.
5. Art und Vielfalt der Symptome
   Einige Symptome – z. B. massiv aggressives Verhalten – sind eher auffällig und beeinträchtigen das Umfeld, andere – wie zum Beispiel das nächtliche Einnässen – können sich möglicherweise nur auf einen Lebensbereich

beschränken und weniger dramatisch wirken. „Die Menge der von einem Kind hervorgebrachten Verhaltensweisen liefert ebenfalls Hinweise auf die Schwere der Beeinträchtigungen" (ebd.).

6. Häufigkeit und Intensität von Symptomen; Situationsabhängigkeit
   Hier ist zu fragen „wie viele Bereiche des täglichen Lebens wie stark betroffen [sind]" (ebd., S. 91). Es sind genau die Umstände zu betrachten, ob dieses Verhalten z. B. nur in der Schule oder auch in anderen Zusammenhängen auftritt.

7. Veränderungen im Verhalten des Kindes
   „Zu fragen ist, wie ungewöhnlich das beobachtete Verhalten für dieses Kind ist. Eine abrupte Verhaltensänderung, die nicht aus dem üblichen Entwicklungsverlauf zu erklären ist, sollte immer als Warnsignal gesehen werden" (ebd.).

Im Unterschied zu diesen kategoriegeleiteten Perspektiven wird „in der Entwicklungswissenschaft (...) eine Störung (...) als Entwicklungsabweichung angesehen (...). Das Wechselspiel zwischen internalen und Umweltereignissen bestimmt, welcher Entwicklungspfad eingeschlagen wird. Störungen werden demnach nicht einfach als eine Abweichung nur zu einem bestimmten Zeitpunkt im Leben angesehen, sondern werden vielmehr als natürliche Folge spezifischer Entwicklungsphasen verstanden (...). Genauso, wie die normale Entwicklung ist die abweichende Entwicklung ein selbstorganisierendes Phänomen, dessen endgültiger Ausgang jedoch in einem bedeutenden Grad fehlorganisiert ist (Courchesne, Townsend & Chase 1995). Dadurch wird

- die Ausbildung neuer Strukturen und Funktionen behindert,
- das Formen anderer und später erscheinender Strukturen und Funktionen verzerrt,
- die Konstruktion von sonst nicht auftretenden Strukturen und Funktionen ermöglicht und/oder
- die Ausbildung und der Gebrauch vorher entstandener Strukturen und Funktionen begrenzt" (Petermann et al. 2004, S. 300 f).

So können bestimmte Verhaltens- oder Entwicklungsauffälligkeiten als „Extremvarianten der normalen Variabilität" (ebd.) betrachtet werden.

2.1.3 Seelische Erkrankung

In den verschiedenen Klassifkationssystemen (s. u.), aber auch in der durch Verordnungen oder Gesetze geregelten „Behandlung" wird es als nötig empfunden, seelische Störungen bzw. seelische Erkrankungen zu definieren. Während aufgrund des Entwicklungsaspektes und der Umgebungsabhängigkeit, aber auch der „dimensionalen Strukturen psychischer Störung im Kindesalter" (Petermann 2000a, S. 32) einige Autoren den Krankheitsbegriff für irreführend halten und eher an dem Begriff der „Störung" festhalten, werden beispielsweise in den Psychotherapierichtlinien des „Bundesausschusses der Ärzte und Krankenkassen" (1998) seelische Erkrankungen wie folgt definiert: Seelische Erkrankungen werden als „krankhafte Störung der Wahrnehmung, des Verhaltens, der Erlebnisverarbeitung, der sozialen Beziehung und der Körperfunktionen verstanden. Es gehört zum Wesen dieser Störungen, dass sie der willentlichen Steuerung durch den Patienten nicht mehr oder nur zum Teil zugänglich sind. Krankhafte Störungen können durch seelische oder körperliche Faktoren verursacht werden; sie werden in seelischen und körperlichen Symptomen und in krankhaften Verhaltensweisen erkennbar, denen aktuelle Krisen seelischen Geschehens, aber auch pathologische Veränderungen seelischer Strukturen zugrunde liegen können" (Schmidtchen 2001, S. 13).

In dem Klassifikationssystem der Weltgesundheitsorganisation WHO ICD-10 („Internationale Klassifikation psychischer Störungen") wird auf den Störungsbegriff wie folgt eingegangen: „,Störung' ist kein exakter Begriff. Seine Verwendung in dieser Klassifikation soll einen klinisch erkennbaren Komplex von Symptomen oder Verhaltensauffälligkeiten anzeigen, die immer auf der individuellen und oft auch auf der Gruppen- oder sozialen Ebene mit Belastungen, mit Beeinträchtigungen von Funktionen verbunden sind. Soziale Abweichungen oder soziale Konflikte allein, ohne persönliche Beeinträchtigungen sollten nicht als psychische Störungen im hier definierten Sinne angesehen werden" (Dilling et al. 1993, S. 23).

2.1.4 Seelische Behinderung

Vom Begriff bzw. der Kategorie der „Auffälligkeit" und „psychischen Störung" muss noch derjenige der „seelischen Behinderung" unterschieden werden. Dieser Begriff hat im Rahmen der Sozialgesetzgebung (Bundessozialhilfegesetz, Wiedereingliederung und Kinder- und Jugendhilfegesetz, SGB VIII, § 35a) eine besondere Bedeutung:

Laut § 2 Abs. 1 SGB IX sind Menschen behindert, „wenn ihre körperliche Funktion, geistige Fähigkeit oder seelische Gesundheit mit hoher Wahrscheinlichkeit länger als sechs Monate von dem für das Lebensalter typischen Zustand abweichen und daher ihre Teilhabe am Leben in der Gesellschaft beeinträchtigt ist. Sie sind von Behinderung bedroht, wenn die Beeinträchtigung zu erwarten ist". Die zu erwartende seelische Behinderung muss nach entsprechender ärztlicher oder sonstiger fachlicher Erkenntnis mit einer Wahrscheinlichkeit von mehr als 50 % eingeschätzt werden (Lempp 2004).

Nach Lempp (1995) kann eine Behinderung auf drei Ebenen beschrieben werden:

1. Auf einer objektiven Ebene wird versucht, das Ausmaß der Beeinträchtigung bei der Lebensbewältigung zu ermessen.
2. Die zweite Ebene betrifft das Ausmaß einer möglichen Beziehungsstörung, die durch eine Behinderung zwischen dem betroffenen Menschen und seinen Mitmenschen auftreten könnte.
3. Die subjektive Seite einer Behinderung, also wie weit sich ein Betroffener selbst als behindert empfindet, stellt eine dritte Ebene dar.

„Der Begriff der seelischen Behinderung kann nicht scharf abgegrenzt werden. Grundsätzlich können alle psychischen Störungen im Kindes- und Jugendalter zu einer seelischen Behinderung führen. Der Schwerpunkt liegt dabei aber nicht auf der Erkrankung, sondern auf der krankheitsbedingten

Beeinträchtigung der Eingliederung in die Gesellschaft und der langen Dauer der Erkrankung" (Hahn & Herpertz-Dahlmann o. J.; vgl. auch: Lempp 2004, Fegert et al. 2004).

2.1.5 Schlussfolgerung

Letztlich bedeuten diese Betrachtungen, dass offensichtlich der Begriff der „Auffälligkeit" oder „Störung" nicht punktgenau definiert werden kann. Es handelt sich eher um eine (oder mehrere) Dimension(en), die einer Entwicklungsdynamik unterliegen. Die Definition dessen, was normal oder abweichend ist, ist immer an soziale Prozesse gebunden. Bei der Betrachtung einer (potentiellen) Auffälligkeit sind die Symptome im Kontext zu betrachten, in ihrem jeweiligen Verlauf und in den Auswirkungen (Leiden!) auf das Individuum und/oder dessen Umwelt. Zusammengefasst: „‚Psychische Störung' ist ein psychologisches Konstrukt für ein komplexes Phänomen, das in unterschiedlichen sozialen Zusammenhängen verwendet wird. Daher ist dieses Konstrukt auch nicht unabhängig von sozialen Bewertungen und Konventionen, sondern wird modifiziert durch den jeweiligen medizinischen, juristischen, politischen und allgemein-gesellschaftlichen Kontext" (Bastine 1998, S. 175).

Dennoch ist es sinnvoll, Symptome und Auffälligkeiten – bei Beachtung der genannten Einschränkungen und Probleme – unter Diagnose-Begriffen zusammenzufassen: so sind individuumsübergreifende Betrachtungen der Störungen oder Auffälligkeiten möglich, die zu allgemeineren Ursachen/Erklärungszusammenhängen, zur Identifikation von Risiko- und Schutzfaktoren, aber auch zu spezifischen Therapie- oder Unterstützungsmöglichkeiten führen. Diese Erkenntnisse können dann beim individuellen Vorliegen eines Problems (erste) Orientierung bieten.

In der Diagnostik und Klassifikation psychischer Störungen lassen sich zwei Ansätze unterscheiden, die auf unterschiedlichen wissenschaftlichen Traditionen basieren:

1. „In der *kategorialen Diagnostik* werden psychische Störungen als diskrete, klar voneinander und von psychischer Normalität abgrenzbare und unterscheidbare Störungseinheiten beschrieben. Diesem kategorialen Ansatz sind die beiden wichtigsten klassischen klinischen Klassifikationssysteme, die internationale Klassifikation psychischer Störungen (ICD) der Weltgesundheitsorganisation (...) und das diagnostische und statistische Manual psychischer Störungen (DSM) (...) verpflichtet.
2. Durch eine *dimensionale Diagnostik* werden psychische Merkmale einer Person entlang eines Kontinuums erfasst und beschrieben, sie (...) beschreiben psychische Auffälligkeiten anhand von empirisch gewonnenen Dimensionen" (Döpfner et al. 2000a, S. 7).

Auf diese Klassifikationssysteme soll im Folgenden dezidierter eingegangen werden.

2.2 Klassifikationssysteme

2.2.1 Kategoriale Klassifikation

International haben sich zwei Systeme zur Klassifikation psychischer Störungen durchgesetzt: Zum einen das System der „Internationalen Klassifikation psychischer Störungen (ICD)" der Weltgesundheitsorganisation WHO, das in seiner zehnten Version vorliegt (ICD-10, deutsch: Dilling et al. 2002). Zum anderen das „Diagnostische und statistische Manual psychischer Störungen", das in seiner vierten Version vorliegt (DSM-IV, deutsch: Saß et al. 1996). Diese Systeme basieren auf der breiten klinischen Erfahrung einer Vielzahl von Fachleuten und auf dezidierteren statistischen Analysen. Die Diagnosesysteme haben sich im Laufe ihrer Revisionen zunehmend aneinander angeglichen; eine Gegenüberstellung der einzelnen Diagnosekategorien für den Bereich Kinder und Jugendliche findet sich bei Petermann et al. (2000a, S. 35 ff) bzw. Döpfner et al. (2000a, S. 11 ff).

In diesen Klassifikationssystemen werden lediglich Symptome zusammengefasst, so dass einzelne Störungsbilder beschrieben werden bzw. zu beschreiben versucht werden. Diese Klassifikationssysteme machen keine Aussagen über Ursachen der jeweiligen Störungen und mögliche Therapien. Eine konsequente Weiterführung dieses Systems sind die „Leitlinien zur Diagnostik und Therapie von psychischen Störungen im Säuglings-, Kindes- und Jugendalter" der „Deutschen Gesellschaft für Kinder- und Jugendpsychiatrie und Psychotherapie" (2003). Hier werden die unterschiedlichen Störungsbilder – bezogen auf die ICD-Klassifikation – hinsichtlich der Symptome, des Schweregrads, der störungsspezifischen Diagnostik und Differenzialdiagnostik, einer multidimensionalen oder -axialen Bewertung sowie der Interventionen beschrieben.

Das System des ICD im deutschen Raum ist weiter verbreitet und stellt zudem die Grundlage der Klassifikationen im deutschen Gesundheitssystem dar.

Im Kapitel F der „Internationalen Klassifikation psychischer Störungen – ICD-10" sind klinisch-diagnostische Leitlinien spezifisch für psychische Störungen kategorisiert und klassifiziert (Dilling et al. 2002).

Die psychischen Störungen sind nach folgenden Gesichtspunkten geordnet:

F0 Organische, einschließlich symptomatischer psychischer Störungen
F1 Psychische und Verhaltensstörungen durch psychotrope Substanzen
F2 Schizophrenie, schizotype und wahnhafte Störungen
F3 Affektive Störungen
F4 Neurotische, Belastungs- und somatoforme Störungen
F5 Verhaltensauffälligkeiten mit körperlichen Störungen und Faktoren
F6 Persönlichkeits- und Verhaltensstörungen
F7 Intelligenzminderungen
F8 Entwicklungsstörungen
F9 Verhaltens- und emotionale Störungen mit Beginn in der Kindheit und
    Jugend

„Die Abschnitte F80–F89 (Entwicklungsstörungen) und F90–F98 (Verhaltens- und emotionale Störungen mit Beginn in der Kindheit und Jugend) enthalten nur für die Kindheit und Jugend spezifische Störungen. Viele Störungen aus anderen Abschnitten können bei Personen jeden Alters auftreten und sind, wenn nötig, auch auf Kinder und Jugendliche zu verwenden. Beispiele sind Essstörungen (F50), Schlafstörungen (F 51) und Geschlechtsidentitätsstörungen (F64). Einige phobische Störungen im Kindesalter werfen spezielle klassifikatorische Probleme auf (…)" (Dilling et al. 2002, S. 24). Aus diesem Grund sind in der folgenden tabellarischen Übersicht nicht nur die spezifischen Störungen des Kindes- und Jugendalters nach Kapitel F8 und F9 aufgeführt, sondern auch diejenigen, die für das Kindes- und Jugendalter Bedeutung haben.

Es sind nur die häufigsten Störungen bzw. Auffälligkeiten im Kindes- und Jugendalter aufgeführt. Bestimmte, im Kindes- und Jugendalter oftmals nicht eindeutig klar zu diagnostizierende Störungen wie z. B. Schizophrenie, sind aus diesem Grunde nicht aufgeführt. Es gibt allerdings klare Beschreibungen hierzu im System des ICD-10. Ebenso sind die Persönlichkeitsstörungen (F60, F61) in der Tabelle nicht aufgeführt, weil „die Diagnose einer Persönlichkeitsstörung in der Adoleszenz aufgrund der noch vorhandenen Entwicklungspotentiale zurückhaltend gestellt werden sollte" (Deutsche Gesellschaft für Kinder- und Jugendpsychiatrie und Psychiatrie 2003, S. 141); auf die Symptomatik der Borderlinestörungen wird später eingegangen (vgl. Kap. 5.3.1 dieses Buchs). Ebenfalls sind die verschiedenen Formen der Intelligenzminderungen (Kapitel F7 im ICD-10) nicht aufgeführt, weil diese nicht unbedingt oder direkt mit Verhaltensauffälligkeiten einhergehen (müssen).

Die aufgeführten Inhalte sind aus dem ICD-10 (Dilling et al. 2002) zusammengestellt. Auf eine entsprechende Zitation wird verzichtet. An einigen Stellen sind Ergänzungen aus den „Leitlinien zur Diagnostik und Therapie von psychischen Störungen im Säuglings-, Kindes- und Jugendalter" der Deutschen Gesellschaft für Kinder- und Jugendpsychiatrie und Psychotherapie (2003) vorgenommen. Diese sind gesondert vermerkt.

Tab. 2.2: Einteilung der seelischen Störungen nach dem System des ICD-10

Kodierung nach ICD-10	Bezeichnung
F1	**Psychische und Verhaltensstörungen durch psychotrope Substanzen** In diesem Abschnitt ist ein breites Spektrum von Störungen durch unterschiedliche psychotrope Substanzen zusammengefasst. Es wird unterschieden zwischen akuter Intoxikation, schädlichem Gebrauch, Abhängigkeitssyndrom, Entzugssyndrom und dann jeweils nach den Substanzen.
F32	**Depressive Episoden** Der ICD-10 differenziert zwischen leichten (F32.0), mittelgradigen (F32.1) oder schweren (F32.2 und F33.3) depressiven Episoden. Dabei leidet die betreffende Person gewöhnlich unter gedrückter Stimmung, Interessenverlust, Freudlosigkeit und einer Verminderung des Antriebs. Die Verminderung der Energie führt zu erhöhter Übermüdbarkeit und Aktivitätseinschränkung. Andere häufige Symptome sind: Verminderte Konzentration und Aufmerksamkeit, vermindertes Selbstwertgefühl und Selbstvertrauen, Schuldgefühle und Gefühle von Wertlosigkeit, negative und pessimistische Zukunftsperspektiven, Suizidgedanken, Selbstverletzung oder Suizidhandlungen, Schlafstörung oder verminderter Appetit. Dabei ändert sich die gedrückte Stimmung von Tag zu Tag wenig, kann aber charakteristische Tagesschwankungen aufzeigen.
F42	**Zwangsstörungen** Wesentliches Kennzeichen dieser Störung sind wiederkehrende Zwangsgedanken und Zwangshandlungen. Diese Gedanken sind Ideen, Vorstellungen oder Impulse, die den Patienten immer wieder stereotyp beschäftigen. (...) Zwangshandlungen oder Rituale sind ständig wiederholte Stereotypien. Sie werden weder als angenehm empfunden, noch dienen sie dazu, nützliche Aufgaben zu erfüllen. Die Patienten erleben sie oft als Vorbeugung gegen ein objektiv unwahrscheinliches Ereignis, das ihnen Schaden bringt oder bei denen sie selbst Unheil anrichten können.
F43	**Reaktionen auf schwere Belastungen oder Anpassungsstörungen** Diese unterscheiden sich von den übrigen Störungen nicht nur aufgrund der Symptomatologie und des Verlaufs, sondern auch durch ein oder zwei ursächliche Faktoren: Ein außergewöhnlich belastendes Lebensereignis, das eine akute Belastungsreaktion hervorruft oder eine besondere Veränderung im Leben, die zu einer anhaltend unangenehmen Situation geführt hat und schließlich eine Anpassungsstörung hervorruft. Die Störungen entstehen immer als direkte Folge der akuten schweren Belastung oder eines kontinuierlichen Traumas. Das belastende Ereignis oder die andauernde unangenehme Situation sind der primäre und ausschlaggebende Kausalfaktor. Die Störung wäre ohne seine Einwirkung nicht entstanden. Es wird unterschieden zwischen F43.0 akute Belastungsreaktion, F43.1 posttraumatische Belastungsstörung und F43.2. Anpassungsstörung

Fortsetzung auf S. 25

Kodierung nach ICD-10	Bezeichnung
F50	**Essstörungen**

F8 Entwicklungsstörungen

Die unter F80 bis F89 aufgeführten Entwicklungsstörungen haben im Allgemeinen folgende Merkmale:

1. ein Beginn, der ausnahmslos im Kleinkindalter oder in der Kindheit liegt,
2. eine Beeinträchtigung oder eine Verzögerung in der Entwicklung von Funktionen, die eng mit der biologischen Reifung des Zentralnervensystemes verknüpft sind,
3. einen stetigen Verlauf, der nicht die für viele psychische Störungen typischen charakteristischen Dimensionen und Rezidive zeigt. In den meisten Fällen, sind die Sprache, visuell räumliche Fertigkeiten und die Bewegungskoordination betroffen.

F80 umschriebene Entwicklungsstörungen des Sprechens und der Sprache

F81 umschriebene Entwicklungsstörungen der schulischen Fertigkeiten

Es handelt sich um Störungen bei denen der normale Erwerb von Fertigkeiten von frühen Entwicklungsstadien an beeinträchtigt ist. Sie sind nicht direkt die Folge anderer Fertigkeiten (wie Intelligenzminderung, grobe neurologische Defizite...) aber sie können zusammen mit diesen auftreten.

Es werden unterschieden: F81.0 Lese- und Rechtschreibstörung, F81.1 isolierte Rechtschreibstörung, F81.2 Rechenstörung, F81.3 kombinierte Störungen schulischer Fertigkeiten.

F84 tiefgreifende Entwicklungsstörung

Unter dieser Kategorie sind vor allem die autistischen Entwicklungsstörungen zusammengefasst (F84.0 frühkindlicher Autismus, F84.1 Atypischer Autismus, F84.2. Touretsyndrom).

Bei dem frühkindlichen Autismus handelt es sich um eine tiefgreifende Entwicklungsstörung, die sich vor dem vollendeten dritten Lebensjahr manifestiert und über die gesamte Lebenszeit andauert. Das sogenannte Asperger-Syndrom und der atypische Autismus umfassen Teilaspekte des frühkindlichen Autismus.

F90 hyperkinetische Störungen

Diese Gruppe von Störungen ist charakterisiert durch: einen frühen Beginn, die Kombination von hyperaktivem, wenig moduliertem Verhalten mit deutlicher Unaufmerksamkeit und Mangel an Ausdauer bei Aufgabenstellungen; situationsunabhängige und zeitstabile Verhaltenscharakteristika. Sie treten immer früh in der Entwicklung auf und die Hauptmerkmale sind ein Mangel an Ausdauer bei Beschäftigungen, die einen kognitiven Einsatz verlangen und eine Tendenz, von einer Tätigkeit zur anderen zu wechseln, ohne etwas zu Ende zu bringen. Hinzu kommt eine desorganisierte, mangelhaft regulierte und überschießende Aktivität.

Fortsetzung auf S. 26

25

Kodierung nach ICD-10	Bezeichnung
F91	**Störungen des Sozialverhaltens** Die Störungen des Sozialverhaltens sind durch ein sich wiederholendes und andauerndes Muster dissozialen, aggressiven und aufsässigen Verhaltens charakterisiert. In seinen extremsten Auswirkungen beinhaltet dieses Verhalten gröbste Verletzungen altersentsprechender sozialer Erwartungen. Sie sollen schwerwiegender sein als gewöhnlicher kindischer Unfug oder jugendliche Aufmüpfigkeit. Einzelne dissoziale oder kriminelle Handlungen sind alleine kein Grund für die Diagnose, für die ein andauerndes Verhaltensmuster gefordert ist (Dauer über sechs Monate).
F92	**kombinierte Störungen des Sozialverhaltens und der Emotionen** Diese Gruppe von Störungen ist durch die Kombination von andauerndem, aggressivem, dissozialem oder aufsässigem Verhalten mit offensichtlichen oder deutlichen Symptomen von Depressionen, Angst oder sonstigen emotionalen Störungen charakterisiert.
F93	**emotionale Störung des Kindesalters** Im ICD-10 wird zwischen den neurotischen Störungen/Angststörungen im Erwachsenenalter und den emotionalen Störungen des Kindesalters unterschieden – ob und wie trennscharf diese Unterscheidung ist, ist strittig (vgl. Dilling et al. 1993, S. 305, Deutsche Gesellschaft für Kinder- und Jugendpsychiatrie 2003, S. 283).
F94	**Störungen sozialer Funktionen mit Beginn Kindheit und Jugend** Hier handelt es sich um eine heterogene Gruppe von Störungen mit Auffälligkeiten in den sozialen Funktionen (...). Anders als die tiefgreifenden Entwicklungsstörungen sind sie nicht primär durch eine offensichtlich konstitutionelle soziale Beeinträchtigung oder ein Defizit in allen Bereichen sozialer Funktionen charakterisiert.
F95	**Ticstörungen** Hierbei handelt es sich um Syndrome, bei denen das vorwiegende Syndrom ein Tic ist. Ein Tic ist eine unwillkürliche, rasch wiederholte, nicht rhythmische motorische Bewegung oder eine Lautproduktion, die plötzlich einsetzt und keinem offensichtlichen Zweck dient. Es fehlen Hinweise auf zu Grunde liegende neurologische Störungen. Tics treten oft als isoliertes Phänomen auf, sind jedoch nicht selten von verschiedensten emotionalen Störungen begleitet, insbesondere von Zwangsphänomenen.
F98	**Verhaltens- und emotionale Störungen mit Beginn in der Kindheit und Jugend** Diese Kategorie fasst eine heterogene Gruppe von Störungen zusammen, denen lediglich das Merkmal Beginn in der Kindheit gemeinsam ist, die sich jedoch anderweitig in vieler Hinsicht unterscheiden. Einige der Störungen repräsentieren gut definierte Symptome, andere sind aber nicht mehr als Symptomkomplexe.

Sowohl für ICD-10 als auch DSM-IV wurden sogenannte Klassifikationen auf mehreren „Achsen" oder Bereichen („multiaxiale Klassifikation") beschrieben und es wurden Diagnosebögen entwickelt, um eine entsprechende diagnostische Einordnung bzw. Kategorisierung vornehmen zu können. Nach Remschmidt et al. (2000) lassen sich folgende Achsen beschreiben:

Tab. 2.3: Multiaxiale Klassifikation

Achse	Beschreibung
1	Psychische Symptomatik (Klinisches psychiatrisches Syndrom)
2	Umschriebene Entwicklungsstörung
3	Intelligenzniveau
4	Körperliche Symptomatik
5	Aktuelle abnorme psychosoziale Umstände
6	Globalbeurteilung der psychosozialen Anpassung

2.2.2 Dimensionale Klassifikation

Aus der Kritik am kategorialen System und der zum Teil mangelnden Reliabilität von Diagnosen (vgl. Döpfner et al. 2000a, S. 17 f) besonders bei wenig homogenen diagnostischen Klassen wurde aufgrund von breiten Fragebogen- bzw. Befundsystemen mittels Faktorenanalysen ein Modell entwickelt, das der Dimensionalität von psychischen Auffälligkeiten gerechter wird. Dabei hat sich international das von Achenbach (1991, 1997) entwickelte Diagnosesystem durchgesetzt. Dieses System beschreibt die Dimensionen psychischer Störungen wie in Tabelle 2.4 dargestellt.

Tab. 2.4: Dimensionales Kategoriencluster (in Anlehnung an Achenbach 1997, aus Petermann et al. 2000a, S. 42)

Internalisierende Auffälligkeiten

- **Sozialer Rückzug**: Kinder mit hoher Ausprägung auf der Skala möchten lieber alleine sein, sind verschlossen, weigern sich, zu sprechen, sind eher schüchtern, wenig aktiv und häufiger traurig verstimmt.
- **Körperliche Beschwerden**: Die Skala setzt sich aus Items zusammen, die verschiedene somatische Symptome beschreiben (Schwindelgefühle, Müdigkeit, Schmerzzustände und Erbrechen).
- **Ängstlich/Depressiv**: Die Skala erfasst neben einer allgemeinen Ängstlichkeit und Nervosität auch Klagen über Einsamkeit und soziale Ablehnung, Minderwertigkeits- und Schuldgefühle sowie traurige Verstimmung.

Fortsetzung auf S. 28

Externalisierende Auffälligkeiten

- **Dissoziales Verhalten**: Die Skala erfasst dissoziale Verhaltensweisen (z. B. Lügen, Stehlen, Schule-Schwänzen) und Verhaltensweisen, die häufig in Verbindung mit Dissozialität auftreten (z. B. „ist lieber mit Älteren zusammen").
- **Aggressives Verhalten**: Die Skala erfasst verbal- und körperlich-aggressive Verhaltensweisen sowie Verhaltensweisen, die häufig in Verbindung mit aggressivem Verhalten auftreten (z. B. „spielt den Clown", „redet viel", „sehr laut").

Gemischte Auffälligkeiten

- **Soziale Probleme**: Die Skala umfasst vor allem Ablehnung durch Gleichaltrige sowie unreifes und erwachsenenabhängiges Sozialverhalten.
- **Schizoid/Zwanghaft**: Die Skala erfasst neben den Tendenzen zu zwanghaftem Denken und Handeln auch psychotisch anmutende Verhaltensweisen (Halluzinationen) und eigenartiges, bizarres Denken und Verhalten. Achenbach gibt dieser Skala die Bezeichnung „Thought Problems".
- **Aufmerksamkeitsprobleme**: Die Skala setzt sich aus Items zur motorischen Unruhe, Impulsivität, zu Konzentrationsstörungen und aus Items zusammen, die häufig in Verbindung mit hyperkinetischem Verhalten auftreten (z. B. „verhält sich zu jung", „tapsig").

Die Klassifikationssysteme haben, wie schon beschrieben, eine Bedeutung für die individuumsübergreifende Betrachtung der „Cluster" von Symptomen und damit für eine überindividuelle Ursachenforschung sowie eine hypothesengeleitete, störungsspezifische Interventionsplanung.

2.3 Häufigkeit von Verhaltensauffälligkeiten bzw. psychischen Störungen; Epidemiologie

Ziel epidemiologischer Studien ist es, die Häufigkeit des Auftretens von Verhaltensauffälligkeiten bzw. psychischen Störungen und ihre Verteilung innerhalb bestimmter Bezugsgruppen zu untersuchen. Dabei lassen sich zwei wesentliche Maße unterscheiden:

1. „Die *Prävalenz* gibt die Anzahl aller an einer bestimmten Krankheit oder psychischen Störungen leidenden Personen in einer Population zum Untersuchungszeitpunkt wieder (Punktprävalenz). Bezugspunkt für die Prävalenz stellt die Gesamtanzahl aller Personen aus der betreffenden Population dar" (Petermann et al. 2004, S. 311).
2. Die *Inzidenz* hingegen „gibt die Anzahl neu aufgetretener Fälle einer bestimmten Erkrankung oder psychischen Störung pro 10 000 (...) Personen pro Jahr wieder. Bezugspunkt für die Inzidenz ist nicht die gesamte Population, sondern diejenigen, die eine bestimmte Störung überhaupt noch entwickeln können" (ebd.).

Aufgrund unterschiedlicher Untersuchungsmethoden, befragter Bevölkerungsgruppen, verschiedener Instrumente, etc. ergeben sich große Unterschiede bezüglich der Angaben zur Auftretenshäufigkeit der seelischen Erkrankungen im Kindes- und Jugendalter. Petermann et al. (2004) sprechen von „methodischen Inkonsistenzen epidemiologischer Studien" (ebd., S. 12) und führen neben unterschiedlichen Erhebungstechniken, Stichprobenzusammenstellungen, Stichprobengrößen, Erfassungszeiträumen, Studiendesigns und Diagnosekriterien (z. B. ICD vs. DSM), unterschiedlichen Cut-off-Werten etc. auch die unterschiedlichen Informationsquellen an.

In einer Übersicht stellen Plück et al. (2000) fest, dass die Übereinstimmungen zwischen Eltern- und Selbsturteil der Kinder/Jugendlichen gering ist. Die Korrelationen der Eltern-Einschätzung nach der „Child Behavior Check List" (CBCL, vgl. Arbeitsgruppe Deutsche Child Behavior Check List 1998a) mit der Selbsteinschätzung nach dem „Youth Self Report" (YSR, vgl. Arbeitsgruppe Deutsche Child Behavior Check List 1998b) beträgt für internalisierende wie externalisierende Auffälligkeiten maximal r=.40. „Bei Studien auf der Basis von Eltern- und Kinder-Interviews sind die Beziehungen zwischen Eltern- und Selbsturteil tendenziell sogar noch geringer. Korrelationen über r=.40 wurden lediglich bei Gesamtwerten festgestellt. Damit liegt die gemeinsame Varianz bei maximal 16 %. Nach Achenbach (1991) beschreiben sich Jugendliche im Vergleich zu den Einschätzungen der Eltern auf allen Skalen der Child Behavior Check List als auffälliger" (ebd., S. 134).

Borg-Laufs (1997, S. 26) stellte unterschiedliche Studienergebnisse zusammen, die zeigten, dass bezüglich der Einschätzung der „Störung des Sozialverhaltens" bzw. des „aggressiv dissozialen Verhaltens" „nur schwache Übereinstimmungen von (verschiedenen) Fremdeinschätzungen miteinander als auch mit Selbsteinschätzungen bestehen" (ebd.; Korrelationen von bestenfalls r=.33; vgl. auch Fröhlich-Gildhoff 2006a). Die Angaben zur Prävalenz der Störung des Sozialverhaltens bzw. aggressiv-dissozialen Verhaltens schwanken demzufolge zwischen 4,2 und 14,5 % (vgl. Fröhlich-Gildhoff 2006b).

Unter Beachtung dieser Problematiken fassten Ihle & Esser (2002) „die Ergebnisse aus einer Reihe von nationalen und internationalen epidemiologischen Studien zusammen. Ihren Überblicken zufolge lässt sich ein Median der berichteten Prävalenzraten psychischer Störungen im Kindes- und Jugendalter von 18 % angeben, mit einem Range von 6,8–37,4 % (ca. drei Viertel der berichteten Prävalenzen lagen zwischen 15 und 22 %). Zu den häufigsten Störungen (jeweils die durchschnittliche Prävalenz) zählen Angststörungen (10,4 %), gefolgt von dissozialen (7,5 %), depressiven (4,4 %) und hyperkinetischen Störungen (4,4 %). Internalisierende Störungen traten jedoch seltener bei Kindern auf, die jünger als 13 Jahre alt sind. Interessant ist darüber hinaus, dass bis zum Alter von 13 Jahren höhere Gesamtprävalenzraten bei Jungen gefunden werden, mit dem Einsetzen der Pubertät gleichen sich die Störungsraten für Jungen und Mädchen an oder Mädchen sind im Jugendalter insgesamt häufiger von psychischen Störungen betroffen" (Petermann et al. 2004, S. 312). Auch Miller & Hahlweg (2000) kommen in einem Übersichtsartikel zum Schluss: „Die Prävalenzraten für psychische Störungen bei Kindern und Jugendlichen liegen in der Bevölkerung nach verschiedenen Literaturübersichten zwischen 17 und 27 % (...). In Studien, die nach 1985 publiziert wurden, variieren die Prävalenzraten von Störungen des Sozialverhaltens (...) zwischen 6 und 12 %; ähnlich häufig sind Angststörungen (...).

Die Raten der hyperkinetischen Störungen liegen zwischen 2 und 10 %"
(Miller & Hahlweg 2000, S. 13). In einer breiten Studie in Braunschweiger
Kindergärten wurden mit den Instrumenten der „Child Behavior Check List"
(CBCL) und einem entsprechenden Beurteilungsinstrument für Erzieher und
Erzieherinnen (Teacher's-Report-Form, TRF) Verhaltensprobleme der Kindergartenkinder erhoben (Einschätzungen von 852 Eltern und 821 Erziehern
bzw. Erzieherinnen). Dabei kamen die Autoren zu dem Schluss: „Insgesamt
kann festgehalten werden, dass ca. 18 % aller Kindergartenkinder unter
behandlungsbedürftigen emotionalen und Verhaltensstörungen leiden" (Miller & Hahlweg 2001, S. 45).

Barkmann (2004) führte ein epidemiologisches Screening zur Untersuchung der Prävalenz psychischer Auffälligkeiten bei Kindern und Jugendlichen in Deutschland durch. Die Daten der repräsentativen Stichproben von
1950 Familien mit Kindern und Jugendlichen im Alter zwischen vier und 18
Jahren – auch unter Einsatz der Child Behavior Check List und des Youth-
Self-Reports – bestätigen die vorherigen Zahlen. Je nach Definition wurden
zwischen 10 und 18 % der Untersuchten als „klinisch auffällig im Sinne eines
Diagnostik- und/oder Behandlungsbedarfs" (Barkmann 2004, S. 20) angesehen. Zudem sei eine Zunahme psychischer Auffälligkeiten bei Kindern und
Jugendlichen für die vergangenen Jahrzehnte nicht ableitbar.

Ein weiteres Problem bei epidemiologischen Studien gerade bei Kindern
und Jugendlichen betrifft die *Komorbidität*, also das gleichzeitige Auftreten
von mehreren unterschiedlichen Symptomen bzw. Symptomklassen. „Das
Auftreten komorbider Störungen (stellt) jedoch oftmals eher die Regel, als
die Ausnahme dar" (Petermann et al. 2004, S. 317). Hierdurch lassen sich
Angaben über *einzelne* Störungsbilder nur schwer präzisieren; oftmals ist
auch nicht klar, welches die erste oder „schwerere" Störung ist – auch hierdurch erklären sich große Schwankungsbreiten bei den epidemiologischen
Studien. (Auf die einzelnen Komorbiditätsraten wird in den jeweiligen Kapiteln gesondert eingegangen.)

2.4 Die Bedeutung des Geschlechts

Lange Zeit ist in der Forschung, z. T. in der Klinischen Psychologie überhaupt, die Frage von Geschlechtsunterschieden bei der Entstehung und Aufrechterhaltung von Verhaltensauffälligkeiten und seelischen Erkrankungen
nicht systematisch genug reflektiert worden (vgl. Franke & Kämmerer 2001).
So bestehen unterschiedliche Gesundheitsrisiken für Frauen und Männer,
differierende Geschlechterverhältnisse bei der Prävalenz seelischer Erkrankungen ebenso wie „geschlechtstypische" Entwicklungsverläufe bei seelischen Störungen.

„Analysiert man die einzelnen Diagnosekriterien in den Klassifikationssystemen genauer, so zeigt sich, dass sie geschlechtsbezogene, implizite Voran-
nahmen enthalten, insofern als Geschlechtsstereotype darin in einem nicht
unerheblichen Ausmaß auftauchen. Das beginnt bereits bei Störungszuschrei-
bungen in der Kindheit. So konnte immer wieder belegt werden (u. a. Helffe-

rich 1994, Kolip 1997)" (Kämmerer 2001, S. 61): Bis zum Schuleintritt finden sich geringe Unterschiede hinsichtlich „des Temperaments, des Aktivitätsniveaus oder der interpersonalen Probleme etc." (ebd.). Bei Jungen werden dann höhere Prävalenzen vor der Pubertät, insbesondere im Bereich der expansiven Störungen festgestellt. Mädchen hingegen weisen ein höhers Maß an – insbesondere internalisierenden – Auffälligkeiten ab der Adoleszenz auf. „Das expansivere Störungsverhalten der Jungen (ist) – ebenfalls geschlechterstereotyp – eher auffällig und wird als abweichend und behandlungsbedürftig etikettiert. Das eher stille, unauffällige Verhalten der Mädchen wird stattdessen ignoriert und in der Kindheit als nicht behandlungsbedürftig angesehen" (ebd.). Auch Faltermaier (2005) kommt in seiner Zusammenstellung von Studien zur geschlechtsspezifischen Verarbeitung von Stresssituationen und Belastungen zu gleichen Schlussfolgerungen.

In Studien zur unterschiedlichen Einschätzung der (auffälligen) Verhaltensweisen von Jungen und Mädchen – mit Differenzen auf der Ebene der Selbst- als auch der Fremdeinschätzung (!) – bestätigen sich diese Ergebnisse: „Insgesamt konnten verschiedene Studien zeigen, dass im Elternurteil bei eher externalisierenden Verhaltensweisen Jungen im Vergleich zu Mädchen als auffälliger eingeschätzt werden (...) (Verhulst et al. 1997), während im Selbsturteil keine eindeutigen Geschlechtsunterschiede erkennbar sind (...) (Döpfner et al. 1997)" (Plück et al. 2000, S. 134). Neuere Studien bestätigen dies auch für internalisierende Auffälligkeiten (ebd.). Im Kindesalter werden in der Regel häufiger emotionale Störungen bei Jungen festgestellt (z. B. Mannheimer Längsschnittstudie, Esser et al. 1990, Laucht et al. 1992, 1996), im Verlaufe der Pubertät dreht sich dieses Verhältnis um (z. B. Verhulst et al. 1997, Plück et al. 2000); diese Effekte zeigen sich noch stärker beim Selbsturteil der Jugendlichen (Plück et al. 2000).

Zusammenfassung

> (Verhaltens-)Auffälligkeit ist immer ein soziales Konstrukt, das in Zusammenhang mit sozialen Gruppen- oder Individualnormen zu betrachten ist. Kriterien für Auffälligkeiten bzw. Störungen sind insbesondere: Die Stärke und Anzahl der Symptome, die psychosozialen Beeinträchtigungen, das jeweilige Alter und Geschlecht sowie die Dauer des Auftretens. Grundsätzlich ist eine scharfe Trennung zwischen auffällig/unauffällig bzw. normal/„gestört" schwer zu treffen; man geht deshalb von einer Dimension mit den Polaritäten unauffällig/normal auf der einen und auffällig/„gestört" auf der anderen Seite aus.
>
> Die Diagnosen von Auffälligkeiten bzw. seelischen Störungen sind in den Systemen ICD-10 (Internationale Klassifikation psychischer Störungen) bzw. DSM IV (Diagnostisch-statistisches Manual psychischer Störungen) beschrieben und kategorisiert. Eine dimensionale Klassifizierung beschreibt drei Gruppen von Auffälligkeiten: Internalisierende Störungen, externalisierende Störungen und gemischte Störungen.

Bezüglich der Epidemiologie und der Auftretungshäufigkeit der Störungen gibt es in verschiedenen Untersuchungen sehr unterschiedliche Daten aufgrund differierender Untersuchungsdesigns. Lässt man diese Differenzen beiseite, so kann man davon ausgehen, dass die Prävalenz von Verhaltensauffälligkeiten bei Kindern und Jugendlichen (über alle Störungsbilder hinweg) bei ca. 18 % liegt. Bei der Betrachtung des Geschlechts zeigt sich, dass Jungen eher externalisierende, Mädchen eher internalisierende Auffälligkeiten zeigen; vor dem Jugendalter werden generell häufiger bei Jungen Auffälligkeiten beobachtet, ab der Adoleszenz verändert sich dieses Verhältnis zu Ungunsten der Mädchen.

Fragen zur Selbstüberprüfung

1. Welche verschiedenen Normen lassen sich unterscheiden, wenn es darum geht, auffälliges Verhalten zu definieren?
2. Welches sind die Unterschiede zwischen kategorialen und dimensionalen Klassifikationssystemen?
3. Was sind zwei typische Beispiele für Verhaltens- und emotionale Störungen mit Beginn in Kindheit und Jugend?
4. Welche Auffälligkeiten werden hauptsächlich im Bereich der externalisierenden Störungen beschrieben?
5. Wieso kommt es zu Problemen, valide epidemiologische Daten zu erhalten?

Weiterführende Literatur zum Gesamtkapitel

Petermann, F., Döpfner, M., Lehmkuhl, G. & Scheithauer, H. (2002a). Klassifikation und Epidemiologie psychischer Störungen. In Petermann, F. (Hrsg.). Lehrbuch der klinischen Kinderpsychologie und –psychotherapie. Göttingen: Hogrefe, S. 29–56.

Die Autoren geben einen breiten Überblick über die Grundlagen der Klassifikationssysteme ICD-10 und DSM-IV und die jeweiligen Grenzen.

3 Allgemeines Modell der Entstehung von Verhaltensauffälligkeiten

3.1 Allgemeine Überlegungen

Die modernen Entwicklungswissenschaften, mittlerweile auch alle theoretischen Konzepte der unterschiedlichen Psychotherapieschulen, gehen von einem engen Zusammenwirken biologischer, sozialer und innerpsychischer/-psychologischer Faktoren bei der seelischen und körperlichen Entwicklung von Menschen allgemein – und der Entwicklung von seelischen Störungen und Verhaltensauffälligkeiten im Besonderen – aus. Verhaltensauffälligkeiten werden dabei als *eine* mögliche Variante unterschiedlicher Entwicklungsverläufe gesehen. Es lassen sich dabei keine eindeutigen linearen Kausalitäten herstellen, etwa nach dem Motto: „Fritz ist in der Kindheit von seinen Eltern vernachlässigt worden, deshalb hat er in der Jugend aggressives Verhalten entwickelt." Gerade die Ergebnisse der Resilienzforschung (vgl. die Zusammenstellung bei Wustmann 2003) haben deutlich aufgezeigt, dass unter ähnlichen Lebensbedingungen oder nach ähnlichen, auch sehr schwierigen Erfahrungen, Menschen sich unterschiedlich – und auch seelisch gesund – entwickeln können. Komplexe Ursachen- und Wirkungszusammenhänge lassen sich bestenfalls auf einer allgemeinen Ebene beschreiben, eine präzise Rekonstruktion ist nur individuell unter Berücksichtigung der jeweiligen Lebensgeschichte möglich.

Petermann et al. (2004, S. 283) machen deutlich, „dass gestörte oder normale Funktionsweisen nicht aufgrund einer einzigen Ursache beschrieben oder vorhergesagt werden können". Sie beschreiben das Prinzip der „Äquifinalität" und „Multifinalität": „Das Prinzip der *Äquifinalität* besagt, dass Organismen von unterschiedlichen Anfangsbedingungen aus oder über unterschiedliche Wege das gleiche Entwicklungsziel (Sozialverhalten, Intelligenz usw.) erreichen können. Normales wie abweichendes Verhalten kann also aus einer Vielzahl von Entwicklungspfaden resultieren. (...) Das Prinzip der *Multifinalität*, ist dem Prinzip der Äquifinalität komplementär. So wie die verschiedensten Ursachen zu einem Entwicklungsausgang führen können, kann eine Funktionsweise im Entwicklungsverlauf unterschiedliche Ergebnisse haben. Individuen mit vergleichbaren Ausgangsbedingungen können sich aufgrund günstiger und ungünstiger Rahmenbedingungen unterschiedlich entwickeln. So kann beispielsweise ein Kind mit einem ‚schwierigen Temperament' in einem Kindergarten aufgenommen werden, in dem die ErzieherInnen darauf günstig reagieren, während es unter anderen Bedingungen vielleicht permanent in soziale Konflikte geraten wäre und eine Neigung zu Wutausbrüchen entwickelt hätte. Ein schädigendes Ereignis muss nicht notwendigerweise bei jedem Individuum zu Beeinträchtigungen führen (...)" (ebd.). Folgende Abbildung soll dieses Prinzip noch einmal verdeutlichen:

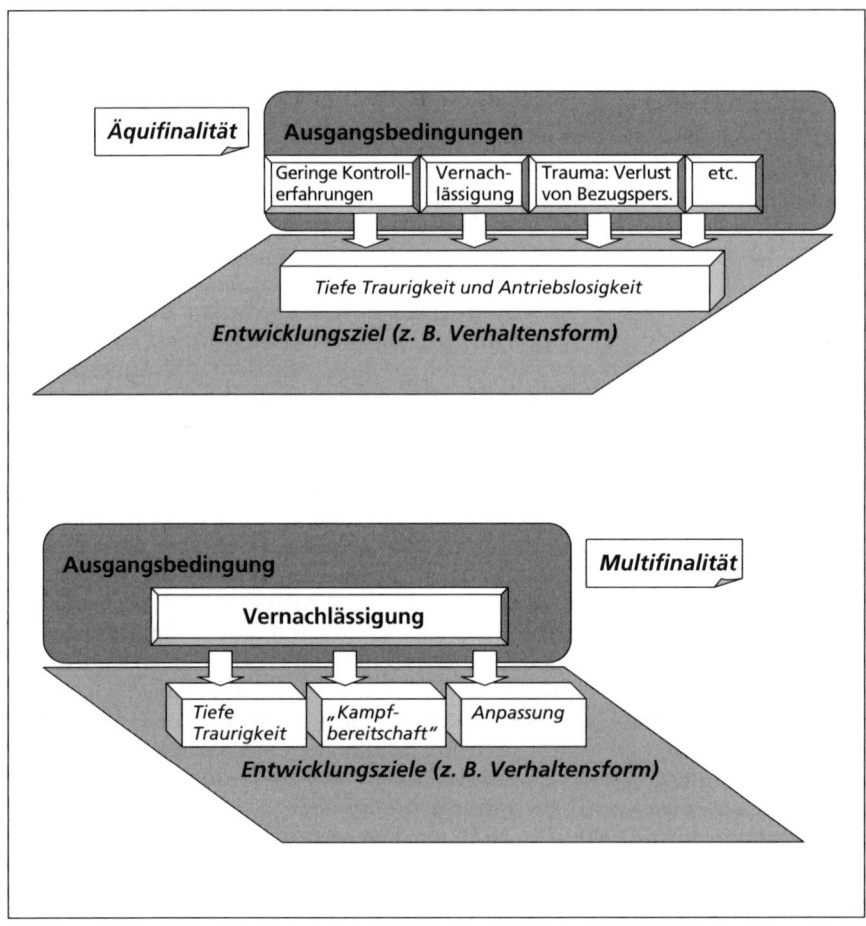

Abb. 3.1: Äquifinalität und Multifinalität (aus Petermann, F., Niebank, K. & Scheithauer, H. (2004). Entwicklungswissenschaft: Entwicklungspsychologie – Genetik – Neuropsychologie. Berlin: Springer, S. 283 © Springer-Verlag)

Derartige Modelle beschreiben noch nicht ausreichend das komplexe, nichtlineare Zusammenwirken unterschiedlichster Faktoren. Aussagen, die von einem „additiven Zusammenwirken" ausgehen – etwa in der Form: „Die Intelligenz wird zu 50 % durch Gene und zu 50 % durch Umwelt bedingt" – sind in diesem Sinne völlig unzureichend (s. Kapitel 3.3.1). „Im Gegensatz zu mechanischen, deterministischen Systemen, für die das Ergebnis völlig vorhersagbar ist, wenn die Ausgangsbedingungen und die später einwirkenden Kräfte bekannt sind, ist es bei lebenden Systemen unmöglich, aufgrund einer einzigen Ursache ihre Entwicklung zu beschreiben oder vorherzusagen. Der Grund dafür ist, dass sie nicht einfach auf Einflüsse reagieren, sondern selbstorganisierend und selbstkonstruierend sind, und dies innerhalb von Umwelten, die ihrerseits selbstorganisierend und selbstkonstruierend sind" (Petermann et al. 2004, S. 262).

Petermann et al. (2004) beschreiben ein „Modell der selbstorganisierenden Komplexität" (ebd., S. 261 ff). Dieses Modell wird von Kybernetikern und Systemtheoretikern mittlerweile sowohl für naturwissenschaftliche Prozesse im engeren Sinne, aber auch für soziale Prozesse und als Grundgesetz lebender Organismen überhaupt angenommen. Dabei streben Systeme einerseits nach Ordnung: „Das Programm des Lebens beinhaltet nämlich, der unendlichen Komplexität einer einmalig ablaufenden Welt-Evolution, dem Chaos, dadurch Ordnung abzuringen, dass Regelmäßigkeiten ge- und erfunden werden (...). Selbst dort, wo diese Regelsuche und Ordnungskonstitution eigentlich erfolglos verlaufen ist, werden Strukturen konstruiert" (Kriz 2004, S. 18 f). So kommt es immer wieder zum Versuch, komplexe Zusammenhänge zu ordnen. Andererseits kommt es durch Rückkoppelungen und die „Verrechnung" von (neuen) Außeneinflüssen immer wieder zu einem (partiellen) Zerfall der selbstorganisierten Ordnungssysteme. „Die Möglichkeiten der ‚Welt‘ zu begegnen, lassen sich somit zwischen zwei Polen einordnen: Auf der einen Seite, im Extrem, finden wir das Chaotische, Unvorhersagbare, Hochkomplexe. Und je mehr wir uns auf die Einmaligkeit von Prozessen einlassen desto weniger haben wir Kategorien zur Hand und können Prognosen aufgrund der ‚Regelmäßigkeiten‘ anstellen; und desto eher sind wir damit der Angst vor Unberechenbarkeit und Kontrolllosigkeit ausgeliefert. Aber desto weniger reduziert ist auch unsere Erfahrung, die nun eher die Wahrnehmung von Neuem, Überraschendem und Kreativem zulässt. Im anderen Extrem finden wir die reduktionistische Ordnung; und je mehr wir auf dieser anderen Seite kategorisieren und Regelmäßigkeiten (er)finden, desto planbarer, prognostizierbarer und damit sicherer wird unsere Welterfahrung – jedoch erscheinen uns die so behandelten ‚Dinge‘ auch umso starrer, langweiliger, reduzierter und gleichförmiger" (ebd., S. 21); der Autor spricht damit auch eine andere Grunddynamik, nämlich die Polarität von Autonomie und Abhängigkeit an (vgl. hierzu Hufnagel & Fröhlich-Gildhoff 2002, Mentzos 2000). Insgesamt haben wir es immer mit Kreisprozessen, sogenannter „zirkulärer Kausalität" zu tun (vertiefend: Haken & Schiepek 2006). „Bei der Selbstorganisation handelt es sich um einen Prozeß, durch den ein offenes System einen neuen Zustand einnimmt, ohne spezifischen, lenkenden Einfluss von außen, ohne einen Bauplan oder einen Schöpfer (vgl. Maas & Hopkins 1998). Sie lässt sich auch als Fähigkeit eines Systems definieren, aus sich selbst heraus eine neue räumliche, zeitliche und funktionelle Struktur zu erlernen" (Petermann et al. 2004, S. 264). Es geht also darum, einerseits immer neue Ordnungsstrukturen zu schaffen und gleichzeitig die Offenheit für die Veränderung dieser Strukturen zu erhalten. „Im Sinne der Selbstorganisation kann die Entwicklung als deterministischer und gleichzeitig stochastischer Prozess gesehen werden" (ebd.). Auch die Entwicklung des Gehirns kann als selbstorganisierendes System beschrieben werden, „das anfänglich noch undifferenziert ist, doch aufgrund geringfügiger adaptiver Veränderungen beginnt, sich unter den Systemelementen eine Ordnung herauszubilden. Diese Veränderungen können sich verstärken und zu einer positiven Rückkoppelung führen (...)" (ebd., S. 265; vgl. auch z. B. Hüther 2004).

Vor diesem Hintergrund geht die Entwicklungswissenschaft davon aus, dass sich Entwicklungspfade beschreiben lassen, bei denen Verzweigungen zu unterschiedlichen Entwicklungsverläufen führen – wobei, und dies sei noch einmal betont, die Entwicklung immer als ko-konstruktiver Prozess zwischen Individuum und Umwelt gesehen wird. Dann kann die Entstehung von Auffälligkeiten „in Übereinstimmung mit dieser Vorstellung als fortschreitende Verzweigung gesehen werden, die das Kind von Pfaden abbringt, die zu kompetentem Verhalten führen. Im Konzept der Entwicklungspfade lassen sich grob vier mögliche Verläufe unterscheiden, die sich aus der Kombination von Kontinuität und Diskontinuität mit einem günstigen bzw. ungünstigen Entwicklungsverlauf ergeben. Sroufe (1997) beschreibt sie in seiner schematischen Darstellung als: a) kontinuierliche Fehlanpassung, die in einer Störung mündet, b) kontinuierliche Positivanpassung, c) anfängliche Fehlanpassung, gefolgt von positiven Veränderungen und d) anfänglich positiven Anpassungen, gefolgt von negativen Veränderungen" (Petermann et al. 2004, S. 281).

Auf diesem Hintergrund sollen in einem kurzen Exkurs einige Grundzüge der frühkindlichen (Normal-)Entwicklung betrachtet werden.

3.2 Frühkindliche (Normal-)Entwicklung: Die Entstehung des Selbst als handlungsleitende Struktur

Die Erkenntnisse der Entwicklungspsychologie der frühesten Kindheit, insbesondere der Säuglingsforschung (Zusammenstellungen z. B. bei Stern 1992, Dornes 1995, 1997) belegen, dass Säuglinge als äußerst kompetente Wesen auf die Welt kommen, die von der ersten Lebensminute an die Interaktion mit ihren Bezugspersonen mitsteuern und bestrebt sind, sich die Welt aktiv anzueignen.

Bereits vor der Geburt

- machen Embryonen erste Sinneserfahrungen (Tasten, Schmecken, Hören)
- kommt es zum Aufbau von strukturierten neuronalen Netzwerken durch Erfahrungen und zu einer nutzungsabhängigen Strukturierung des Gehirns
- ist eine frühe Eigenaktivität zu beobachten (Hüther & Krens 2005, S. 79).

Nach der Geburt lässt sich beobachten:

- Das Kleinkind leitet von Geburt an eine hochdifferenzierte präverbale Kommunikation ein, hält sie aufrecht und wirkt auf ihren Ablauf ein (Stern 1979, S. 96 f).
- Säuglinge verfügen von Geburt an über einen relativ differenzierten Wahrnehmungsapparat (Dornes 1995, S. 39 f) und können schon sehr früh zwischen vertrauten und nichtvertrauten Personen unterscheiden.

- Säuglinge verfügen nahezu von Geburt an über ein differenziertes Grundmuster von Affekten (vgl. Dornes 1995, S. 116 ff):
  - Überraschung und Ekel sind schon bei Geburt zu beobachten,
  - Interesse/Neugier sowie Freude kann man schon nach wenigen Tagen anhand der Mimik und Bewegungsmuster von Säuglingen feststellen,
  - Traurigkeit, Furcht und Ärger sind ab dem ersten Monat zu beobachten.
- Säuglinge sind mit einem hohen Maß an „Energie" ausgestattet: Sie besitzen eine Grundtendenz zu wachsen, im körperlichen, geistigen und psychischen Sinn (Stern 1992, Dornes 1995).

→ Also kann man von einer grundsätzlichen Tendenz des Kindes ausgehen, die Welt zu erobern, sie zu meistern und Mängel zu kompensieren – und sich nicht vor der Welt zurückzuziehen.

Die *Bildung der innerpsychischen Struktur*, der Selbststruktur (als handlungsleitende Instanz) vollzieht sich in der Auseinandersetzung des Säuglings bzw. allgemeiner des Menschen mit der Umwelt über die Bildung von Erfahrungen, die dann innerpsychisch repräsentiert werden. Entsprechend zu den Ergebnissen der Neuropsychologie/-psychotherapie (vgl. z. B. Hüther 2004, Grawe 2004) lässt sich die bestehende Selbststruktur in Anlehnung an Stern (1995) folgendermaßen darstellen:

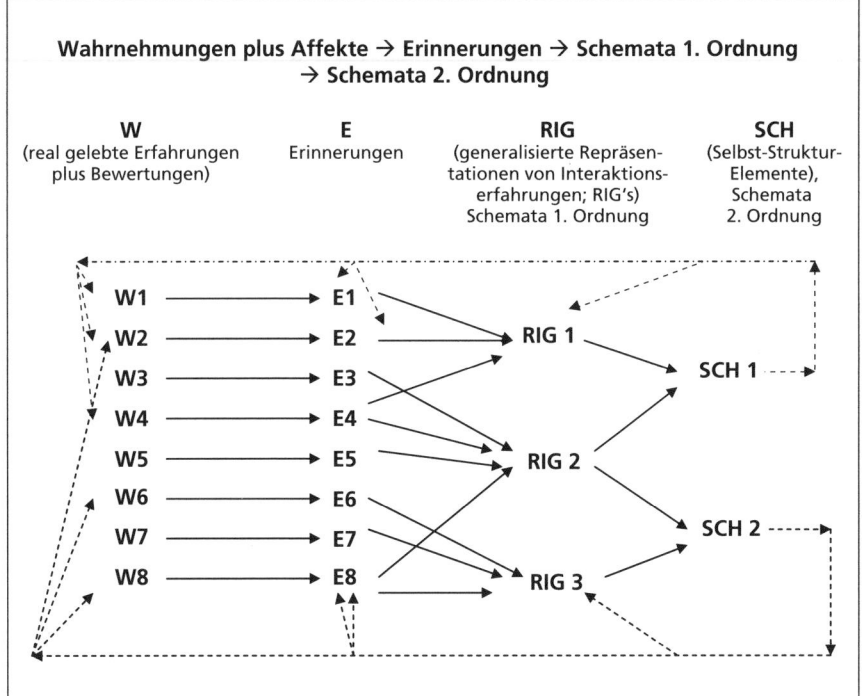

Abb. 3.2: Entstehung der Selbst-Struktur (als handlungsleitende Instanz) (in Anlehnung an Stern 1995, erweitert aus: Hufnagel & Fröhlich-Gildhoff 2002)

Real gelebte Erfahrungen werden emotional bewertet und darüber zu Erinnerungen. Die Zusammenfassung von ähnlichen Erinnerungsmustern werden zu sogenannten „generalisierten Repräsentationen von Interaktionserfahrungen" (RIG) oder zu Schemata erster Ordnung. Die Zusammenführungen verschiedener RIGs zu Schemata zweiter Ordnung sind als zentrale Elemente der Selbststruktur zu verstehen. Beispielsweise führt eine Vielfalt von Erfahrungen, die ein Kind bei der Regulation innerpsychischer Zustände (wie z. B. Hunger) macht und von Erfahrungen, die es auch auf anderer Ebene unterstützt (z. B. bei der Verwirklichung seines Neugierstrebens), zu der generellen Repräsentation, dass es Unterstützung aus der Umwelt erfährt („Wenn ich mich unwohl fühle, ist prinzipiell jemand da, der mich unterstützt, diesen Zustand des Unwohlseins zu beenden"). Ein darüber hinausgehendes Schema wäre dann ein grundsätzliches Vertrauen in andere Menschen. Diese so entwickelten und auf neuronaler (Netzwerk-) Ebene „verankerten" Schemata sind – notwendigerweise – sehr stabil und streben tendenziell eher danach wieder bestätigt zu werden; die einmal gebildete Struktur ist „konservativ" und versucht Störungen (z. B. durch andere Erfahrungen) zunächst auszuschalten oder abzuwehren (vgl. z. B. Hüther 2004). Die beschriebenen Schemata zweiter Ordnung entsprechen dem von der Bindungsforschung beschriebenen „internal working model" (Grossmann 2001), das als innerpsychische Repräsentanz von Bindungserfahrungen wiederum das Bindungsverhalten von Kindern (und später Erwachsenen) „steuert".

In Ergänzung zu dem ursprünglichen Modell ist unter dem Gesichtspunkt Selbstorganisation der Entstehungsprozess der Selbststruktur durch „Rückkopplungsprozesse" zu ergänzen (im Schaubild gestrichelt gezeichnet): Die gebildeten RIGs und Schemata beeinflussen ihrerseits die Aufnahme und Verarbeitung von Sinnesreizen – hier findet immer ein Auswahl- bzw. Filterprozess statt – und natürlich deren Koppelung mit vorhandenen Strukturen: Welche Erfahrungen wirklich als Erinnerungen abgespeichert werden, ist von den schemagesteuerten Bewertungen abhängig usw. Wichtig ist dabei, dass die gebildeten Strukturen, sofern sie einmal gefestigt sind, aus Gründen der „mentalen Ökonomie" (Stern 1995, S. 201) relativ „konservativ" sein müssen.

Dieses Modell wird gestützt durch die neuesten Ergebnisse der Hirnforschung (vgl. z. B. Hüther 2001, 2004, Spitzer 2002). Hiernach bilden sich erfahrungsabhängig neuronale Verbünde – oder „Modulsysteme" (Petermann et al. 2004), die wiederum ordnungsbildend für den weiteren Aufbau neuer Strukturelemente sind.

Stern (1992) unterscheidet verschiedene Abschnitte der Selbst-Entwicklung, in denen sich je spezifische Anforderungen für die innere Strukturbildung stellen und die entsprechend in der Interaktion mit den Bezugspersonen „bewältigt" werden müssen (vgl. auch Dornes 1995, 1997).

3.3 Integratives bio-psycho-soziales Modell zur Erklärung von Verhaltensauffälligkeiten

Der im Folgenden dargestellte Erklärungsansatz für die Entstehung von Verhaltensauffälligkeiten bei Kindern und Jugendlichen basiert auf einem integrativen bio-psycho-sozialen Modell, das sich insbesondere an den Erkenntnissen der klinischen Entwicklungspsychologie (vgl. Oerter et al. 1999) bzw. der Entwicklungspsychopathologie (Petermann et al. 1998, 2004) orientiert. Das hier dargestellte Modell greift ebenfalls die entwicklungsorientierte Störungskonzeption von Fröhlich-Gildhoff & Hufnagel (1997, Hufnagel & Fröhlich-Gildhoff 2002) auf und entwickelt sie weiter.

Dieses Modell geht zunächst allgemein davon aus, dass im Zusammenspiel zwischen biologischen Ausgangsbedingungen (3.3.1) und (früh-)kindlichen (Beziehungs-)Erfahrungen (3.3.2) sich die individuelle Selbststruktur (3.3.3) – im Sinne eines Netzwerks handlungsleitender innerpsychischer Schemata – herausbildet. Dieser Entwicklungsprozess ist wiederum abhängig von Risiko- und Schutzfaktoren (3.3.4), bei denen die sozialen Bedingungen und hier insbesondere die primären Bezugspersonen eine spezielle Bedeutung haben. Im Laufe der individuellen Entwicklung muss das Kind bzw. der Jugendliche altersabhängig spezifische Entwicklungsaufgaben (3.3.5) bewältigen. Neben der Bewältigung dieser alterstypischen Entwicklungsaufgaben müssen immer wieder besondere Stress- oder Belastungssituationen individuell verarbeitet werden. Dieser Bewältigungsprozess ist abhängig von der bisher entwickelten Selbststruktur und wiederum von aktuell vorhandenen Risiko- und Schutzfaktoren.

Bei der Art der Bewältigung von Belastungsfaktoren oder Entwicklungsaufgaben lassen sich grundsätzlich drei Modalitäten unterscheiden: zum einen eine angemessene entwicklungs- und selbstwertförderliche Bewältigung, zum anderen ein internalisierender Modus, der durch Rückzug und Selbsteinschränkung gekennzeichnet ist und zum dritten ein externalisierender Modus, der durch ein Agieren nach außen (z. B. ein besonderes Maß an Aggressivität) gekennzeichnet ist. Der jeweilige Bewältigungsmodus hat wiederum Rückwirkungen auf die intrapsychische Struktur; es kann zur Verfestigung oder zu Veränderungen kommen.

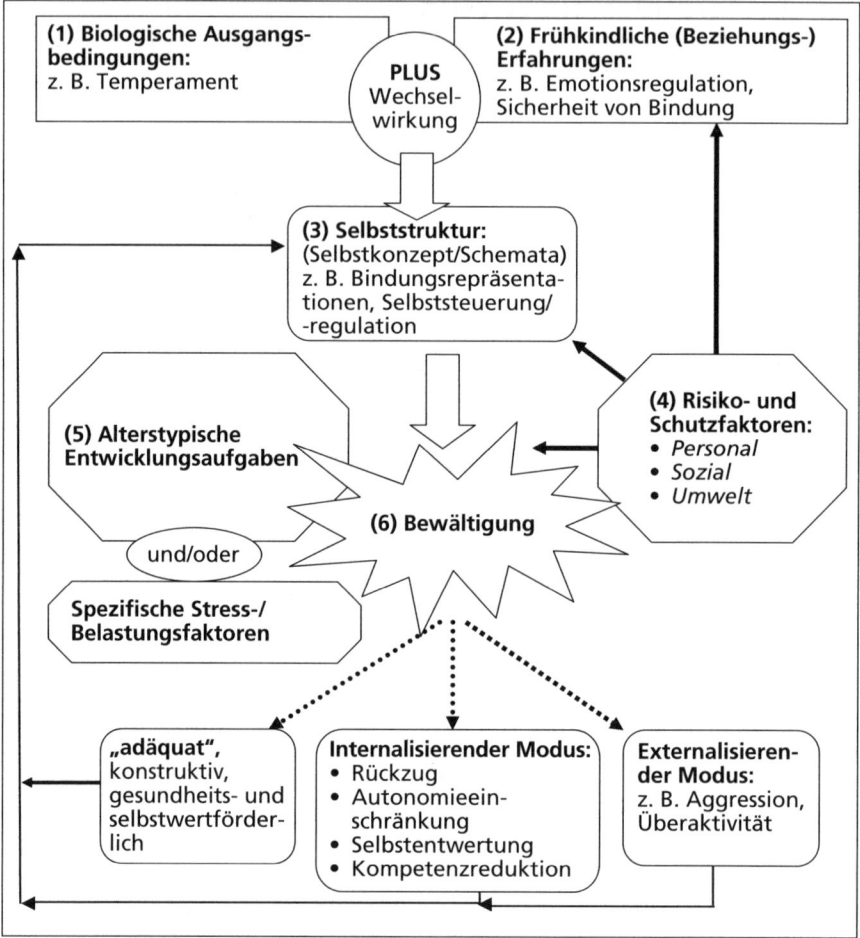

Abb. 3.3: Allgemeines bio-psycho-soziales Modell der Entstehung von Verhaltensauffälligkeiten

Die einzelnen Elemente dieses Modells werden im Folgenden detaillierter
betrachtet.

3.3.1 Biologische Ursachen

Anlage-Umwelt-Debatte

Bei der Betrachtung der biologischen Ursachen für Verhaltensauffälligkeiten
muss die Frage einer erblichen, also genetischen Bedingung für die Auffälligkeiten eingehender betrachtet werden. In der Vergangenheit – und auch in der
Gegenwart – gibt es immer wieder Veröffentlichungen, in denen auf relativ

oberflächliche Weise (Prozent-)Anteile zwischen Vererbung und Umwelt definiert werden. Abgesehen von einer zum Teil fragwürdigen Methodik solcher Untersuchungen (vgl. hierzu ausführlich Petermann et al. 2004, Kap. 6), bilden derartige vereinfachende Modelle die Wirklichkeit auch nicht annähernd ab: „Der Prozess, durch den der Genotyp in den Phänotyp übertragen wird, ist komplex, dynamisch und nicht linear. Darum wird die Annahme einer additiven Beziehung zwischen Anlage und Umwelt vermutlich heute von keinem seriösen Forscher mehr ernsthaft vertreten" (ebd., S. 249). Bei diesem Zusammenspiel zwischen genetisch bedingten Anlagen und Umwelteinflüssen muss man von einer „Ko-Aktion" (ebd.) ausgehen. Menschliche Eigenschaften sind „polygen". Dies bedeutet auch, dass nicht Merkmale oder Verhaltensweisen vererbt werden. „Anders als manchmal behauptet, bestimmen nicht die Gene die äußeren Grenzen für die Variation von Merkmalen, sondern das sich entwickelnde System, von dem die Gene nur ein Teil sind, legt den Reaktionsbereich fest, in dem die Entwicklungen sich vollziehen. Es gibt also für jeden Genotyp ein ganzes Spektrum von Phänotypen" (ebd., S. 247). Grundsätzlich ist es so, dass sich alle Menschen hundertprozentig ihre Gene teilen, sofern keine genetische Erkrankung vorhanden ist. „Die genetischen Unterschiede sind in den verschiedenen Varianten der einzelnen Gene, den Allelen, zu suchen" (ebd., S. 249). Auf diesem Hintergrund haben Menschen mindestens 99,9 % in ihren Genomen gemeinsam (Petermann et al. 2004, S. 249).

Die Ausformung genetischer Differenzen ist – abgesehen von bestimmten Merkmalen wie z. B. der Augenfarbe – von Umweltbedingungen abhängig. Hierzu gibt es zumindest auf Tierebene – viele Untersuchungen lassen sich aus ethischen Gründen nicht bei Menschen durchführen – eine Reihe von Belegen. Ein solches Beispiel stellen Hüther und Krens (2005) dar:

In einem Versuch mit der Technik des „Cross-Fostering" (Vertauschen der Nachkommen verschiedener Mütter) wurden die unmittelbar nach der Befruchtung entstandenen Embryonen von zwei Mäuse-Inzuchtstämmen vertauscht: „Die Tiere des einen Stammes verhalten sich angeborenermaßen in einer neuen Umgebung vorsichtiger und brauchen mehr Zeit, um sich dort zurecht zu finden. Die Tiere des anderen Stammes zeichnen sich dadurch aus, dass sie sich räumlich besser orientieren können und eine gut ausgebildete Impulskontrolle aufweisen. Wurden nun die Embryonen unmittelbar nach der Befruchtung vertauscht, also durch Embryonentransfer den weiblichen Tieren des jeweils anderen Stammes eingepflanzt, so verhielten sich die Nachkommen später, wenn sie geboren und erwachsen geworden waren, genauso wie die Mäuse des Stammes, deren Mutter sie ausgetragen und aufgezogen hatten, und nicht so wie die Tiere des Stammes, von denen sie eigentlich abstammten. Das scheinbar genetisch bedingte und programmierte Verhalten eines Mäusestammes, in einer neuen Umgebung ängstlich zu sein, Orientierungsschwierigkeiten zu haben und schlechter zu lernen, ist offenbar durch frühe intrauterine Erfahrungen und Entwicklungsbedingungen mitbestimmt" (ebd., S. 107; weitere Experimente finden sich bei Petermann et al. 2004, S. 248).

Zusammenfassend bleibt festzuhalten: Das Genom eines bestimmten Lebewesens umfasst viele Entwicklungsmöglichkeiten. Doch diese sind nicht immer und in jeder Situation verfügbar, sondern wandeln sich mit dem

Entwicklungsstand und dem Kontext. Die Entwicklungsmöglichkeiten treten im Verlauf der Ontogenese zu Tage. „Vielmehr ist es so, dass sich ein Phänotyp unter der gegenseitigen Beeinflussung von Anlage und Umwelt entwickelt. (...) Gene folgen nicht isoliert von jeglichen Umwelteinflüssen unbeirrbar einem vorgegebenen Plan, sondern sind Bestandteile eines flexiblen organischen Systems" (Petermann et al 2004, S. 254). Ebenso sind Wechselwirkungen zwischen genetischer Aktivität, struktureller Reifung sowie Funktion, Aktivität und Erfahrung belegt.

Neurophysiologische Zusammenhänge

Ähnlich sind neurobiologische und neurophysiologische Zusammenhänge zu betrachten: In vielen Erklärungsmodellen wird auf neurophysiologische Veränderungen des Gehirns oder Störungen im Stoffwechsel für Botenstoffe (z. B. „Neurotransmitterstörungen") verwiesen, wenn es um die Beschreibung der Ursachen seelischer Erkrankungen oder von Verhaltensauffälligkeiten kommt. Aber auch hier ist ein Prozess wechselseitiger Beeinflussung festzustellen und die stofflichen, organischen Veränderungen stellen vielfach nur Korrelate von Verhaltensstrukturen dar, die sich wiederum aus (Lern-) Erfahrungen gebildet haben. „Viele Hormone, Neurotransmitter und Neuromodulatoren tragen zur Bildung affektiver Zustände und ihrem Verhaltensausdruck bei, indem sie vor allem bestimmte limbische Hirnstrukuren beeinflussen. Umgekehrt wirkt sich Verhalten auf das aktuelle Niveau, die folgende Ausschüttung von und die Empfindlichkeit für solche(n) chemische(n) Stoffe(n) aus (...). Auf jeder Stufe der ontogenetischen Entwicklung können sich Umwelteinflüsse auf die Reifung und die Aktivität eines bestimmten Systems oder Mechanismus auswirken, die mit dem Ausdruck sozial affektiven Verhaltens zusammenhängen" (Petermann et al. 2004, S. 272).

Entsprechend der hohen Plastizität des Gehirns und der nutzungsabhängigen Herausbildung von Strukturen ist auch hier von Wechselwirkungen zwischen hirnorganischen Strukturen und Korrelaten einerseits und Verhaltensweisen andererseits auszugehen (ausführlichere Beschreibung z. B. bei Hüther 2004, 2005, Spitzer 2002, Grawe 2004).

Natürlich haben offensichtliche neurologische Verletzungen, die z. B. durch prä-, peri- oder postnatale Bedingungen verursacht sind, eine größere Bedeutung für die Herausbildung von auffälligem Verhalten. Sie haben oft sekundär negative Auswirkungen auf Wahrnehmungen, Informationsverarbeitung und Möglichkeiten der Emotionsregulation (vgl. hierzu auch die Zusammenstellung bei Scheithauer & Petermann 2004, S. 93 ff, Papousek 2004).

Temperament

Eine sehr große Bedeutung wird Temperamentsfaktoren und unterschiedlichen Dispositionen zur Affektregulation auf neurophysiologischer Ebene zugeschrieben. „Als Temperamentsfaktoren sind dabei konstitutionelle Unterschiede in Aktivität, Reaktivität und Selbstregulation des Menschen zu verstehen" (Resch 2004, S. 34), die stark anlagebedingt, aber durch Umweltfaktoren maßgeblich beeinflussbar sind (s. u.). Rothbart, Derryberry & Posener (1994) haben die Temperamentsdimensionen allgemein überwiegend auf Unterschiede in der Balance zwischen aktivierenden und hemmenden Systemen zurückgeführt, „auf Missverhältnisse zwischen Erregbarkeit der behavioralen und physiologischen Systeme auf der einen und Regulationsprozessen im Dienst der Erregungsmodulation auf der anderen Seite" (Papousek 2004, S. 86). Die fehlende Balance zwischen aktivierenden und hemmenden Systemen kann nach Papousek (2004) „sowohl mit einer erhöhten oder eingeschränkten Reagibilität im Bereich der vier >A< (Arousal, Affekt, Aufmerksamkeit, Aktivität) einhergehen, als auch mit einer eingeschränkten oder überschiessenden inhibitorischen Gegenregulation. In zahlreichen Studien zum kindlichen Temperament finden sich Zusammenhänge zwischen Extremausprägungen einzelner Temperamentsmerkmale und Problemen der Verhaltensregulation" (ebd., S. 86).

Empirisch haben Thomas & Chess (1980, 1989) drei Typen von Temperamentsmustern unterschieden:

„1. Das einfache Kind (40 %) zeichnete sich durch Regelmäßigkeit der biologischen Funktionen, keine Scheu vor unbekannten Personen und gute Anpassungsfähigkeit an neue Situationen aus.
2. Das schwierige Kind (10 %) war demgegenüber gekennzeichnet durch eine Unregelmäßigkeit in biologischen Funktionen, Rückzugsverhalten gegenüber neuen Reizen und eine mangelnde Fähigkeit zu Anpassungen an neue Situationen.
3. Von diesen Konstellationen wurde das langsam auftauende Kind (15 %) abgegrenzt, das sich durch leichte negative Reaktionen auf neue Reize, langsame Anpassungsfähigkeit an neue Situationen nach wiederholtem Kontakt, regelmäßige biologische Funktionen und eine geringe Intensität der Reaktionen auszeichnet" (Schmeck 2003, S. 159 f). Diese drei Temperamenttypen werden nach Zentner (2000) auch als „impulsiv-unbeherrscht, gehemmt/überkontrolliert und Ich-stark" bezeichnet.

Das sogenannte „schwierige Temperament" steht im Zusammenhang mit der physiologischen Reaktivität: „Das Ausmaß der physiologischen Reaktivität bezieht sich auf genetisch bedingte, individuelle Unterschiede in der Schwelle der Erregbarkeit und der Intensität emotionaler Erfahrung (Walden & Smith 1997, Friedlmeier 1999). Kinder, die eine hohe physiologische Reaktivität aufweisen, haben eine niedrige Schwelle für emotionale Erregung und erleben Emotionen sehr intensiv (...)" (Petermann & Wiedebusch 2003, S. 57). Der Faktor des schwierigen Temperaments bzw. der erhöhten physiologischen Reaktivität ist ein hoher Risikofaktor; diese Kinder sind in besonderem Maße vulnerabel, d. h. verletzlich bei besonderen Belastungen, Schwierigkeiten, Krisen etc. Temperamentsunterschiede wirken sich nach Rothbart & Bates (1998) unter anderem auf die Selbstregulation, die Aufmerksamkeitslenkung, die emotionale Reaktivität und motorische Aktivität des Kindes aus. Es kann zu einer „erhöhten Empfänglichkeit für psychosoziale Stressoren" kommen und bei einer „mangelnden Passung zwischen Temperamentsmerkmalen und Umweltanforderungen" dann zu Verhaltensauffälligkeiten (Schmeck 2003, S. 162).

Hier wird deutlich: Auch ein „schwieriges Temperament" ist kein unabänderliches Schicksal. Entscheidend ist, wie sich im Zusammenspiel zwischen dem Kind und seiner Umwelt die „Schwierigkeiten" besonders der Emotions-regulation beeinflussen und verändern (lassen) (s. nächstes Kapitel).

3.3.2 Soziale Prozesse: Frühkindliche (Beziehungs-)Erfahrungen

Der von Geburt an „kompetente" Säugling (s. o.) tritt von der ersten Lebens-minute in **Interaktion** mit seiner Umwelt, vor allem seinen Bezugspersonen. Die dabei gemachten realen und emotional bewerteten Interaktionserfahrun-gen sind die Grundlage für die Bildung handlungsleitender innerpsychischer Repräsentationen (Schemata), der Selbststruktur. Dabei kommt es auf eine möglichst gute „Passung zwischen Kind und Bezugspersonen" (Resch 2004, S. 37, vgl. auch Papousek 2004) an, die dann zur konsistenten Befriedigung kindlicher Bindungs- und Kontrollbedürfnisse führt (vgl. Grawe 2004) und positiv gesehen die „intuitive Elternschaft" (Papousek 2004) stärkt. Wichtige Variablen in diesen frühen Interaktionsprozessen sind u. a. Empathie und „Feinfühligkeit" (Ainsworth et al. 1978), das Ermöglichen von Regelmäßig-keit, das adäquate Spiegeln der Lebensäußerungen des Kindes und entspre-chende „soziale Rückversicherung" (Resch 2004, Behr 2002, Petermann & Wiedebusch 2003, zusammenfassend auch: Fröhlich-Gildhoff 2003a, S. 62 ff).

Drei Faktoren kommt besondere Bedeutung zu,

a) der Unterstüzung kindlicher Emotionsregulation und Affektabstimmung,
b) dem Erfahren einer sicheren Bindung und
c) dem Erleben von Kontrolle und Selbstwirksamkeit

Diese drei Faktoren werden im Folgenden genauer betrachtet.

a) Unterstützung kindlicher Emotionsregulation und Affektabstimmung

Die Bezugspersonen unterstützen das Kind bei der (zunehmenden Selbst-) Regulation seiner Emotionen; nach Papousek (2004) geht es dabei um „die Regulation von arousal (Erregung [allgemein, z. B. Schlaf/Wachrhytmus, d.Verf.]), activity (motorische Aktivität), affect (affektive/emotionale Erre-gung) und attention (Aufmerksamkeit)" (ebd., S. 82).

Nach Petermann & Wiedebusch (2003) findet in der Eltern-Kind-Interak-tion „eine gemeinsame Regulation von Gefühlen" statt. „Dabei sind die Neugeborenen noch ganz auf die eine Regulation ihrer Emotionen durch die Bezugspersonen angewiesen, während ältere Säuglinge und Kleinkinder in zunehmendem Maße geringe emotionale Belastungen selbst regulieren können, jedoch beim Erleben negativer Gefühle auf Bewältigungshilfen sei-tens der Eltern angewiesen sind" (ebd., S. 62; vgl. auch Papousek 2004). Lachmann (2004) betont besonders das *interaktive* Element der Ko-Regula-tion: gemeinsame Regulation bedeutet, „dass das Verhalten eines jeden Part-ners das des anderen beeinflusst. Das bedeutet zugleich, dass das Verhalten von A prädiktiv ist für das Verhalten von B und umgekehrt (...). Der Säugling lernt, bestimmte Muster der Selbst- und interaktiven Regulation zu erwarten (Beebe & Lachmann 1988, Stern 1992, 1998). Die Erwartung reziproker

Responsivität und die Erwartung eines optimalen Grades an Nähe und Distanz in den Interaktionen, das Rechnen mit Übergriffen oder die Angst vor ihnen – all das wird interaktiv reguliert" (ebd., S. 54 f, vgl. auch Fonagy & Target 1997).

Fonagy et al. (2004) betonen dabei die hohe Bedeutung des „Spiegelns" der kindlichen Affekte durch die Eltern: „(Wir) haben Kongruenz und Eindeutigkeit als Qualitäten der elterlichen Spiegelfunktion identifiziert, die von essenzieller Bedeutung für das Kind sind, um die Fähigkeit zu einer sogenannten sekundären Repräsentanz seiner affektiven Zustände zu entwickeln" (ebd., S. 219); fehlt es an dieser Repräsentanz kommt es zu einem „Defizit in Selbstwahrnehmung und Selbstkontrolle" (ebd.).

Der Entwicklungsverlauf lässt sich zusammenfassend folgendermaßen darstellen:

Tab. 3.1: Entwicklung von der inter- zur intrapsychischen Emotionsregulation (nach Petermann & Wiedebusch 2003, S. 65)

Phasen der Emotionsregulation nach Friedlmeier (1999)	
1.–2. Lebensmonat	Die Bezugspersonen regulieren das Erregungsniveau des Säuglings, indem sie ihn vor Übererregung schützen und bei negativen emotionalen Reaktionen beruhigen.
3.–6. Lebensmonat	Die Säuglinge tolerieren bereits höhere Erregungszustände und entwickeln Distress-Erholungs-Zyklen. Außerdem können sie ihre visuelle Aufmerksamkeit steuern und von einer Erregungsquelle abwenden.
6.–12. Lebensmonat	Die Regulationsstrategien des Säuglings erweitern sich: zum einen kann er sich durch Blickkontakt am Verhalten der Eltern orientieren und zum anderen ist er aufgrund seiner fortschreitenden motorischen Entwicklung in der Lage, sich aus emotional erregenden Situationen zurückzuziehen.
2.–5. Lebensjahr	In dieser Altersspanne vollzieht sich der Wechsel zur intrapsychischen Emotionsregulation. Die Kinder setzen zunehmend eigenständige Regulationsstrategien ein, suchen aber bei stärkerer emotionaler Erregung weiterhin nach sozialer Unterstützung durch die Bezugspersonen.
ab dem 5. Lebensjahr	Die Kinder regulieren ihre Emotionen in der Regel selbständig und ohne soziale Rückversicherung.

Neben der Regulation geht es um die Affektabstimmung („affect attunement" nach Stern 1992), dabei steht die Richtung der Affekte, z. B. Neugier vs. Furcht angesichts eines unbekannten Objekts, mit Unterstützung der Bezugspersonen im Vordergrund. „Das affektive Erleben ist eine wesentliche Grundlage dafür, dass ein Mensch von einem anderen in seinem Erleben verstanden werden kann (...) andere Menschen können sich in das Baby einfühlen, können sein Erleben erkennen, verstehen und das Kind in diesem mehr oder weniger akzeptieren" (Biermann-Ratjen 2002, S. 18).

In diesen schon Ende des ersten Lebensjahres hoch bedeutsamen Prozessen liegen zugleich die Wurzeln für die Herausbildung von Empathie und emotionaler Perspektivenübernahme, die ihrerseits eine wichtige Mediatorvariable z. B. für die „Eindämmung" aggressiven und die Ausbildung prosozialen Verhaltens darstellt (Eisenberg 2000, Richardson et al. 1998, Petermann & Wiedebusch 2003, Essau & Conradt 2004).

Weiterhin liegen in diesen frühen Prozessen der Affektabstimmung mit großer Wahrscheinlichkeit Wurzeln für geschlechtsspezifische Unterschiede in der Emotionsregulation: Auf sehr feine Weise werden Mädchen eher „unterstützt" aufbrausende Emotionen herunter zu regulieren und mimisch und gestisch für prosoziales Verhalten bestärkt – Jungen hingegen werden eher in expansiverem Emotionsausdruck „geduldet" bzw. unterstützt. Spätestens im Vorschulalter zeigt sich dann, „dass Mädchen über eine bessere Emotionsregulation" verfügen (Zahn-Waxler et al. 1996, nach Petermann et al. 2001, S. 17; vgl. auch Petermann & Wiedebusch 2003).

In den Prozessen der Emotionsregulation und Affektabstimmung liegen starke Quellen für Entwicklungsstörungen: Die Bezugspersonen können z. B. die (emotionalen) Spannungen von Kindern nicht adäquat „herunterregulieren" oder sie „überregulieren"; dies kann dann zu einer dauerhaften dysfunktionalen Emotionsregulation führen, mithin zu einem interaktionellen „Teufelskreis": Wenn das Kind die Erfahrung macht, dass seine Erregung bzw. innere Spannung nicht durch die bzw. zusammen mit der Bezugsperson reduziert werden kann, bleibt es in einem permanenten Spannungszustand, der durch Aktivitäten wie Schreien usw. aufrecht erhalten wird. Dadurch steigen die Spannungen bei der (überforderten) Bezugsperson, es kommt zu negativen Emotionen, die die Unruhe beim Kind wiederum verstärken. Der Prozess dieser dysfunktionalen Regulation und der Herausbildung von „Teufelskreisen" ist ausführlich bei Papousek (2004) beschrieben und kann folgendermaßen dargestellt werden:

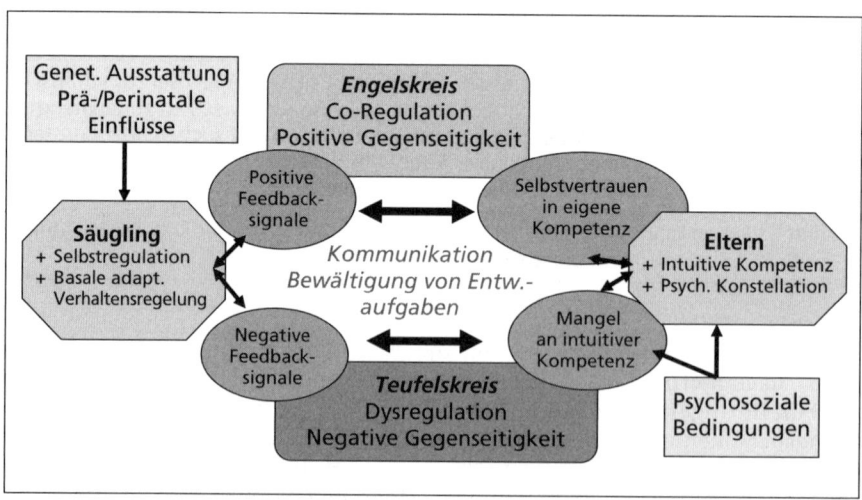

Abb. 3.4: Modell zur Genese früher Regulationsstörungen (nach Papousek et al. 2004, S. 101)

Das Kind macht so „fast permanent Inkongruenzerfahrungen im Hinblick auf sein Bindungsbedürfnis, sein Kontrollbedürfnis" (Grawe 2004, vgl. auch Grosse-Holtforth & Grawe 2004).

Insbesondere Kinder mit hoher Vulnerabilität oder einem „schwierigen Temperament" (s. o.) benötigen besondere Formen der unterstützenden Passung durch die Bezugspersonen. Ist diese nicht möglich, kommt es zu einer Symptomverstärkung.

Der bedeutende Einfluss der Eltern auf die Entwicklung der Emotionsregulation – und damit verbunden allgemeiner der Selbstregulation, der Selbststeuerung und der emotionalen Kompetenz – ist durch eine Vielfalt von Studien belegt. „Die bisherigen Befunde deuten darauf hin, dass Eltern die Entwicklung emotionaler Fertigkeiten fördern können, indem sie durch

- ein positives emotionales Klima in der Familie
- den offenen Ausdruck eigener Emotionen
- häufige Gespräche über Gefühle
- einen angemessenen Umgang mit den Gefühlen des Kindes und
- Hilfen bei der Emotionsregulation

das Emotionsverständnis, den sprachlichen Emotionsausdruck und die Emotionsregulationsstrategien ihrer Kinder verbessern" (Petermann & Wiedebusch 2003, S. 73).

Im Umkehrschluss ist empirisch bestätigt, dass dysfunktionale Regulation, eine angespannte emotionale familiäre Atmosphäre, ausdrucksarmes oder negativ getöntes elterliches Ausdrucksverhalten zu fehlenden bzw. unzureichenden emotionalen und selbstregulatorischen Kompetenzen und unzureichender Empathiefähigkeit bei den Kindern führen (vgl. Petermann & Wiedebusch 2003, Essau & Conradt 2004, Scheithauer & Petermann 2004, Krahé 2001).

Auch Streeck-Fischer beschreibt ausführlich den Zusammenhang zwischen Interaktionserfahrungen im Bereich der Regulation, die dann zu Defekten der Selbstregulation führen können. Unter Bezugnahme auf Beebe und Lachmann (2002), wird betont, „dass ein Säugling von Geburt an unterschiedliche konstitutionelle Fähigkeiten hat, mit Erregung umzugehen, Verhaltensäußerungen zu hemmen oder Erregung angesichts von Überstimulationen herunter zu regulieren" (Streeck-Fischer 2006a, S. 87). Die „Entwicklung von Selbstregulation [wird] als ein Prozess [verstanden], bei dem konstitutionelle Faktoren mit sozialen Bedingungen im Austausch sind. Autonomie und selbstregulatorische Fähigkeiten entstehen durch eine interaktive Regulation zwischen früherer Pflegeperson und Kind. Dabei steht nicht im Vordergrund, dass das Kind lernt, generell seine Erregungszustände zu regulieren, sondern das Kind muss die Intensität seiner affektiven Zustände regulieren. Sobald das Verhalten des sozialen Interaktionspartners durch das kommunikative Verhalten modifiziert werden kann und der andere bereit ist, sensibel auf die kindlichen Signale zu reagieren, kann das Kind die Interaktion so regulieren, wie es seine eigenen affektiven Zustände reguliert. Wenn der Interaktionspartner unsensibel ist, wird es dem Kind schwer fallen, die aktuelle Quelle seines ‚disstress' zu erfassen" (ebd.). Darüber hinaus stehen die Fähigkeiten zur Selbstregulation „in engem Zusammenhang mit der Entwicklung exekutiver Funktionen" (ebd.). Barkley (1997, 2003) zufolge

„basiert die Fähigkeit zur Verhaltenssteuerung und zu verzögerten Antworten neben der Fähigkeit zur Selbstregulation auf einem funktionierendem Arbeitsgedächtnis und auf der Verwendung von Sprache" (Streeck-Fischer 2006a, S. 86, vgl. auch Fonagy et al. 2004).

Die nicht gelingende Regulation führt prinzipiell zu (Dauer-)Stress, zu einer permanenten Anspannung und Aktivierung, zu einer erlebten Diskrepanz zwischen Anforderungen und Fähigkeiten und zu einem fehlenden Selbstwirksamkeits- und Kontrollerleben (s. o.). Dieser Stress kann prinzipiell auf drei unterschiedliche Weisen bewältigt werden: zum einen durch Ohnmacht und/oder sozialen Rückzug, zum zweiten auf aggressive Weise, indem versucht wird, durch das Herstellen von Übermacht Kontrolle auszuüben. Zum dritten kann es zu einem ständigen Hin- und Herschwanken zwischen beiden Extremen kommen. Diese Bewältigungsmechanismen verfestigen sich als dauerhafte „Antwortbereitschaft" (und werden zum bestimmenden Persönlichkeits-/Strukturmerkmal).

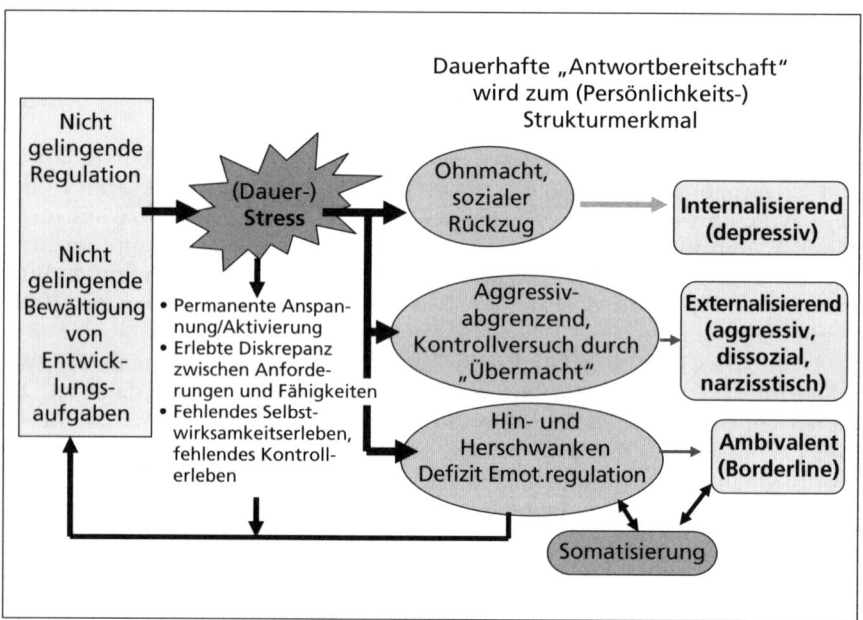

Abb. 3.5: Prozess der Entwicklung von Regulationsstörungen zu Persönlichkeits-Strukturmerkmalen

Auch bei der Affektabstimmung kann durch ein zu starkes „tuning" (Stern 1992, Dornes 1995), also das zu starke Beeinflussen der kindlichen Gefühlszustände durch die Bezugspersonen, verhindert werden, dass Kinder ein ausreichendes Spektrum an Affekten aufbauen, mit dem sie dann z. B. neuen Situationen begegnen. Eine übersensible oder stark angespannte Bezugsperson wird die explorativen Aktivitäten des Kindes und die damit verbundenen Gefühle eher stark einschränken, wodurch dem Kind die Möglichkeit einer angemessenen Eigen-Regulation genommen wird. Eine ähnliche Folge ergibt sich bei überwiegend ungenauer „Affektspiegelung" durch die Bezugspersonen, wenn „der kindliche Gefühlszustand verkannt und eine andere Emotion gespiegelt wird. Durch diese Fehlwahrnehmung bei der Bezugsperson erfährt das Kind eine unangemessene Rückmeldung über sich und es entsteht eine Inkongruenz zwischen dem inneren Erleben und der reflexiven Interpretation" (Resch 2004, S. 41; Biermann-Ratjen 2002, S. 19 f beschreibt ebenfalls, wie „störanfällig" der Prozess der Affektregulierung und -abstimmung zwischen Kind und Bezugsperson ist und dass inkongruente und nicht-wertschätzende Erfahrungen zu Störungen im Prozess der Selbstkonzept-Bildung führen).

b) Das Erfahren einer sicheren Bindung

Das Erfahren einer sicheren Bindung stellt nicht nur die Grundlage für späteres eigenständiges, sicheres Bindungsverhalten dar, sondern hat größte Bedeutung für die Entwicklung einer stabilen, kohärenten Selbststruktur und deren Basis, des „Kern-Selbst" (Stern 1995). Nur wenn der Säugling regelmäßige, klare und konsistente Bindungserfahrungen machen kann, kann er entsprechende intrapsychische Repräsentanzen aufbauen, die dann wiederum eine sichere Basis für Neugierverhalten und eine „offene" Weltbegegnungshaltung bilden. Bei entsprechenden Beeinträchtigungen gelingt dies nicht.

Die Bindungsforschung[1] geht davon aus, dass frühe Bindungserfahrungen zu einem „inneren Arbeitsmodell" („internal working model") führen, das später die Art und Weise des Bindungsverhaltens des Kindes bestimmt; eine wesentliche Variable für die Entwicklung der Bindungsrepräsentationen ist die „Feinfühligkeit" (Ainsworth et al. 1978) der Bezugspersonen: die Fähigkeit, die Signale des Kindes wahrzunehmen, richtig zu interpretieren sowie prompt und angemessen zu beantworten.

---

1 Das Konzept der Bindungsforschung ist an verschiedenen Stellen (z. B. Grossmann 2001, Brisch 1999) ausführlich beschrieben, so dass an dieser Stelle nur die Grundgedanken dargestellt werden; diese basieren auf der entsprechenden Grundlagenliteratur.

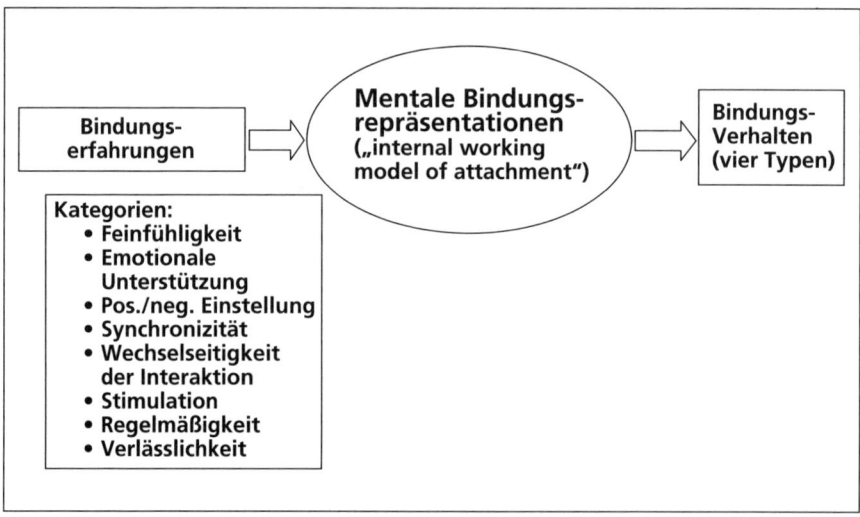

Abb. 3.6: Modell der Entstehung von Bindungsrepräsentationen

Bereits nach 12–18 Monaten lassen sich Unterschiede im Bindungsverhalten der Kinder anhand des standardisierten Versuchs der sogenannten „Fremden Situation" feststellen; vier Bindungstypen lassen sich differenzieren:

Bindungstyp	Charakteristika	Häufigkeit
Sichere Bindung	Vertrauen in die Beziehung (Mu. kommt zurück); Trauer beiTrennung	50–60 %
Unsicher-vermeidende Bindung	Distanz, Abstand, Vorsicht geg. Beziehung; kein Kummer bei Trennung; Ignorieren bei Rückkehr; teilw. Distanzlosigkeit geg. Fremden	30–40 %
Ambivalent-unsichere Bindung	Ambivalentes Kontaktverhalten (teilw. Kontaktsuche, teilw. Ignorieren); Kummer bei Trennung wird deutlich und lautstark gezeigt	10–20 %
Desorganisierte Bindung	Kein Verhaltensprogramm für Trennungssituation, z.T. seltsam bizarres Verhalten (Grimassieren, Erstarren)	Restkategorie

Abb. 3.7: Prototypen des Bindungsverhaltens

Die Bindungstypen der unsicheren Bindung sind nicht als pathologisch zu betrachten, stellen aber ein Entwicklungsrisiko dar: „In einer zunehmenden Anzahl von prospektiven Längsschnittstudien wurden Zusammenhänge zwischen einer unsicheren Bindung und Verhaltensauffälligkeiten der Kinder im Vorschul- und im Schulalter gefunden" (Brisch 1999, S. 75). Der Typus der desorganisierten Bindung steht in engem Zusammenhang mit (späteren) Verhaltensauffälligkeiten (vgl. Brisch 1999, Fonagy et al. 2004); bei Kindern mit diesem Bindungstypus handelt es sich hier um eine spezifische Risikogruppe.

Hüther (2006) beschreibt enge Zusammenhänge zwischen frühen Beziehungs- und Bindungserfahrungen, der Hirnentwicklung und Verhaltensproblemen: „Viel stärker als bisher vermutet, werden das sich entwickelnde Hirn und die sich dort herausbildenden neuronalen Verschaltungen und synaptischen Netzwerke durch die frühen Beziehungserfahrungen strukturiert, die ein Jugendlicher insbesondere während der Phase seiner frühen Kindheit macht. Das Gehirn des Menschen ist daher, zumindest in all jenen Bereichen, in denen die endgültigen Nervenzellverschaltungen erst nach der Geburt geknüpft und erfahrungsabhängig gebahnt und gefestigt werden, ein soziales Konstrukt" (ebd., S. 60). Bestimmte Hirnregionen und -strukturen haben sich „als besonders anfällig und durch negative frühe Beziehungserfahrungen (Verunsicherung, Überforderung, Vernachlässigung, Verwöhnung etc.) besonders leicht in ihrer weiteren Ausreifung beeinflussbar... erwiesen" (ebd.).

c) Das Erleben von Kontrolle und Selbstwirksamkeit

Entsprechend seiner Lebenserfahrungen, die ein Individuum insbesondere in den ersten Lebensjahren macht, „entwickelt es eine Grundüberzeugung darüber, inwieweit das Leben einen Sinn macht, ob Voraussehbarkeit und Kontrollmöglichkeit besteht, ob es sich lohnt, sich einzusetzen und zu engagieren (...). Diese lebensgeschichtlichen Erfahrungen führen zu bestimmten Erwartungen, in welchem Ausmaß dieses Grundbedürfnis befriedigt wird" (Grawe 1998, S. 350; vgl. auch Rotter 1966).

Das Erleben von Kontrolle steht in engem Zusammenhang mit dem Erleben von Selbstwirksamkeit („self-efficacy", Bandura 1977, 1995, 1997). Selbstwirksam zu sein heißt, aufgrund bisheriger Erfahrungen auf seine Fähigkeiten und verfügbaren Mittel vertrauen zu können und davon auszugehen, ein bestimmtes Ziel auch durch Überwindung von Hindernissen am Ende tatsächlich erreichen zu können. „Perceived self-efficacy refers to beliefs in one's capabilities to organize and execute the courses of action required to manage perspective situations. Efficacy beliefs influence how people think, feel, motivate themselves, and act" (Bandura 1995, S. 2).

Eine große Bedeutung haben dabei die Erwartungen, ob das eigene Handeln zu Effekten führt oder nicht. Diese Erwartungen steuern schon im Vorhinein das Herangehen an Situationen und Aufgaben (und damit auch die Art und Weise ihrer Bewältigung) und führen so oftmals zu einer Bestätigung des eigenen Selbstwirksamkeitserlebens.

Selbstwirksamkeitserwartungen werden nach Bandura (1977) aus vier wesentlichen Quellen gespeist: „direkte Handlungserfahrungen, stellvertretende Erfahrungen, sprachliche Überzeugungen und die wahrgenommene physische Erregung. Die einflussreichste und überzeugendste Informationsquelle stellen eigene Handlungen dar, wobei Erfolge die Erwartung von Selbstwirksamkeit stärken und Misserfolge sich entsprechend ungünstig auswirken" (Jerusalem 1990, S. 33).

Die Ergebnisse der empirischen Säuglingsforschung haben gezeigt, dass auch die Wurzeln für die Entstehung des Selbstwirksamkeitserlebens schon in einem sehr frühen Entwicklungsabschnitt, nämlich dem der sogenannten Kern-Selbstbildung (ca. 3.–7./9. Lebensmonat) liegen. Dabei ist es sehr entscheidend, in welchem Ausmaß und mit welcher Eindeutigkeit Kinder sogenannte „Urheberschaftserfahrungen" machen können (vgl. Stern 1992; Dornes 1995, 1997).

Fehlendes Kontroll- oder Selbstwirksamkeitserleben führt zu Stress (vgl. Jerusalem 1990), zu verringertem Selbstwert-Erleben bis hin zu Gefühlen genereller Handlungsunfähigkeit (zur Bedeutung der Selbstwirksamkeitserfahrungen für die kindliche Entwicklung vgl. auch Jaede 2002).

3.3.3 Selbststruktur

Aus dem ausgiebig beschriebenen Wechselspiel von biologischen Ausgangsbedingungen und frühkindlichen (Beziehungs-)Erfahrungen ergeben sich Konsequenzen für die Selbststruktur (bzw. „Affektlogische Schemata", Resch 2004, S. 38, Grosse Holtforth & Grawe 2004, S. 10 f), die als handlungsleitende innerseelische Instanz die Art der Weltbegegnung steuert (s. o.).

Folgende Elemente haben hier eine besondere Bedeutung (es werden an dieser Stelle nur allgemeine Zusammenhänge aufgezeigt, spezifische Betrachtungen möglicher Beeinträchtigungen erfolgen bei den jeweiligen Abschnitten zu den einzelnen Auffälligkeiten):

a) Bindungsrepräsentationen
   Aufgrund unsicherer bzw. desorganisierter Bindungserfahrungen entsteht eine grundlegende Unsicherheit im Aufbau von (neuen) Beziehungen. Die Erwartung, dass die Beziehungen nicht verlässlich sind, dient als Grundlage, auf andere Menschen – Erwachsene wie Gleichaltrige – zuzugehen. Es kommt zu einer Vorsicht und/oder Misstrauen oder Rückzug.
b) Informationsverarbeitung:
   Die Informationsverarbeitung und Fähigkeit zum Problemlösen ist aufgrund früherer Stresserfahrungen oder unzureichender „Mentalisierung" (Fonagy & Target 1997) eingeschränkt; es kommt zu einseitigen Wahrnehmungen, zu Wahrnehmungsverzerrungen, zum Urteilen in rigiden „Schwarz/Weiß-Schemata" etc.
c) Selbstwirksamkeit und Kontrollerwartungen
   Aufgrund unzureichender Selbstwirksamkeitserfahrungen in früher Kindheit bestehen später eingeschränkte Selbstwirksamkeits- bzw. Kontrollerwartungen.
d) Selbststeuerung/-regulation
   Die Fähigkeiten zur Selbststeuerung und Affektregulation, oftmals auch zu (empathischer) Selbst- und Fremdwahrnehmung sind eingeschränkt.
e) Handlungspotential
   Oftmals sind die Handlungspotentiale, v. a. im Bereich der sozialen Kompetenzen eingeschränkt.

3.3.4 Risiko- und Schutzfaktoren

Dass sich ein bestimmtes Verhalten – oder eben eine „Auffälligkeit" – als stabile Struktur bzw. generelle „Antwortbereitschaft" etabliert, hängt maßgeblich von einem Zusammenspiel von Risiko- und Schutzfaktoren ab. Die Entwicklungswissenschaften (vgl. Petermann et al. 2004) gehen davon aus, dass in der kindlichen Entwicklung „risikoerhöhende" und „risikomildernde" Bedingungen bestehen. Aus der Bilanz von Belastungen gegenüber Ressourcen ergibt sich eine Gesamtbelastbarkeit des Kindes und seiner Familie; auf dieser Grundlage sind Entwicklungsprognosen hinsichtlich Anpassung oder Fehlanpassung des Kindes möglich (vgl. ebd., S. 322 ff). Aus diesem Zusammenspiel ergeben sich Vulnerabilitäten, die sich „bei besonderer Empfindlichkeit gegenüber Umweltbedingungen" (ebd., S. 326) äußern. Im Zusammenspiel mit weiteren personalen Risikofaktoren, aber besonders Risikobedingungen in der Umwelt und hier spezifisch im sozialen Umfeld, steigt die Wahrscheinlichkeit für das Auftreten von psychischen Auffälligkeiten. Auf der anderen Seite lassen sich eine Reihe protektiver Faktoren identifizieren, die entweder risikomildernd und/oder entwicklungsfördernd wirken (vgl. ebd., S. 349 ff, Resch 2004).

Aus den verschiedenen Studien haben sich relativ übereinstimmend risikoerhöhende bzw. risikomildernde Faktoren für die kindliche Entwicklung identifizieren lassen, die allerdings zueinander in komplexen Wechselwirkungen stehen.

Empirisch konnten folgende wesentliche protektive Faktoren identifiziert werden, die die Widerstandskraft von Kindern gegenüber Belastungen stärken und die Bewältigungsfähigkeit von Krisensituationen verbessern – wobei im Umkehrschluss das Fehlen dieser Faktoren ein Entwicklungsrisiko darstellt:

- mindestens eine stabile emotionale Beziehung zu einer primären Bezugsperson (das ist im optimalen Fall ein Elternteil, allerdings können auch andere Personen aus dem Umfeld wie z. B. Großeltern, andere nahe Verwandte, aber auch professionelle Fachkräfte wie Erzieher diese Funktion erfüllen)
- Bindungsfähigkeit und die Realisierung „feinfühligen" Verhaltens durch die Bezugspersonen, um sicheres Bindungsverhalten zeigen zu können
- emotional warmes, offenes, aber auch klar strukturierendes Erziehungsverhalten der Bezugspersonen (eine besonders positive Bedeutung hat hier ein autoritativer bzw. demokratischer Erziehungsstil) (vgl. Wustmann 2004, S. 108 ff, Petermann et al. 1998, 2004)
- soziale Unterstützung außerhalb der Familie
- soziale Modelle, die angemessenes Bewältigungsverhalten in Krisensituationen zeigen, Kinder ansprechen und ermutigen
- frühe Möglichkeiten, Selbstwirksamkeitserfahrungen machen zu können und so entsprechend positive internale Kontrollerwartungen/-überzeugungen herauszubilden
- damit verbunden: Selbstvertrauen, positiver Selbstwert, positives Selbstkonzept
- dosierte soziale Verantwortlichkeit

- kognitive Kompetenzen, die angemessen angeregt werden müssen
- Selbststeuerungs- bzw. Selbstregulationsfähigkeiten, die mit Unterstützung durch Bezugspersonen (vor allem bei der Affektregulation) herausgebildet werden
- Phantasie
- ein stabiles „Kohärenzgefühl", also das Gefühl der Verstehbarkeit von Ereignissen und Erlebnissen, der Bewältigbarkeit bzw. Handhabbarkeit von Anforderungen und der Sinnhaftigkeit bzw. der Bedeutsamkeit des eigenen Tuns (vgl. Antonovsky 1997)
- damit verbunden ist allgemeiner das Erfahren und das Erleben eines Sinns und einer Bedeutung der eigenen Existenz; hier kann Glaube eine wichtige Bedeutung haben
- gute oder zumindest sichere sozio-ökonomische Bedingungen

(vgl. hierzu insgesamt: Egle et al. 1997, Bender & Lösel 1998, Petermann et al. 1998, 2004, Opp et al. 1999, Dornes 2000, Wustmann 2003, 2004, Frick 2003).

Generell werden die Schutzfaktoren in drei Gruppen eingeteilt: „1. Eigenarten des Kindes, die zum Teil angeboren sind, 2. außerfamiliäre Besonderheiten und 3. Besonderheiten des Familien- und Beziehungsmilieus" (Dornes 2000, S. 105); andere Autoren differenzieren zwischen 1. individuellen Merkmalen des Kindes („Personale Faktoren") sowie 2. sozialen und 3. familialen Faktoren (vgl. Wustmann 2003).

Aus dem Zusammenspiel zwischen risikoerhöhenden und risikomildernden Faktoren ergibt sich eine Bilanz aus Belastungen und Ressourcen:

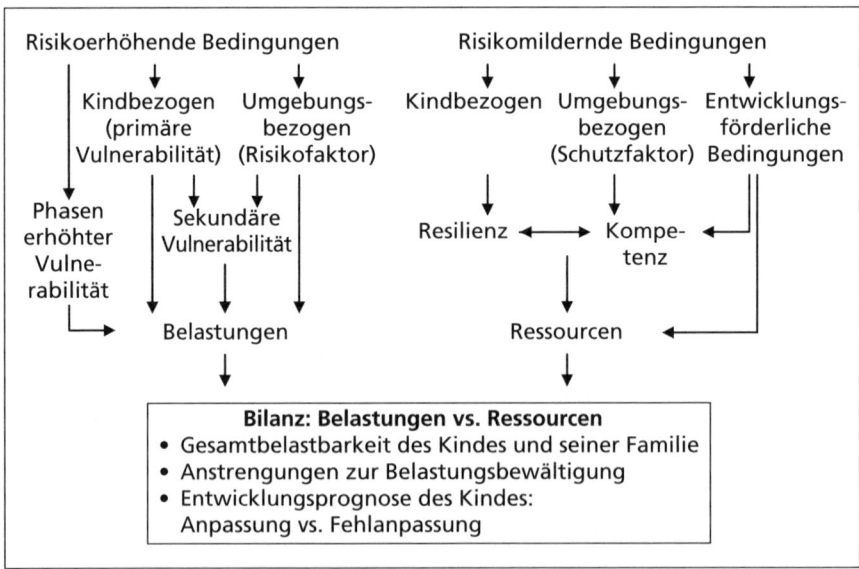

Abb. 3.8: Zusammenspiel von risikomildernden und risikoerhöhenden Bedingungen (nach Petermann et al. 2004, S. 324)

Ein generell bedeutender Risikofaktor für die Entwicklung von Verhaltens-auffälligkeiten sind seelisch stark belastete bzw. kranke Eltern. Petermann et al. (2000b) stellen hierzu zusammenfassend fest: „Die Wahrscheinlichkeit für ein Kind, eine psychische Störung zu entwickeln ist bei psychisch auffäl-ligen Eltern fünf- bis sechsmal höher als bei psychisch gesunden Eltern" (ebd., S. 253).

Insgesamt zeigen die vorliegenden Studien, dass „nicht so sehr die Art, als vielmehr die Anzahl respektive das Muster der Risikofaktoren (...) für den Entwicklungsverlauf des Kindes entscheidend [ist]" (Heinrichs et al. 2006a, S. 83).

Es muss von einem komplexen, sich wechselseitig beeinflussenden Bedin-gungsgefüge von Risiko- und Schutzfaktoren ausgegangen werden. Die all-gemein empirisch relativ gut gesicherten Zusammenhänge müssen jedoch im Einzelfall immer sehr genau betrachtet werden: Die Resilienzforschung (Zu-sammenfassung u. a. bei Wustmann 2003) hat eindrücklich gezeigt, dass auch unter schlechten sozio-ökonomischen Bedingungen immer ein Großteil der Kinder und Jugendlichen langfristig unauffälliges Verhalten zeigt, weil z. B. stabile Beziehungen zu einer erwachsenen Person oder ein emotional tragen-des Klima eine positive ausgleichende und seelisch stabilisierende Wirkung haben.

3.3.5 Entwicklungsaufgaben

Eine weitere bedeutsame Variable für die Entstehung von Verhaltensauffäl-ligkeiten ist die Art der Bewältigung der Entwicklungsaufgaben.

Das Konzept der Entwicklungsaufgaben wurde zum ersten Mal von Ha-vinghurst 1948 in den wissenschaftlichen Diskurs eingebracht und insbeson-dere in den letzten Jahren von der klinischen Entwicklungspsychologie (Oer-ter et al. 1999) und Entwicklungswissenschaft (Petermann et al. 2004) wieder aufgegriffen. Entwicklungsaufgaben sind solche Anforderungen, die sich den Individuen im Laufe der Lebensjahre stellen und die in spezifischer Weise bewältigt bzw. „beantwortet" werden müssen. Die Entwicklungsauf-gaben resultieren aus

- biologischen Faktoren (z. B. Reifungsprozessen)
- gesellschaftlichen Vorgaben, Zielen und Erwartungen (z. B. der Schul-pflicht mit ca. sechs Jahren) und
- individuellen Zielsetzungen

Zusammenstellungen der Entwicklungsaufgaben in unterschiedlichen Le-bensaltern finden sich bei Schmidtchen (2001, S. 47):

Aufgaben des Säuglingsalters (0 bis 2 Jahre)

- Ausbau von physiologischen Regulationsfertigkeiten
- Ausbau des Selbstsystems
- Erwerb von Bindungskompetenzen
- Ausbau von frühen Denk- bzw. Problemlösungskompetenzen

Aufgaben der Kindheit (3 bis 4 Jahre)

- Ausbau von spielerischen Verarbeitungskompetenzen
- Erwerb von sprachlichen Kompetenzen
- Erwerb von moralischen Urteilskompetenzen (Gewissensnormen)

Aufgaben des Vorschulalters (5 bis 6 Jahre)

- Erwerb von Geschlechtsrollenkompetenzen
- Erwerb von Kompetenzen zum Umgang mit Altersgenossen und außerfamiliären Bezugspersonen
- Erwerb von Rollenkompetenzen des täglichen Lebens

Aufgaben des Schulalters (7 bis 12 Jahre)

- Erwerb von schulspezifischen Kompetenzen
- Erwerb von Gruppenkompetenzen

Aufgaben der Pubertät (13 bis 15 Jahre)

- Erwerb von freundschaftlichen Beziehungskompetenzen
- Erwerb von sexuellen Kompetenzen

Aufgaben der Adoleszenz (16 bis 18 Jahre)

- Erwerb von Kompetenzen zum Schulabschluss und zur Berufsfindung
- Erwerb von Kompetenzen zur Identitätsfindung
- Erwerb von Kompetenzen zur Loslösung von den Eltern

Ähnliche Aufstellungen finden sich bei Petermann et al. (2004, S. 287 f), für die ersten Lebensmonate bei Papousek (2004, S. 84) und für das Jugendalter bei Fend (2001). Von besonderer Bedeutung sind jeweils größere Entwicklungsübergänge; so beim Eintritt in den Kindergarten, beim Übergang in die Schule, später die weiterführenden Schulen, in die Pubertät, später ins Berufsleben, etc. (vgl. Petermann et al. 2004, S. 284 ff).

Die Art der Bewältigung der Entwicklungsaufgaben bzw. Entwicklungsübergänge hat eine große Bedeutung für die Weiterentwicklung der Selbststruktur: Eine gelingende Bewältigung ist selbstwertstärkend und führt dazu, neue Herausforderungen mutiger und letztlich in der Regel kompetenter anzugehen. „Die erfolgreiche Bewältigung von Entwicklungsaufgaben und der daraus resultierenden alltäglichen Aufgaben und Probleme (...) weist dabei einen Zusammenhang mit dem psychischen Wohlbefinden und einem angepassten Entwicklungsverlauf auf" (Petermann et al. 2004, S. 286, zum Zusammenhang zwischen dem Bewältigen von Entwicklungsaufgaben und der Entstehung seelischer Störungen vgl. auch Hufnagel & Fröhlich-Gildhoff 2002).

Diese Entwicklungsaufgaben unterliegen einem ständigen kulturellen und gesellschaftlichen Wandel und stellen sich zumindest teilweise auch für die Geschlechter unterschiedlich dar. Besonders im Jugendalter stellt sich eine Vielzahl von Anforderungen, die in der „multioptionalen" und „Risikogesellschaft" in spezifischer Weise als Belastungen oder dauerhafte Stressoren wirken (vgl. Fend 2001, Keupp 1997, 1999, 2005, Münchmeier 2003).

Im Jugendalter kommt dabei zum einen der Peer-Group als wichtigem „Orientierungspunkt" eine große Bedeutung zu. Zum anderen hat die Auseinandersetzung mit dem eigenen Körper eine besondere Bedeutung.

In der Adoleszenz sind das Körperbild und das Körpererleben *die* entscheidenden Variablen für die Herausbildung bzw. Aufrechterhaltung von Selbstbewusstsein, entscheidender als z. B. schulische Erfolge. In einer Untersuchung konnten Buddeberg-Fischer und Klaghofer (2002) nachweisen: „Das Körpererleben korreliert hoch mit der physischen und psychischen Befindlichkeit der Adoleszenten" (ebd., S. 707). Dabei haben jugendliche Mädchen zunächst ein negativer gefärbtes Gefühl zum eigenen Körper und ein entsprechend geringeres Kontrollerleben. Eine Studie von Roth (2002) ergab, dass „Mädchen im Vergleich zu Jungen eine insgesamt größere Körperaufmerksamkeit aufweisen (...) Auch berichteten weibliche Jugendliche von einer größeren Unzufriedenheit mit ihrer Figur, nahmen ein geringeres Ausmaß sportlicher Kompetenz wahr und unterschieden sich von ihren männlichen Altersgenossen zudem durch ein stärkeres Erleben der Körperentfremdung. Weiterhin zeigte sich, dass Jungen bezüglich der Beeinflussbarkeit körperlicher Zustände und Kompetenzen (...) eine stärkere internale Kontrollüberzeugung aufwiesen als Mädchen" (ebd., S. 157 f; von gleichartigen Ergebnissen berichten Buddeberg-Fischer & Klaghofer 2002 sowie Hähne & Zubrägel 2004 unter Bezugnahme auf die internationale Gesundheitsstudie „Health Behavior in School-Aged Children, HBSC" der Weltgesundheitsorganisation).

Zusammenfassung

Die modernen Entwicklungswissenschaften, mittlerweile auch alle theoretischen Konzepte der unterschiedlichen Psychotherapieschulen, gehen von einem engen Zusammenwirken biologischer, sozialer und innerpsychischer/-psychologischer Faktoren bei der seelischen und körperlichen Entwicklung von Menschen allgemein und der Entwicklung von seelischen Störungen und Verhaltensauffälligkeiten im Besonderen aus. Verhaltensauffälligkeiten werden dabei als *eine* mögliche Variante unterschiedlicher Entwicklungsverläufe gesehen. Es lassen sich dabei keine eindeutigen linearen Kausalitäten herstellen.

Der dargestellte Erklärungsansatz für die Entstehung von Verhaltensauffälligkeiten bei Kindern und Jugendlichen basiert auf einem integrativen bio-psycho-sozialen Modell:

Dieses Modell geht zunächst allgemein davon aus, dass im Zusammenspiel zwischen biologischen Ausgangsbedingungen und (früh-)kindlichen (Beziehungs-)Erfahrungen sich die individuelle Selbststruktur – im Sinne eines Netzwerks handlungsleitender innerpsychischer Schemata – herausbildet. Dieser Entwicklungsprozess ist wiederum abhängig von Risiko- und Schutzfaktoren, bei denen die sozialen Bedingungen und hier insbesondere die primären Bezugspersonen eine besondere Bedeutung haben. Im Laufe der individuellen Entwicklung muss das Kind bzw. der Jugendliche altersabhängig spezifische Entwicklungsaufgaben bewältigen. Neben der Bewältigung dieser alterstypischen Entwicklungsaufgaben müssen immer wieder besondere Stress- oder Belastungssituationen individuell bearbeitet werden. Dieser Bewältigungsprozess ist abhängig von der bisher entwickelten Selbststruktur und wiederum von aktuell vorhandenen Risiko- und Schutzfaktoren.

Eine bedeutende Rolle wird dabei insgesamt den (frühen) Interaktionen zwischen dem Kind und seinem sozialen Umfeld, vor allem seinen Eltern zugesprochen.

Fragen zur Selbstüberprüfung

1. Welche Bedeutung hat das kindliche Temperament bei der Entstehung von Verhaltensauffälligkeiten?
2. Welche „Teufelskreise" führen zu einer nicht gelingenden Emotionsregulation beim Kind?
3. Welche Bindungstypen lassen sich unterscheiden? Bei welchem Typ besteht das größte Vulnerabilitätsrisiko und warum?
4. Welche bedeutenden Schutzfaktoren für eine „gesunde" seelische Entwicklung lassen sich beschreiben?
5. Was sind „Entwicklungsaufgaben"? Welche zentralen Entwicklungsaufgaben lassen sich im Lebenslauf von der Frühen Kindheit bis zur Adoleszenz beschreiben?

Weiterführende Literatur

Petermann, F., Niebank, K. & Scheithauer, H. (2004). Entwicklungswissenschaft. Entwicklungspsychologie – Genetik – Neuropsychologie. Berlin: Springer.

Das Buch bietet einen umfassenden Überblick über die Entwicklungswissenschaft. Dabei wird ebenfalls von einem integrierten Modell gesunder und gestörter Entwicklung ausgegangen und es werden eine Vielzahl von Studienergebnissen aus den unterschiedlichen Teildisziplinen referiert und zusammengeführt. Das Konzept wird dann konkret auf einzelne Störungsbilder (z. B. „aggressiv-dissoziales Verhalten") angewandt.

4 Diagnostik und Indikationsstellung

4.1 Was ist Diagnostik und wozu dient sie?

Ganz allgemein betrachtet ist es Sinn und Ziel der Diagnostik, systematisch Informationen (Daten) zu sammeln und zu analysieren, um einen Sachverhalt – z. B. das problematisch erlebte Verhalten eines Kindes – (besser) verstehen zu können. In Verbindung damit steht in der Regel die Empfehlung zu weiteren Handlungsschritten, die Beschreibung von möglichen Perspektiven und Zielen; letztendlich geht es damit auch um eine Auswahl von Unterstützungsmöglichkeiten, mithin also die Stellung einer Indikation.

Diese Form von Diagnostik ist ein Bestandteil klinisch-psychologischen Handelns; Diagnostik findet allerdings auch im Rahmen der Hilfeplanung bei den Hilfen zur Erziehung nach dem Kinder- und Jugendhilfegesetz (SGB VIII) statt (vgl. hierzu Kapitel 6.2).

Der Prozess bzw. auch der Begriff der Diagnostik wird oft verkürzt auf das „Festlegen" einer **Diagnose**, also auf das Kategorisieren eines Komplexes von Verhaltensweisen bzw. Symptomen im Rahmen eines Begriffs. Diese Verkürzung bedeutet eine Zuschreibung, die ja oft eine Abgrenzung von „normalem" zu „abweichendem" Verhalten beinhaltet – auf diese Probleme ist in Kapitel 2 ausführlicher eingegangen worden. Eine solche Verkürzung ist unangebracht: Diagnostik muss immer als Prozess betrachtet werden, es ist immer ein ko-konstruktiver Prozess zwischen den professionellen Diagnostikern, den jeweiligen Klienten und möglicherweise weiteren Außenstehenden (zum Beispiel Eltern oder Lehrern). Vorrangiges Ziel der Diagnostik ist es also, möglichst genaue Beschreibungen zu finden, um handlungsleitende Hypothesen zur Entstehung von „Problem"-Verhalten zu entwickeln und daraus Handlungs- bzw. Unterstützungsmöglichkeiten abzuleiten. Dabei gilt es auch, Zusammenhänge herzustellen zu Kategorien- und Klassifikationssystemen (z. B. ICD-10), die eine individuumsübergreifende Betrachtung der Problemlage ermöglichen und Hinweise für ein mögliches störungsspezifisches Handeln geben.

Der diagnostische Prozess ist eingebettet in den grundsätzlichen Prozess therapeutischen pädagogischen Handelns:

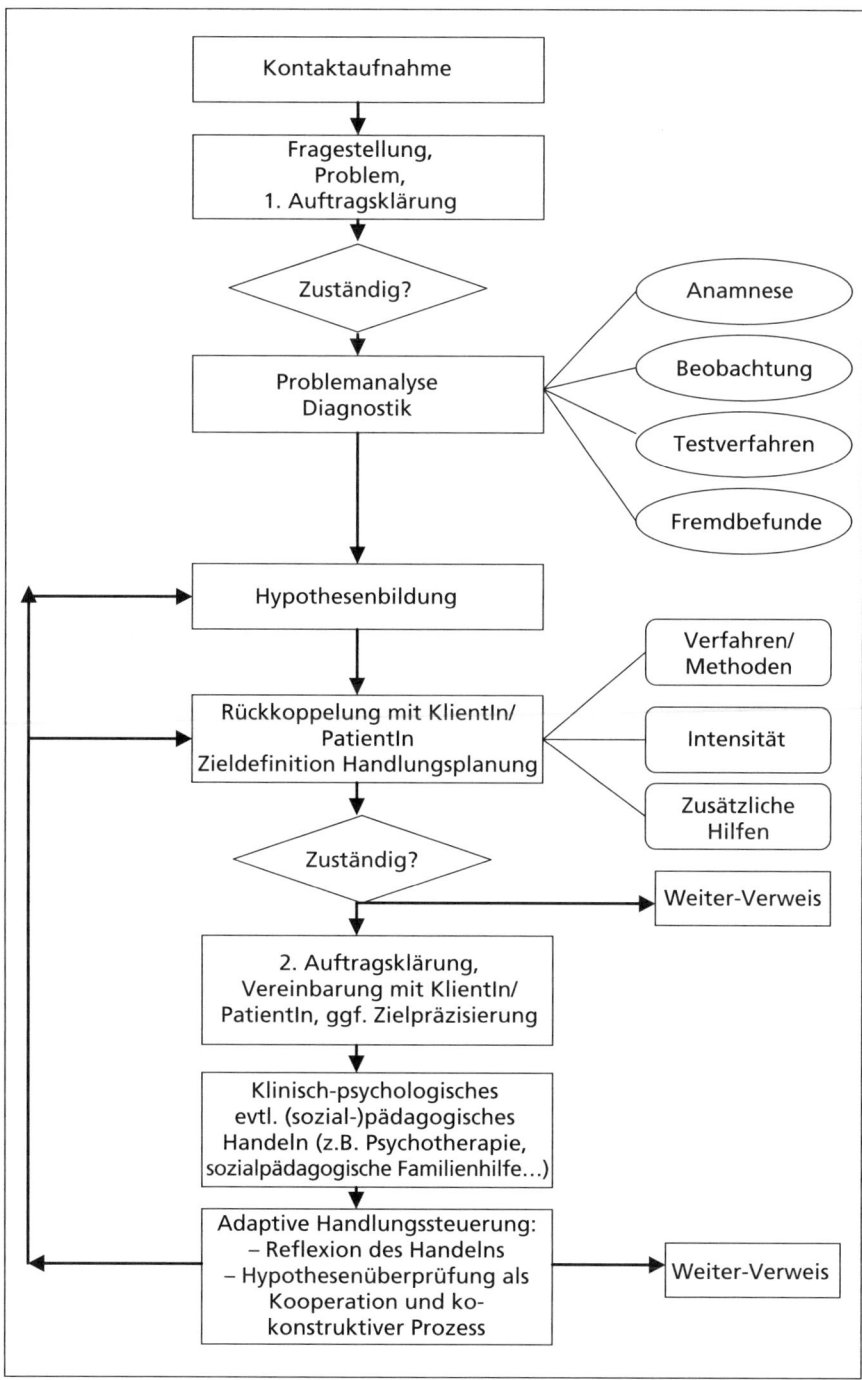

Abb. 4.1: Grundmodell pädagogischer und therapeutischer Prozesse

Bei einer Kontaktaufnahme durch die Klienten – bei Kindern und Jugendlichen sind es oft die Eltern – kommt es zu einem Erstgespräch, in dem Fragestellungen und Probleme erläutert werden und in einer ersten Auftragsklärung die Fachkraft den Auftrag zum diagnostischen Handeln erhält. Durch die sorgfältig durchgeführte Diagnostik, kommt es zu einer Hypothesen-Bildung. Die gewonnenen Erkenntnisse werden mit den Klienten rückgekoppelt, worauf dann eine dezidierte Handlungsplanung erfolgt. Wenn der Professionelle zuständig und kompetent ist, so erfolgt nach einer weiteren Auftragsklärung klinisch-psychologisches oder auch (sozial-)pädagogisches Handeln. Im Sinne eines Rückkopplungsprozesses wird dieses Handeln immer wieder reflektiert, gewonnene Hypothesen werden überprüft und es kommt zu einer adaptiven Handlungs- bzw. Prozesssteuerung.

Hieraus wird deutlich, dass Diagnostik eine wichtige Schlüsselfunktion hat: Sie muss umfassend umgesetzt werden und vor allem immer wieder mit den Betroffenen rückgekoppelt werden – gerade aus der Jugendhilfe ist bekannt, dass (spätere) Unterstützungs- oder Hilfeangebote um so besser angenommen werden und um so wirksamer sind, je mehr sich die Betroffenen in den Prozess der Planung unter dem Gesichtspunkt der Partizipation einbezogen fühlen (vgl. Lenz 2001, Fröhlich-Gildhoff 2003a, BMFSFJ 2002).

Döpfner et al. (2001) beschreiben zusammenfassend die wichtigsten Ziele und Aufgaben der Diagnostik:

- „Aufbau einer vertrauensvollen Beziehung
- Transformation vager Klientenbeschwerden in konkrete Fragestellungen
- Klärung des therapeutischen Auftrags
- Zuweisung zu einer diagnostischen Kategorie
- differenzierte Erfassung des problematischen Verhaltens sowie der psychosozialen Belastungen des Patienten
- Erfassung spezieller Ressourcen und Kompetenzen des Patienten und seines psychosozialen Umfeldes
- differenzierte Erfassung der situativen Bedingungen, unter denen das Verhalten auftritt und unter denen es erworben wurde
- Erfassung von Störungskonzepten, Therapieerwartungen und Therapiezielen
- selektive Inerventionsentscheidungen
- Aufbau von Veränderungsmotivation" (ebd., S. 96 f).

4.2 Grundprinzipien und Prozess

4.2.1 Grundprinzipien

Beim diagnostischen Handeln sind einige wichtige Grundprinzipien zu berücksichtigen:

1. Hypothesengeleitetes Vorgehen:
   Der diagnostische Prozess basiert darauf, dass Informationen gesammelt und später zu Hypothesen verdichtet werden. Es ist wichtig, hierbei ein hohes Maß an Offenheit zu bewahren, sich nicht von einzelnen Daten oder Einschätzungen leiten zu lassen, sondern zu versuchen, möglichst auch „widersprüchliche" Erkenntnisse zu integrieren. Die gebildeten Hypothesen werden immer wieder überprüft, sie können verifiziert oder eben auch falsifiziert werden.

2. Multimodales Vorgehen:
   Dies bedeutet, dass immer verschiedene Informationsquellen (verschiedene Modi) berücksichtigt werden müssen, um Daten zu gewinnen. Aus vielen Untersuchungen ist bekannt, dass z. B. Selbsturteile eines Kindes/ Jugendlichen und Einschätzungen der Eltern oder auch der Lehrer nur gering miteinander korrelieren. Vor diesem Hintergrund ist es wichtig, breit Daten zu sammeln und verschiedenen Perspektiven Geltung zu verschaffen.

3. Multimethodales Vorgehen:
   Es sollten bei der Diagnostik immer verschiedene Untersuchungsmethoden zum Einsatz kommen, z. B. Gespräche/Interviews, Testverfahren, Beobachtungsverfahren usw.

4. Ganzheitlichkeit und Ressourcenorientierung:
   Das diagnostische Vorgehen sollte ganzheitlich sein, sich nicht nur auf das (präsentierte) Problemverhalten beziehen, sondern immer auch die Ressourcen der Betroffenen originär miteinbeziehen. Dies impliziert insbesondere, dass ein Blick auf Stärken aber auch bisherige Bewältigungsversuche gerichtet wird.

Die verschiedenen Komponenten einer differenzierten und multimodalen Diagnostik lassen sich zusammenfassend nach Döpfner et al. (2000a, S. 20) wie folgt darstellen:

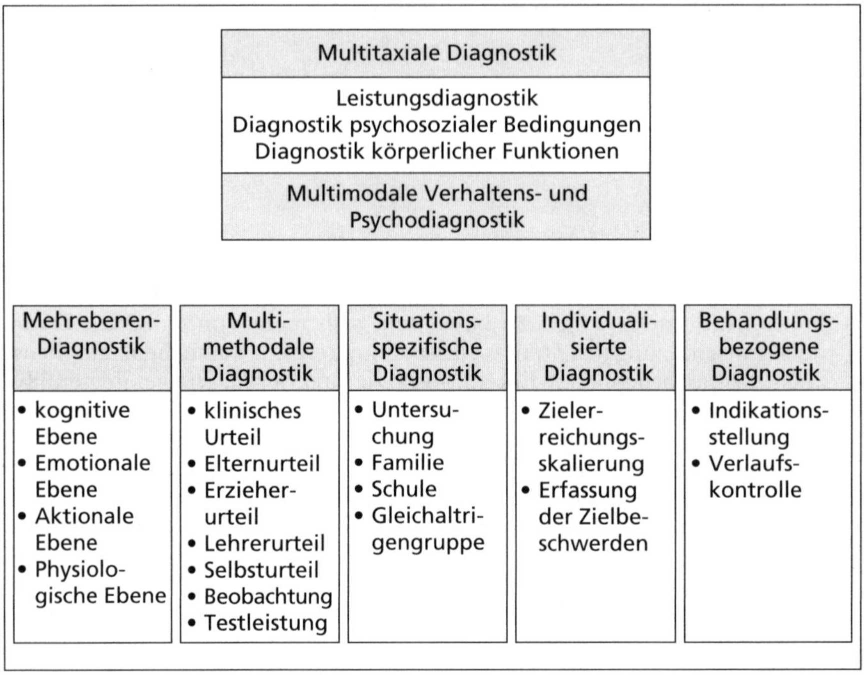

Multitaxiale Diagnostik
Leistungsdiagnostik Diagnostik psychosozialer Bedingungen Diagnostik körperlicher Funktionen
Multimodale Verhaltens- und Psychodiagnostik

Mehrebenen- Diagnostik	Multi- methodale Diagnostik	Situations- spezifische Diagnostik	Individuali- sierte Diagnostik	Behandlungs- bezogene Diagnostik
• kognitive Ebene • Emotionale Ebene • Aktionale Ebene • Physiolo- gische Ebene	• klinisches Urteil • Elternurteil • Erzieher- urteil • Lehrerurteil • Selbsturteil • Beobachtung • Testleistung	• Untersu- chung • Familie • Schule • Gleichaltri- gengruppe	• Zieler- reichungs- skalierung • Erfassung der Zielbe- schwerden	• Indikations- stellung • Verlaufs- kontrolle

Abb. 4.2: Überblick über die diagnostischen Dimensionen (nach Döpfner et al. 2000a, S. 20)

4.2.2 Diagnostischer Prozess

Der diagnostische Prozess im engeren Sinne besteht aus mehreren Schritten (die nicht unbedingt in dieser Reihenfolge eingehalten werden müssen):

1. Erstkontakt, Auftragsklärung
   Der Erstkontakt (das Erstgespräch) hat im Wesentlichen drei wichtige Funktionen:

• *Kontaktaufnahme*: Es ist wichtig, in der ersten Situation einen Kontakt zu allen betroffenen Familienmitgliedern herzustellen. In der Regel ist es sinnvoll, beim ersten Mal das Kind/den Jugendlichen und seine Eltern zum Gespräch einzuladen, gegebenenfalls muss dann eine Trennung erfolgen. Es ist dabei wichtig, dass sich alle Personen ernst und angenommen fühlen.

• *Erste Informationsgewinnung*: Diese muss beim Erstkontakt nicht absolut systematisiert erfolgen. Es ist wichtiger, auf die Klienten einzugehen und die jeweilige Selbstsicht der Betroffen zur Entfaltung zu bringen. Dies bedeutet, sie sollen möglichst breiten Raum haben, um sich ihre Probleme, aber auch Interessen und Stärken darzustellen.

• *Auftragsklärung*: Am Ende des Gesprächs muss eine Klärung erfolgen, ob weitere Gespräche stattfinden und wenn ja welche Ziele diese haben sollen, wer daran wie beteiligt ist usw. Dabei muss die „Freiheit" gewahrt bleiben auch keine weiteren Kontakte mehr durchzuführen.

Die Informationen können auf verschiedene Weisen gewonnen werden:

- Szenische Informationen: diese werden gewonnen aus der Beobachtung der Körperhaltung, der Redeart, des Redeflusses, der Art und Weise, wie sich die Betroffenen im Raum platzieren usw.
- Indirekte Informationen über die Affekte der Betroffenen, über die Differenziertheit ihrer Darstellung und möglicherweise über die Orientierung in Raum und Zeit.
- Direkte Informationen über die aktuellen Lebensumstände, Hobbys, Interessen, Stärken, über die Familiensituation, über die (Lebens-)Geschichte, usw. werden zumeist direkt abgefragt.
- Direkte Informationen spezifisch zum Problem bzw. Symptom: seit wann, wie oft, in welchen situativen Zusammenhängen... (s. u.).

Wichtig ist es schon bei diesem Erstkontakt, dass die diagnostische Fachkraft ihre eigenen Anteile an der Situationsgestaltung mitreflektiert. Die „Gefahr des ersten Urteils" ist groß.

2. Gezielte Informationssammlung mit verschiedenen Methoden (s. u.)
   Hier geht es darum, ein historisch-biografisches Verständnis für das Kind/den Jugendlichen und die jeweilige Familie zu gewinnen. Ebenso wichtig ist es, möglichst breit die Aktualsituation zu erfassen.

3. Integration der Daten
   Hier werden die Daten zusammengeführt und es werden klarere Hypothesen über das Problem, seine Entstehungszusammenhänge und Bewältigungsmöglichkeiten formuliert.

4. Rückkopplung mit den Betroffenen
   Die gewonnenen Erkenntnisse müssen mit den Betroffenen rückgekoppelt werden und mit deren Selbstsicht abgeglichen werden. Damit verbunden ist dann in der Regel die Zielsetzung.

5. Die Entscheidung über das weitere Vorgehen, die Festlegung von Zielen und gegebenenfalls Teilzielen muss partizipativ getroffen werden. Es muss sorgfältig geprüft werden, ob die vorgeschlagenen Unterstützungsmöglichkeiten und -angebote von den Betroffenen auch angenommen werden können. Möglicherweise erfolgt ein weiterer Verweis an andere Institutionen oder Dienste.

6. Regelmäßige, wiederum partizipative Überprüfung des pädagogischen/therapeutischen Handelns im Verlauf des Prozesses. Auch hierzu können wieder spezifische diagnostische Methoden (wie z. B. Testverfahren) eingesetzt werden.

Schon hier wird deutlich, dass ein derartiger diagnostischer Prozess relativ aufwändig ist und Sorgfalt wie Energie von den Beteiligten erfordert. In ambulanten psychotherapeutischen Zusammenhängen stehen nach den zur Zeit (2006) geltenden Regularien hierfür fünf sogenannte probatorische Sitzungen zur Verfügung. In der Regel findet dabei ein Erstgespräch mit dem Kind/Jugendlichen und seinen Bezugspersonen statt. Dann werden in zwei bis drei Sitzungen Informationen gesammelt, mindestens eine dieser Sitzungen sollte jeweils mit dem Kind bzw. den Bezugspersonen allein durchgeführt werden und in einer, den diagnostischen Prozess abschließenden

Sitzung, sollte dann eine Entscheidung über das weitere Vorgehen getroffen werden.

Einen Überblick über die Exploration der Eltern sowie Exploration des Kindes/Jugendlichen geben die folgenden Tabellen:

Tab. 4.1: Übersicht über die Leitlinien zur Exploration der Eltern (nach Döpfner et al. 2000c, S. 99)

1. Vorstellungsanlass und aktuelle psychische Auffälligkeiten:

- **Vorstellungsanlass**: Wer ist besorgt, warum, und warum wird gerade zu diesem Zeitpunkt Hilfe in Anspruch genommen? Einstellungen und Erwartungen hinsichtlich der Konsultation;
- **Einzelheiten der gegenwärtigen Problematik, einschließlich für jedes einzelne Problem:** Dauer, Auftretenshäufigkeit und Intensität, Bedingungen, unter denen das Problem auftritt;
- **Konsequenzen der Problematik:** Ausmaß der damit verbundenen Belastungen und Beeinträchtigungen sozialer, familiärer, kognitiver oder schulischer Funktionen, Auswirkungen auf die Entwicklung des Kindes;
- **Einstellungen zur Problematik:** Eltern, Kind, Gleichaltrige und andere Personen;
- **Vorausgegangene Versuche, Hilfe zur Bewältigung des Problems zu erlangen.**

2. Praktische und formale Aspekte:

- Dauer, Umfang und Zeit, Kosten, Vertraulichkeit;
- Einverständnis, relevante Berichte vom Kindergarten, von der Schule, von anderen sozialen Einrichtungen, von Beratungsstellen oder anderen klinischen Einrichtungen einzuholen.

3. Lebensgeschichtliche Entwicklung des Patienten und der Familie:

Die lebensgeschichtliche Entwicklung bezieht sich sowohl auf die objektiven Fakten als auch auf die emotionale Bedeutung dieser Fakten für die Familie und das Kind. Die zeitliche Abfolge kann sich an wichtigen Ereignissen im Leben des Kindes oder der Familie orientieren oder im Vergleich zur Entwicklung der Geschwister erfragt werden:

- **Umstände der Zeugung, der Schwangerschaft (evtl. der Adoption) und Informationen zur frühen Kindheit:** Schwangerschaftskomplikationen, einschließlich Alkohol- und Drogenkonsum der Mutter, Regulationsstörungen des Kindes sowie Bindungsverhalten in der frühen Kindheit etc.;
- **körperliche Entwicklung und medizinische Vorgeschichte:** fein- und grobmototische Entwicklung, Sauberkeitserziehung, Schlafverhalten, medizinische Anamnese etc.;
- **sexuelle Entwicklung:** Reifestatus, insbesondere beschleunigte oder verzögerte Entwicklung, Masturbation, andere sexuelle Aktivitäten etc.;
- **kognitive Entwicklung und schulisches Funktionsniveau:** Sprechen und Sprache, intellektuelle und schulische Stärken und Schwächen, schulische Lern- und Leistungsmotivation, Toleranz gegenüber Frustrationen und Kritik, Einstellungen zu Autoritätspersonen etc.;
- **emotionale Entwicklung und Temperament:** Stimmung und Affekt, Angst, sexuelle Interessen, Befürchtungen und Aktivitäten, Regulation von Aggressivität, dissoziale Verhaltensweisen etc.;

Fortsetzung auf S. 67

- Beziehungen zu Gleichaltrigen;
- Beziehungen in der Familie;
- Gewissensbildung und Wertvorstellungen;
- Interessen, Hobbys, Talente und Nebenbeschäftigungen;
- ungewöhnliche oder traumatische Lebensbedingungen/-ereignisse.

4. Familiärer und sozialer Hintergrund:

- **Eltern:** Stärken, Schwächen und Konfliktbereiche als Einzelperson, Ehepartner und Elternteil bez. – paar, Einstellungen der Eltern zum Kind, Art der Bindung der Eltern an das Kind, Bildung, Beruf, finanzielle Möglichkeiten etc.;
- **Familie und Haushalt:** Zusammensetzung der Familie, Grenzen und Allianzen innerhalb der Familie, Problemlöse- und Kommunikationsstil, vorherrschende emotionale Stimmung, Erwartungen der Familie und Familiendisziplin, familiäre Belastungen etc.;
- **medizinische und psychiatrische Vorgeschichte der Familie;**
- **Bedingungen des Psychosozialen und kulturellen Umfeldes.**

Tab. 4.2: Übersicht über die Leitlinien zur Exploration von Kindern und Jugendlichen (nach Döpfner et al. 2000c, S. 100)

1. Exploration des Kindes/Jugendlichen:

Sie umfaßt in flexibler Reihenfolge entsprechend dem Entwicklungsniveau des Kindes/ Jugendlichen folgende Aspekte:
- Vorbereitung und Orientierung des Kindes/Jugendlichen vor Beginn der Befragung;
- Klärung des Zwecks der Befragung, einschließlich der Gründe für die Vorstellung des Kindes/Jugendlichen, der Einstellung des Kindes/Jugendlichen zur Vorstellung, der Rolle des Untersuchers, Vertraulichkeit und Dauer der Untersuchung;
- Besprechung der gegenwärtigen Problematik;
- wichtige Funktionsbereiche: Exploration spezieller psychischer Merkmale (Depression, geringes Selbstwertgefühl, suizidale Gedanken oder Handlungen, Ängste, psychosomatische Symptome, Halluzinationen, Wahngedanken, Zwänge, dissoziales Verhalten, Alkohol- und Drogenkonsum);
- Erfragung potentiell traumatischer Erfahrungen.

2. Psychopathologische Beurteilung und Entwicklungsstand:

- körperliche Erscheinung;
- Art der Beziehungsaufnahme zum Untersucher und zu den Eltern (einschließlich der Fähigkeit, sich kurzzeitig von den Eltern zu trennen);
- Reaktion des Kindes/Jugendlichen auf den Untersucher;
- Stimmung und Affekt, Orientierung hinsichtlich Zeit, Ort und Person;
- motorisches Verhalten (Aktivitätsniveau, Koordination, ungewöhnliche Bewegungsabläufe);
- formales und inhaltliches Denken sowie Wahrnehmung;
- Sprechen, Sprache, Lesen, Schreiben;
- Intelligenz;
- Aufmerksamkeit, Konzentration und Gedächtnis;
- neurologische Funktionen (z. B. soft signs, Lateralität);
- Urteilsfähigkeit und Einsicht.

4.3 Diagnostische Methoden

4.3.1 Erhebung der Anamnese

Hierbei geht es darum, die Vorgeschichte des Klienten, aber auch die Aktualsituation systematisch zu erfassen. Dies kann mit unterschiedlichem Strukturierungsgrad durch Gespräche, also die Exploration der Betroffenen erfolgen.

Ergänzend können hoch-strukturierte Fragebogen-Verfahren eingesetzt werden. Beispiele hierfür sind das *Mannheimer Elterninterview (*MEI) von Esser et al. (1989) oder das *Diagnostische Interview bei psychischen Störungen im Kindes- und Jugendalter, Kinder-DIPS* (Unnewehr et al. 1995). Daneben existieren umfassende Diagnose-Check Listen; ein Beispiel hierfür ist das *Diagnosesystem für psychische Störungen im Kindes- und Jugendalter nach ICD-10 und DSM-IV, DISYPS-KJ* (Döpfner & Lehmkuhl 2000). Diese ermöglichen eine differenzierte Exploration von Symptomen aus verschiedenen Diagnosegruppen und sind für eine differenzierte Beschreibung eines Problembereichs hilfreich.

Eine orientierende **Check-Liste zur Erhebung der Anamnese** enthält folgende Kriterien:

1. **Biographische Daten (Vorgeschichte)**
- Verlauf der körperlichen, kognitiven, emotionalen und sozialen Entwicklung; Bewältigung von Entwicklungsaufgaben
- Verlauf von Schwangerschaft und Geburt, Komplikationen
- Entwicklung im ersten Lebensjahr (z. B. Temperament,
- Trennungen, ...)
- „Meilensteine der Entwicklung" (Sitzen, Krabbeln, Laufen, Sprechen, ...)
- Einstieg in den Kindergarten; Besonderheiten beim Kindergartenbesuch
- Einstieg in die Schule; Besonderheiten...
- Hinweise zur Problementstehung aus der (frühen) Lebensgeschichte
- Risiko- und Schutzfaktoren im Verlauf der Geschichte
- Bisherige Hilfen/Unterstützungsformen
- Klinikaufenthalte
- Sonstige längere Aufenthalte außerhalb der Familie (Heim, ...)

2. **Persönlichkeit**
- Emotionalität (Stimmungslage, Stimmungsschwankungen, Ängste)
- Impulsivität
- Bindungsfähigkeit, Interaktionsstrategien
- Bewältigungsstrategien
- Selbstbild (auch in körperlicher Hinsicht)
- Selbstwert, Ich-Stärke
- Zeiterleben, Zeitschema

- Zukunftssicht/allgemeine Perspektiven
- Interessen
- Normative Orientierung
- Kognitive Fähigkeiten (Intelligenz; Konzentrationsfähigkeit; auch Erfassen von z. B. Wahrnehmungsschwächen)
- Psychopathologische Befunde im engeren Sinne (spezifische Symptome, z. B. Zwänge, Denkstörungen, Ich-Störungen, selbstschädigendes Verhalten, ...)
- Soziale Kompetenzen
- Lebenspraktische Fähigkeiten

3. Körperlicher Entwicklungsstand, Erkrankungen

4. Schule/Beruf

- Schulbesuch
- Stärken/Schwächen
- Besondere Probleme (z. B. Lese-/Rechtschreibschwäche)
- Schulische Perspektiven/Wünsche
- Beruf und Arbeitstätigkeiten
- Übergang Schule – Beruf
- Berufliche Qualifikationen
- Praktische Erfahrungen
- Berufliche Perspektiven/Wünsche

5. Soziales Umfeld/Freizeit

- Ablösung von der Herkunftsfamilie
- Gleichaltrige/Peer-Group
- Sonstige Freizeitaktivitäten, Interessen

6. Sonstiges

z. B. Migrationserfahrungen:
- Herkunftsland, Besonderheiten (kultureller Hintergrund)
- Spezifische Ereignisse/Erlebnisse (Beobachten von Gewaltausübung gegenüber Familienmitgliedern oder anderen Personen u. ä.) im Herkunftsland
- Auswanderung/Flucht
- Familiäre Situation nach der Migration
- Veränderung im Rollen- und Beziehungsgefüge (durch die Migration)
- Sprachkenntnisse
- Integrationserfahrungen und -leistungen

In der allgemeinen, breiten Anamnese-Erhebung ist es wichtig, die *Problemlage*, bzw. das konkrete Problemverhalten genauer zu beschreiben und zu analysieren. Hierbei sind folgende Fragen wichtig:

- Seit wann besteht das Problem?
- In welchem Zusammenhang tritt es auf?
- Bedeutung im Alltag (Wie groß ist das Leiden?)

69

- Bei mehreren Problemen: Priorisierung
- Selbstsicht (vor allem bezüglich der Ursachen)
- Veränderbarkeit: Welche Probleme erscheinen prinzipiell änderbar, welche erscheinen als/sind unabänderliche Tatsachen?

Es kann dabei auch sinnvoll sein, eine dezidierte *Verhaltensanalyse* nach dem SORCK-Modell aufzustellen. Dabei wird der Ist-Zustand auf subjektiv-kognitiver Ebene, auf physiologischer Ebene, auf der „reinen" Verhaltensebene und hinsichtlich der Intensität und Frequenz festgestellt. Dann werden nach dem SORCK-Modell die auslösenden Situationen (S), die begleitenden organismischen Bedingungen (O), die Reaktion (R), die Konsequenzen (C) und die Kontingenz (Regelmäßigkeit; K) beschrieben.

Beispiel
Ein Jugendlicher berichtet von dem Problem, dass er beim Disco-Besuch immer wieder vermeidet, Mädchen, die ihm gefallen und die er „interessant" findet, anzusprechen. Er erlebt sich als „zu aufgeregt", hat „Angst abgelehnt zu werden", verfügt möglicherweise auch über zu wenige Kompetenzen zur Bewältigung der Situation („weiß nicht richtig, was ich machen soll"). Mittlerweile geht er der Situation zunehmend aus dem Weg, geht nicht mehr in die Disco, und es treten weitere Folgen auf („Meine Freunde verstehen das nicht, ich seh sie immer weniger"). Den Konflikt – Wunsch nach Kontaktaufnahme vs. Vermeiden der angstbesetzten Situation – löst er, indem er sich immer mehr zurückzieht.

Konkret schildert er, dass er beispielsweise ein Mädchen sieht, mit dem er gern weiteren Kontakt hätte (S). Dann fühlt er starke Aufregung, die sich in einer Beschleunigung des Pulsschlag, einer Erhöhung der Atemfrequenz, und einem erlebten Rot-Werden äußert; diese Aufregung wird immer stärker (O). Um die Aufregung zu kontrollieren/zu verringern, verlässt er die Situation (R) → die unangenehmen körperlichen Zustände verringern sich, er entspannt sich (positive Konsequenz, C). Durch dieses regelmäßige (K) Re-/Aktionsmuster verstärken sich entsprechende Bahnungen auf der Verhaltensebene (Vermeidung).

Des Weiteren sollten differenziert die Kognitionen in der Situation erfasst werden (z. B.: „Wenn ich das Mädchen anspreche, lacht die mich aus"; „ich schaffe das nie"; „alle anderen können das, nur ich nicht" usw.).

Ergänzt wird dies durch eine Analyse der Entstehung des Problemverhaltens, die Analyse subjektiver Störungskonzepte und des bisherigen Umgangs mit den Problemen (vgl. hierzu. Döpfner et al. 2000b, S. 123 f; eine gute Darstellung findet sich auch in Borg-Laufs & Hungerige 2005).

4.3.2 Soziale Situation/Diagnostik psychosozialer Bedingungen

Hier geht es zunächst darum, die Situation der Familie genau zu betrachten; dies umfasst:

- den Stand/die Rolle des Kindes/Jugendlichen (Index-Patient) in der Familie
- Beziehung zu anderen bedeutsamen Familienmitgliedern (z. B.: Großeltern, Cousins, Tanten, ...)

- die sozioökonomische Situation der Familie
- die Einbettung in soziale Zusammenhänge

Das Familiensystem kann hinsichtlich der Wirkkräfte genauer analysiert werden. Kriterien hierfür sind:

a) Förderliche Bedingungen
- gute Organisation des Systems
- funktionale Regeln
- klare Grenzensetzung
- mittleres Maß an Familienkohäsion
- Flexibilität, Adaptivität
- Fähigkeit zur Bewältigung von Stress
- unterstützendes, akzeptierendes Geschwistersystem

b) Beeinträchtigende Bedingungen
- mangelnde Organisation
- dysfunktionale Regeln
- Grenzenstörungen („Verstrickung", „Loslösung")
- Unfähigkeit zur Stressbewältigung
- Rigidität
- Zurücksetzung im Geschwistersubsystem

Insgesamt kann es hilfreich sein, mithilfe eines Genogramms die Familiengeschichte und Familienbeziehungen darzustellen.

Genauso präzise sollte das weitere Umfeld betrachtet werden. Hier gilt es insbesondere relevante Bezugspersonen des Kindes/Jugendlichen außerhalb zu identifizieren und die Beziehungen hierzu zu beschreiben.

Weiterhin sollte die Einbettung des Kindes/Jugendlichen in seine sozialen Bezüge erfasst werden. Besondere Bedeutung hat hier die Gleichaltrigengruppe, aber auch die Integration in Schulklassen oder andere Zusammenhänge.

Die sozioökonomischen Bedingungen der Familie müssen gleichfalls beachtet werden. Dazu zählen z. B. ausreichende materielle Bedingungen als Grundlage für die Schaffung gesundheitserhaltender und anregender Entwicklungsbedingungen, eine angemessene Wohnungsgröße und -ausstattung etc.

4.3.3 Systematische Beobachtung

In der Regel ist es wichtig, das Kind/den Jugendlichen/die Jugendliche (und gegebenenfalls die Familie) nicht nur in der diagnostischen Situation (in der Institution) zu beobachten, sondern auch in Alltagssituationen, z. B. in der Schule oder im Kindergarten. Über diese Beobachtung sollte eine genaue Dokumentation angefertigt werden.

Neben der Beobachtung durch die diagnostizierende Fachkraft, gibt es eine Reihe von standardisierten (Fragebogen-)Verfahren mit Hilfe derer Bezugspersonen, z. B. die Eltern oder die Lehrer, ihre Verhaltensbeobachtungen zum Kind und auch die Einschätzung des Verhaltens darlegen. Beispiele für solche Verfahren sind:

- Verhaltens-Beurteilungsbogen für Vorschulkinder – Elternfragebogen (VBV-EL; Döpfner et al. 1993)
- Verhaltens-Beurteilungsbogen für Vorschulkinder – Erzieherfragebogen (VBV-ER; Döpfner et al. 1993)
- Elternfragebogen über das Verhalten von Kleinkindern (CBCL 2–3; Arbeitsgruppe Deutsche Child Behavior-Check List 1993b)
- Elternfragebogen über das Verhalten von Kindern und Jugendlichen (CBCL 4–18; Arbeitsgruppe Deutsche Child Behavior Check List 1998a)
- Lehrerfragebogen über das Verhalten von Kindern und Jugendlichen (TRF; Arbeitsgruppe Deutsche Child Behavior Check-List 1993a)
- Fragebogen für Jugendliche (YSR; Arbeitsgruppe Deutsche Child Behavior Check-List 1998b)

Weiterhin kann es hilfreich sein, den Klienten direkt gezielte Aufgaben zur Selbstbeobachtung zu geben, z. B. die Aufgabe, das als problematisch erlebte Verhalten systematisch über eine Woche zu dokumentieren, die vorherige Situation, Konsequenzen, begleitende Gefühle etc. genau aufzuschreiben.

4.3.4 (Psychologische) Testverfahren

Grundsätzlich lassen sich die diagnostischen Testverfahren unterscheiden in Verfahren zur Leistungsdiagnostik und solche zur Persönlichkeitsdiagnostik. Einen sehr guten Überblick über in Deutschland vorhandene Testverfahren gibt der jährlich von der Testzentrale Göttingen herausgegebene Testkatalog (zu beziehen über www.testzentrale.de).

Hinsichtlich der **Leistungsdiagnostik** lassen sich nochmals verschiedene Verfahren unterscheiden.

- Zum einen gibt es die Entwicklungstests, die spezifische Fähigkeiten für (Klein-)Kinder erfassen. Ein Beispiel hierfür sind die sogenannten „Meilensteine der Entwicklung" (vgl. Kiphardt 1996); ein „Breitband"-Verfahren ist der „Wiener Entwicklungstest" (WET, Kaster-Koller & Daimann 2002).
- Umfassende Verfahren zur Erfassung der Intelligenz: Ein Beispiel für ein sprachfreies (Screening-)Verfahren ist der CFT20-R (Weiß 2006). „Breitbandverfahren" sind beispielsweise der HAWIK, der Hamburg Wechsler-Intelligenztest für Kinder III (HAWIK-III-R, Tewes, Rossmann & Schallberger 2000) oder die Kaufman Assessment Battery for Children, deutsche Version (K-ABC, Kaufman & Kaufman, deutsche Bearbeitung Melchers & Preuss 2001).
- Spezifische Leistungstests gibt es z. B. für den Bereich der Konzentration, aber auch für eine Vielzahl von Schulleistungen (z. B. zur Rechtschreibung, zur Mathematik etc.)

Im Bereich der **Persönlichkeitsdiagnostik** sind grundsätzlich standardisierte, normierte Verfahren von sogenannten projektiven Verfahren zu unterscheiden:

Die standardisierten Verfahren sind Fragebögen zu bestimmten Persönlichkeitsbereichen oder zur Erfassung spezifischer psychischer Auffälligkeiten. Beispiele hierfür sind der Persönlichkeitsfragebogen für Kinder zwischen neun und 14 Jahren (PFK 9–14, Seitz & Rausche 2004), die Skalen zum Erleben von Emotionen (SEE, Behr & Becker 2004), das Hamburger Persönlichkeitsinventar (HPI, Andresen 2002) oder der Fragebogen zur Selbsteinschätzung aggressiven Verhaltens (FSA, Dörner & Fröhlich-Gildhoff 2006).

Die projektiven Verfahren beruhen auf der Grundannahme, dass sich unbewusste Persönlichkeitsanteile eher durch Assoziationen oder Geschichten zu (halb-)strukturierten Vorlagen zeigen und nicht direkt über vorgegebene Fragen zu erfassen seien. Dies gilt in besonderem Maße für Kinder, denen es schwerer fällt über das eigene Erleben dezidiert zu berichten. Beispiele für solche Verfahren sind zum einen der „Schwarzfuss-Test" (Corman 1995). Bei diesem Test erhalten die Kinder Bildvorlagen mit konflikthaltigen Themen (die ein kleines Schwein erlebt). Zu diesen Themen sollen die Kinder Geschichten erzählen bzw. assoziieren. Ein anderes Beispiel für einen gebräuchlichen projektiven Test ist der Szeno-Test (von Staabs 1992). Hier können Kinder anhand vorgegebener Materialien (Figuren, Bauklötze, Tiere etc.) auf einem vorgegebenen Rahmen eine Szene darstellen.

Insgesamt ist die Anzahl sowohl standardisierter aber auch projektiver Verfahren sehr groß, so dass diese nicht ausführlicher dargestellt werden können. Es empfiehlt sich hier bei Bedarf eine vertiefte Beschäftigung anhand entsprechender Literatur (Weinberger 2001, Kubinger 2006, Amelang & Schmidt-Atzert 2006).

4.3.5 Weitere, körperbezogene Diagnostik

Verhaltensauffälligkeiten können körperliche Ursachen haben, andersherum können psychische Störungen auch somatische Auswirkungen haben. Oftmals spielen neurologische oder neuropsychologische Einschränkungen eine Rolle als Mit-Bedingung für die Entwicklung einer Auffälligkeit.

Daher sollte die körperliche Untersuchung ein Teil der Routine-Diagnostik darstellen. Hierzu zählt neben der Erhebung der Krankengeschichte eine körperliche Untersuchung, gegebenenfalls auch weitere apparative Methoden wie z. B. Elektroenzophalographie (EEG) oder Computertomographie (CT) bzw. in der Weiterentwicklung Positronenemissionstomographie (PET); ebenso können Laboruntersuchungen zur Untersuchung eines Spektrums von Parametern sinnvoll sein. Spezifische neurologische Untersuchungen müssen bedarfsabhängig durchgeführt werden.

Bei Kindern mit vermuteten Entwicklungs- und Leistungsstörungen ist es unabdingbar, eine neuropsychologische Diagnostik durchzuführen. „Die neuropsychologische Diagnostik im Kindesalter hat neben dem Hinweis von Hirnschädigungen auch die Aufgabe, mithilfe entsprechender Verfahren das kognitive Funktionsniveau des Kindes/Jugendlichen zu ermitteln. Bei der neuropsychologischen Leistungsdiagnostik werden spezifische Unterbereiche erfasst, wie zum Beispiel die Problemlösefertigkeiten und die Abstraktionsfähigkeit" (Döpfner et al. 2000b, S. 117; vertiefend: Heubrock & Petermann 2000).

4.4 Integration der Daten

Abschließend sollen die verschiedenen Informationen und Daten zusammengeführt und integriert werden, um dann entsprechende Hypothesen zur Problementstehung und Empfehlungen zum pädagogischen/therapeutischen Umgang zu entwickeln.

Bei der Erklärung der Einfussfaktoren auf die Entstehung der Störung geht es darum, Entwicklungspfade individuell nachzuzeichnen. Hierbei ist ein Schwerpunkt auf die Biographie und dabei wirkende Zusammenhänge – auch aus einer systemischen Sicht – zu legen. Von Bedeutung sind Schwellensituationen, aber auch intrapsychische (Konflikt-)Konstellationen, immer unter Berücksichtigung der Selbst- und Weltsicht und der Selbstdeutung der Betroffenen. Ergänzend müssen Lernfaktoren bzw. verstärkende und aufrechterhaltende Bedingungen betrachtet werden.

Darüber hinaus gilt es, das Problem bzw. die Auffälligkeit oder Störung hinsichtlich ihres „Schweregrades" einzuschätzen. Hierzu zählt das Ausmaß der Beeinträchtigung für sich und andere, aber auch das Verhältnis zu unterschiedlichen Normen (s. o.).

In einem weiteren Schritt geht es um die Entwicklung einer **Prognose**, also die Beschreibung und Einschätzung der Perspektiven und ihrer Verwirklichungschancen. Hierzu müssen die Bewältigungskompetenzen des einzelnen Kindes aber auch der Bezugspersonen bzw. des Gesamtsystems eingeschätzt werden. Eine wichtige Rolle spielen dabei die Veränderungsmotivation/-bereitschaft bzw. der (oftmals auch verdeckte) Veränderungswiderstand. Eine wichtige Rolle, wie schon mehrfach betont, spielen dabei die originäre Einbeziehung und Partizipation der Betroffenen. Mit diesen zusammen können Ziele festgelegt werden und es können dann Handlungsschritte geplant werden.

Ein systematisches Modell auf einem psychodynamischen Hintergrund bildet das Konzept der „operationalisierten psychodynamischen Diagnostik bei Kindern und Jugendlichen" (OPD-KJ, Arbeitskreis OPD-KJ 2003). Als Ergänzung zur deskriptiv-phänomenologisch ausgerichteten Diagnostik und Klassifizierung, die sich an den Systemen des ICD-10 bzw. DSM-IV orientiert, hat das Prinzip der OPD-KJ einen entwicklungspsychopathologischen Zugang. Das heißt, es wird versucht „in der Diagnostik entwicklungspsychologische mit klinisch-psychiatrischen Perspektiven [zu verbinden] (...) Vor einer Therapieentscheidung, einem Beratungsangebot, steht eine ausführliche situative Analyse, die die Auslöser der Symptomatik erfassbar machen soll, die im Spannungsfeld zwischen Entwicklungsaufgaben und biografischen Ereignissen zu suchen sind. Aktuelle Konflikte können dabei von Bedeutung sein, v. a. auch im Hinblick auf die Motivation zur Vorstellung. Die biografische Analyse sollte im Weiteren die bisherige Entwicklung des Kindes von der Geburt bis zum gegenwärtigen Zeitpunkt erfassen, auch mit Blick auf kritische Lebensereignisse und besondere Belastungen. Die strukturelle Analyse hat zum Ziel, den aktuellen Entwicklungsstand im Sinne von kognitiver Entwicklung, Selbstintegration und vorhandenen Anpassungsressourcen näher zu beschreiben. Das Krankheitserleben und die Auseinandersetzung mit Belastungen ist eine weitere Ebene. Damit liegt der Fokus der Diagnostik nicht nur auf den äußeren Faktoren und Rahmenbedingungen der Entwicklung, sondern auch auf der intrapsychischen Verarbeitung von Belastungen. Eine weitere Ebene ist die Beziehungsdiagnostik (...)" (Seiffge-Krenke 1999, S. 552).

Ausgehend von diesen Grundüberlegungen wird die Diagnostik an fünf Achsen orientiert durchgeführt:

1. Krankheitserleben und Behandlungsvoraussetzungen
2. Beziehung (Beschreibung und Analyse des interpersonalen Verhaltens; aktiv-reaktiv, Selbst- und Objektwahrnehmung)
3. Konflikt-orientiert anhand von fünf zentralen Konfliktthemen, die hinsichtlich eines aktiven vs. passiven Modus der Konfliktbewältigung und in verschiedenen Lebensbereichen betrachtet werden.
4. Struktur: Themen sind hier die Selbstwahrnehmung, Selbststeuerung, Abwehr, Objektwahrnehmung, Kommunikation und Bindung.
5. Psychische und psychosomatische Störungen – hier besteht eine Analogie zu den Diagnosesystemen.

Dieses mehrdimensionale, systematische Vorgehen, für das auch entsprechend strukturierte Vorgaben bestehen, ermöglicht einen breiten Zugang mit einem psychodynamischen Verständnis und gibt eine Orientierung für die Datenintegration.

Zusammenfassung

Ziel der Diagnostik ist es, systematisch Informationen (Daten) zu sammeln und zu analysieren, um einen Sachverhalt z. B. das als problematisch erlebte Verhalten eines Kindes (besser) verstehen zu können. In Verbindung damit steht in der Regel die Empfehlung zu weiteren Handlungsschritten, die Beschreibung von möglichen Perspektiven und Zielen. Letztendlich geht es damit auch um eine Auswahl von Unterstützungsmöglichkeiten, mithin also die Stellung einer Indikation.

Wichtige Grundprinzipien des diagnostischen Vorgehens sind ein hypothesengeleitetes Vorgehen, eine multimodale und multimethodale Herangehensweise an die diagnostischen Fragestellungen sowie eine ganzheitliche und auch ressourcenorientierte Sichtweise; es geht also nicht darum, möglichst präzise Probleme zu beschreiben oder Defizite aufzuzeigen.

Der diagnostische Prozess lässt sich durch folgende Schritte kennzeichnen: Erstkontakt, Auftragsklärung, gezielte Informationssammlung mit verschiedenen Methoden, Datenintegration, Rückkopplung mit den Betroffenen, partizipative Entscheidung über das Vorgehen mit Zielen und Teilzielen. Im Rahmen der Umsetzung der Hilfe kommt es zu einer prozessbegleitenden Diagnostik, um eine adaptive Prozesssteuerung vornehmen zu können.

Methoden der Diagnostik sind: Anamneseerhebung und Exploration, Analyse sozialer Situationen, systematische Beobachtung, (psychologische) Testverfahren sowie körperbezogene diagnostische Verfahren.

Fragen zur Selbstüberprüfung

1. Wie lässt sich das Grundmodell pädagogischer und therapeutischer Prozesse unter Einschluss der Diagnostik beschreiben?
2. Was sind die Grundprinzipien multimethodaler Diagnostik?
3. Welche wesentlichen Aspekte sollten bei der Exploration von Eltern und Kind erfasst werden?
4. Welche Grundformen von psychologischen Testverfahren lassen sich unterscheiden? (Hierzu je ein Beispiel angeben.)
5. Was sind die zentralen Ziele der Datenintegration?

Weiterführende Literatur

Döpfner, M., Lehmkuhl, G., Heubrock, D. & Petermann, F. (2000). Diagnostik psychischer Störungen im Kindes- und Jugendalter. Göttingen: Hogrefe.
Döpfner, M., Lehmkuhl, G., Petermann, F. & Scheithauer, H. (2002). Diagnostik psychischer Störungen. In Petermann, F. (Hrsg., 5. erw. und überarb. Aufl.): Lehrbuch der klinischen Kinderpsychologie und -psychotherapie. Göttingen: Hogrefe. (S. 95–130)

Beide Zusammenstellungen bieten einen sehr systematischen Überblick über den diagnostischen Prozess und die nötigen Methoden und (Test-)Instrumente. Im erstgenannten Werk werden „Leitlinien" beschrieben und eine Vielzahl von Materialien angeboten.

Harnach-Beck, V. (2000). Psychosoziale Diagnostik in der Jugendhilfe. Weinheim: Juventa.

Die Autorin beschreibt ausführlich die Möglichkeiten der Diagnostik, speziell im Feld der Jugendhilfe. Dabei werden Bezüge zu den verschiedenen Hilfeformen hergestellt und durch konkrete Materialien und Fallbeispiele illustriert.

5 Spezifische Formen von Verhaltensauf-fälligkeiten bei Kindern und Jugendlichen

5.1 Internalisierende Auffälligkeiten

5.1.1 Depression[2]

Einleitung

Depressive Störungen bei Kindern und Jugendlichen haben in der Fachliteratur lange Zeit eher weniger Beachtung gefunden. Diese „Lücke" mag daran liegen, dass andere Störungsbilder wie aggressives/gewalttätiges Verhalten oder AD(H)S spektakulärer wirken und häufiger vorkommen, oder daran, dass aufgrund neuerer Erkenntnisse andere Syndrome eher in „Mode" sind. Allerdings werden explizit depressive Symptomatiken im Kindesalter auch nicht häufig diagnostiziert, sie scheinen eher typisch für das Jugendalter (s. u.).

Auf die mit Depression zusammenhängende Problematik der Suizidalität wird nicht eingegangen, weil dieses Thema den Rahmen des Beitrags sprengen würde (vgl. hierzu z. B. Bründel 2001, Warnke & Hemminger 1999, Bronisch 1995, Dickhaut 1995, Goetze 2002, S. 361 f).

Symptomatik

Die Depression wird grundsätzlich den „internalisierenden" bzw. „überkontrollierenden" Störungen zugeordnet (vgl. Groen & Petermann 2002, Döpfner et al. 2000a). Die Kernsymptome bzw. klinischen Merkmale lassen sich, geordnet nach vier Kategorien, wie folgt beschreiben:

- *Stimmung*: traurig, niedergedrückt, unglücklich, reizbar
- *Kognitionen*: negative Gedanken, geringe Kontrollerwartung, geringes Selbstwertgefühl, Selbst-Schuldzuschreibungen, Interesselosigkeit, Konzentrationsschwierigkeiten, Suizidgedanken
- *Verhalten*: Antriebsverringerung/-armut, psychomotorische Verlangsamung (oder auch Erregung), Weinen, sozialer Rückzug, Suizidhandlungen
- *Körperlich*: Schlafstörungen, starke Müdigkeit, verminderter oder gesteigerter Appetit

---

2 Dieser Abschnitt basiert auf einer aktualisierten Fassung des Artikels von Fröhlich-Gildhoff (2004a).

(vgl. Essau 2002a, S. 18 ff, Groen & Petermann 2002, S. 16 ff, Essau & Petermann 2002, Deutsche Gesellschaft für Kinder- und Jugendpsychiatrie und Psychotherapie 2003).

Hinweise zur Klassifikation ergeben sich aus den Systematisierungen des ICD-10 (F32, vgl. Kap. 2), die jedoch v. a. auf Erwachsene bezogen sind. Dabei ist zu beachten, dass sich die Erscheinungsformen im Kindesalter von denen im Jugend- und Erwachsenenalter unterscheiden (können): So lassen sich bei Kindern noch keine klaren Übereinstimmungen mit „klassischen" Symptomatiken feststellen, es „bleibt festzustellen, dass bei Kindern ein untypisches Erscheinungsbild eher die Regel als die Ausnahme darstellt" (Deutsche Gesellschaft für Kinder- und Jugendpsychiatrie und Psychotherapie 2003, S. 53). Daher ist die „Beobachtung von Spielverhalten (Spielunlust, schnelle Entmutigung, dysphorisches Abwehrverhalten), Essverhalten (Mäkeligkeit, verminderter oder gesteigerter Appetit) und Schlafverhalten (Ein- und Durchschlafstörungen, Früherwachen, Alpträume) (...) bei jüngeren Kindern besonders wichtig" (ebd.; vgl. ebenso: Essau 2002a, Groen & Petermann 2002); ebenso unverzichtbar ist eine detaillierte Anamneseerhebung und Befragung mehrerer, unterschiedlicher Interaktionspartner des Kindes, um zu einem klaren Bild zu kommen.

Epidemiologie

Grundsätzlich lässt sich feststellen, dass „depressive Störungen und Symptome vor allem im Jugendalter recht weit verbreitete psychische Probleme darstellen" (Groen & Petermann 2002, S. 35) – allerdings findet sich abhängig vom Untersuchungsdesign eine breite Streuung epidemiologischer Daten.

Auftretenshäufigkeit
Die Auftretenshäufigkeit ist abhängig vom Alter: Die Auftretenshäufigkeit nimmt mit steigendem Alter zu. Bei Kindern im Vor- und Grundschulalter lassen sich depressive Symptome beobachten, aber „die vollständige Diagnose einer depressiven Störung scheint in dieser Entwicklungsphase sowohl theoretisch als auch empirisch umstritten bzw. nur für relativ wenige Fälle haltbar" (Groen & Petermann 2002, S. 39, ebenso: Groen et al. 2004, Essau 2002a, Essau & Petermann 2002, Hautzinger 2000).

Ab etwa dem zwölften Lebensjahr findet sich dann eine zunehmende Häufigkeit des Auftretens depressiver Symptome und kompletter Störungsbilder. Je nach Studie schwankt die Zahl zwischen 9,4 % (Reinherz et al. 1993, USA) und 14 % (Essau et al. 1998b, Deutschland). In der „Bremer Jugendstudie" berichteten, „ohne unbedingt die Diagnose einer depressiven Störung zu erfüllen, nahezu 42 % der zwölf- bis 17-jährigen Jugendlichen, sich schon einmal über mindestens zwei Wochen täglich traurig, niedergeschlagen oder deprimiert gefühlt zu haben" (Groen & Petermann 2002, S. 37).

Geschlecht
Bei Kindern zeigen sich keine Geschlechtsunterschiede in der Häufigkeit des Auftretens, bei Jugendlichen etwa ab dem 15. Lebensjahr sind Mädchen deutlich häufiger von Depression betroffen als Jungen, die Auftretensrate ist fast doppelt so hoch (Essau 2002a, S. 54 ff, Groen & Petermann 2002,

S. 39 f); Mädchen „erleben in der Regel auch schwerere depressive Episoden" (Essau 2002a, S. 55). Nach einer Längsschnittuntersuchung von Nieder & Seiffge-Krenke (2001) verringert sich bei Fortbestehen der Erkrankung allerdings der Geschlechtsunterschied bezüglich der Symptombelastung: Die „depressive Symptomatik der männlichen Jugendlichen ist ab der mittleren Adoleszenz derjenigen der weiblichen Jugendlichen vergleichbar" (ebd., S. 353).

Komorbidität
Depression ist häufig mit anderen psychischen Störungen kombiniert: Das „Vorliegen von Depression bei Kindern und Jugendlichen (erhöht) die Wahrscheinlichkeit für das Auftreten einer anderen Störung um das Zwanzigfache" (Essau 2002a, S. 63). In Abhängigkeit vom Design der Untersuchungen ergeben sich Komorbiditätsraten von 40 % bis 70 %. „In der Bremer Jugendstudie (Essau et al. 1998b) waren etwas weniger als die Hälfte der [als depressiv diagnostizierten, d. Verf.] Jugendlichen ausschließlich depressiv (42,2 %). 40 % hatten eine und 17,8 % mindestens zwei weitere Störungen" (ebd., S. 63, vgl. ebenso Groen & Petermann 2002, Deutsche Gesellschaft für Kinder- und Jugendpsychiatrie und Psychotherapie 2003). Am häufigsten treten Zusammenhänge mit Angststörungen, Drogenmissbrauch und Suizidversuchen auf.

Verlauf
In der zeitlichen Abfolge sprechen die empirischen Ergebnisse dafür, dass in der Regel eine Angststörung der Depression „vorausgeht" (z. B. Bremer Jugendstudie: In 72 % der Fälle trat zuerst Angst, zumeist soziale Angst, dann Depression auf; vgl. Essau et al. 1998b); andere komorbide Störungen treten in den meisten Fällen ebenfalls *vor* Sichtbarwerden ausgeprägter depressiver Symptome auf (Groen et al. 2004, S. 449).

Zahlreiche Untersuchungsergebnisse von Langzeitstudien zeigen, dass sich bei Nichtbehandlung depressive Störungen verfestigen und im Lebenslauf immer wieder auftreten: „Als ein einheitliches empirisches Ergebnis hat sich gezeigt, dass Kinder und Jugendliche mit einer depressiven Störung ein erhebliches Risiko tragen, auch im weiteren Verlauf unter anhaltender und wiederkehrender Depression sowie anderen psychischen Störungen und Beeinträchtigungen in unterschiedlichen Lebensbereichen zu leiden (...) Das Risiko eines Rückfalls ist groß und liegt zwischen 25 % etwa nach einem Jahr und 75 % nach fünf Jahren" (ebd., S. 451 f).

Ursachen, Erklärungsansätze
Biologische Faktoren
Besondere Bedeutung haben auch bei der Depressionsentstehung unterschiedliche Temperamentsfaktoren und Dispositionen zur Affektregulation auf neurophysiologischer Ebene. Es wird angenommen, dass von Geburt an zwei neurophysiologische Regulationssysteme bestehen, das „behaviorale Aktivationssystem" und das „behaviorale Inhibitionssystem" (Gray 1982), die ihrerseits unterschiedlich stark ausgeprägt sind und einen bedeutenden Ausgangspunkt für die frühe „Weltbegegnung" des Säuglings darstellen (vgl. hierzu z. B. Resch 2004, Wurmser & Papousek 2004, Papousek 2004). Gra-

we (2004) stellt hierzu zusammenfassend fest: „Die einen Menschen kommen mit einer Tendenz zu negativen Emotionen und zur leichten Aktivierbarkeit des Vermeidungssystems zur Welt" – wobei, wie im Kap. 3.3.2 und im folgenden dargelegt, die frühen Interaktionserfahrungen diese biologischen Ausgangsbedingungen „modulieren".

Soziale Faktoren; (frühe) Interaktionserfahrungen

Interaktionserfahrungen – also das Zusammenspiel von Dispositionen und Verhaltensweisen des Kindes mit den persönlichkeitsspezifischen Verhaltensweisen und „Antworten" der Bezugspersonen – spielen bei der Ausbildung einer depressiven Auffälligkeit auf folgende Weise eine Rolle:

a) Bei der *Unterstützung kindlicher Emotionsregulation und Affektabstimmung* (vgl. Kap. 3.3.2) werden möglicherweise die (emotionalen) Spannungen von Kindern durch die Bezugspersonen „überreguliert" – das Kind wird sich bei selbst erlebter Aktivität später selber eher „zurücknehmen", sich frühzeitig „herunterregulieren". Dies kann dazu führen, dass intensive Gefühle wie Wut oder starke Freude unterhalb der Schwelle der eigenen Wahrnehmung bleiben (müssen).

Ebenso ist vorstellbar, dass durch Überbehütung/Überfürsorge jegliche Emotionsäußerungen des Kleinkindes sehr frühzeitig heruntereguliert werden und das Kind auf diese Weise gar nicht eine autonome Erregungssteuerung erlernen kann.

Auch bei der Affektabstimmung kann durch ein zu starkes „tuning" (Stern 1992, Dornes 1995) durch die Bezugspersonen verhindert werden, dass Kinder ein ausreichendes Spektrum an Affekten aufbauen, mit dem sie dann z. B. neuen Situationen begegnen: Eine überängstliche Bezugsperson wird die explorativen Aktivitäten des Kindes und die damit verbundenen Gefühle eher einschränken, wodurch sie dem Kind auf der Ebene der Selbstschemata nicht mehr zur Verfügung stehen.

b) Die *Bindungsbedürfnisse* des Kindes werden nicht adäquat, d. h. feinfühlig beantwortet. Es kommt zu „einem negativen Selbstwertgefühl und geringer Selbstsicherheit, dysfunktionalen Wahrnehmungs- und Bewertungsmustern, geringeren Stressbewältigungskompetenzen, negativen Bindungskognitionen (...) [wodurch] die Wahrscheinlichkeit depressiver Symptome und Störungen erhöht [wird] (vgl. Cichetti & Toth 1995)" (Groen et al. 2004, S. 464).

c) Ein enger Zusammenhang besteht zwischen Depression, fehlendem Kontrollerleben und *unzureichenden Selbstwirksamkeitserfahrungen*: Aus fehlenden eigenen Kontrollerfahrungen können nur unzureichende Selbstwirksamkeits- und Kontrollerwartungen entstehen, woduch die Kinder vorsichtiger, z. T. misserfolgsorientiert der Umwelt begegnen. Es bildet sich so ein generelles inneres Schema von fehlendem Kontrollerleben und ein daraus resultierendes Rückzugsverhalten heraus.

Zahlreiche Studien weisen darauf hin, dass Eltern, die selbst an einer depressiven Erkrankung leiden, einen besonderen Risikofaktor darstellen; dabei scheinen spezifische Interaktionsprozesse, aber auch das Modelllernen (besonders bei der Art der Bewältigung von Krisen) von Bedeutung zu sein (vgl. Essau 2002a, S. 119 ff).

Aufgrund der Vielfalt neuer Entwicklungsaufgaben im Jugendalter, verbunden mit deutlichen körperlichen Veränderungen und sich z. T. wandelnden Außenbedingungen (Schulwechsel, Schulende...), besteht im Jugendalter ein merklich erhöhtes Risiko für nicht gelingende Bewältigungsprozesse und damit für die Entstehung depressiver Symptomatiken (Groen et al. 2004 sprechen von einem „Depressionsrisiko Jugendalter", vgl. auch Groen & Petermann 2002, S. 102 ff; Essau 2002a, S. 136 ff); dabei scheinen Mädchen – besonders aufgrund stärkerer negativer Körper-Selbstbilder – generell geringere Kontrollüberzeugungen zu haben und erscheinen somit vulnerabler (vgl. Roth 2002, Buddeberg-Fischer & Klaghofer 2002, Groen & Petermann 2002).

Psychologische Faktoren: Selbststruktur und Bewältigung
Aus dem Wechselspiel von biologischen Ausgangsbedingungen und frühkindlichen (Beziehungs-)Erfahrungen ergeben sich zusammengefasst folgende Konsequenzen für die Bildung der Selbststruktur, die das Risiko für depressive Symptomatiken erhöht:

• Selbstregulation: negative Emotionen können schlecht reguliert werden, positive Emotionen werden schlechter aktiviert („dysfunktionale Emotionsregulation bzw. negative Affektivität", Groen & Petermann 2002, S. 123).
• Bindungsrepräsentationen: eher unsichere Repräsentation von Bindungserfahrungen und entsprechendes Bindungsverhalten (vgl. Brisch 1999, Spangler & Zimmermann 1995).
• Selbstwirksamkeits-/Kontrollerwartungen: geringe Selbstwirksamkeitserwartungen, negatives Selbstbild, Hilflosigkeit, „dysfunktionaler Attributionsstil", negative Zukunftserwartungen (Groen & Petermann 2002, S. 95, vgl. Essau 2002a, S. 135 ff).
• Handlungspotentiale: geringe soziale Kompetenzen (vgl. Essau 2002a), verringerte Explorationstendenzen.

Die so gebildeten Selbststruktur-Anteile stellen ein Risiko für die Entstehung deutlicher und persistierender depressiver Symptomatiken dar, sie bestimmen einen (mehr oder weniger großen) Grad von Vulnerabilität des Individuums (vgl. Essau & Petermann 2002, Groen & Petermann 2002).

Bei Vorliegen einer „depressionsrisiko-begünstigenden" Selbststruktur und fehlenden Schutz- bzw. erhöhten Risikofaktoren entsteht bei der Bewältigung der Entwicklungsaufgaben oder spezifischer Belastungen ein erneuter Widerspruch bzw. Konflikt: Die erlebten Anforderungen können mit den vorhandenen Möglichkeiten nicht oder nur unzureichend/unvollständig bewältigt werden. Dabei spielt es zunächst keine Rolle, ob aufgrund eingeschränkter (Selbstwirksamkeits-)Erwartungen, eingeschränkter Selbstwahrnehmung oder Fehleinschätzungen der Situation vorhandene Handlungspotentiale bzw. Ressourcen nicht realisiert werden, oder ob wirkliche Kompetenzdefizite bestehen.

→ Es kann so ein „**depressiver Modus**" beschrieben werden, der sich im Wesentlichen durch Selbstabwertung, Autonomieeinschränkung, (sozialen)

Rückzug und Kompetenzreduktion kennzeichnen lässt – bei Fortbestand entwickeln sich hieraus die beschriebenen depressiven Symptome auf affektiver, kognitiver, körperlicher und Handlungsebene.

Die zunehmend erlebten Diskrepanzen zwischen Anforderungen und Bewältigungsmöglichkeiten und letztlich die misslungene Bewältigung führen im Sinne eines Kreislaufprozesses zur Bestätigung und Verfestigung des Selbst-Konzepts bzw. der Selbst-Struktur (ein ähnliches Modell haben McCauely et al. 1995 [in: Groen & Petermann 2002, S. 124, und Groen et al. 2004, S. 469 f] entwickelt).

Therapie[3]

In diesem Abschnitt sollen exemplarisch Grundsätze einer psychotherapeutischen Unterstützung von Kindern und Jugendlichen mit einer depressiven Symptomatik aufgezeigt werden – allgemeine Prinzipien der Kinder- und Jugendlichenpsychotherapie sind im Kap. 6.3 dargestellt.

a) Ebene der Beziehungsgestaltung

Vor allem frühe Beziehungserfahrungen haben zu einer depressionsrisikoerhöhenden Selbstschema-Bildung geführt (s. o.). Dies hat zur Konsequenz, dass das therapeutische Begegnungsangebot so gestaltet werden muss, dass neue Interaktionserfahrungen für das Kind[4] möglich werden.

Hierzu ist eine adäquat empathische Unterstützung des Kindes bei der Realisierung (und Wiederentdeckung) des breiten Spektrums an Gefühlsqualitäten nötig; eine besondere Bedeutung kommt dabei dem Spiegeln der vom Kind gezeigten Emotionen ebenso zu wie der Unterstützung bei der Regulation negativer Affekte. Dabei gilt es, auf nonverbaler wie verbaler Ebene mit dem Kind passgenau „Interaktionsresonanz" (Behr 2002) zu gestalten. Dadurch können dem Kind auf spielerischer wie sprachlicher Ebene sein Erleben und seine Selbstbewertungen vollständiger bewusst und damit veränderbar werden.

---

3 In diesem Abschnitt wird nur auf die Psychotherapie bei Kindern und Jugendlichen mit Depressionen eingegangen. Die Pharmakotherapie ist bei Kindern und Jugendlichen nicht das erste Mittel der Wahl: „Die positive Wirkung von Antidepressiva bei depressiven Kindern und Jugendlichen ist heute bei Weitem nicht in einem so hohen Ausmaß wie bei Erwachsenen empirisch belegt" (Groen et al. 2004, S. 478). Pharmakotherapie soll daher ausschließlich „als Teil eines therapeutischen Gesamtplans" und „besonders bei schweren Fällen" (Deutsche Gesellschaft für Kinder- und Jugendpsychiatrie und Psychotherapie 2003, S. 59; vgl. auch Groen et al. 2004, S. 478) bzw. „in schweren Fällen und begleitend zur Psychotherapie" (Groen et al. 2004, S. 478, s. a. Deutsche Gesellschaft für Kinder- und Jugendpsychiatrie und Psychotherapie 2003) eingesetzt werden. Essau & Petermann (2002) betonen noch deutlicher, dass „pharmakologische Interventionen *ausschließlich eine ergänzende Rolle* [Hervorh. d. Verf.] im Rahmen einer umfassenden therapeutischen Behandlung spielen" sollten (ebd. S. 311; vgl. auch Groen & Petermann 2002, S. 200 ff).

4 Aus sprachlichen Gründen wird im Folgenden nur der Begriff „Kind" gebraucht die dargelegten Prinzipien haben in gleicher Weise auch für Jugendliche Gültigkeit.

Durch ein klares Setting und eine gleichfalls kongruente wie „feinfühlige" Begegnungshaltung kann das Kind sichere Bindungserfahrungen machen, intrapsychisch abbilden und so Grundlagen für eigenes, neues Bindungsverhalten entwickeln.

Es gilt ebenfalls, dem Kind neue Selbstwirksamkeitserfahrungen zu ermöglichen, um auf diese Weise Grundlagen für neue Kontrollerwartungen und gesteigerten Selbstwert zu bilden. Dies kann am wirkungsvollsten über die gezielte Aktivierung von Ressourcen des Kindes erfolgen (vgl. Grawe & Grawe-Gerber 1999, Klemenz 2003).

Bei der Realisierung dieser spezifischen Aspekte ist sehr genau darauf zu achten, dass das Kind in seiner Autonomie ge- und beachtet wird und eine sorgfältige Balance zwischen den realen, vom Kind (schon) gezeigten Selbstentwicklungspotentialen und deren behutsamer Fokussierung durch den Therapeuten gehalten wird. Die depressiv gefärbte Selbststruktur legt im Verhalten eher eine Über-Anpassung an die Vorgaben der Erwachsenen sowie die Aufgabe der eigenen Entwicklungs- oder auch Verweigerungswünsche nahe – die Situationskontrolle wird an andere delegiert. So besteht die Gefahr, dass in der therapeutischen Situation eine Wiederholung „alter" Beziehungsmuster erfolgt: Der Therapeut unterstützt (über-)aktiv die Expansionsbestrebungen des Kindes (verstärkt z. B. subtil aggressive Gefühlsäußerungen) und geht dabei jedoch über den eigentlichen „Stand" des Kindes hinweg – das frühe „Affekt-Tuning" setzt sich mit entgegengesetzter Polarität fort. Goetze (2002) weist in seinen Empfehlungen zur Therapie mit depressiven Kindern ausdrücklich auf den Umstand hin, dass „gerade das depressive Kind (...) nie das Gefühl bekommen [darf], dass es etwas von sich zeigen oder überhaupt spielen muss" (ebd., S. 365).

Hier zeigt sich, dass im therapeutischen Prozess eine fortwährende „empathische Selbst-Beobachtung" (Schlippe-Weinberger 2004) und intensive Selbstreflexion des Therapeuten nötig ist.

b) Differentielle und störungsspezifische Interventionen

Auf der Basis der entwicklungsförderlichen therapeutischen Beziehung ist es dann möglich und sinnvoll, spezifische Interventionen einzusetzen bzw. gezielt weitere therapeutische Wirkfaktoren zu realisieren (vgl. zum Konzept der Wirkfaktoren in der Kindertherapie Abschnitt 6.3) – ohne die Autonomie des Kindes einzuschränken (s. o.!). Goetze (2002) weist dabei darauf hin, dass dem Kind ein „Freiraum" gegeben werden muss, „an der Behandlungsstrategie aktiv mitzuwirken" (ebd., S. 365). Es ist dann legitim und sinnvoll, Methoden und Erkenntnisse verschiedener therapeutischer Verfahren so in den Therapieprozess einzubauen, dass die Selbstentwicklungspotentiale des Kindes gezielt gefördert werden; Essau & Petermann (2002) betonen unter Bezugnahme auf Weisz et al. (1999), dass „eine Integration unterschiedlicher Interventionen unumgänglich" sei; „die einzelnen Interventionstechniken werden im Sinne einer multimodalen Behandlung meistens miteinander kombiniert" (ebd., S. 312).

Möglichkeiten sind u. a.:

- Gezieltes Ermöglichen von positiven Selbstwirksamkeitserfahrungen durch die „Organisation" von Erfolgen (im Sinne „aktiver Hilfe bei der Problembewältigung", Grawe 1998) sowie den „Aufbau und die Förderung angenehmer Aktivitäten" (Groen et al. 2004, S. 476).
- Aktive Unterstützung bei der Selbstregulation z. B. durch Übungen zur Verbesserung der Selbstwahrnehmung, zur Etablierung von stützenden Selbstinstruktionen („Filter" beim Auftauchen negativer Emotionen, die das Selbst zu überfluten drohen) und zur Aufmerksamkeitszentrierung auf positive Emotionen; Essau & Petermann (2002) schlagen das Konzept einer „Selbstkontrolltherapie" vor.
- Direktes Arbeiten an den selbstabwertenden Kognitionen, „negativen Denkstilen" und „irrationalen Überzeugungen" (hierzu finden sich eine Reihe von Interventionsmöglichkeiten bei Groen & Petermann 2002, S. 185 ff, Groen et al. 2004, S. 476, Harrington 2001) sowie an der Veränderung des Attributionsstils.
- Unterstützung beim Aufbau von Bewältigungskompetenzen, d. h. vor allem von sozialen Kompetenzen, durch genaue Situationsanalysen und -vorbereitungen, Rollenspiele u. ä. (vgl. hierzu auch: Groen & Petermann 2002). Für Essau & Petermann (2002, S. 313) zählt zum „Training sozialer Fertigkeiten" insbesondere „Negative Selbstbehauptung (der Patient wird darin trainiert, entweder Ansprüche anderer zurückzuweisen oder Kompromisse zu verhandeln und zu finden), Positive Selbstbehauptung (Patienten lernen, positive Gefühle anderen gegenüber auszudrücken) und Konversationsfertigkeiten (Patienten lernen, wie sie ein Gespräch beginnen, fortsetzen und beenden können, wie sie Fragen stellen und eine angemessene Selbstöffnung praktizieren können)".
- Ergänzend zur Einzeltherapie kann es sinnvoll sein, mehr oder weniger strukturierte gruppentherapeutische Interventionen anzubieten und durchzuführen. Im geschützten Rahmen der Gruppensituation lassen sich insbesondere soziale Kompetenzen direkter einüben; die Ebene der „Peer-Group" bietet zusätzliche Möglichkeiten der Rückmeldung, des Abgleichs von Wahrnehmungen und Kognitionen sowie des Modell-Lernens (Beispiele für Gruppenprogramme finden sich bei Hautzinger (2000) sowie Groen & Petermann (2002)).

c) Arbeiten mit dem sozialen Umfeld

In die Therapie mit Kindern und Jugendlichen ist sinnvoller Weise das soziale Umfeld miteinzubeziehen. Dies betrifft zum einen die Arbeit mit den direkten Bezugspersonen, i. d. R. die Eltern, aber auch das weitere Umfeld, z. B. Lehrer oder Erzieher.

Dabei geht es darum, dysfunktionale familiäre Interaktionsstile zu verändern, die Rolle des Kindes in der Familie zu reflektieren und eine ebenso autonomiegewährende wie stützende Beziehungsgestaltung zu fördern (vgl. hierzu allgemeiner auch Kap. 6.5.1).

Im schulischen Kontext ist es wichtig, dass das Kind entsprechend seinen Möglichkeiten (wieder) Erfolgserfahrungen im Leistungsbereich, aber auch bzgl. der (Re-)Integration in soziale Zusammenhänge machen kann – hier können Lehrer wichtige therapieunterstützende Aufgaben übernehmen.

Zusammenfassung

Depressionen sind gekennzeichnet durch eine traurige, niedergedrückte Stimmung, negative Gedanken, ein geringes Selbstwertgefühl und Selbstschuldzuschreibungen, eine Antriebsverringerung, sozialen Rückzug und andere, auch körperliche Begleiterscheinungen (wie z. B. Schlafstörungen). Diese Symptome treten insbesondere bei Kindern in dieser „Reinform" nicht immer auf; Depressionen zeigen sich oftmals auch im Spielverhalten (Spielunlust, schnelle Entmutigung) oder im Essverhalten.

Die Auftretenshäufigkeit nimmt im Alter zu, etwa ab dem zwölften Lebensalter sind Prävalenzraten von bis zu zehn Prozent zu beobachten, allerdings mit einer Vielzahl komorbider Symptome.

Ursächlich können Temperamentsfaktoren (leichte Aktivierbarkeit des Vermeidungssystems) eine Rolle spielen, die in Interaktion mit frühen Beziehungserfahrungen treten; besondere Bedeutung hat hier die Emotionsregulation (Überregulierung und überstarkes „Tuning"). Depressive Kinder haben oft unzureichende Selbstwirksamkeitserfahrungen gemacht und verfügen daher über wenig Kontrollerfahrungen. Infolge dessen bilden sie wiederum eine geringe Kontrollerwartung aus.

Bei der therapeutischen Begegnung kommt es insbesondere darauf an, dass die Patienten wieder Selbstwirksamkeits- und Kontrollerfahrungen machen können, andererseits von den Therapeuten nicht zu stark „gepusht" werden. Es muss eine Balance zwischen der Achtung der Autonomie des Kindes und einer Unterstützung der Selbstentwicklungsprozesse gehalten werden. Störungsspezifische Interventionen zielen insbesondere darauf ab, an den selbstabwertenden Kognitionen zu arbeiten und gezielte Bewältigungskompetenzen aufzubauen.

Fragen zur Selbstüberprüfung

1. Wie ist die geschlechtsspezifische epidemiologische Verteilung und welches sind häufige Komorbiditäten bei Depressionen im Kindes- und Jugendalter?
2. Wie werden die zentralen Entwicklungsaufgaben bei geringen Kontrollerwartungen zu bewältigen versucht?
3. Wie lässt sich die Selbststruktur von Kindern mit einer depressiven Auffälligkeit beschreiben?
4. Wie muss die Beziehungsgestaltung in der therapeutischen und pädagogischen Arbeit mit depressiv auffälligen Kindern und Jugendlichen aussehen?
5. Welches sind zentrale störungsspezifische Interventionen?

Weiterführende Literatur

Groen, G. & Petermann F. (2002). Depressive Kinder und Jugendliche. Göttingen: Hogrefe.

Die Autoren stellen die Symptomatik, die Ursachen und Interventionsmöglichkeiten bei Depressionen bei Kindern und Jugendlichen umfassend, aus einer eher verhaltenstherapeutisch orientierten Perspektive dar.

5.1.2 Angststörungen[5]

Einführung

Angst ist ein Gefühl, das zum Leben dazugehört. Auch für Kinder stellt es ein Signal bei Gefahren dar. Es ist ein Hinweis auf Unbekanntes oder auch auf eine Herausforderung. Angst ist ein Affektzustand, ausgelöst durch die Wahrnehmung von Gefahren in der Umwelt oder im Individuum selbst. Es handelt sich dabei um eine universelle und komplexe Erfahrung, die Teil der menschlichen Existenz ist. Angst ist sozusagen unser biologisches Warnsystem, welches bei Gefahren aktiviert wird und dessen Folge eine Schutzreaktion ist. Angst ist eine zukunftsorientierte Emotion. Sie ist verbunden mit Befürchtungen und Gefühlen, die sich darum drehen, mögliche zukünftige bedrohliche Situationen nicht kontrollieren zu können.

Die „normale" Angst, die jedes Kind/jede(r) Jugendliche in einer bestimmten Situation einmal verspürt, welche jedoch nicht mit der Angststörung zusammenhängt, ist ein Alarmzeichen für den Organismus, eine bedrohliche Situation zu bewältigen. Eine völlige Abwesenheit von Angst kann hingegen auf eine psychische Störung hinweisen.

Angst wird auf verschiedenen Ebenen ausgedrückt. Zum einen äußert sich Angst körperlich, z. B. durch erhöhte Herzfrequenz oder Schwitzen. Auf der kognitiven Ebene geht Angst beispielsweise mit rasenden Gedanken oder Vergesslichkeit einher und auf der Verhaltensebene z. B. mit Vermeidungs- oder Fluchtverhalten.

Ängste treten in einem normalen, kontrollierbaren Ausmaß immer wieder in unterschiedlichen Entwicklungsphasen auf. Es gilt daher zu unterscheiden zwischen Durchgangsphänomenen einerseits, die mit der Entwicklung in bestimmten Altersabschnitten verbunden und für diese typisch sind, sowie dem klinischen Bild einer Angststörung andererseits. „Entwicklungsphasentypische Ängste sind im Kindesalter weit verbreitet. Typischerweise sind diese Ängste vergleichsweise mild, altersspezifisch und vorübergehend. Zudem scheint es so zu sein, dass sie zu der emotionalen, kognitiven und sozialen Entwicklung des Kindes in Beziehung stehen. Das bedeutet, dass sich die Angstinhalte mit dem Alter und der Entwicklung der Kinder ändern. Die meisten Kinder haben mehrere Ängste gleichzeitig. Während zum Beispiel

---

5 Zu diesem Beitrag haben Stephanie Türkl, Maren Jahn, Kerstin Kamsties und Carina Drexler wertvolle Recherchearbeit geleistet.

gegen Ende des ersten Lebensjahres Ängste vor fremden Menschen, fremden Gegenständen, lauten Geräuschen und Höhen besonders häufig auftreten, haben die Zwei- bis Vierjährigen oft Angst vor Tieren, vor der Dunkelheit und vor dem Alleinsein. Bei den Vier- bis Sechsjährigen kommt es zu einer besonderen Zunahme der Angst vor Phantasiegestalten wie z. B. Gespenstern, Monstern oder Geistern, und Naturereignissen wie Stürmen und Blitzen. Bei den Sieben- bis Zehnjährigen beziehen sich die Ängste immer häufiger auf die Schule, auf mögliches oder vermeintliches Versagen und auf negative Bewertungen durch andere, sowie auf die Gesundheit, etwa die Angst vor Verletzungen, Krankheiten, Tod und vor medizinischen Eingriffen. Insgesamt nehmen mit dem Schulalter die Ängste vor Phantasiegestalten und Dunkelheit sowie vor Fremden und vor kleinen Tieren ab. Sozialängste, Ängste vor negativer Bewertung und Ängste bezüglich der Gesundheit werden dagegen häufiger" (Schneider 2006, S. 99 f).

Gegenüber diesen Entwicklungsphasen-bedingten Ängsten sind „Kinder dann behandlungsbedürftig, wenn sie ein Kind in seinem Alltag stark und anhaltend einschränken. Die Einschränkung resultiert aus einem Flucht- und Vermeidungsverhalten, das langfristig ein Kind in seiner motorischen, kognitiven sowie sozial/emotionalen Entwicklung beeinträchtigt; daraus entstehen Folgeprobleme in Familie, Kindergarten, Schule und Freizeitbereich" (Petermann et al. 2000b, S. 228).

Nach dem Klassifikationssystem ICD-10 können Ängste des Kinder- und Jugendalters dann als klinisch relevant betrachtet werden, wenn sie

„1. unrealistisch und übertrieben sind [die Dauer und Intensität ist dem Gefahrenpotenzial nicht angemessen, d. Verf.],
2. über eine bestimmte Dauer (mindestens vier Wochen bei Trennungsangst und Phobien bzw. sechs Monate bei der generalisierten Angststörung anhalten) und
3. zu einer deutlichen Beeinträchtigung führen bzw. die normale Entwicklung des Kindes gefährden" (Schneider 2006, S. 100).

Definitionen und Klassifikationen

Die Klassifikationssysteme ICD-10 und DSM-IV haben bezüglich der Angststörungen unterschiedliche Einordnungen. Es werden spezifische Ängste des Kindes- und Jugendalters beschrieben; andere Ängste z. B. die Phobien werden unter den allgemeinen Angststörungen subsumiert. Aus pragmatischen Gründen wird daher an dieser Stelle verzichtet, die unterschiedlichen Differenzierungen aufzuführen. Es werden im Folgenden fünf Formen beschrieben, die letztendlich nicht immer klar voneinander abzugrenzen sind. (Diese Beschreibung orientiert sich an Petermann et al. 2000b, Essau 2003, und dem ICD-10, nach Dilling et al. 2002.)

1. Trennungsangst (Emotionale Störung mit Trennungsangst im Kindesalter, ICD-10 F93.0)

Ab dem siebten Lebensmonat bis hinein in die Vorschulzeit ist Trennungsangst eine normale Erscheinung. Liegt eine Störung wie Trennungsangst vor, so ist diese durch eine „übermäßige Angst vor einer Trennung von zu Hause oder von Hauptbezugspersonen (...)" (Essau 2003, S. 36) gekennzeichnet. Nach dem ICD-10 werden unterschiedliche Kriterien aufgelistet, von denen mindestens drei erfüllt sein müssen:

- „Anhaltende unrealistische Sorge, dass einer wichtigen Bezugsperson etwas zustoßen könnte, dass das Kind von einer solchen Person für immer getrennt würde, beispielsweise weil diese weggeht, nicht zurückkommt oder stirbt.
- Anhaltende unrealistische Sorge darüber, dass ein Unglück das Kind von seinen Bezugspersonen trennen könnte (...)
- Das Kind hat einen andauernden Widerwillen oder weigert sich die Schule zu besuchen, und zwar aus Angst vor der Trennung von zu Hause und von Bezugspersonen und nicht aus Schulangst, beispielsweise im Sinne von Prüfungsangst oder sozialer Angst.
- Trennungsschwierigkeiten am Abend können auftreten, das heißt, das Kind geht ungern zu Bett oder weigert sich, ohne Bezugspersonen ins Bett zu gehen (...)
- Das Kind hat eine andauernde, unangemessene Angst davor, ohne vertraute Bezugspersonen alleine zu Hause zu bleiben.
- Das Kind hat wiederholt Alpträume über Trennungssituationen.
- Das Kind zeigt wiederholt somatische Symptome, wenn es sich von einer Bezugsperson trennen oder die elterliche Wohnung verlassen muss (...). Die körperlichen Symptome sind Übelkeit, Bauchschmerzen, Kopfschmerzen oder Erbrechen.
- Das Kind leidet wiederholt extrem vor, unmittelbar nach oder während einer Trennungsphase von wichtigen Bezugspersonen. Dies äußert sich in Angst, Schreien, Wutverhalten; in der Verweigerung das zu Hause zu verlassen (...)" (zitiert nach Petermann et al. 2000b, S. 230).

Durch ihre Angst, von den Hauptbezugspersonen getrennt zu werden, beginnen die Kinder Situationen zu meiden, bei denen sie von den Bezugspersonen getrennt werden können. Es gibt nach Essau (2003) drei verschiedene Schweregrade an Vermeidungsverhalten, die Kinder mit Trennungsangst aufweisen. Diese sind:

1. „leichtes Vermeidungsverhalten: das Kind kann z. B. verlangen, dass es seine Eltern, während es in der Schule ist, telefonisch erreichen kann
2. mittelschweres Vermeidungsverhalten: kleine Kinder können sich z. B. an die Eltern klammern; größere Kinder können sich z. B. weigern, an Aktivitäten teilzunehmen, wenn die Eltern nicht da sind
3. schweres Vermeidungsverhalten: das Kind kann sich z. B. weigern, in die Schule zu gehen" (ebd., S. 36 f).

2. Phobische Störungen

Bei der phobischen Störung des Kindesalters handelt es sich um „eine begrenzte Angststörung, die sich auf verschiedene Objekte oder Situationen beziehen kann" (Petermann et al. 2000b, S. 231). Es handelt es sich hierbei besonders um situations- oder objektgebundene Ängste, die für bestimmte Entwicklungsphasen typisch sind, allerdings über diese Phasen hinaus anhalten, also entwicklungsunangemessen und mit einer deutlichen Beeinträchtigung verbunden sind.

Hiervon abzugrenzen sind noch einmal „spezifische Phobien": „Zentrales Klassifikationsmerkmal ist eine ausgeprägte und anhaltende Angst vor klar erkennbaren, spezifischen Situationen oder bestimmten Objekten, auf die begrenzt sich die Angst bezieht" (ebd.). Diese Angst führt zu Flucht- und Vermeidungsverhalten; die Funktionstüchtigkeit im Alltag wird ebenso eingeschränkt wie die soziale Kontrolle. Die übertriebene und unbegründete Angst vor bestimmten Situationen oder Objekten muss über einen Zeitraum von mindestens sechs Monaten gegeben sein (vgl. Essau 2003, S. 49). „Die bei Kindern und Jugendlichen am häufigsten auftretenden spezifischen Phobien richten sich auf Tiere, insbesondere auf Hunde, Schlangen, Insekten und Mäuse" (ebd.). Die betroffenen Kinder und Jugendlichen leiden unter dieser Angst, der Alltag wird beeinträchtigt. Die Kinder versuchen, Situationen zu vermeiden, bei denen sie auf das gefürchtete Objekt stoßen könnten. Bei einer Konfrontation, aber auch schon beim Gedanken daran, kommt es zu körperlichen Symptomen wie Schwitzen, Magenbeschwerden oder beschleunigtem Herzschlag.

3. Panikstörung

Das Kennzeichen von Panikattacken ist, dass sie unerwartet, aus „heiterem Himmel" auftreten und durch keinen spezifischen Reiz ausgelöst werden (vgl. Essau 2003, S. 40). Im Kern der Panikstörungen stehen Panikanfälle, die weder durch ernsthafte Bedrohungen, noch durch Krankheit oder körperliche Anstrengungen ausgelöst werden. Diese treten in der Regel erst ab dem zwölften oder 13. Lebensjahr auf. Die erste Panikattacke tritt meist ohne Vorwarnung auf; viele Jugendliche erleben sie, während sie gerade mit irgendetwas beschäftigt sind. Für gewöhnlich erreichen sie innerhalb von zehn Minuten ihren Höhepunkt „und gehen dann im Laufe der nächsten 30 Minuten bzw. der nächsten Stunde zurück" (ebd.). Jugendliche, die unter einer Panikstörung leiden, können anfangen, diese Situationen zu meiden, in der sie eine Panikattacke hatten und von denen sie fürchten, es könnte eine Panikattacke auftreten. Diese Tendenz kann sich verstärken, so dass die Betroffenen anfangen, immer mehr Alltagssituationen zu vermeiden (vgl. Essau 2003, S. 42). „Die Furcht vor einer Panikattacke ist immer mit der Sorge bezüglich möglicher vegetativer Symptome verbunden (...), z. B. einen Herzinfarkt zu erleiden oder einem Schlaganfall zu unterliegen" (Petermann et al. 2000b, S. 237).

In vielen Fällen gibt es Verbindungen zwischen Panikstörungen und *Agoraphobie*. Unter Agoraphobie bezeichnet man die Angst, alleine an bestimmten Orten oder in bestimmten Situationen zu sein und die Vermeidung von diesen Orten und Situationen, wie z. B. ein Geschäft zu betreten oder sich in einer größeren Menschenmenge aufzuhalten. In der Konsequenz versuchen PatientInnen, Orte zu vermeiden, an denen sie ihre ersten Panikattacken hatten oder von denen sie vermuten, dass sie dort wieder Panikattacken bekommen könnten. „In schweren Fällen kann die Tendenz zur Vermeidung alltäglicher Lebensumstände zunehmen – bis zu dem Maße, dass die Betroffenen zu ängstlich sind, um überhaupt noch das Haus zu verlassen" (Essau 2003, S. 45).

4. Soziale Phobie/Soziale Angststörungen

Soziale Ängste von Kindern in fremden Situationen sind zunächst angemessen. Die Ängste können sich allerdings ausweiten und so weit führen, dass Kinder den Kontakt insbesondere zu unbekannten Personen (außerhalb der Familie) vermeiden. Ein zeitliches Kriterium für diese „Störungen mit sozialer Ängstlichkeit des Kindesalters" ist, dass sie mindestens vier Wochen dauern und vor dem sechsten Lebensjahr auftreten.

Das zentrale Merkmal der *sozialen Phobie* besteht „darin, dass eine ausgeprägte und anhaltende Angst vor Leistungssituationen oder vor Bewertungen durch andere Personen gegeben sein kann. Eine besondere Rolle spielen mögliche Peinlichkeiten dieser Situationen" (Petermann et al. 2000b, S. 233). Die Personen befürchten, Verhalten zu zeigen, mit dem sie sich bloßstellen, mit dem sie sich blamieren und als dumm, ängstlich, schwach etc. wahrgenommen werden.

„Die soziale Phobie kann sich bei Kindern anders als bei Erwachsenen äußern, nämlich als Weinen, in Form von Wutanfällen sowie Erstarren oder Zurückweichen vor sozialen Situationen mit unvertrauten Personen. Kinder erkennen oftmals nicht, dass ihre Angst unbegründet oder übertrieben ist (...). Die soziale Phobie wirkt sich nicht nur dahingehend bei Kindern aus, dass die normale Lebensführung stark beeinflusst und beeinträchtigt ist; vielmehr sind Kinder auch in ihrer Entwicklung gefährdet, da die schulischen Leistungen und soziale Aktivitäten sowie Beziehungen zu anderen somit so stark eingeschränkt sein können, dass Entwicklungsrückstände möglich sind" (Petermann et al. 2000b, S. 234 f, vgl. auch Essau 2003, S. 53 f).

Eine spezifische Form dieser Störung kann die Schulphobie sein, die sich oftmals aus Misserfolgen im Leistungsbereich oder erlebter bzw. vermuteter Zurückweisung durch Gleichaltrige entwickelt (vgl. Findeisen 2006).

5. Generalisierte Angststörung

Merkmale dieser Angststörung sind eine „intensive und übermäßige Angst, Sorge sowie furchtsame Erwartungen bezüglich mehrerer Ereignisse oder Tätigkeiten (...). Bei den Ereignissen handelt es sich um alltägliche Aktivitäten und Probleme, die sich beispielsweise in Zusammenhang mit schulischen Aufgaben, in freundschaftlichen Beziehungen, in der Familie oder in Ausbildungssituationen ergeben können" (Petermann et al. 2000b, S. 234). Diese Sorgen und die ängstlichen Erwartungen sind schwer zu kontrollieren und sie können mit folgenden Symptomen verbunden sein:

• „Ruhelosigkeit, Nervosität, Unvermögen sich zu entspannen
• Gefühl von Müdigkeit, Erschöpfung oder Anstrengung
• Konzentrationsprobleme oder Leere im Kopf
• Reizbarkeit
• Muskelverspannungen
• Durchschlafstörungen, unruhiger oder schlechter Schlaf" (ICD-10 Forschungskriterien, zitiert nach Petermann et al. 2002b, S. 235)

Insbesondere die umfassende Sorge über relativ unbedeutende Ereignisse unterscheidet Kinder/Jugendliche mit einer generalisierten Angststörung von Kindern und Jugendlichen mit anderen Angststörungen. Das Belastende für die Betroffenen ist die Unkontrollierbarkeit der Besorgnis, dass sie nicht aufhören können, sich Sorgen zu machen, „selbst wenn sie erkennen, wie unglücklich sie sich selbst dadurch machen" (Essau 2003, S. 66). Bei kleineren Kindern ist es schwer, diese Art der Angststörung zu erkennen, da sie selten darüber sprechen.

In einigen Klassifikationen werden auch die Zwangsstörungen, die posttraumatischen Belastungsstörungen sowie die akute Belastungsstörung als Unterkategorie der Angststörungen aufgeführt. Den posttraumatischen Belastungsstörungen ist in diesem Buch ein eigenes Kapitel gewidmet; die Zwangsstörungen sind im Eingangskapitel erwähnt – daher wird an dieser Stelle nicht weiter darauf eingegangen.

Epidemiologie und Verlauf

Epidemiologie

Aufgrund unterschiedlicher Erhebungsmethoden schwanken auch die Zahlen zur Epidemiologie der Angststörungen erheblich. Allerdings geben die meisten Studien eine Prävalenz von 10–12 % an.

Tab. 5.1: Epidemiologie von Angststörungen

Prävalenz	nach	in
10,4 %	Ihle & Esser 2002	Schneider 2006
9–14 %	Elternurteil	Plück et al. 2000
10–28 %	Selbsteinschätzung Jugendliche	
15 %	Bernstein et al. 1996	Petermann et al. 2000b
10,8 %	Fergusson et al. 1993	Petermann et al. 2000b
18,6 %		Essau et al. 1998
Soziale Phobie		
1,6 %	Essau et al. 1998	Lieb & Müller 2002
3–4 %	Wittchen et al. 1998	Lieb & Müller 2002

Verlauf

Eine von Kessler et al. (2005) publizierte Studie ergab, dass sich über alle Angststörungen zusammengefasst ein Median von elf Jahren „für das Erstauftreten von Angststörungen [ergab]. Bis zum Alter von 21 Jahren haben schließlich 75 % der Angststörungen begonnen. Diese Daten machen deutlich, dass die Hauptrisikogruppe bei der Entwicklung einer Angststörung im Kindes- und Jugendalter liegt" (Schneider 2006, S. 111).

Insgesamt weisen die Angststörungen eine hohe Stabilität auf: „Mit dem Jugendalter nimmt die Auftretenshäufigkeit von Angststörungen zu; sie sind durch einen stabilen Verlauf gekennzeichnet, sowie eine eher geringere Remissionsrate" (Petermann et al. 2002b, S. 241). „Die emotionale Störung wie Trennungsangst scheint dabei mit einem hohen Risiko für das Auftreten psychischer Störungen im Erwachsenenalter behaftet zu sein. So konnten Brückl et al. (2006) zeigen, dass 90 % der Befragten mit einer emotionalen Störung wie Trennungsangst (...) in der Kindheit im jungen Erwachsenenalter mindestens eine psychische Störungen aufwiesen" (Schneider 2006, S. 101).

Im Unterschied zu dieser Annahme eines generell stabilen Verlaufs steht die von Petermann et al. (2002b) vorgenommene Differenzierung zwischen kurzfristigen und langfristigen Störungsverläufen. So haben kurzfristige Störungsverläufe eine hohe Remissionsrate von bis zu über 80 %. Demgegenüber haben längerfristig andauernde Verläufe eine schlechtere Prognose. „Vergleicht man die kurz- mit den langfristigen Störungsverläufen, so lässt sich vermuten, dass Angststörungen, die im Kindes-, Schul- und Jugendalter beginnen,

- eine Variabilität in den Erscheinungsformen zeigen, wobei dies besonders für soziale Ängste zutrifft;
- Ängste mit frühem Entstehungsbeginn eine hohe Stabilität aufweisen und
- verschiedene berufliche und/oder psychosoziale Probleme bis ins Erwachsenenalter zur Folge haben" (ebd., S. 242).

Die Veränderungen während eines ungünstigen Verlaufs der Angststörungen werden in Abbildung 5.1 dargestellt.

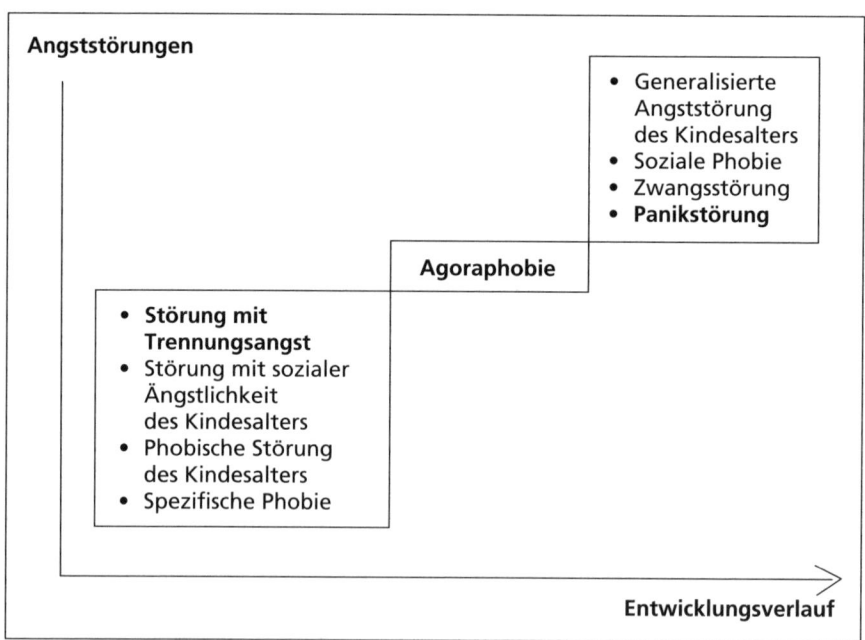

Abb. 5.1: Möglicher ungünstiger Entwicklungsverlauf von Angststörungen (nach Petermann et al. 2002b, S. 243)

Geschlecht

„Während es im Kindesalter keine signifikanten Unterschiede zwischen Jungen und Mädchen hinsichtlich des Auftretens von Angststörungen gibt, existiert bei Jugendlichen im Alter von 15 Jahren ein signifikanter Zusammenhang zwischen dem Geschlecht bei dem Vorliegen einer Angststörung; das Verhältnis beträgt 1:0,6 zu Ungunsten der Mädchen" (Petermann et al. 2002b, S. 243); auch andere Studien kommen zu einem Verhältnis von 3:2 zu Ungunsten der Mädchen (beispielsweise Beidel & Turner 1998).

Komorbidität

Zwischen den verschiedenen Angststörungen besteht eine hohe Komorbidität; die Angaben schwanken zwischen 39–70 % (Petermann et al. 2000b, Essau 2003).

Ebenso wird eine Komorbidität von 20 % zu depressiven Erkrankungen beschrieben, geringere Zahlen ergeben sich für Hyperaktivität und Aggressivität (Essau 2003).

Ursachen, Erklärungsansätze

Auch bei der Erklärung der Angststörungen muss von einem Zusammenspiel biologischer, sozialer und weiterer psychischer Faktoren ausgegangen werden.

Biologische Faktoren

In der Literatur wird übereinstimmend davon ausgegangen, dass ein Zusammenhang zwischen übermäßigen, entwicklungsinadäquaten Ängsten und dem (Temperaments-)Merkmal der „Verhaltenshemmung" (Behavioral Inhibition) besteht. Das Konstrukt wurde von Kagan et al. (1988) zuerst beschrieben. „Das Konstrukt wurde im experimentellen Setting erstellt und umfasst sowohl eine verhaltensbezogene (soziale Hemmungen), als auch eine physiologische Komponente (erhöhte Kortisolwerte im Speichel, eine stabil hohe Herzfrequenz). Zahlreiche klinische Studien haben gezeigt, dass ‚Behavioral Inhibition' mit einem erhöhten Risiko der sozialen Phobie bzw. starker sozialer und auch anderer Ängste einhergeht, und dies sowohl bei den betroffenen Kindern als auch bei den Eltern (z. B. Schwartz et al. 1999, Turner et al. 1996)" (Lieb & Müller 2002, S. 47).

Dabei zeigt sich, dass Kinder „mit dem Merkmal der Verhaltenshemmung im Vergleich zu spontanen Kindern ein erhöhtes sympathisches Erregungsniveau und zugleich Rückzugsverhalten erkennen ließen, wenn sie mit neuen unbekannten Reizen konfrontiert wurden" (Petermann et al. 2002b, S. 250). Dies bedeutet, dass bei (starken) neuen Reizen eine erhöhte Stressanfälligkeit besteht. Es kommt zu einem schnellen Anstieg der physiologischen Erregung und des Noradrenalinspiegels. Diese physiologische Stressreaktion führt zu einer eingeschränkten Informationsverarbeitung auf neurophysiologischer Ebene: „Informationsverarbeitungsprozesse (können) nicht ungehindert ablaufen (...), so dass es in der Folge zu Denk- und Handlungsblockaden kommen kann" (ebd.). Auch Rothbart und Bates (1998) beschreiben ähnliche Dimensionen, die sie „angstvoller Distress" nennen. Dieser umfasst „die Dimensionen Rückzug, Angst und schlechte

93

Anpassungsfähigkeit (...). [Er] entspricht damit am ehesten einer durch ängstlich vermeidendes, schüchternes und gehemmtes Verhalten geprägten Temperamentsausprägung, wie sie für die Angststörungen typisch ist" (Petermann et al. 2002b, S. 251).

Zusammengefasst lässt sich sagen: Kinder mit einer Verhaltenshemmung zeigen häufiger Angststörungen und eine Verhaltenshemmung tritt häufiger bei Kindern unter den Angstpatienten auf (vgl. Schneider 2004, S. 66). Allerdings ist eine Verhaltenshemmung weder notwendig noch hinreichend für die Entwicklung einer Angststörung. Das heißt, nicht alle Kinder mit Verhaltenshemmungen haben Angststörungen und nicht alle Kinder mit Angststörungen sind verhaltensgehemmt (vgl. Essau 2003, S. 188 ff). Auch Petermann et al. (2002b) weisen darauf hin, dass das „Temperament vielmehr als Anstoß einer Entwicklung verstanden werden [muss], die in Abhängigkeit von Lernfaktoren und der Selbstregulation eines Kindes gehemmtes und ängstliches Verhalten verstärkt" (ebd., S. 251).

Soziale Faktoren

Eine Vielzahl von Studien macht einen engen Zusammenhang zwischen dem ängstlichen Verhalten der Eltern und dem der Kinder deutlich. So berichten in der Bremer Jugendstudie 34 % der Jugendlichen mit Angststörungen, dass auch bei den Eltern eine Angststörung vorliegt (Essau 2003, S. 183). „Zwischen dem ängstlichen Verhalten der Eltern und dem der Kinder besteht eine positive Korrelation, wobei festgestellt wurde, dass Mütter häufiger Angst gegenüber ihren Kindern äußerten als Väter. Das Angstniveau der Mütter beeinflusst das Ausmaß der kindlichen Angst" (Petermann et al. 2002b, S. 253 nach einer Studie von Muris et al. 1996). Dabei scheinen angstfördernde Kognitionen dabei eine besondere Rolle zu spielen: „Die Mutter ängstlicher Kinder erwarten weniger ein positives Bewältigungsverhalten ihrer Kinder und sie befürchteten, dass ihre Kinder aufgeregt sein werden und sich auch schlecht selbst beruhigen können. Solche Erwartungen erhalten das ängstliche Verhalten der Kinder aufrecht" (ebd.). Essau (2003, S. 184) zitiert eine Studie von Laraia et al. (1994), nach der Patienten mit Angststörungen berichteten, dass ihre Eltern extrem überbehütend und kontrollierend gewesen seien.

Es kommt so zu seinem Zusammenspiel zwischen elterlichem Verhalten – hier spielt das Lernen am Modell sicherlich eine große Rolle – und einem kindlichen ängstlichen/vorsichtigen Verhalten:

• Das Vermeidungsverhalten des Kindes wird verstärkt; beim Umgang mit nicht eindeutigen Situationen zeigen vorsichtige Eltern eher Vorsicht und Angst; es kommt so zu Induktionen von Angst.
• Aus der Vorsicht heraus wird das Selbstständigkeitsverhalten des Kindes eingeschränkt; kompetentes Verhalten von Kindern wird seltener erkannt.
• Auch besteht die Erwartung, dass möglicherweise das Kind schwierigere Situationen nicht bewältigt.
• Das Kind wiederum ist in der Tat unsicherer und bestätigt die Erwartungen der Eltern.

Das Zusammenspiel zwischen Müttern und Kindern wird in folgender Abbildung noch einmal zusammengefasst:

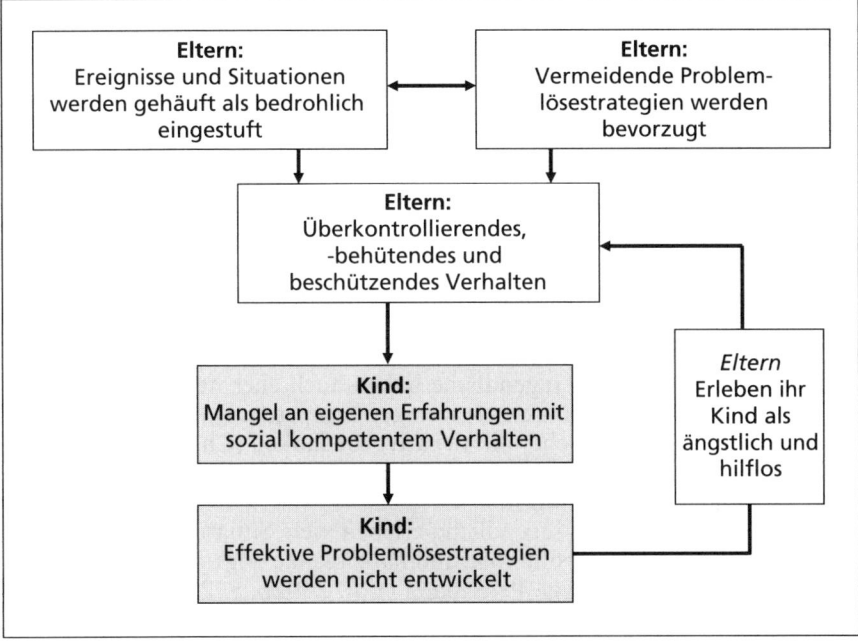

Abb. 5.2: Interaktion zur Einschränkung adäquater kindlicher Problemlösestrategien und Entstehung von Angst (nach Petermann et al. 2002b, S. 254)

Einen weiteren Einfluss scheint eine Häufung kritischer Lebensereignisse darzustellen. In einer Studie von Bernstein et al. (1999) zeigte sich, dass Kinder und Jugendliche mit Angststörungen generell mehr kritische Lebensereignisse (erlebt) haben als Kinder bzw. Jugendliche ohne Angststörungen (vgl. Essau 2003, S. 196). Meistens wurde von folgenden kritischen Lebensereignissen berichtet: Konflikte mit den Eltern, Probleme mit einem Geschwisterkind, Schwierigkeiten im Umgang mit Klassenkameraden, schlechte Schulnoten, Verlust eines Freundes bzw. Beenden einer Paarbeziehung, körperliche Misshandlungen, sexuelle Gewalt, chronische körperliche Erkrankungen. Auch hier besteht sicherlich ein Zusammenwirken zwischen Kompetenzen und Strukturmerkmalen des Kindes und der – schlecht gelingenden – Bewältigung der Lebensereignisse; Misserfolgs- oder Scheiternserfahrungen verstärken die Angst und das Vermeiden, wodurch wiederum neue kritische Situationen schlechter bewältigt werden.

Eine größere Bedeutung, insbesondere beim Entstehen von sozialen Ängsten oder sozialen Phobien, haben die Peer-Gruppen. „Peer Ratings zeigen zum Beispiel, dass ängstliche Kinder weniger beliebt sind und von Gleichaltrigen zwar nicht abgelehnt, aber vernachlässigt werden (Strauss et al. 1988). Sie sind zurückgezogener oder einsamer und haben somit ein erhöhtes Risiko für soziale Inkompetenz. Denn (...) mit dem Ausmaß, soziale Situationen zu vermeiden sind auch die Gelegenheiten zum Erlernen sozialer Fähigkeiten und der Aufbau von Freundschaften eingeschränkt" (Melfsin 2002, S. 269).

La Greca (2001) stellt fest, dass vor allen Dingen negative, abwertende Erfahrungen im Zusammenhang mit der Peer-Group und Ausgeschlossen-Sein zu Ängsten führen, die sich dann allgemein auf die Interaktion mit anderen Menschen beziehen; es entsteht so ein Teufelskreis: Die soziale Angst verhindert, dass Jugendliche und Kinder positive Peer-Group Erfahrungen machen können.

Psychologische Faktoren

Eine wichtige Rolle bei der Entstehung oder zumindest Verstärkung der Angst spielen Informationsverarbeitungsprozesse. Ängstliche Kinder haben „die Neigung ihre Aufmerksamkeit selektiv auf bedrohliche Signale zu richten (...)" oder sie haben „die Neigung, mehr-deutige Situationen eher als bedrohlich zu interpretieren" (Essau 2003, S. 191).

Ängstliche Kinder und Jugendliche haben auch eher negative soziale Erwartungen und sie nehmen sich als weniger kompetent wahr. Ihre Selbstaufmerksamkeit bezieht sich eher auf negative Gedanken (Chamsky & Kendall 1997). Oftmals spielen „irrationale Gedanken" eine Rolle wie z. B. übertriebene Sorgen und Befürchtungen.

Ängstliche Kinder und Jugendliche erleben viele Situationen eher als unvorhersehbar und unkontrollierbar und haben keine angemessenen Kontrollerwartungen aufgebaut (vgl. Petermann et al. 2002b, S. 252).

Weiterhin ist die Fähigkeit zur Emotionsregulation und zur Selbstberuhigung im Vergleich zu nicht-ängstlichen Kindern eingeschränkter – aber auch dies kann aus fehlenden Kontrollerfahrungen herrühren.

Lieb & Müller (2002) merken allerdings kritisch an, dass „kognitive Modelle in der Erklärung der Störungsentwicklung [zu] einem Zeitpunkt an[setzen], zu welchem bereits eine Komponente der Störung (dysfunktionale Gedanken oder soziale Angst) vorhanden ist. Sie leisten daher hauptsächlich einen Beitrag zur Erklärung von Aufrechterhaltung bzw. Verschlimmerung der Störung. Entsprechend lassen Befunde zur Verzerrung in der Wahrnehmung und in der kognitiven Verarbeitung bei Personen mit sozialer Phobie offen, ob es sich bei diesen Verzerrungen um Risikofaktoren oder Merkmale der sozialen Phobie selbst handelt" (ebd., S. 48).

Insgesamt entsteht ein sich selbst verstärkender Kreislauf.

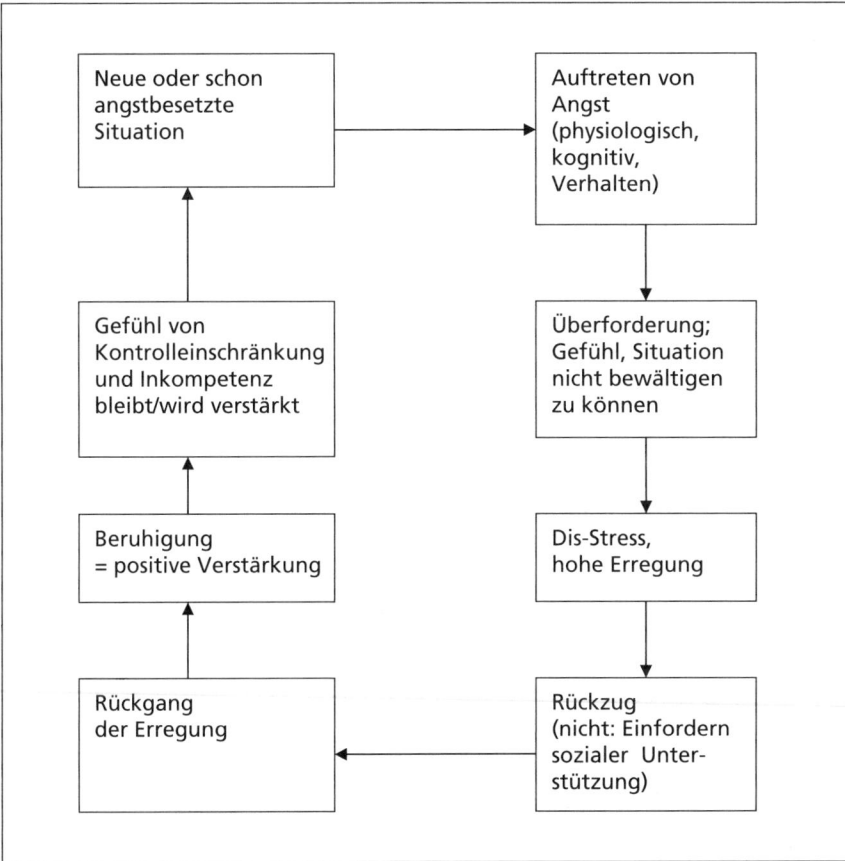

Abb. 5.3: Kreislauf der Verstärkung von übermäßiger Angst

Die Ursachen der Angststörungen im Kindes- und Jugendalter werden von Petermann et al. (2002b, S. 256) in einem multikausalen Entwicklungsmodell noch einmal zusammengefasst:

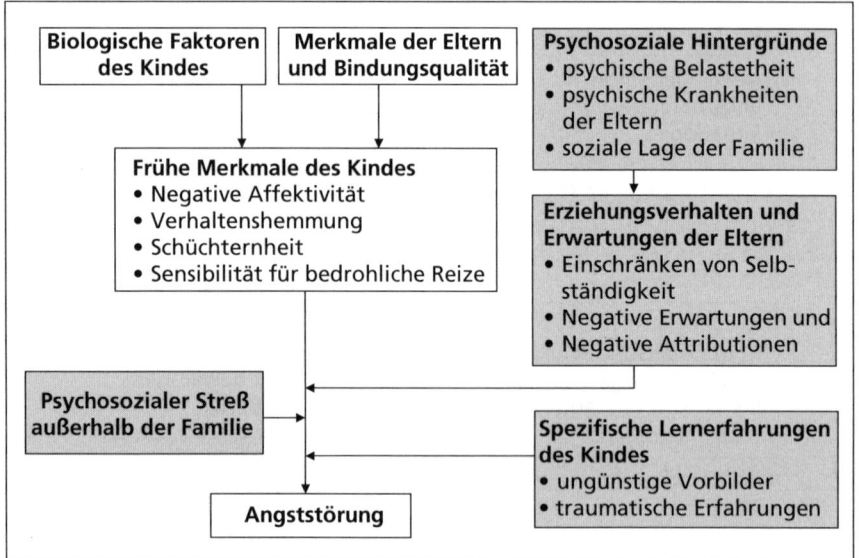

Abb. 5.4: Multikausales Erklärungsmodell nach Petermann et al. (2002b, S. 254)

Therapie

Auch bei den Angststörungen ist ein multimodales Vorgehen sinnvoll und angezeigt. So ist es für die ängstlichen Kinder wichtig, die Selbstsicherheit wieder zu gewinnen, das eigene Kontrollerleben verstärken zu können und in der Therapie die Erfahrung einer sicheren und verlässlichen Bindung zu machen.

Grundsätzlich ist zwischen globaleren Ansätzen, die eher grundsätzlich die psychische Stabilität der Kinder erhöhen (wie z. B. personzentrierte Kindertherapie), und eher symptomorientierten Ansätzen zu unterscheiden. Kann das Kind seine Angst bewusst spüren und benennen, so ist eher eine verhaltenstherapeutische Intervention angezeigt. Im Gegensatz dazu wäre bei einem Kind, das seine Ängste nur verzerrt wahrnimmt oder gar leugnet eher eine Kinderpsychotherapie angezeigt (vgl. Weinberger 2001).

Die verhaltenstherapeutischen Interventionen sind auf diese Symptomatik ausgerichtet, ihre Wirksamkeit ist gut nachgewiesen (vgl. Schneider 2006, Petermann et al. 2002b). Diese Programme verfolgen vier Globalziele:

1. „Erkennen von angstbezogenen Gedanken und körperlichen Reaktionen,
2. Bewerten und Verändern von ungünstigen Kognitionen,
3. Erproben von Verhaltensstrategien, um Angst auslösende Situationen besser zu bewältigen,
4. Einüben, Erproben und Bekräftigen neuer Verhaltensweisen" (Petermann et al. 2002b, S. 261).

Bei vielen umfassenderen Programmen geht es stark um die kognitiven Gesichtspunkte der Angst: „Befürchtungen und Bewertungen des Kindes bezüglich der Angst auslösenden Situationen oder seiner Einschätzung bezüglich seiner eigenen Bewältigungsmöglichkeiten in diesen Situationen werden ausführlich und in angemessener Weise in der Therapie betrachtet und gegebenenfalls verändert. Neben dem Angstabbau im engeren Sinne ist es Ziel dieser Therapie, die Autonomie und Selbstwirksamkeitsüberzeugungen des Kindes zu stärken. Die Kinder werden ‚stark gemacht', um schwierige Situationen und Probleme anzugehen und zu lösen" (Schneider 2006, S. 202). Wichtige Methoden sind dabei Selbstinstruktion und Selbstbeobachtung, um zu einer kognitiven Restrukturierung zu kommen. Auf Verhaltensebene gilt bei Angststörungen die Exposition, das Sich-Hinein-Begeben in die angstauslösende Situation als Mittel der Wahl.

In komplexeren Behandlungsprogrammen werden auch die Eltern in die Angstbehandlung des Kindes einbezogen (vgl. die Zusammenstellung bei Schneider 2006).

In einer Übersicht belegt Schneider (2006) einerseits die gut nachgewiesene Wirksamkeit der verhaltenstherapeutischen Interventionsprogramme, andererseits betrachtet sie kritisch, dass diese Forschung oft unter „Laborbedingungen" stattfand und noch zu wenig Befunde über die Psychotherapie in der Routinepraxis vorliegen. Auch besteht ein Entwicklungsbedarf im Bereich der Prozessforschung.

Zusammenfassung

Ängste gehören zum Leben dazu und stellen eine wichtige Schutzreaktion dar. Sie treten in einem kontrollierbaren Ausmaß immer wieder in unterschiedlichen Entwicklungsphasen auf. Bei einer Angststörung sind diese Angstinhalte dem Alter und der Entwicklung des Kindes nicht mehr angemessen oder nehmen einen übermächtigen Raum ein. Sie dauern länger an und beeinträchtigen insgesamt die Entwicklung des Kindes.

Als Angstformen lassen sich unterscheiden: Trennungsangst, phobische Störungen, Panikstörungen, soziale Phobie/Soziale Angststörungen und generalisierte Angststörungen. Die Prävalenzraten für alle Angststörungen insgesamt liegen bei etwa zehn Prozent; Ängste weisen dann eine hohe Stabilität auf, wenn sie früh entstanden und nicht behandelt worden sind.

Ursächlich sind auch hier Temperamentsfaktoren (Verhaltenshemmungen) im Interaktionsprozess mit frühen Beziehungserfahrungen zu sehen. Eine große Bedeutung haben ängstliche elterliche Vorbilder sowie Eltern, die geringe Erwartungen an das Bewältigungsverhalten ihrer Kinder haben.

Ängstliche Kinder und Jugendliche haben an sich eher negative Erwartungen, nehmen sich als eher weniger kompetent wahr und ihre Selbstaufmerksamkeit bezieht sich eher auf negative Gedanken. Es kommt zu einem Kreislauf der Verstärkung von übermäßiger Angst.

Bei einer Therapie kommt es darauf an, auf der Grundlage sicherer Bindungs-erfahrungen den Kindern die Möglichkeit zu geben, Verhaltensstrategien aus-zuprobieren, um angstauslösende Situationen besser bewältigen zu können. Ebenso wichtig ist es, negativ gefärbte Kognitionen gezielt zu verändern.

Fragen zur Selbstüberprüfung

1. Wie lassen sich die „normalen" Ängste des Kindes- und Jugendalters von Angststörungen unterscheiden?
2. Welches sind die zentralen Kriterien der Trennungsangst („Emotionale Stö-rungen mit Trennungsangst im Kindesalter" ICD-10 F 93.0)?
3. Wie lässt sich ein möglicher ungünstiger Verlauf von Angststörungen be-schreiben?
4. Wie ist das genaue Zusammenspiel zwischen einer (Über-)Ängstlichkeit der Eltern und der Entwicklung einer Angststörung des Kindes?
5. Wie sehen zentrale Bestandteile einer störungsspezifischen Intervention bei Angststörungen aus?

Weiterführende Literatur

Essau, C. A. (2003). Angst bei Kindern und Jugendlichen. München: Reinhardt.

Die Autorin gibt einen umfassenden Überblick über die verschiedenen Angststörungen des Kindes- und Jugendalters und verschiedene Interventionsformen; ein Schwerpunkt wird auf eher verhaltenstherapeutisch orientierte Programme gelegt.

5.1.3 Ess-Störungen

Einführung

Begrifflich werden unter Ess-Störungen die Anorexie (Anorexia-Nervosa), die Bulimie (Bulimia-Nervosa) und die Adipositas zusammengefasst. Dabei ist die Anorexie in erster Linie dadurch gekennzeichnet, dass von den Pati-enten in extremer Weise ein Gewichtsverlust herbeigeführt und ein starkes Untergewicht gehalten wird; das Hauptmerkmal der Bulimie ist das sehr häufige Auftreten von „Fress-Attacken", die von Methoden der „Gegenre-gulation" (z. B. Erbrechen) begleitet werden. Adipositas bezeichnet einen sehr deutlichen Überschuss an Körperfett, der besonders auf ein Ungleichgewicht von Nahrungsaufnahme und Bewegung zurückzuführen ist. Bei allen drei Auffälligkeiten handelt es sich um Störungen des Essverhaltens und damit um

„einen äußerst komplexen psychophysiologischen Prozess" (Fichter & Warschburger 2000, S. 562). Die Störungen unterscheiden sich im Erscheinungsbild und zum Teil auch in der zugrunde liegenden ätiologischen Psychodynamik. „Gemeinsam ist ihnen jedoch, dass für sie aus dem lebensnotwendigen Bedürfnis des Essens ein Problem mit erheblichen somatischen, psychischen und oft sozialen Konsequenzen erwachsen ist, das nicht nur den aktuellen Tagesablauf und die Beziehungen beherrscht, sondern auch langfristig relevante berufliche und private Entscheidungen" (Franke 2001, S. 356).

Die drei Störungsbilder sind alltagssprachlich mit dem Begriff der Sucht verbunden (Magersucht, Fress-Brechsucht, Fresssucht) – sie müssen aber insbesondere aufgrund der Ätiologie von diesem abgegrenzt werden (vgl. Franke 2001, S. 356 f).

Anorexie und Bulimie sind in den Klassifikationssystemen DSM-IV und ICD-10 explizit als psychische Erkrankungen benannt; dies trifft für die Adipositas nur im Zusammenhang mit „Sekundärerscheinungen" wie deutlicher Selbstwertproblematik zu. Diese psychischen Begleiterscheinungen sind jedoch so gravierend, dass die Adipositas in diesem Abschnitt explizit mitbetrachtet werden soll. Vereinzelt wird auf die Unterschiedlichkeiten gesondert hingewiesen.

Alle drei Störungsbilder beginnen in der Kindheit (Adipositas!) bzw. haben dort ihre Ursachen und treten im früheren (Anorexie!) bzw. späteren Jugend- oder jungen Erwachsenenalter (Bulimie!) erstmalig auf. Sie sind daher explizit im Bereich der Auffälligkeiten im Kindes- und Jugendalter zu betrachten.

Beschreibung der Störungen, Klassifikation

Ein wesentliches Klassifikationskriterium zur Einstufung des Gewichtes ist der sogenannte Body-Mass-Index (BMI). Dieser berechnet sich wie folgt:

BMI = Körpergewicht (kg) : Körpergröße zum Quadrat (m^2).

Aus diesen Berechnungen ergeben sich folgende Abstufungen:

Tab. 5.2: Klassifikationen der Ess-Störungen nach BMI-Kriterien

	Anorexie	Normalgewicht	Adipositas	Adipositas per magna
Frauen	<17,5	19–24	>30	>40
Männer		20–25	>30	>40

In den Diagnosesystemen sind die drei Ess-Störungen wie folgt gekennzeichnet.

Merkmale der Anorexie
- Körpergewicht mindestens 15 % unter dem erwarteten Gewicht oder BMI von 17,5 oder weniger. Weigerung, das Minimum des für Alter und Größe normalen Körpergewichts zu behalten.

- Der Gewichtsverlust ist selbst herbeigeführt durch Vermeidung hochka-
lorischer Speisen und einer oder mehrere der folgenden Möglichkeiten:
  - Selbstinduziertes Erbrechen
  - Selbstinduziertes Abführen
  - Übertriebene körperliche Aktivitäten
  - Gebrauch von Appetitzüglern und/oder Diuretika
- Körperschemastörung in Form einer spezifischen psychischen Störung:
Die Angst, dick zu werden, besteht als eine tiefverwurzelte, überwertige
Idee; die Betroffenen legen eine sehr niedrige Gewichtsschwelle für sich
selbst fest.
- Störungen der Wahrnehmung der eigenen Figur und des Körpergewichts;
übertriebener Einfluss der Figur oder des Körpergewichtes auf die Selbst-
bewertung.
- Bei postmenarchalen Frauen: Amenorrhoe, d. h. das Ausbleiben von min-
destens drei aufeinanderfolgenden Menstruationszyklen.
- Verzögerte sexuelle Reifung

(aus ICD-10 und DSM-IV, zusammengestellt nach: Franke 2001, S. 361,
Fichter & Warschburger 2000, S. 563).

Herpertz-Dahlmann et al. (2005) schlagen in Unterscheidung zu den o. g.
kritischen Gewichtsgrenzen unter Bezugnahme auf die kinder- und jugendpsychiatrischen Fachverbände vor, nicht den BMI-Wert von 17,5 als Grenze
zu nehmen, sondern die 10. BMI-Altersperzentile. „Ein BMI von 17,5 entspricht einem Gewicht zwischen der 5. und 10. Altersperzentile bei 16,5
Jahre alten männlichen Individuen bzw. 17,5 Jahre alten jungen Frauen. In
den meisten Fällen beginnt die Anorexia nervosa jedoch früher, so dass ein
BMI von 17,5 eine zu geringe Spezifität aufweist und auch gesunde Kinder
und jüngere Jugendliche erfassen würde" (ebd., S. 249).

Psychische Begleiterscheinungen der Anorexie sind starke Selbstzweifel,
oftmals sozialer Rückzug und Depression. „Ihrem oftmals selbstsicheren
Auftreten zum Trotz sind anorektische Mädchen und Frauen innerlich zu-
tiefst von Selbstzweifeln und ständigen Gefühlen der Inkompetenz und Un-
zulänglichkeit gequält. Selbst hervorragende eigene Leistungen können sie
nicht anerkennen. Was immer sie tun, es ist nicht genug" (Franke 2001,
S. 363, ebenso: Herpertz-Dahlmann et al. 2005).

Merkmale der Bulimie

- Eine andauernde Beschäftigung mit Essen, eine unwiderstehliche Gier
nach Nahrungsmitteln; der Patient oder die Patientin erliegt Essattacken,
bei denen von ihnen große Mengen Nahrung in kurzer Zeit konsumiert
werden (teilweise bis zu 15000 kcal); dieses Essverhalten wird oft geheim
gehalten.
- Die Essattacken sind mit dem Gefühl verbunden, die Kontrolle über das
eigene Essverhalten verloren zu haben (vgl. Fichter & Liberman 1997).
- Der Patient oder die Patientin versucht, dem dickmachenden Effekt der
Nahrung durch verschiedene Verhaltensweisen entgegen zu steuern:
  - Selbstinduziertes Erbrechen,
  - Missbrauch von Abführmitteln,
  - Zeitweilige Hungerperioden,

- Gebrauch von Appetitzüglern,
- etc.
- Die Fressattacken und das unangemessene Kompensationsverhalten kommen drei Monate lang im Durchschnitt mindestens zwei Mal pro Woche vor.
- Die psychopathologische Auffälligkeit besteht in einer krankhaften Furcht davor, dick zu werden.
- Der Patient oder die Patientin setzt sich eine scharf definierte Gewichtsgrenze weit unter dem prämorbiden Gewicht.

(zusammengestellt nach ICD-10 und DSM- IV, nach Fichter & Warschburger 2000, S. 562 ff, Franke 2001, S. 363 ff)

Auch bulimische Patientinnen haben „eine sehr niedrige Selbstachtung und sind extrem abhängig von sozialen Normen. Ihr Selbstwertgefühl ist stark davon abhängig, wie gut sie es schaffen, diesen sozialen Normen und Idealen vom Körpergewicht und Figur nahe zu kommen. Dichotomes Denken in ‚Alles-oder-Nichts‘-Kategorien (...) ist bei bulimischen Patientinnen sehr häufig" (Fichter & Warschburger 2000, S. 563). Auch Franke führt eine Reihe von Studien an, die belegen, dass „bei Menschen mit Bulimia nervosa (...) vermehrt massive Gefühle von Wert- und Sinnlosigkeit, ausgeprägte Stimmungsschwankungen, Schuldgefühle und Suizidalität auf[treten]" (Franke 2001, S. 365). Aufgrund des enorm erhöhten Lebensmittelkonsums sind bulimische Patientinnen oft verschuldet.

Merkmale der Adipositas

Wie bereits beschrieben, wird die Adipositas in ICD-10 bzw. DSM-IV nicht klassifiziert. „Es existiert derzeit keine einheitliche Klassifikation von Adipositas" (Fichter & Warschburger 2000, S. 572). Daher ist Adipositas im engeren Sinne eine körperliche, chronische Erkrankung mit massiven psychischen Begleiterscheinungen. Allgemein ist die Adipositas definiert ab einem BMI von 30. Bei einem BMI von >40 spricht man von „Adipositas per magna". Schmidt und Steins (2000) schlagen eine Orientierung an den – altersbezogenen – Perzentilkurven des BMI vor: „Bei Kindern spricht man von einem hohen Körpergewicht ab der 85. Perzentile und von ausgeprägter Adipositas ab der 95. Perzentile" (ebd., S. 252).

Im Zusammenhang mit der Adipositas werden „Heißhungerattacken" beschrieben; dafür wird der eigenständige Begriff der „Binge Eating Disorder (BED)" geprägt. Allerdings liegt nach einer Studie von Warschburger und Kröller (2005) zufolge nur bei 3,8 % der untersuchten übergewichtigen Kinder und Jugendlichen im Alter von 10–16 Jahren eine BED vor; „insgesamt berichteten jedoch 12,8 % der [untersuchten, d. Verf.] Kinder und Jugendlichen von Heißhungerattacken" (ebd.) – dies bedeutet, dass die Begriffe nicht gleich zu setzen sind.

„Adipositas geht mit zahlreichen Komplikationen und Folgeschäden einher, unter anderem mit Erkrankungen des Herz-Kreislauf-Systems, Schlaganfällen, Diabetes, (...) vorzeitigem Gelenkverschleiß" (Franke 2001, S. 366) etc. „Adipöse Kinder haben ein erhöhtes Risiko für Herz-Kreislauferkrankungen, einschließlich Bluthochdruck" (Fichter & Warschburger 2000, S. 574).

Von sehr großer Bedeutung sind die psychosozialen Aspekte: Neben Unzufriedenheit mit dem eigenen Körpergewicht finden sich Einschränkungen im Selbstkonzept mit Auswirkungen auf die gesamte Lebensqualität. In zwei unterschiedlichen Studien konnte deutlich gezeigt werden, dass Kinder und Jugendliche mit einer Adipositas gegenüber normalgewichtigen Kindern/Jugendlichen einen „niedrigeren Selbstwert" (Schmidt & Steins 2000) bzw. „deutlich negativere Selbstbewertungen" (Moens et al. 2005) aufweisen. Oft treten starke Schuldgefühle auf (vgl. Fichter & Warschburger 2000, Franke 2001).

Epidemiologie und Verlauf

Epidemiologie

Bei der Betrachtung epidemiologischer Daten besteht das grundsätzliche Problem, dass die Studienlage relativ diffus ist, vor allem, weil klare Definitionskriterien in der Vergangenheit zur Einstufung der Störungen fehlten. Hinzu kommt eine relativ hohe Dunkelziffer: Insbesondere hinsichtlich der Bulimie handelt es sich eher um Schätzungen, weil viele Betroffene ihre Erkrankung verbergen. Daher ist die Verlässlichkeit der Zahlen mit Einschränkungen zu betrachten:

Tab. 5.3: Epidemiologische Daten zu den Ess-Störungen (Franke 2001, S. 358, Ergänzungen aus: Fichter & Warschburger 2000, S. 564, Herpertz-Dahlmann et al. 2005)

Prävalenz	Anorexia nervosa	Bulimie nervosa	Adipositas
nach Franke (2001)	Frauen 0,5–1 %	Gesamt: 2–4 %	Frauen: 9–25 % Männer: 10–16 %
nach Fichter & Warschburger (2000)		1–39 % der Frauen im kritischen Alter (19–35 Jahre)	20–27 %
nach Herpertz-Dahlmann et al. (2005)	adoleszente Schulmädchen: 0,5 %	Adoleszente: 0,5 %, junge Erwachsene: 2–3 %	
nach Warschburger & Kröller (2005)			6–8 % der Kinder und Jugendlichen
Geschlecht	ca. 95 % aller Erkrankten weiblich	ca. 90 % aller Erkrankten weiblich	geringfügig häufiger bei Frauen
Alter/Erkrankungsgipfel	12–23 Jahre/ 14. und 18. Jahr	20–30 Jahre	40–65 Jahre
Soziale Schicht	Vor allem: höhere Mittelschicht	Eher: Mittelschicht	Unter-:Oberschicht 6:1
nach Fichter & Warschburger (2000)	Bei Kindern kein eindeutiger Zusammenhang zwischen Schicht und Gewicht		

Während in zwei Überblicksartikeln (z. B. Fichter & Warschburger 2000, Franke 2001) die Aussage gemacht wird, dass keinerlei Hinweise auf das Ansteigen der Prävalenzraten bei Bulimie und Anorexie vorliegen, so stellen Herpertz-Dahlmann et al. (2005) fest: „Langzeitstudien machen deutlich, dass die Inzidenz der Magersucht bei jugendlichen Mädchen (15 bis 24 Jahre) seit den Fünfzigerjahren des letzten Jahrhunderts angestiegen ist" (ebd., S. 250).

Eine deutliche Steigerung gibt es allerdings bei der Adipositas. „Die Zahl der an Adipositas Erkrankten in westlichen Industrienationen nimmt ständig zu" (Franke 2001, S. 359). Bei einem Vergleich der Schuleingangsuntersuchungen bei Kindern in Bayern konnte ein signifikanter Anstieg der übergewichtigen fünf- bis sechsjährigen Kinder zwischen 1982 (8,5 %) und 1997 (12,3 %) und der Adipositas erkrankten Kinder (1982: 1,8 %; 1997: 2,8 %) festgestellt werden (von Kries 2004).

Für die Adipositas scheint es darüber hinaus Zusammenhänge zur familiären Situation zu geben: Die Kinder entstammen häufig einem „adipösen Elternhaus" (Caviezel et al. 1992; Guillaume et al. 1995). Das Risiko eines Kindes, übergewichtig zu werden, steigt proportional zur Zahl der übergewichtigen Familienmitglieder und deren Grad des Übergewichtes an (Whitaker et al. 1997).

Komorbidität

Alle drei Störungen sind verbunden mit einer Reihe körperlicher Begleiterscheinungen und Sekundärfolgen, wie zum Beispiel Blutbildveränderungen, hormonellen Veränderungen. Bei der Bulimie kommt es in Folge des häufigen Erbrechens zu einer Veränderung des Säure-Basen-Haushalts oder zu chronischen Verätzungen und Zahnschäden. Herpertz-Dahlmann et al. (2005) haben auf Langzeitfolgen durch eine „Verminderung der Knochendichte und -masse" hingewiesen, die „bei mehr als 90 % der anorektischen Patienten vorkommt" (ebd., S. 252); auf die körperlichen Folgen der Adipositas wurde schon hingewiesen.

Als Komorbiditäten auf psychischer Ebene wurden insbesondere Depressionen festgestellt, ohne dass hierzu klare bzw. eindeutige Zahlen aus Studien vorliegen. Bei etwa einem Drittel bis zur Hälfte der Jugendlichen mit Anorexia nervosa finden sich Zwangsgedanken und/oder Zwangshandlungen (Thiel et al. 1995). „Insbesondere depressive Symptome und Zwangssymptome zeigen eine deutliche Abhängigkeit vom Hungerzustand und bessern sich oft mit zunehmendem Gewicht" (Herpertz-Dahlmann et al. 2005, S. 253). Im Vergleich zu magersüchtigen Patientinnen werden bulimische Patientinnen impulsiver und extrovertierter beschrieben (vgl. Fichter & Warschburger 2000).

Verlauf

Aufgrund der sekundären körperlichen Störungen besteht eine große Gefahr für chronische Erkrankungen. Insgesamt ergibt sich ein „sehr heterogenes Bild der Therapie- und Katamnesestudien" (Franke 2001, S. 387). Franke (ebd.) führt folgende Daten – immer unter o. g. Vorbehalt zu betrachten – an:

Anorexie
- 20 % aller Frauen werden ohne professionelle Hilfe geheilt.

- Bei 30 % erfolgt eine Heilung mit professioneller Hilfe.
- Bei 30 % zeigt sich eine erhebliche Verbesserung mit Psychotherapie.

Eine Metaanalyse von Katamnesestudien von Steinhausen (2002) bestätigt diese Zahlen (guter Heilungserfolg bei ca. 50 %, 30 % Besserung, 20 % chronischer Verlauf). In einer Langzeitstudie zeigten nach durchschnittlich 6,4 Jahren bei 70 % der (behandelten) Patienten keine Ess-Störungen mehr, 76 % zeigten auch keine anderen „psychiatrischen Störungen" und 71 % waren „gut psychosozial angepasst" (Steinhausen et al. 2003; gleiche Resultate ergab eine 10-Jahres-follow-up-Studie von Herpertz-Dahlmann et al. 2001).

Bei etwa 20 % der Patientinnen wechselt die Symptomatik von der Anorexie zur Bulimie (vgl. Herpertz-Dahlmann et al. 2005).

Franke (2001) gibt aufgrund der vorliegenden Studien eine durchschnittliche Mortalitätsrate von 5,5 % an und beschreibt, dass anorektische Mädchen/Frauen in höherem Maße suizidgefährdet sind. Nach Fichter und Warschburger (2000) ist diese Rate höher. Sie sprechen von einer Sterblichkeit in Folge der Magersucht zwischen 10 und 20 %. Insgesamt ist davon auszugehen, dass „Patientinnen mit frühem Krankheitsbeginn, die in jungen Jahren einer Therapie zugeführt werden, eine bessere Prognose" haben (Fichter & Warschburger 2000, S. 565). Im Unterschied dazu stellen Herpertz-Dahlmann et al. (2005) fest, dass „in den letzten Jahrzehnten (...) die Mortalitätsrate der jugendlichen Magersucht deutlich gesenkt werden [konnte]. Für die zweite Hälfte des 20. Jahrhunderts gibt Steinhausen (2002) eine Mortalitätsrate von 5 % über alle Altersgruppen hinweg an" (ebd., S. 263), die jedoch in den vergangenen Jahren nochmals deutlich reduziert wurde: in einer internationalen Langzeit-Vergleichsstudie zeigte sich, dass im Untersuchungszeitraum von 6,4 Jahren 2,9 % der Patienten verstarben (Steinhausen et al. 2003).

Bulimie
Hierzu existieren noch weniger Daten. Nach Franke gelingt es 50 % der Patienten, ihre Erkrankungen zu überwinden, ein Viertel zeigt sich verbessert und bei einem Viertel bleibt die Krankheit chronisch. Für diese Entwicklungen scheint es keine eindeutigen Risikovariablen zu geben, eher eine Vielzahl unspezifischer Einflussfaktoren.

Quadflieg und Fichter (2003) sichteten die vorliegenden Studien zum Langzeitverlauf der Bulimie und kamen ebenfalls zu dem Ergebnis, dass die Resultate über den Verlauf sehr schwanken, weil unterschiedliche Diagnosekriterien, Erhebungsinstrumente usw. angewandt wurden. So ergaben sich Chronifizierungsraten der Störung zwischen 9 % und 30 %, je nach Untersuchungszeitraum und -design; in einer 10-Jahres-Katamnese wurde eine Chronifizierungsquote von 11 % ermittelt. Die Mortalitätsrate liegt im Durchschnitt bei 0,3 %. Die Autoren kommen zu dem Resümee: „Anorexia nervosa is definitely the more dangerous and deadly eating disorder" (ebd., S. 106).

Adipositas
Die schlechtesten Heilungsaussichten bestehen bei der Adipositas. Es handelt sich um eine „chronische Erkrankung mit einer beträchtlichen Stabilität.

Diese beginnt bereits in der frühesten Kindheit" (Fichter & Warschburger 2000, S. 573). Bei Kindern, die schon früh übergewichtig sind, ist die Gefahr groß, dass diese Übergewichtigkeit bleibt (ebd.).

Ätiologie, Störungsentstehung

Bei der Betrachtung der Störungsursachen ist zunächst festzustellen, dass es wenige sichere, das heißt auf breiten Daten basierende Erkenntnisse über die ursächlichen Zusammenhänge der Ess-Störungen gibt. Es handelt sich – auf somatischer Ebene – um Störungen der Regulation der Nahrungsaufnahme. „Bei der Regulation der Nahrungsaufnahme bestehen komplexe Wechselwirkungen zwischen biologischen, umgebungsmäßigen und psychologischen Variablen" (Fichter & Warschburger 2000, S. 566). Die Komplexität dieser Zusammenhänge macht es bei diesen Auffälligkeiten schwierig, eindeutige Ursachenketten zu beschreiben.

Auf diesem Hintergrund sollen jetzt die vorliegenden Erkenntnisse der biologischen, sozialen und psychologischen Einflussfaktoren betrachtet werden.

Biologische Ebene

Die Regelung von Hunger und Sättigung erfolgt im Hypothalamus, der wiederum im Zusammenspiel mit anderen Gehirnregionen steht. Das periphere Sättigungssystem schüttet Peptide in Reaktion auf die Nahrungszufuhr aus, diese zeigen Sättigung an. Andere Peptide können Hunger und Nahrungszufuhr erhöhen. „Diese biologischen Variablen werden von der Nahrung selbst (Kaloriengehalt, ernährungsmäßige Zusammensetzung und Schmackhaftigkeit) sowie durch die Umgebungsbedingungen beeinflusst. (...) Bei der Regulation der Nahrungsaufnahme spielen aber auch Lernprozesse eine wichtige Rolle: Die Nahrungsaufnahme wird nicht erst dann gestoppt, wenn gastrointestinale Hormone ausgeschüttet werden und ein Völlegefühl entsteht; vielmehr kann eine solche Reaktion vorweggenommen werden (...). Bei psychogen essgestörten Patienten besteht eine Störung der Sättigungswahrnehmung; offen bleibt, inwieweit dies Folge oder Ursache des gestörten Essverhaltens ist" (ebd.).

Klare Belege für organische Prädispositionen für die Anorexie und die Bulimie konnten bisher nicht identifiziert werden (vgl. Franke 2001, Fichter & Warschburger 2000). „Trotz intensiver Suche ist es bis dato nicht geglückt, Indikatoren für die vermutete biologische Vulnerabilität zu finden und empirisch zu belegen" (Fichter & Warschburger 2000, S. 567). Im Unterschied zu diesen Einschätzungen kommen Herpertz-Dahlmann et al. (2005) zu dem Schluss, dass genetische Faktoren bei der Verursachung der Ess-Störungen Anorexis und Bulimie eine Rolle spielen: „Systematische Familienstudien zeigen, dass die Prävalenz von Essstörungen bei Familienmitgliedern magersüchtiger und bulimischer Patienten im Vergleich zu gesunden Kontrollpersonen um das 7- bis 12-fache erhöht ist" (ebd., S. 255; wobei diese Argumentation nicht unbedingt die genetische Verursachung beglegt, s. u.). Veränderungen in Transmittersystemen bei anorektischen Frauen können als Korrelate des spezifischen Verhaltens angesehen werden (vgl. z. B. Herpertz 1997).

Genetische Faktoren scheinen bei der Ausbildung der Adipositas eine stärkere Rolle zu spielen. „1994 wurde das sogenannte ‚Obesitas (ob) Gen' identifiziert, das das im Fettgewebe gebildete Protein Leptin festlegt" (Franke 2001, S. 379). Hierdurch wird der Ausgangspunkt, um das Körpergewicht stabil zu halten, auf genetischer Basis möglicherweise bei verschiedenen Menschen unterschiedlich disponiert. Allerdings gilt auch hier: „Vererbt wird in erster Linie die Disposition, adipös zu werden; inwieweit diese angeborene Vulnerabilität zum Tragen kommt, beeinflussen Umweltfaktoren" (Fichter & Warschburger 2000, S. 574).

Vorliegende familiäre Häufungen belegen nicht die genetische Veranlagung. So zitieren Fichter und Warschburger (2000) Studien, die eine Übereinstimmung im Grundumsatz zwischen Eltern und Kind zeigen. In einer anderen Studie von Roberts et al. (1988) konnte gezeigt werden, dass „normalgewichtige Neugeborene mit geringem Energieverbrauch drei Monate später adipös (waren); die Mütter dieser Kinder waren selbst übergewichtig" (ebd., S. 575).

In einer sehr breiten Untersuchung an SchulänfängerInnen konnte „als neuer Risikofaktor für Adipositas im Kindesalter Rauchen in der Frühschwangerschaft, als Schutzfaktor Stillen identifiziert werden" (von Kries 2004).

Letztlich weisen diese Befunde alle auf das komplexe Zusammenspiel zwischen biologischen, sozialen und psychologischen Faktoren hin. Der rasante Anstieg des Übergewichtes in den westlichen Industrienationen („aktuellen Prognosen zufolge werden im Jahr 2030 die Hälfte aller Europäer übergewichtig sein"; Franke 2001, S. 366) kann nicht durch eine Variable allein erklärt werden.

Soziale Faktoren

Da soziale Faktoren in unterschiedlicher Weise eine Bedeutung für die Entstehung der Störungen haben, sollen Bulimie und Anorexie getrennt von Adipositas betrachtet werden.

Bulimie und Anorexie

Ein wichtiger Faktor für die Ausbildung dieser Störungen sind sicherlich gesellschaftliche Hintergründe, insbesondere das nach wie vor vorherrschende Schlankheitsideal. Schlank sein wird als Ausdruck von Leistungsfähigkeit, auch als Beweis für Triebkontrolle gesehen. Als besonders gefährdet werden Jugendliche angesehen, die Schlankheit „als Schönheitsideal anstreben und einen starken Druck, schlank zu sein, von Eltern und Gleichaltrigen erleben (Levine et al. 1994)" (Fichter & Warschburger 2000, S. 567). Wie bereits im Abschnitt 3.3.2 dargelegt wurde, hat das eigene Körperbild für Jugendliche eine extrem hohe Bedeutung für den eigenen Selbstwert (vgl. Buddeberg-Fischer und Klaghofer 2002; Fend 2001; Hahne & Zubrägel 2004). Das bedeutet, dass gerade im Jugendalter das Thema Gewichtskontrolle einen breiten Stellenwert – und hier noch stärker für Mädchen, als für Jungen – einnimmt. „Gewicht ist bereits in jungen Jahren zentral für soziale Anerkennung und Stellung (Goldfield & Chrisler 1995)" (Fichter & Warschburger 2000, S. 567). Unter Bezugnahme der aktuellen Daten der internationalen Gesundheitsstudie HBSC der Weltgesundheitsorganisation WHO (regelmäßige Befragung von 1500 Kindern/Jugendlichen im Alter 10–16 Jahre) stellen Hähne und Zubrägel (2004) fest, dass „das gesellschaftlich vorgegebene Ideal eines schlanken (und damit schönen) Körperbildes für beide Geschlechter, vor allem aber für Mädchen, eine bedeutende Rolle in der Selbsteinschätzung des eigenen Körpers spielt" (ebd., S. 252). Dabei bewerten sowohl Mädchen als auch Jungen ihre körperliche Erscheinung kritisch: „Nur 40,1 % der Mädchen und 50,4 % der Jungen befinden ihr wahrgenommenes Gewicht als genau richtig. Immerhin ein Drittel (32,8 %) der Jungen empfindet sich als etwas und viel zu dick, demgegenüber sind es sogar 44,9 % der Mädchen, die sich in diesen Kategorien wahrnehmen" (ebd., S. 251) – zusätzlich ist bedeutsam, dass diese Jugendlichen, die sich als übergewichtig empfinden, signifikant die eigene psychische Gesundheit und Lebenszufriedenheit schlechter beurteilen (s. ebd.).

Eine „Eintrittskarte für die Entwicklung einer Essstörung" ist das Diätverhalten. So hat schon über die Hälfte der 11- bis 18-Jährigen schon einmal eine Diät gemacht (vgl. Fichter & Warschburger 2000, ebenso: Hähne & Zubrägel 2004). Durch intensive Diät kommt es zu Veränderungen im Stoffwechsel und auch auf neurochemischer Ebene. Die Gefahr, dass ein sogenannter „Jojo-Effekt" – also eine kurzzeitige Gewichtsreduktion, die dann von erneuter Gewichtszunahme begleitet wird und neue Diäten nach sich zieht – eintritt, ist groß (vgl. z. B. Fichter & Warschburger 2000). So sehr die Bedeutung des Schlankheitsideals zu würdigen ist, so bleibt dennoch unklar, warum nur ein sehr geringer Teil der Jugendlichen als Reaktion darauf eine Ess-Störung entwickelt.

Eine wichtige Rolle spielen sicherlich die Entwicklungsaufgaben im Jugendalter (vgl. Abschnitt 3.3.2) und deren Bewältigung. So kann es *eine* Möglichkeit sein, über ein sehr stark kontrolliertes Essverhalten Autonomie zu gewinnen und sich von den Eltern abzugrenzen. Verweigerung des Essens ist eine „günstige" Form, die Anstrengungen der Eltern, besonders der Mütter, „ins Leere laufen" zu lassen.

Da die Anorexie und Bulimie sich insbesondere bei Mädchen und Frauen zeigt, hat die Entstehung wahrscheinlich auch etwas mit der Entwicklungsaufgabe der Übernahme von Geschlechtsidentität zu tun. Sie können als Versuch betrachtet werden, sich den möglicherweise als widersprüchlich erlebten Anforderungen der Frauenrolle (zunächst) zu entziehen, oder auch das von der Mutter vorgelebte Frauenbild gerade nicht zu übernehmen. Franke (2001) sieht die Anorexie unter anderem auch als Ausdruck einer mangelnden Vorbereitung auf die Pubertät. „Mädchen müssen die biologischen Veränderungen ‚verkraften', sind einem höheren Leistungsdruck mit dem Übergang in die Oberstufe ausgesetzt. Je weniger die Eltern in der Phase des Rollenübergangs eine Hilfestellung bieten, umso mehr ist die junge Frau auf ihre eigenen, bizarren Lösungen angewiesen (Buddeberg-Fischer 2000)" (Franke 2001, S. 372).

Eine Reihe von Studien und Konzepten haben auch Zusammenhänge zwischen Ess-Störungen, insbesondere der Anorexie und spezifischen Familienstrukturen beschrieben: Viele der Familien von anorektischen Patientinnen wirken nach außen als besonders harmonisch. Es sind solche, in denen – von der Krankheit der Tochter abgesehen – „alles glatt läuft". „Therapeutischen Beobachtern stellt sich diese Harmonie und Konfliktfreiheit zumeist als eine Unfähigkeit dar, unterschiedliche Meinungen und Emotionen zuzulassen, sie beobachten ständige Einmischungen aller Familienmitglieder in die Angelegenheiten der anderen, extreme Kontrolle und ein Klima emotionaler Kälte, in denen Zuwendung nur leistungskontingent zugeteilt wird" (Franke 2001, S. 372). Solche Familiensysteme sind durch Verstrickungen und unklare Regelsysteme, die Abwertung von Emotionen, durch selektive Wahrnehmungen aber auch Überfürsorglichkeit gekennzeichnet.

Gerlinghoff und Backmund (1995) beschreiben „Charakteristika von Familien mit einem an einer Essstörung erkrankten Mitglied" (ebd., S. 16).

Tab. 5.4: Charakteristika von Familien mit einem an einer Essstörung erkrankten Mitglied (nach Gerlinghoff & Backmund 1995, S. 16)

- Grenzüberschreitungen und Koalitionen zwischen den Generationen und innerhalb der Subsysteme
- Aufrechterhalten eines asketischen Familienideals, in dem eigene Wünsche, Bedürfnisse, Gedanken und Wahrnehmungen verleugnet werden
- Rationale Widerlegung und somit Missachtung von direkt geäußerten Bedürfnissen und Wünschen, was zu Verunsicherung der eigenen Wahrnehmung und Selbstzweifeln führt
- Verhinderung von Autonomiebestrebungen, indem vorgegeben wird, den anderen vor Misserfolgen bewahren zu wollen. Die Durchsetzung dieser Bestrebungen ist nur mit Schuldgefühlen möglich
- Hoher Stellenwert von Krankheit, Leistung und des äußeren Erscheinungsbildes
- Keine Vermittlung unbedingter Wertschätzung
- Leugnung aggressiver Gefühle und Konflikte zugunsten der Familienharmonie
- Keine Duldung von Zweierbeziehungen

Die Anorexie ist dann für die Jugendlichen eine Form der Auseinandersetzung und eines Versuches der Abgrenzung – also ein Versuch, auf diese Weise die Entwicklungsaufgabe der „Ablösung vom Elternhaus" zu bewältigen.

Offen bleibt, warum die Abgrenzung in diesen Familien gerade über das Essen erfolgt.

Adipositas

Sicherlich spielen eine Reihe der genannten Faktoren – wie ein „Scheitern" am Schlankheitsideal – auch für die Entwicklung einer Adipositas eine Rolle. Allerdings scheinen direkte Lernfaktoren noch eine größere Bedeutung zu haben: Die Entstehung der Adipositas hängt fast immer mit einer unausgeglichenen Energiebilanz zusammen: Es wird zu viel hochkalorische Nahrung zu sich genommen und es erfolgen zu wenige körperliche Aktivitäten, um diese Energien abzubauen. Dieses Verhalten scheint in frühester Kindheit gelernt und ist seitdem stabil. So sind Kinder übergewichtiger Eltern besonders gefährdet. Aus einer Studie von Kleskes et al. (1990) geht hervor, dass mit zunehmendem Gewicht der Eltern die körperliche Aktivität der Kinder abnimmt. In einer prospektiven Studie konnte gezeigt werden, dass der Fernsehkonsum übergewichtiger Kinder höher ist (Dietz & Gortmaker 1985); „Fernsehkonsum oder Computerspielen von zwei und mehr Stunden täglich erhöht das Risiko für Übergewicht um den Faktor 1,7" (von Kries 2004, S. 580). Weiterhin unterschätzen adipöse PatientInnen die eigene Nahrungsaufnahme und „Adipöse tendieren dazu, Lebensmittel mit einem höheren Fettgehalt zu bevorzugen" (Franke 2001, S. 380). Derartige Verhaltensweisen werden in sozialen Zusammenhängen zunächst erlernt (Lernen am Modell!) bzw. duldend hingenommen.

Psychologische Faktoren
Bei einer sehr hohen Zahl der Patientinnen mit Ess-Störungen ist ein besonders geringer Selbstwert festzustellen, zum Teil eine erhöhte allgemeine psychische Labilität.

Alle drei Ess-Störungen stehen im Zusammenhang mit dem Thema Kontrolle bzw. Kontrollverlust. Über das Essen wird versucht, Kontrolle über den eigenen Körper aber auch über soziale Situationen herzustellen – die damit gemachten Erfahrungen sind letztlich von Misserfolg gekennzeichnet und es werden weiter Anstrengungen unternommen, die Kontrolle wieder herzustellen.

Dieses Grundmuster gilt besonders für die Anorexie, findet sich aber auch bei der Bulimie. Im Zusammenhang mit der Bulimie wird diskutiert, dass sexuelle Gewalterfahrungen – eine extreme Form des erlebten Kontrollverlusts – eine hohe Bedeutung haben. 30 % der Patientinnen mit einer Bulimie haben entsprechende Vorerfahrungen (vgl. Franke 2001, S. 378); möglicherweise bestehen solche Zusammenhänge auch zu den anderen Ess-Störungen; hierzu fehlen jedoch klare Daten.

Bei PatientInnen mit einer Bulimie spielt unter Umständen auch eine Rolle, dass die besondere Form des Essverhaltens zur Spannungsregulation beiträgt: Durch die „Fressattacken" können innere Anspannungen verringert werden, die Sättigung führt (zunächst) zur Selbstberuhigung.

Für PatientInnen mit adipösen Auffälligkeiten kann das übermäßige Essen auch eine Bedeutung als „generalisierter Verstärker" haben. Es dient als Ersatz für alle emotionalen, sozial wichtigen Ereignisse. Es kann als einzige Möglichkeit gesehen werden, sich „etwas Gutes zu tun" und hilft „auch gegen Langeweile und Einsamkeit" (vgl. Franke 2001, S. 381 f). Es folgt dann ein Teufelskreis der Entmutigung: Die (jugendlichen) PatientInnen erleben sich als zu dick, sind dadurch mit sich unzufrieden, zeigen ein geringes Selbstwertgefühl. Aus dieser Enttäuschung heraus (manchmal auch dem Gefühl: „Es ist sowieso alles egal") wird erneut übermäßig gegessen.

Ein anderer Negativkreislauf besteht im Zusammenhang mit der Inaktivität: Körperliche Aktivität wird von Menschen mit erhöhtem Körpergewicht als besonders anstrengend und belastend erlebt. Dadurch wird im Alltag weniger Aktivität (z. B. Fahrstuhl fahren statt Treppensteigen) gezeigt, was sich natürlich wiederum negativ auf die Gewichtskontrolle auswirkt.

Insgesamt ist zu vermuten, dass ein wichtiges Spezifikum der Essstörungen auch in der Bedeutung des Essens in der Familie zu sehen ist:

- Wurde Essen als Bestrafung (oder Belohnung) eingesetzt?
- Welche Atmosphäre herrschte beim Essen?
- Wurde Zuwendung über Essen ausgedrückt? etc.

Die Ursachen lassen sich wie in Abbildung 5.5 dargestellt zusammenfassen.

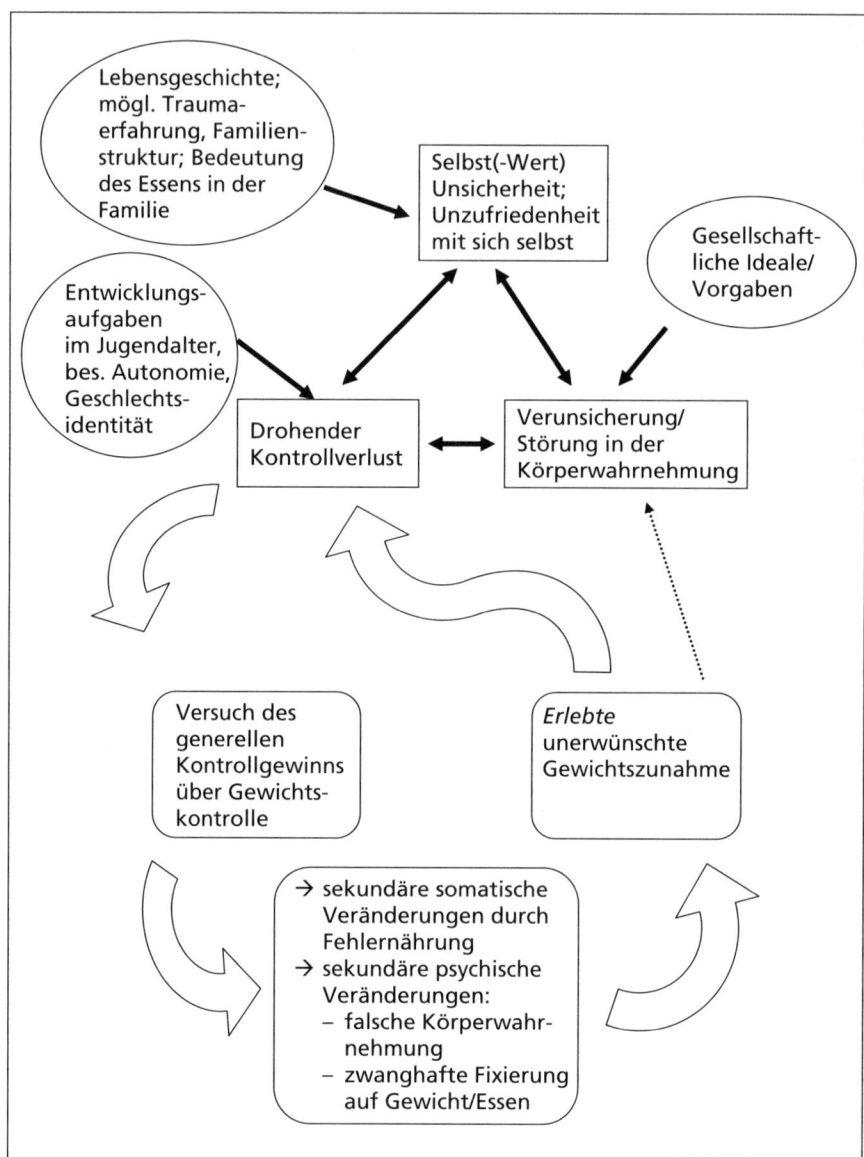

Abb. 5.5: Kreislauf der Entstehung und Verfestigung von Anorexie und Bulimie

Aufgrund lebensgeschichtlicher Faktoren – die natürlich nicht primär mit dem Essen zusammenhängen – und familienstruktureller Bedingungen kommt es schon vor Eintritt der Auffälligkeit bzw. Erkrankung zu einer tendenziellen Selbst(wert)unsicherheit und zu einer generelleren Unzufriedenheit mit sich selbst. Angesichts der hohen Bedeutung der Körperlichkeit in der Jugend – resultierend vor allem aus gesellschaftlichen Idealen und Vorgaben – und der

Konfrontation mit den jugendtypischen Entwicklungsaufgaben wird drohender Kontrollverlust erlebt.

Die Patientinnen versuchen, generalisierte Kontrolle zu gewinnen über die Kontrolle des eigenen Gewichtes. Dadurch kommt es zum einen zur Fehlernährung und sekundären somatischen Veränderungen, zum anderen aber auch zu sekundären psychischen Veränderungen und zu Verstärkungen (zum Beispiel der unrealistischen Körperwahrnehmung) und einer weiteren zwanghaften Fixierung auf das Körpergewicht. So wird die erhoffte Kontrolle nicht erlangt und eine (oftmals unrealistisch) erlebte und unerwünschte Gewichtszunahme erzielt. Der drohende Kontrollverlust wird verschärft und der Kreislauf setzt sich fort.

Eine zusammenfassende Aufstellung der „Risikofaktoren für Anorexia und Bulimia nervosa" geben Herpertz-Dahlmann et al. (2005, S. 255, in Anlehnung an Fairburn und Harrison 2003):

Allgemein

- Weibliches Geschlecht
- Adoleszenz und frühes Erwachsenenalter
- Westliche Kultur

Individuelle Faktoren

Familienanamnese

- Ess-Störungen in der Familie
- Depressionen, Zwänge und Angsterkrankungen
- Substanzmissbrauch, auch Alkohol (vor allem bei Bulimie)
- Übergewicht (Bulimie)

Praemorbide Erfahrungen

- Verhalten der Eltern
  Geringer Kontakt, Eheprobleme der Eltern (besonders bei Bulimie), hohe Erwartungen, überbehütendes und ängstliches Verhalten (besonders bei Anorexie)
- Sexueller Missbrauch
- Häufiges Diätverhalten in der Familie
- Kritik an Essverhalten, Figur oder Gewicht durch Familienangehörige oder Freunde
- Berufs- oder freizeitbedingter Schlankheitsdruck (Model, Leistungssportlerin, Tänzerin)

Praemorbide Auffälligkeiten

- Niedriges Selbstwertgefühl
- Perfektionismus (vorwiegend bei Anorexia nervosa)
- Angst und Angsterkrankungen, vor allem soziale Phobie und Trennungsangst
- Adipositas (vor allem bei Bulimie)
- Frühe Menarche (vor allem bei Bulimie)

Therapie

Im Folgenden sollen einige wenige Spezifika der Therapie von Ess-Störungen aufgezeigt werden.

Eine wichtige Grundfrage besteht darin, ob zunächst auf der körperlichen Ebene angesetzt werden soll oder erst auf psychotherapeutischer Basis die Grundlagen für eine Stabilisierung des körperlichen Zustandes gelegt werden sollen. Diese Frage stellt sich besonders bei Patientinnen mit anorektischen Störungen, da diese sich öfters in lebensgefährdende Zustände zu bringen drohen. Bei derartigen Situationen ist eine stationäre Behandlung unbedingt angezeigt. Diese ist meist mit wenig Motivation und Bereitschaft der Patientinnen verbunden und macht die Therapie zunächst schwierig; dies erfordert eine intensive Motivationsarbeit. In lebensgefährdenden Situationen ist selbstverständlich auf der körperlichen Ebene anzusetzen – und zugleich psychotherapeutisch zu arbeiten. Generell hat es sich als sinnvoll herausgestellt, die Psychotherapie von der medizinischen Versorgung (Kontrolle des Körpergewichtes und der Laborwerte) personell zu trennen, wobei natürlich die Fachkräfte eng kooperieren müssen und dies der Patientin gegenüber transparent gemacht werden muss.

Aufgrund der Komplexität der Ess-Störungen ist es sinnvoll, auf mehreren Ebenen anzusetzen; es haben sich multifaktorielle, bzw. multiphasische Programme mit einem abgestimmten und integrierten Vorgehen auf mehreren Ebenen bewährt:

- In der **Psychotherapie** im engeren Sinne wird es um die seelischen Grundlagen der Auffälligkeit gehen; vor allen Dingen, um die Verarbeitung der Selbst(wert)unsicherheiten, des mangelnden Kontrollerlebens und des Autonomiethemas. Hierzu gehört auch, die Auslösebedingungen der Störung zu verstehen und die Zusammenhänge der (dysfunktionalen) Bewältigung zu erkennen.
- Eine ergänzende **Verhaltenstherapie** sollte als wichtigen Inhalt haben, die Selbstkontrollfähigkeiten der Patientin zu verbessern (dies gilt besonders für die Bulimie) und konkrete Programme zur Änderung des Essverhaltens umzusetzen sowie andere Formen der Spannungsreduktion einzuüben.
- In der **Körpertherapie** wird es darum gehen, die Körperwahrnehmung zu verändern und mögliche Körperschemastörungen gezielt zu bearbeiten.
- Die ergänzende **Familientherapie** hat das Ziel, die dysfunktionalen Umgehensweisen in der Familie (s. o.) zu verändern.
- Ergänzend kann **Ernährungsberatung** sinnvoll sein.
- Bei Patientinnen und Patienten mit Adipositas-Störungen ist darüber hinaus unbedingt eine Ausweitung der **Bewegungsmöglichkeiten**, eine Steigerung der körperlichen Aktivität nötig. Diese muss kleinschrittig und systematisch erfolgen, so dass die Betroffenen den Spass an körperlicher Aktivität zurückgewinnen können.
- Im Rahmen eines **Selbstsicherheits- und Sozialtrainings** können Defizite im Sozialverhalten direkt abgebaut werden.

Unter Berücksichtigung der Leitlinien der kinder- und jugendpsychiatrischen Fachgesellschaften betonen Herpertz-Dahlmann et al. (2005) ein therapeutisches Vorgehen, das fünf wesentliche Elemente beinhaltet:

„1. Gewichtsrehabilitation sowie die Behandlung somatischer Komplikationen,
2. Ernährungsberatung und -therapie,
3. individuelle Psychotherapie,
4. Elternberatung und/oder Familientherapie,
5. Behandlung komorbider Störungen" (ebd., S. 257).

Ein multimodales Herangehen stellt das kognitiv-behaviorale Adipositas-Training von Warschburger et al. (1999) dar. In diesem kommen verhaltenstherapeutische Strategien zum Einsatz, auf der Ebene des Essens, aber auch der körperlichen Aktivität.

Einen ebenfalls sehr breiten Ansatz der Therapie von Anorexie und Bulimie beschreiben Gerlinghoff und Backmund (1995), die ausgehend von einem tagesklinischen Konzept Gesprächsgruppen, Ernährungstherapie, Körperwahrnehmungstherapie, kreative Therapie, Gruppensitzungen zur Förderung der sozialen Kompetenz und Selbstdokumentation mit Angehörigenarbeit kombinieren. Ziel ist dabei die Stärkung der Eigenverantwortlichkeit der PatientInnen und die Verbesserung der Selbstkontrolle.

Wie beschrieben handelt es sich um komplexere Störungsmuster, die oft chronifiziert sind. Daher sind Erfolge – insbesondere bei PatientInnen mit Adipositas – nicht leicht zu erzielen. Franke (2001) nennt daher als wichtige therapeutische Prinzipien „Geduld und Vertrauen". Dies macht sie am Beispiel anorektischer Patientinnen deutlich: „Der therapeutische Kontakt gelingt nur, wenn die Behandler sehr viel Geduld haben und verstehen, dass die Patientin mit jedem Schritt, den sie sich aus der Anorexie hinaus begibt, ihre Überlebensstrategie loslässt. Dies kann nur gelingen bei einer therapeutischen Begleitung, die zuverlässig ist und optimistisch und sich mit der eigenen Angst auseinandersetzt, statt sie hinter kontrollierenden Zwangsmaßnahmen zu verstecken" (Franke 2001, S. 385).

Zusammenfassung

Begrifflich werden unter Ess-Störungen die Anorexie, die Bulimie und die Adipositas zusammengefasst. Dabei ist die Anorexie in erster Linie dadurch gekennzeichnet, dass von den Patientinnen in extremer Weise ein Gewichtsverlust herbeigeführt und ein starkes Untergewicht gehalten wird; das Hauptmerkmal der Bulimie ist das sehr häufige Auftreten von „Fressattacken", die von Methoden der „Gegenregulation" (z. B. Erbrechen) begleitet werden. Adipositas bezeichnet einen sehr deutlichen Überschuss an Körperfetten, der besonders auf ein Ungleichgewicht von Nahrungsaufnahme und Bewegung zurückzuführen ist.

Die Ess-Störungen hängen mit dem Körpergewicht zusammen. Ein wesentliches Klassifikationskriterium hierfür ist der sogenannte Body Maß Index (BMI). Dieser berechnet sich wie folgt: BMI = Körpergewicht (kg) geteilt durch Körpergröße zum Quadrat (m^2). Anorexie ist durch einen BMI von weniger als 17,5 definiert, Adipositas durch ein BMI von größer 30.

Die Anorexie und die Bulimie finden sich fast ausschließlich bei Frauen bei Prävalenzraten von 0,5 bis 1 % (Anorexie) bzw. 2 bis 4 % (Bulimie). Bei Adipositas findet sich ein leichtes Übergewicht bei Frauen gegenüber den Männern (Prävalenz bei etwa 20 bis 25 %).

Ursachen für die Ess-Störungen sind in erster Linie soziale Faktoren. Bei Anorexie und Bulimie spielt das gesellschaftliche Schlankheitsideal eine Rolle. Die Störungen entstehen im Jugend- bzw. jungen Erwachsenenalter, in dem die Körperwahrnehmung eine besonders bedeutende Einflussgröße auf Selbstwert und Selbstsicht hat. Über das Essverhalten wird versucht, Kontrolle auszuüben auch in einem als unkontrollierbar erlebten Familiensystem.

Die Therapie muss bei allen Ess-Störungen multimodal erfolgen, insbesondere auch körperliche Aspekte einbeziehen. Hohe Bedeutung hat ein störungsspezifisches, symptomorientiertes Vorgehen insbesondere bei der Anorexie (sehr deutliches Untergewicht bedeutet Lebensgefahr); strukturierte Verfahren auf verhaltenstherapeutischer Grundlage sind hier in der Regel (mit-)angezeigt.

Fragen zur Selbstüberprüfung

1. Welches sind die wesentlichen Merkmale der Anorexie?
2. Wie ist der Zusammenhang zwischen Bulimie und Anorexie einerseits und der Entwicklung der (weiblichen) Geschlechtsidentität andererseits?
3. Welche Rolle kann die Familie bei der Störungsentstehung spielen?
4. Welche psychischen Faktoren haben bei der Entstehung der Adipositas eine besondere Bedeutung?
5. Welches sind die wesentlichen Bestandteile der multimodalen Therapie der Ess-Störungen?

Weiterführende Literatur

Jacobi, C., Paul, T. & Thiel, A. (2004). Essstörungen. Göttingen: Hogrefe.
Tuschen-Caffier, B., Pook, M. & Hilbert, A. (2005). Diagnostik von Essstörungen und Adipositas. Göttingen: Hogrefe.

Beide Bücher stellen die verschiedenen Ess-Störungen in Symptomatik, Epidemiologie und Ursachen dar. Während Jacobi & Thiel ausführlicher auf die Behandlung der Störungen eingehen, liegt der Schwerpunkt des Buchs von Tuschen-Caffier et al. auf der Diagnostik.

5.2 Externalisierende Auffälligkeiten

5.2.1 AD(H)S

Phänomenologie, Erscheinungsform und Symptome

In diesem Kapitel geht es um die „Zappelphilippe", die besonders unaufmerksamen, unruhigen und impulsiven Kinder, meistens Jungen.

Diese Kinder und Jugendlichen haben Probleme mit ihrer Umwelt (und auch mit sich), weil sie oft Störungen in der Aufmerksamkeit zeigen: Sie brechen Aufgaben vorzeitig ab, beenden Tätigkeiten – meist solche, die als fremdbestimmt (z. B. Hausaufgaben) erlebt werden – ohne ein Ziel erreicht zu haben, lassen sich extrem leicht ablenken, wechseln häufig von einer Aktivität oder Aktion zur anderen.

Die Kinder und Jugendlichen zeigen ein ausgeprägtes Maß an Unruhe, Rastlosigkeit und motorischer Überaktivität.

Besonders in Situationen, die relative Ruhe abverlangen (z. B. das Stillsitzen in der Schule), fällt es den Kindern schwer, das eigene Verhalten zu kontrollieren. Die Hyperaktivität kann sich je nach Situation „im Herumlaufen oder im Herumspringen äußern oder auch im Aufstehen, wenn dazu aufgefordert wurde, still sitzen zu bleiben. Weiterhin kann sie sich in ausgeprägter Redseligkeit und Lärmen, im Wackeln und Zappeln" äußern (Quaschner & Theisen 2005, S. 156).

Die Kinder sind weiterhin besonders impulsiv, das heißt, sie handeln sehr plötzlich, ohne zu überlegen, haben Probleme abzuwarten und ihre Bedürfnisse aufzuschieben. Sie folgen oft „dem ersten Handlungsimpuls (...) und beginnen eine Tätigkeit (...) bevor sie hinreichend durchdacht ist oder bevor sie vollständig erklärt worden ist" (Döpfner 2002, S. 152). „Ein Teil der Kinder begibt sich aufgrund der Impulsivität leichtfertig in Gefahrensituationen, ohne dabei die Konsequenzen zu bedenken (‚Gefahrenblindheit'). Dieses gefahrenblinde Verhalten führt häufig zu Verletzungen und Unfällen" (Quaschner & Theisen 2005, S. 156).

Neben diesen Hauptsymptomen haben Kinder mit der dargestellten Problematik oft Kontaktschwierigkeiten, Lern- und Leistungsprobleme, aber auch emotionale Symptome, wie ein niedriges Selbstwertgefühl (vgl. ebd. Döpfner 2002, s. a. den Abschnitt zu Komorbidität).

Durch die beschriebenen Symptome geraten die zumeist durchschnittlich intelligenten Kinder in einen Teufelskreis, wenn sie mit den Anforderungen in Vorschule und Schule konfrontiert werden. Sie erleben, „dass ihr Lernerfolg, trotz subjektiv gleicher Anstrengung wie bei den Gleichaltrigen geringer ist oder gar ausbleibt. In einem Teufelskreislauf von Konzentrationsmangel und ausbleibendem Lernerfolg verstärken sich die kognitiven Defizite, die dann bald durch ein sich beständig verschlechterndes Selbstwertgefühl unmittelbare Auswirkungen auf die Motivation haben, was sich wiederum auf die Ausdauer niederschlägt" (Schulte-Markwort & Düsterhus 2003, S. 99). Die Kinder geraten nicht selten in der Klassengemeinschaft in eine Außenseiterposition und gelten als Störenfriede. Sie „glauben nicht mehr an sich und verstärken in (sub)depressiver Manier ihre schlechte Gesamtsituation.

Ein ‚Ausweg' ist dann manchmal die aggressive Abwehr des Misserfolgs" (ebd.).

Kinder und Jugendliche, die solche kombinierten Verhaltensauffälligkeiten zeigen, stellen für ihr Umfeld eine Herausforderung dar; sie rücken immer wieder ins Licht der Fachdiskussion (vgl. die aktuellen Zusammenstellungen bei Riedesser 2006, Mattner 2006, Amft 2006). Es gibt keine klaren Aussagen darüber, ob ihre Zahlen im Lauf der Jahre zugenommen haben – allerdings gibt es eine zunehmend erbitterte Fachdiskussion um Ursachen und Behandlungsmöglichkeiten (siehe unten). Schon 1844 hat der Frankfurter Allgemein- und spätere Nervenarzt Heinrich Hoffmann in seinem Kinderbuch „Struwwelpeter" die Unart des Zappelphilipps beschrieben, ohne dass ursprünglich ein Krankheitsbild abgebildet wurde (vgl. Seitler 2004).

Bei der Betrachtung der Geschichtsschreibung zur Unruhe und Unaufmerksamkeit wird der englische Pädiater Still (1868–1941) als der „Vater" des Konzeptes bezeichnet. Die übermäßige Unruhe der Kinder wird als „moral defect" beschrieben (vgl. Seitler 2004). Spätestens seit Ende des zweiten Weltkrieges gibt es eine Reihe von Veröffentlichungen zu den beschriebenen Verhaltensauffälligkeiten, die als hyperkinetisches Syndrom, aber auch als „minimal brain damage syndrom" oder als „minimal brain disorder" bezeichnet wurden, wobei lange Zeit eine frühkindliche Hirnschädigung als Ursache angenommen wurde. Mit der Einführung des Diagnosesystems DSM-III-R wurde 1980 erstmals die Störung als Syndrom klassifiziert.

Bereits 1937 entdeckte Bradley die Wirkung des Stoffes Methylphenidat. „Mit dieser Entdeckung begann, was Lawrence Diller 1996 ‚the run on Ritalin' genannt hat" (Seitler 2004, S. 210). Seit den sechziger Jahren des vergangenen Jahrhunderts ergibt sich eine zunehmende Behandlung mit diesem Medikament: Die Zahl der verordneten Ritalin-Tagesdosen ist mindestens um das Dreißig- (Hüther & Bonney 2002) bis Vierzigfache (Seitler 2004) gestiegen und steigt weiter. Die beeindruckenden Steigungsraten verdeutlicht Abbildung 5.6:

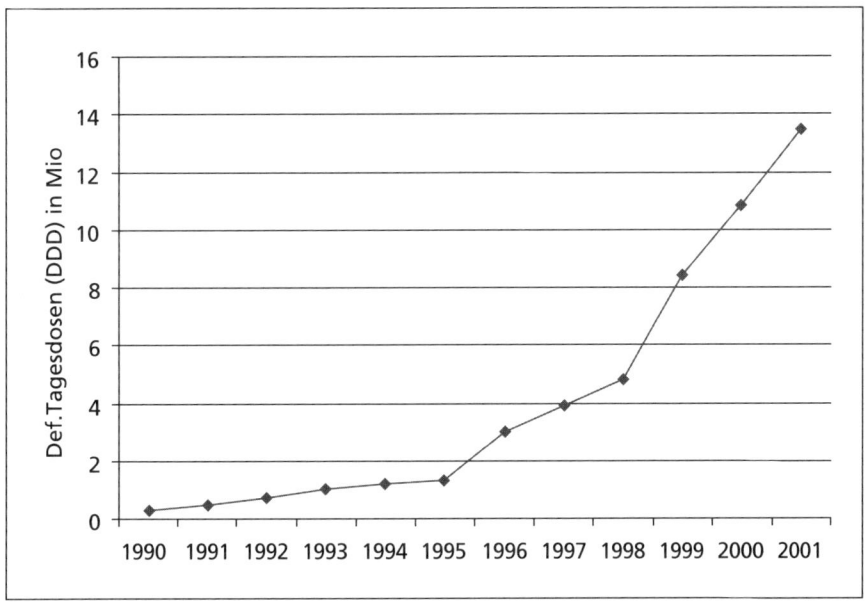

Abb. 5.6: Steigerung der Ritalin-Tagesdosen (nach GEK-Arzneimittelreport 2003; Quelle: Thurmair 2004)

Die Verordnung des Medikaments ist in Deutschland seit 1990 von 0,3 Millionen Tagesdosen auf 13,5 Millionen Tagesdosen, also um das mehr als Vierzigfache angestiegen „und dies trotz zum Teil noch immer mangelnder Erkenntnis um den Wirkstoff" (GEK Arzneimittelreport 2003, S. 17).

Um diese dramatischen Steigerungen der Verschreibungen hat sich eine Fachdiskussion entwickelt. Hier wird einerseits argumentiert, dass es „aus streng medizinischer Sicht (...) keine Erklärung für diese enormen Zuwachsraten" gibt (Hüther & Bonney 2002, S. 13 f) und möglicherweise veränderte Verschreibungspraktiken, veränderte Diagnosekriterien und auch veränderte Lebens- und Entwicklungsbedingungen von Kindern und Jugendlichen verantwortlich gemacht werden. Andererseits wird gegenüber anderen Industrienationen und aufgrund „verbesserter" Diagnosekriterien ein „Nachholbedarf" konstatiert. Auf die damit zusammenhängende Diskussion um die Ursachen wird später vertieft eingegangen.

Definition und Klassifikation

In den Definitionen werden einheitliche *Leitsymptome* benannt:

„Leitsymptome sind Unaufmerksamkeit (Aufmerksamkeitsstörungen, Ablenkbarkeit), Überaktivität, Hyperaktivität, motorische Unruhe und Impulsivität. Nach ICD-10 (klinische Kriterien) müssen sowohl Unaufmerksamkeit als auch Überaktivität vorliegen. Die Forschungskriterien verlangen das Vorliegen von Unaufmerksamkeit, Überaktivität und Impulsivität" (Deutsche

Gesellschaft für Kinder- und Jugendpsychiatrie und Psychotherapie 2003, S. 237). Die Klassifikationssysteme ICD und DSM stimmen in der Beschreibung weitestgehend überein; dargestellt werden die Kriterien nach der ICD-10 (Dilling et al. 2002).

Tab. 5.5: Die diagnostischen Kriterien der Aufmerksamkeitsdefizitsyndrome nach den Forschungskriterien der ICD-10 (nach Schulte-Markwort & Düsterhus 2003, S. 96)

G1. Unaufmerksamkeit: Mindestens sechs der folgenden Symptome von Unaufmerksamkeit in einem mit dem Entwicklungsstand des Kindes nicht zu vereinbarenden und unangemessenen Ausmaß. Die Kinder:

- sind häufig unaufmerksam gegenüber Details oder machen Sorgfaltsfehler bei den Schularbeiten und sonstigen Arbeiten und Aktivitäten
- sind häufig nicht in der Lage, die Aufmerksamkeit bei Aufgaben und beim Spielen aufrechtzuerhalten
- hören häufig scheinbar nicht, was ihnen gesagt wird
- können oft Erklärungen nicht folgen oder ihre Schularbeiten, Aufgaben oder Pflichten am Arbeitsplatz nicht erfüllen (nicht wegen oppositionellem Verhalten oder weil die Erklärungen nicht verstanden werden)
- sind häufig beeinträchtigt, Aufgaben und Aktivitäten zu organisieren
- vermeiden oft Hausaufgaben, die häufig kognitives Durchhaltevermögen erfordern
- verlieren häufig Gegenstände, die für bestimmte Aufgaben wichtig sind, zum Beispiel für Schularbeiten wie Bleistifte, Bücher, Spielsachen und Werkzeuge
- werden häufig von externen Stimuli abgelenkt
- sind im Verlauf der alltäglichen Aktivitäten oft vergesslich

G2. Überaktivität: mindestens sechs Monate lang mindestens drei der folgenden Symptome von Überaktivität in einem mit dem Entwicklungsstand des Kindes nicht zu vereinbarenden und unangemessenen Ausmaß. Die Kinder:

- 1. fuchteln häufig mit Händen und Füßen oder wenden sich auf den Sitzen
- 2. verlassen ihren Platz im Klassenraum oder in anderen Situationen, in denen Sitzenbleiben erwartet wird
- 3. laufen häufig herum oder klettern exzessiv in Situationen, in denen dies unpassend ist (bei Jugendlichen oder Erwachsenen entspricht dem nur ein Unruhegefühl)
- 4. sind häufig unnötig laut beim Spielen oder haben Schwierigkeiten bei leisen Freizeitbeschäftigungen
- 5. zeigen ein anhaltendes Muster exzessiver motorischer Aktivitäten, die durch den sozialen Kontext oder Verbote nicht durchgreifend beeinflussbar sind

G3. Impulsivität: mindestens sechs Monate lang mindestens eines der folgenden Symptome von Impulsivität in einem mit dem Entwicklungsstand des Kindes nicht zu vereinbarenden und unangemessenen Ausmaß. Die Kinder:

- 1. platzen häufig mit der Antwort heraus, bevor die Frage beendet ist.
- 2. können häufig nicht in einer Reihe warten oder warten bis sie bei Spielen oder in Gruppensituationen an die Reihe kommen
- 3. unterbrechen und stören andere häufig (z. B. mischen sich in das Gespräch oder in das Spiel anderer ein) reden häufig exzessiv, ohne angemessen auf soziale Beschränkungen zu reagieren

G4. Beginn der Störung vor dem siebten Lebensjahr

Fortsetzung auf S. 121

G5. Die Kriterien sollen in mehr als einer Situation erfüllt sein, zum Beispiel sollte die Kombination von Unaufmerksamkeit und Überaktivität sowohl zu Hause als auch in der Schule bestehen oder in der Schule und an einem anderen Ort, wo die Kinder beobachtet werden können, zum Beispiel in der Klinik.

G6. Die Symptome von G1. bis G3. verursachen deutliches Leiden oder Beeinträchtigungen der sozialen, schulischen oder beruflichen Funktionsfähigkeit.

G7. Die Störung erfüllt nicht die Kriterien für eine tief greifende Entwicklungsstörung (F84), eine manische Episode (F30), eine depressive Episode (F41).

In der ICD-10 werden unter der Kategorie F90 „Hyperkinetische Störungen" noch die „einfachen Aktivitäts- und Aufmerksamkeitsstörungen" (F90.0) von der „Hyperkinetischen Störung des Sozialverhaltens" (F90.1) unterschieden.

Es muss hervorgehoben werden, dass die „Kardinalsymptome" mindestens sechs Monate lang vorliegen müssen, dass der Entwicklungsstand der Kinder bzw. Jugendlichen berücksichtigt werden muss, dass die Kriterien in mehr als einer Situation erfüllt sein müssen und dass wesentliche Beeinträchtigungen der sozialen und intellektuellen Leistungsfähigkeit bestehen (vgl. hierzu auch Döpfner 2002, Quaschner & Theisen 2005). In allen Stellungnahmen von Fachautoren wird immer wieder darauf hingewiesen, dass die Diagnosestellung „erhebliche Schwierigkeiten [bereitet]. Als Gründe dafür sind an erster Stelle die Vielzahl und Heterogenität der Symptome zu nennen, im Weiteren dann die situative Abhängigkeit und die damit verbundene Wechselhaftigkeit der Symptomatik. Da das Ausmaß der motorischen Aktivität eines Kindes sehr stark in Abhängigkeit von Alter und Entwicklungsstand variiert, heißt es bei der Diagnostik auch die Entwicklungsdimension zu berücksichtigen. Nicht zuletzt spielen auch normative Einschätzungen eine Rolle, die in die Bewertungen und Beurteilungen eines Kindes als Störenfried mit einfließen" (Quaschner & Theisen 2005, S. 157).

Eine Diagnostik setzt die Differenzial- bzw. „Ausschlussdiagnosen" voraus, z. B. zur Störung des Sozialverhaltens oder sogenannten „tiefgreifenden Entwicklungsstörungen" (ICD F84) oder „reinen" Wahrnehmungsstörungen, die allerdings aufgrund der bestehenden Komorbiditäten (s. u.) sehr schwer zu treffen sind.

Nach Döpfner (2002) werden als Ausschlusskriterien eine „tiefgreifende Entwicklungsstörung, eine Schizophrenie oder eine andere andere psychotische Störung fest[gelegt]. Darüber hinaus benennt das ICD-10 eine depressive Episode oder eine Angststörung als Ausschlusskriterium" (ebd., S. 155). Döpfner betont ausdrücklich, dass „hyperkinetische Störungen von folgenden anderen Störungsbildern und Bedingungen abgegrenzt werden [müssen]:

• Altersgemäße Verhaltensweisen bei aktiven Kindern
• Durch Medikamente oder durch neurologische Störungen bedingte hyperkinetische Symptomatik
• Hyperkinetische Symptome bei Intelligenzminderung
• Hyperkinetische Symptome bei schulischer Überforderung
• Hyperkinetische Symptome als Folge chaotischer psychosozialer Bedingungen

- Oppositionelle Verhaltensweisen
- Psychomotorische Erregungs- und Konzentrationsstörungen, affektive Störungen und Angststörungen" (ebd., S. 156 f).

Aufgrund der Diagnoseprobleme wird Hyperaktivität von einigen Autoren sehr kritisch betrachtet, ob eine solche, Einheitlichkeit vorgebende Diagnosestellung überhaupt möglich ist. So betonen Hüther & Bonney (2002), dass die „geforderte Einschätzung/Beurteilung des kindlichen Verhaltens (...) in hohem Maße von der Toleranz des Untersuchers abhängig ist (...). Die klinische Erfahrung zeigt, dass die mit diesem Diagnoseschema versuchte Einschätzung keinesfalls ausreichend ist. Sie ermöglicht keine hinreichend sichere Zuordnung und erlaubt auch keine maßgeschneiderte Therapieplanung" (ebd., S. 107). Streeck-Fischer (2006a) geht sogar soweit zu sagen, dass es sich „aus psychodynamischer Sicht (...) um eine ‚Undiagnose'" handelt (ebd., S. 81). Aufgrund der hohen Komorbidität und der Vielfältigkeit der Symptomatik diskutiert sie, „ob Hyperaktivität eher als Störung oder eher als Risiko anzusehen ist. Bei einem Risiko würde es sich um ein Kontinuum einer Auffälligkeit mit verschiedener Ausprägung handeln, bei einem Störungskonzept müsste ein qualitativer Wechsel vorliegen" (ebd.).

Es werden hohe Komorbiditätsraten mit anderen Störungen beschrieben.

Tab. 5.6: Häufige Komorbide Störungen mit ADHS

Komorbide Störung	Döpfner 2000	Streeck-Fischer 2006a	Schulte-Markworth & Düsterhus 2003
Oppositionelle Verhaltensstörungen und aggressive dissoziale Störung des Sozialverhaltens	43–93 % (Unterschiede abhängig von Bewertungsmethode)	30–50 %	30–50 %
Depressive Störungen	15–20 %	20 %	10–40 %
Angststörungen	25–40 % (teilweise bis 60 %, s. Döpfner & Lehmkuhl 1998)	20 %	20–25 %
Lernstörungen und Schulleistungsdefizite	10–25 %	20–30 %	10–25 %
Ticstörungen	„gehäuft"	20 %	bis zu 30 %
Traumatische Belastungen	–	2–20 % nach Teicher et al. 2002	–

Epidemiologie

Übereinstimmend wird davon ausgegangen, dass zwischen drei und fünf Prozent der schulpflichtigen Kinder und Jugendlichen die Symptomatik einer ADHS[6] zeigen. „In Deutschland rechnet man gegenwärtig mit etwa 170 000–350 000 behandlungsbedürftigen Kindern" (Hüther & Bonney 2002, S. 12). Davon wurden bis zum Herbst 2002 etwa 50 000 medikamentös behandelt, „1990 waren es noch lediglich 1 500" (ebd.; vgl. auch Schulte-Markwort & Düsterhus 2003; Quaschner & Theisen 2005). Die Schwankungen in den Angaben kommen dadurch zustande, dass die Untersuchungen mit unterschiedlichen, zum Teil nicht vergleichbaren Designs durchgeführt wurden oder unterschiedliche Gruppen (Eltern vs. Lehrer vs. Selbstbeurteilung vs. klinisches Urteil) befragt wurden. Döpfner (2002) stellt hierzu ergänzend fest: „Unruhe, Unkonzentriertheit und Aufmerksamkeitsstörungen sind Sammelbegriffe, die auch dazu dienen, Unzufriedenheit mit dem Kind und Probleme im Umgang mit ihm auszudrücken. Daher wundert es nicht, dass ErzieherInnen und Eltern solche Symptome bei Drei- bis Sechsjährigen von allen Verhaltensproblemen bei weitem am häufigsten zu beobachten glauben. 12,8 % aller Kinder, die einen Kindergarten besuchen, werden von ErzieherInnen global als hyperaktiv oder aufmerksamkeitsschwach beurteilt; weitere 3,1 % zeigen diese Auffälligkeiten in besonderem Ausmaß" (ebd., S. 157).

Döpfner (2002) führt eine interessante Untersuchung auf (Döpfner & Lehmkuhl 1998), in der die Kardinalsymptome differenziert betrachtet wurden.

Tab. 5.7: Geschlechtsspezifische Verteilung der ADHS-Leitsymptome

Störungen	Jungen	Mädchen
Aufmerksamkeitsstörungen	8–17 %	0–11 %
Hyperaktivität	7–31 %	1–7 %
Impulsivität	13–29 %	4–11 %

Die für eine Diagnose nach ICD notwendige Anzahl der Kriterien erreichten allerdings nur 2,4 % der Kinder (vgl. ebd.). Dies bedeutet, dass die Einzelauffälligkeiten wesentlich häufiger auftreten, dies aber nicht mit dem klinischen Gesamtbild der Auffälligkeit ADHS verwechselt werden darf.

Eindeutig und übereinstimmend sind die Befunde, dass die Auffälligkeit bei Jungen wesentlich häufiger beobachtet und auch diagnostiziert wird als bei Mädchen. „Das Verhältnis wird in den meisten Studien zwischen 3:1 und 9:1 angegeben" (Döpfner 2002, S. 158; vgl. auch Quaschner & Theisen 2005; GEK 2003).

Im Verlauf ist es – im Gegensatz zu früheren Annahmen – nicht so, dass sich die Auffälligkeit bzw. Störung „auswächst". In einer Zusammenfassung

---

6 Aus Gründen der Lesbarkeit wird im Folgenden die Bezeichnung ADHS verwendet.

einschlägiger Studien stellt Döpfner (2002) fest: „30–66 % der hyperkinetischen Kinder leiden auch im Erwachsenenalter unter den Symptomen oder Folgeproblemen. Etwa 30 % zeigen ein noch voll ausgeprägtes Bild des hyperkinetischen Syndromes. 18–36 % weisen ein dissoziales Verhalten auf. Bei 14–27 % wird eine dissoziale Persönlichkeitsstörung festgestellt" (ebd. 2002, S. 159; vgl. auch Stadler et al. 2006).

Diagnostik

Die Vielfältigkeit des Störungsbildes, die Notwendigkeit, die Kernsymptome von alters- oder situationsabhängigen Faktoren abzugrenzen, erfordert ein multidimensionales und multimethodales diagnostisches Vorgehen; Fink (2004) fordert ein „Mosaik aus Diagnostikbausteinen" (ebd., S. 118). Aus der Zusammenfassung verschiedener störungsspezifischer Konzepte scheinen folgende Aspekte bedeutsam:

1. Ausführliche Anamnese und Betrachtung der Aktualsituation
Hier gilt es insbesondere, entwicklungsgeschichtliche Faktoren zu berücksichtigen, wie z. B. das Temperament des Kindes, die familiäre Situation in den ersten Lebensjahren und die Umstände beim Auftreten der Leitsymptome: „Unbedingt zu berücksichtigen sind Entwicklungsaspekte und Milieubedingungen, um nicht nur die psychosozialen Faktoren gut einschätzen zu können, sondern um darüber hinaus Behinderungen in der Entwicklung des Kindes, die schon weiter zurückliegen, nicht zu übersehen" (Schulte-Markwort & Düsterhus 2003, S. 101).

2. Störungsspezifische Analyse
Das Auftreten des Verhaltens ist sehr spezifisch zu erfassen (Seit wann? Wie oft? In welcher Intensität? In welchen Zusammenhängen? usw.). Dabei ist es wichtig, sowohl die Selbstbeurteilung des (älteren) Kindes, der Eltern, aber auch externe Sichtweisen (Lehrer, Erzieher im Kindergarten oder Hort) zu berücksichtigen.
Hierzu gibt es eine Reihe von Testverfahren. Die bekanntesten Verfahren sind die sogenannten „Conners-Skalen", die für Eltern und auch Lehrer und Erzieher in zwei Versionen vorliegen. Allerdings ist zu berücksichtigen, dass zumindest die Kurzversion „im deutschen Sprachraum nicht normiert oder ausführlich untersucht" wurde (Quaschner & Theisen 2005, S. 158).
Weitere, standardisierte Verfahren wurden insbesondere von der Arbeitsgruppe um Döpfner entwickelt:
Das „Diagnostiksystem für psychische Störungen im Kindes- und Jugendalter nach ICD-10/DSM-IV (DISYPS-KJ)" kann als allgemeines Diagnoseinstrument mit spezifischen Skalen für unterschiedliche Störungsbereiche eingesetzt werden; es gibt Fremd- und Selbstbeurteilungsbögen (Döpfner & Lehmkuhl 2000).
Ein spezifisches Verfahren zur Eingangs- und zur differenziellen Diagnostik für Aufmerksamkeitsdefizit und für Hyperaktivitätsstörungen stellt das System KIDS1 dar (Döpfner et al. 2006).
Für jüngere Kinder gibt es den „Verhaltensbeurteilungsbogen für Vorschulkinder" (VBV 3–6), der als Screeningverfahren zur Diagnosestellung

eingesetzt werden kann. Auch hier gibt es eine Skala zur Aufmerksamkeits-schwäche/Hyperaktivität (Döpfner et al. 1993).

3. Verhaltensbeobachtung
Notwendig ist zur klaren Diagnosestellung und für Differentialdiagnosen eine Verhaltensbeobachtung in unterschiedlichen Situationen. Die betroffenen Kinder und Jugendlichen verhalten sich im Einzelkontakt anders, als in Gruppensituationen und nur durch die Beobachtungen lassen sich Zusammenhänge (und Wirkmechanismen bei der Verhaltensrealisierung) erfassen.

4. Leistungsdiagnostik
Nach Schulte-Markwort und Düsterhus (2003) ist eine standardisierte Intelligenztestung ebenso wie eine Konzentrationstestung für die Diagnostik der entsprechenden Entwicklungsstörung „obligat". Diese Autoren schlagen zur Differentialdiagnostik auch Fragebögen für komorbide Störungen vor.

5. Körperliche Untersuchungen
Hier können/sollten EEG- und Laboruntersuchungen durchgeführt werden. Möglicherweise sind weiterführende diagnostische Befunde (pädiatrische Differentialdiagnostik, pädaudiologische Differentialdiagnostik etc.) zu erheben.

Ursachen

Bei der Betrachtung der Ursachen finden sich deutliche Unterschiede zwischen einer biologisch, medizinischen Sichtweise – aus der heraus vor allem eine genetische aber auch neurologische Ätiologie als verursachend gesehen wird – und einer psychodynamisch-psychotherapeutischen Sicht (die seit Neuestem in neurobiologischen Untersuchungen bestärkt wird, vgl. z. B. Hüther & Bonney 2002, Hüther 2006a), die von einer eher (frühen) psychosozialen Verursachung der Auffälligkeit ausgeht.

In jedem Fall wirken bei der Entstehung der ADHS in komplexer Weise biologische und soziale Faktoren zusammen, so dass ein bio-psycho-soziales Modell am ehesten Aussagekraft zur Erklärung des Verhaltens und der „dahinterliegenden" Selbststruktur(-anteile) hat. Dieses allgemeine Modell ist ausführlich in Kapitel 3.3 dargestellt. Auf der Grundlage biologischer Bedingungen tritt das Kind in Wechselwirkungen mit seiner Umwelt. Es bildet sich eine Selbststruktur heraus aufgrund derer aktuelle Anforderungen und Entwicklungsaufgaben bewältigt werden müssen – die (hyper-)aktive Bewältigung ist ein Modus, der dann wieder verstärkend wirkt. Dieses Modell kann für die ADHS, wie in Abbildung 5.7 dargestellt, spezifiziert werden.

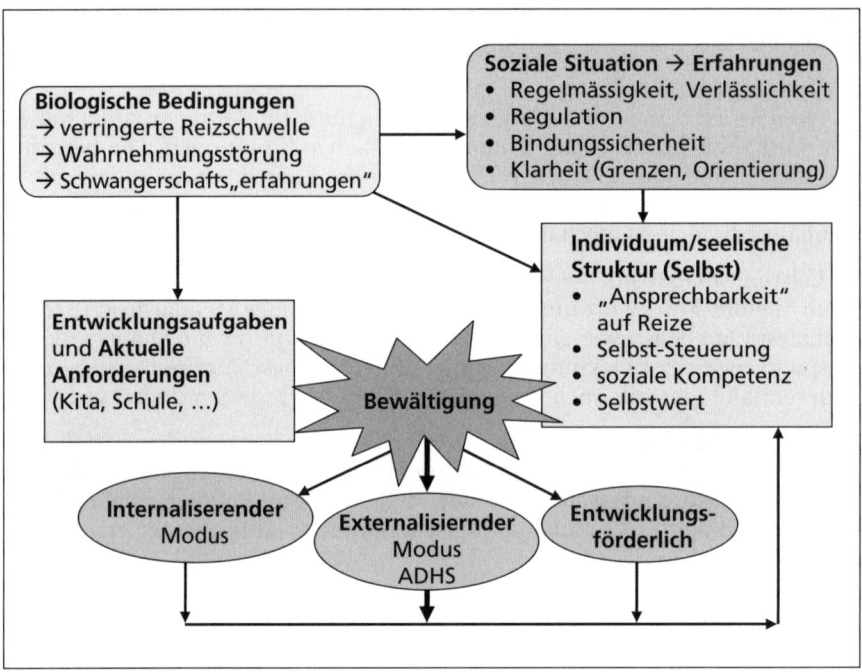

Abb. 5.7: Allgemeines bio-psycho-soziales Modell zur Erklärung der ADHS

Die einzelnen Elemente sollen im Folgenden genauer betrachtet werden.

Biologische Ebene
In verschiedenen Familienstudien wurden z. T. deutlich höhere Konkordanz-raten bei monozygoten (eineiigen) Zwillingen mit identischer genetischer Ausstattung festgestellt, als bei zweieiigen Zwillingen. „In Familienstudien von Kindern mit ADHS wurde eine höhere Prävalenz von 10–35 % als in Familien ohne ADHS festgestellt" (Streeck-Fischer 2006a, S. 84). Ähnliche Ergebnisse finden sich in Adoptionsstudien (vgl. Quaschner & Theisen 2005; Streeck-Fischer 2006a; Schulte-Markwort & Düsterhus 2003). Die geneti-schen Studien könnten so die sogenannten „Dopaminmangel-Hypothese" stützen, wonach eine unzureichende dopaminerge Aktivität dazu führen soll, dass die Leitsymptome auftauchen. „Dopamin wirkt auf alles stimulie-rend, was unter Beteiligung des dopaminergen Systems gesteuert wird. Dopa-min wird als Lern-Neurotransmitter oder auch als Belohnungstransmitter angesehen (...). Es bringt gleichsam Ruhe und Ordnung in die neuronalen Systeme. Dopamin stellt eine Verbindung zwischen Belohnung, Neugier und der exekutiven Funktion her. Es unterstützt damit das Aufmerksamkeitssys-tem und die Fähigkeit zu lernen und das Gedächtnis" (Streeck-Fischer 2006a, S. 84). Allerdings ist die Verbindung zwischen der Störung des Dopaminsys-temes und genetischen Faktoren nicht nachgewiesen. Es gibt eine Reihe von Studien, die darauf hinweisen, dass „der Dopaminspiegel unmittelbar von

unterschiedlichen Umwelteinflüssen abhängig ist" (ebd.; vgl. auch Spitzer 2002; Hüther & Bonney 2002). So geht die Entwicklungswissenschaft (vgl. Petermann et al. 2004) davon aus, dass sich Verhalten und Persönlichkeitsentwicklung nur aus dem Zusammenspiel von genetischen und Umweltfaktoren erklären. Umweltfaktoren bestimmen, in wieweit die genetischen Voraussetzungen zum Tragen kommen (vgl. ausführlicher Kap. 3.3.2 in diesem Buch). Streeck-Fischer (2006a) betont: „Frühe Umwelteinflüsse werden zugunsten von konstitutionellen Prädispositionen und Entwicklungsdiskontinuitäten unterbewertet. In biomedizinischen Modellen nimmt die frühe Sozialisation nur einen randständigen Platz ein" (ebd., S. 84). Ähnlich differenziert müssen festgestellte Veränderungen der Hirnstruktur und Hirnfunktionen gesehen werden. Veränderte Hirnstrukturen sind Ausdruck der (kindlichen) Hirnentwicklung – so bleibt unklar, ob die immer differenzierter festzustellenden Veränderungen in der Hirnstruktur Korrelate einer Störung, nicht aber deren Ursachen sind (vgl. Hüther & Bonney 2002, S. 23 f; Hüther 2006a).

Stadler et al. (2006) untersuchten, inwieweit auch bei Eltern von Kindern mit ADHS-Diagnose in deren Kindheit ADHS-Symptome aufgetreten sind und z. T. noch persistieren. Sie konnten feststellen, „dass bei einem beträchtlichen Teil der untersuchten Eltern in der Kindheit eine klinisch relevante Aufmerksamkeits-Hyperaktivitätssymptomatik vorlag"; die Symptomatik konnte bei 31 % der betroffenen Väter und 25 % der betroffenen Mütter festgestellt werden (ebd., S. 358). Allerdings stellen die Autoren fest, dass „diese Untersuchung jedoch keine Aussage darüber erlaubt, inwieweit biologische Faktoren, Umgebungsbedingungen oder die Interaktion zwischen beiden zu einer Häufung von ADHS-spezifischen Symptomen bei Patienten und ihren biologischen Eltern beigetragen haben" (ebd.).

Natürlich kommen Kinder mit unterschiedlichen Voraussetzungen auf die Welt; auf die unterschiedlichen Temperamentsfaktoren wurde in Kapitel 3.3.2 eingegangen. Auf dieser Grundlage lassen sich aus einer rein biologischen Betrachtung heraus zwei Teufelskreise beschreiben (vgl. Abbildung 5.8 und 5.9).

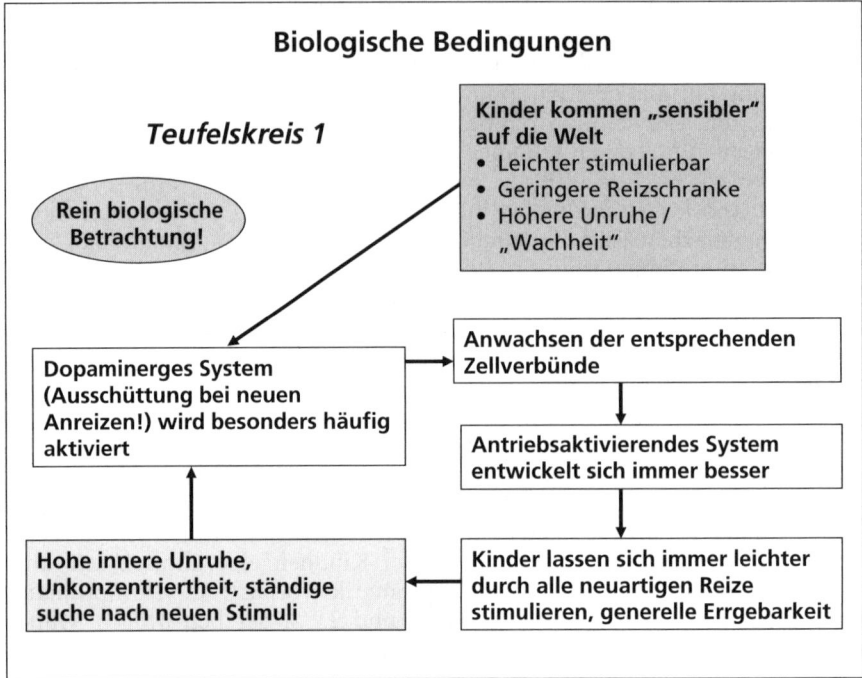

Abb. 5.8: Teufelskreis 1 zur Verstärkung biologischer Wirkmechanismen und Korrelate

Kinder kommen möglicherweise mit einer geringeren Reizschranke oder höheren Unruhe auf die Welt. Dadurch wird das dopaminerge System besonders häufig aktiviert. Es kommt zu einem Anwachsen der entsprechenden Zellverbünde und dadurch entwickelt sich das antriebsaktivierende System besser. Dies führt dazu, dass sich Kinder immer leichter durch neuartige Reize stimulieren lassen. Es kommt zu einer inneren Unruhe, zur ständigen Suche nach neuen Stimuli, wobei wiederum das dopaminerge System aktiviert und verstärkt wird.

Auf diesem Hintergrund kommt es dann im sozialen Zusammenspiel zu einer weiteren Verstärkung, zu einem weiteren Teufelskreis. Durch die innere Unruhe kommt es zu Konflikten mit der Umwelt, damit zum Stress in psychosozialen Situationen, der wiederum verstärkend auf das dopaminerge System und letztlich zur Verstärkung der hyperaktiven neuronalen Struktur führt.

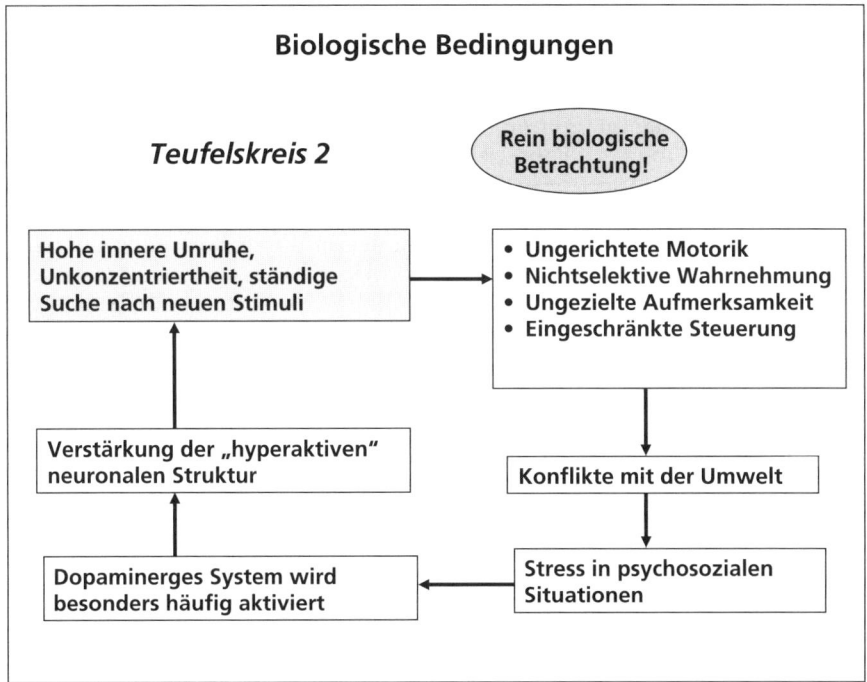

Abb. 5.9: Teufelskreis 2 zur Verstärkung der Wirkmechanismen in sozialen Situationen

Allerdings ist jeweils zu beachten, dass es sich zunächst um eine rein biologische Sichtweise handelt, also übliche psychosoziale Regulationssysteme dabei in keiner Weise reflektiert werden. Es ist so ein aus sich selbst heraus verstärkendes System.

Das von Barkley (1997) vorgestellte neuropsychologische Erklärungsmodell geht von einer generell mangelnden Verhaltenshemmung aus, das heißt „die Hemmung dominanter Handlungsimpulse, die Unterbrechung einer laufenden Handlung und Fertigkeiten zur Unterdrückung interferierender Handlungsimpulse [werden] als zentrales Defizit der ADHS" gesehen (Desman et al. 2006, S. 329). In weiteren, meist Laboruntersuchungen auf neuropsychologischer Grundlage, konnten bei Kindern mit einer ADHS-Symptomatik auch exekutive Defizite der Verhaltenshemmung („exekutives inhibitorisches Defizit") und Defizite bezüglich der Emotionsregulation festgestellt werden (vgl. Desmann et al. 2006) – allerdings bleibt auch bei diesen „feingliedrigen" Untersuchungen – mit z. T. widersprüchlichen Detailbefunden – unklar, ob es sich um Ursachen oder Korrelate bzw. genauere Abbildungen von biopsychosozialen Prozessen handelt.

Soziale Faktoren

Die genetischen oder Temperamentsfaktoren und auch die Folgen der „Erfahrungen" des Kindes in der Schwangerschaft entwickeln sich weiter in der

Interaktion mit den Bezugspersonen und später dann weiteren Menschen. Für die Entwicklung der Verhaltensauffälligkeit ADHS spielen insbesondere Regulationserfahrungen der Kinder eine Rolle: Die inneren Zustände, insbesondere Arousal (allgemeine Erregung), Aktivität, Affekt und Aufmerksamkeit werden über die Interaktion reguliert und es kommt zu einer zunehmenden Selbstregulation (vgl. Papousek et al. 2004).

Von Lüpke (2006) spricht in diesem Zusammenhang von einem „entgleisten Dialog" zwischen Kind und Eltern: „Hyperaktivität wäre ein verzweifelter Versuch, den Stillstand nach dem Entgleisen durch Bewegung aufzuheben" (ebd., S. 184 f). Aus der Analyse einschlägiger Studien kommt er zu dem Schluss, dass „allein die Beobachtung der Eltern-Kind-Interaktion beim sechs Monate alten Säugling verlässliche Vorhersagen für das Risiko einer ADHS ermöglicht. Die entscheidenden Kriterien waren dabei ein überstimulierendes und eindringliches (intrusives) Verhalten bei den Eltern sowie Beziehungsprobleme und mangelnde Unterstützung der Eltern" (ebd., S. 185).

Wenn die Bezugspersonen selber Schwierigkeiten haben, mit der Regulation ihrer inneren Zustände – z. B. aufgrund psychischer Erkrankungen oder Suchtabhängigkeiten oder wenn sie aufgrund ungünstiger psychoökonomischer Zustände unter starkem Stress stehen – erleben Kinder zu wenig Unterstützung ihrer Selbstregulationsentwicklung. Hierfür benötigen sie Regelmäßigkeit, Bindungssicherheit und Klarheit, also auch Grenzen und Orientierung.

In diesem Zusammenhang sind wiederum die Erkenntnisse von Stadler et al. (2006) interessant, die explizit darauf hinweisen, „dass aktuelle Verhaltensprobleme der Mütter für die Ausprägung der kindlichen Symptomatik von großer Bedeutung sind... [Es] ist anzunehmen, dass der Einfluss von Müttern mit eigenen aktuellen Impulskontrollproblemen sich negativ auf die Umsetzung einer konsequenten Erziehung oder strukturierten Alltagsgestaltung auswirken kann (...). Gerade bei Kindern mit einer externalen Verhaltensproblematik ist jedoch ein Erziehungsverhalten, das durch klare Regeln und eine konsequente Umsetzung geprägt ist, von entscheidender Bedeutung für den Verlauf und die Prognose problematischen kindlichen Verhaltens (Patterson et al. 2000)" (ebd., S. 359); Kinder seien bzgl. der Ausprägung der ADHS-Symptome und komorbider Störungen dann „am schwersten betroffen, wenn bei beiden Eltern von einer Aufmerksamkeits-Hyperaktivitätsstörung auszugehen ist" (ebd.). Zu gleichen Ergebnissen kommt Linderkamp (2006), der in einer eigenen Studie feststellen konnte, dass – mit verschiedenen Testskalen untersuchte – Eltern von Kindern mit ADHS „zu 18–34 % psychische Beeinträchtigungen auf[wiesen]" (ebd., S. 43).

Insbesondere Kinder mit hoher Vulnerabilität oder einem „schwierigen Temperament" benötigen besondere Formen der unterstützenden Passung durch die Bezugspersonen. Ist diese nicht möglich, kommt es zu einer Symptomverstärkung. Viele Untersuchungen zeigen, dass ungeordnete, unstrukturierte, verwahrlosende und chaotische Familienverhältnisse in einem engen Wechselverhältnis zwischen der Vulnerabilität eines Kindes für ADHS und dem Schweregrad der Symptomatik stehen (vgl. Biedermann et al. 2002). „Man kann sich leicht vorstellen, dass eine primär im Kind angelegte ADHS-Symptomatik sich verstärkt, wenn das Kind nicht nur keine Hilfen bei der

Strukturierung von Wahrnehmungen und Handlungen erfährt, sondern dar- über hinaus auf eine unstrukturierte Umgebung trifft" (Schulte-Markwort & Düsterhus 2003, S. 98).

Die Kinder machen so Interaktionserfahrungen, die prägend für die Selbst- Struktur sind und die Art der Weltbegegnung steuern. Aufgrund der erhöhten Ablenkbarkeit und der verringerten Selbststeuerung kommt es zu Konflikten mit dem sozialen Umfeld, damit zu erhöhtem Stress und möglicherweise auch Angst oder Depressionen – und im Sinne des eingangs beschriebenen selbst- verstärkenden Mechanismus zu verringertem Selbstwert.

Weitere Faktoren im sozialen Umfeld, wie eine erhöhte Reizvielfalt durch Medien, erhöhte Leistungsanforderungen in der Schule, aber auch veränderte Familienstrukturen und dadurch veränderte Möglichkeiten zu Sozialerfah- rungen (weniger/keine Geschwister) spielen bei der weiteren Entwicklung der Auffälligkeit wahrscheinlich auch eine Rolle.

Spezifische Begegnungs- und Unterstützungsformen

Allgemein anerkannt ist das Prinzip, dass bei der Komplexität der Störung nur ein kombiniertes Vorgehen zur Unterstützung der betroffenen Kinder und Jugendlichen und ihrer Familien erfolgversprechend ist: „Die vielfältigen diagnostischen Bemühungen verweisen darauf, dass die Therapie mehrdi- mensional bzw. multimodal zu sein hat. Eine einzige, alleinwirksame thera- peutische Maßnahme gibt es in der Behandlung hyperkinetischer Störungen nicht" (Quaschner & Theisen 2005, S. 160). Es kommt darauf an, die Kinder zu unterstützen, die Eltern zu begleiten und auch auf der Ebene des weiteren Lebensumfeldes, v. a. der Schule bzw. Kindertageseinrichtung, unterstützende Strukturen zu etablieren. Erfolgversprechend ist ein vernetztes Angebot, bei dem es sinnvoll ist, dass eine Fachkraft das Case-Management übernimmt (vgl. hierzu z. B. Fink 2004).

Auch die Krankenkasse GEK fordert den „Aufbau kooperierender Versor- gungsstrukturen (Kompetenznetzwerk ADHS)" (GEK 2003, S. 188).

Ebene des Kindes

Hüther & Bonney (2002) haben allgemeine Grundprinzipien für die Arbeit mit dem Kind formuliert:

- für Beruhigung und Bindungssicherheit sorgen
- Ich-stärkende Führung der Erziehung anstreben
- verbale Erziehungspraktiken vermeiden (eher wenige, dafür eindeutige Äußerungen an Stelle langen „Herumdiskutierens")
- die Welt des Kindes und der Erwachsenen unterscheiden
- den Erfahrungsraum des Kindes begrenzen
- praktische und seelische Verfügbarkeit der Eltern gewährleisten (ebd., S. 90 ff).

Zusätzlich sind Selbstinstruktionstrainings (Lauth & Schlottke 1995; Döpf- ner et al. 1999, Krowatschek 2001) zur Verbesserung der Selbststeuerungs- fähigkeit bzw. Impulskontrolle empfehlenswert.

Für die psychotherapeutische Arbeit mit dem Kind werden einerseits ver- haltenstherapeutische Programme empfohlen (z. B. Therapieprogramm für

Kinder mit hyperkinetischem und oppositionellem Problemverhalten, THOP von Döpfner et al. 2002, oder das Programm von Krowatschek 2001).

Streeck-Fischer beschreibt Grundprinzipien einer entwicklungs- und psychodynamisch orientierten Therapie, die vor allen Dingen im Hier und Jetzt arbeitet und das Kind beim Aufbau von Regulierungsvorgängen unterstützt. Kinder „brauchen ein Beziehungs- und Entwicklungsangebot durch einen Therapeuten, der unbefriedigt gebliebene und arretierte Entwicklungsbedürfnisse (...) empathisch und/oder komplementär anerkennt und den Auf- und Ausbau einer Welt ohne bedrohliche Erfahrungen unterstützt. Strukturelle Entwicklung beruht ausschließlich auf dem Gebrauch des Therapeuten als einem neuen Entwicklungsobjekt (...). Es geht darum, dem Kind seine Handlungen, sein Verhalten, seine nicht ausgedrückten Gefühle zu spiegeln [bzw. zu mentalisieren]" (Streeck-Fischer 2006a, S. 87 f).

Aus einer Reihe unterschiedlicher Konzepte, die „Anregungen für den Alltag mit Kindern, deren Aufmerksamkeit in besonderer Weise unterstützt werden muss" bieten, hat Fink (2004) eine praxisbezogene Auflistung erstellt:

- „Kinder nicht nur verbal ansprechen, sondern Blick- und Körperkontakt herstellen.
- Handlungsabläufe strukturieren und diese visuell darstellen.
- Situationen vorplanen.
- Konflikte benennen und Lösungen vereinbaren.
- Klare und überschaubare Regeln vereinbaren.
- Bewegungen erlauben und einplanen (z. B. arbeiten auf dem Sitzball, Mandala malen).
- Schokoladenseiten der Kinder beachten und fördern.
- Anreize und Belohnungen für kurze Sequenzen schaffen.
- Bewegungs- und Freiräume schaffen.
- Überforderungen vermeiden.
- Rituale einführen.
- Wechsel von selbst- und fremdbestimmten Handlungen.
- Regelmäßiges und häufiges Feedback" (ebd., S. 119).

Arbeit mit den Eltern

Bei der Arbeit mit den Eltern ist es zunächst wichtig, diese aufzuklären und zu entlasten. Sie benötigen dann Hinweise,

- wie ein strukturierter Tagesablauf zu gestalten ist, wie und in welcher Weise konsequentes Verhalten zu realisieren ist,
- wie „Auszeiten", also Abstandsphasen zwischen Eltern und dem Kind, umzusetzen sind und auch wie kommunikative Abläufe möglicherweise zu verändern sind, ohne dass es immer wieder zu Eskalationen kommt,
- wie direkte eindeutige Rückmeldungen des Verhaltens an das Kind gegeben werden können,
- wie die Wahrnehmung des Kindes vom Problemverhalten wieder auf die Stärken gerichtet werden kann.

Das verhaltenstherapeutisch ausgerichtete „Therapieprogramm für Kinder mit hyperkinetischem und oppositionellem Problemverhalten" (THOP;

Döpfner et al. 2002) bezieht ausdrücklich die Eltern in die Arbeit ein. Dabei werden „im Wesentlichen drei Strategien eingesetzt:

1. der Aufbau positiver Erzieher-/Lehrer-Eltern- Kind-Interaktionen;
2. die Anwendung positiver Verstärkungen, um vorgeschriebene Verhaltensprobleme zu vermindern;
3. der geplante Einsatz von negativen Konsequenzen, wenn positive Verstärkung nicht hinreichend erfolgreich ist" (Döpfner 2000, S. 169).

Das Programm umfasst folgende Bausteine:

• „Problemdefinition, Entwicklung eines Störungskonzeptes und Behandlungsplanes
• Förderung positiver Eltern-Kind-Interaktionen und Eltern-Kind-Beziehungen
• Pädagogisch-therapeutische Intervention zur Vermeidung von impulsivem und oppositionellem Verhalten
• Token-Systeme, response-cost und Auszeit
• Interventionen bei spezifischen Verhaltensproblemen
• Stabilisierung der Effekte" (ebd.).

In einer neuen systematischen Studie haben Grimm & Mackowiak (2006) das „Kompetenztraining für Eltern sozial auffälliger und aufmerksamkeitsgestörter Kinder (KES)" in verschiedenen Variationen evaluiert. Dabei zeigte sich, dass dieses Programm in seiner Standardversion von Lauth & Heubeck (2005) mit konkreten Rollenspielen und Verhaltensübungen die besten Effektstärken erreichte. Die Autorinnen konnten in ihrer Studie zeigen, dass das KES „als sekundär präventives Elterntraining, welches sich eng an den Problemen der Eltern in familiären Erziehungssituationen orientiert, eine effektive und effiziente Intervention zur Reduzierung von Belastungen und Stress in der Familie darstellt... [Es] hilft bei der (Um-)Strukturierung familiärer Abläufe und regt zum Transfer der neu erworbenen Fertigkeiten in den Alltag an" (Grimm & Mackowiak 2006, S. 379).

Arbeit mit Schule und/oder Kindertageseinrichtungen

Auch die ErzieherInnen und LehrerInnen müssen in ein Behandlungs- bzw. Unterstützungsprogramm einbezogen werden. Sie müssen unterstützt werden, einen kindgerechten, strukturierenden (Arbeits-)Rahmen in den Institutionen zu schaffen, in spezifischer Weise auf das Kind einzugehen, klare Antworten auf das Problemverhalten zu entwickeln, Auszeiten zu vereinbaren und eine ganzheitliche Wahrnehmung vom Kind (wieder) zu finden. Auch hier empfiehlt sich eine Einbeziehung in verhaltensorientierte Programme.

Medikamentöse Behandlung

Wenn die genannten therapeutischen und psychoedukativen Maßnahmen ohne Wirkung bleiben und wenn die Gefahr der Ausgrenzung eines Kindes sehr groß ist, kann eine medikamentöse Therapie mit Psychostimulanzien erwogen werden. Diese „ist indiziert, wenn eine ausgeprägte und situationsübergreifende hyperkinetische Symptomatik (in der Familie, in der Schule und in der Untersuchungssituation beobachtbar) besteht, unter der sich eine krisenhafte Zuspitzung in der Schule und/oder der Familie entwickelt hat und wenn keine Kontraindikationen für eine Stimulanzientherapie vorliegen. Eine krisenhafte Entwicklung zeigt sich typischer Weise darin, dass die weitere Beschulung des Kindes unmittelbar bedroht ist" (Döpfner 2000, S. 165; vgl. auch Deutsche Gesellschaft für Kinder- und Jugendpsychiatrie und Psychotherapie 2003). Die vorübergehende medikamentöse Behandlung kann die Selbststeuerung und Verhaltensorganisation so verbessern, dass die Integration in die bisherigen alltäglichen Lebenszusammenhänge gewahrt bleibt. Über die Wirkungsweise der Medikamente bestehen unterschiedliche Sichtweisen, auf die an dieser Stelle allerdings nicht eingegangen werden kann (vgl. Hüther & Bonney 2002).

Für die medikamentöse Behandlung sollen enge Kriterien angelegt werden: Das Medikament kann letztendlich den Aufbau von Selbstregulationsmechanismen – und entsprechenden neurophysiologischen Korrelaten – nicht ersetzen (Hüther & Bonney 2002; Streeck-Fischer 2006a). Hüther & Bonney (2002) verweisen auf die „vorbildliche" Verordnungspraxis in skandinavischen Ländern. Dort dürfen nur besonders ausgebildete Fachärzte die Medikamente verschreiben. „Der Einsatz von Stimulanzien darf erst dann erfolgen, wenn alle psychotherapeutischen Interventionen unter Einschluss der Arbeit mit der Familie erfolglos geblieben sind. Voraussetzung für eine Behandlung mit Medikamenten ist die Bereitschaft zur Kooperation von Eltern und Schule. Die medikamentöse Behandlung hat zeitlich begrenzt zu erfolgen" (ebd., S. 138 f). Die Behandlung ist fortlaufend sehr genau zu dokumentieren. Darüber hinaus ist es sinnvoll, die Behandlung in stressfreieren Zeiten, zum Beispiel Schulferien, auszusetzen und sie nicht über eine Dauer von zwei Jahren auszudehnen. Die Behandlung sollte frühestens bei Kindern nach dem sechsten Lebensjahr erfolgen.[7]

Zur Wirksamkeit der unterschiedlichen Behandlungsmethoden gibt es eine Vielzahl von Studien. In einer Zusammenfassung kommt Döpfner (2002) zu dem Schluss, dass sich „bei der Beurteilung der Langzeitwirksamkeit (...) eine Überlegenheit multimethodaler Interventionen gegenüber einer Stimulanzientherapie ab[zeichnet]" (ebd., S. 178).

Prävention

In einer umfangreichen Studie in Frankfurter Kindertageseinrichtungen hat die Arbeitsgruppe um Leuzinger-Bohleber (dies. et al. 2006) über zwei Jahre hinweg ein umfassendes Präventions- und Interventions-Angebot realisiert, das folgende Elemente umfasste:

• „Weiterbildung der Erzieherinnen
• regelmässige psychoanalytisch fundierte Supervision durch professionelle Supervisoren

---

7 Anmerkung: Dies ist, wie der GEK-Arzneimittelreport 2003 zeigt, gerade nicht immer gewährleistet. Zudem ergibt es unterschiedliche Behandlungspraxen der unterschiedlichen Fachärzte (knapp 50 % der Psychostimulanzien werden durch Kinderärzte verabreicht). Ebenso gibt es erstaunliche regionale Disparitäten. „So variiert die Behandlungsprävalenz bei Kindern zwischen sechs und 14 Jahren zwischen 0,4 % in Mecklenburg-Vorpommern und bis zu 2,0 % in Bayern oder Schleswig-Holstein."

- Arbeit mit Kindergruppen durch psychoanalytisch geschulte Projektmit-arbeiterinnen
- in Einzelfällen: zusätzliche Familien- oder Einzeltherapie (...)
- Elternarbeit in Gruppen und eventuell auch einzeln
- falls notwendig: Zusammenarbeit mit dem Sozial- und Jugendamt
- im zweiten Projektjahr: Schulung der Erzieherinnen im Gewaltpräventionsprogramm FAUSTLOS [s. Kap. 6.6 in diesem Buch] und Implemetierung dieses Programms (...) in den beteiligten Kindertagesstätten" (ebd., S. 244).

Dieses koordinierte und multimodale Vorgehen zeigt positive Erfolge (ebd.).

Zusammenfassung

Kernsymptome der Aufmerksamkeitsdefizit(hyperaktivitäts)störung sind Unauf-merksamkeit, Überaktivität und Impulsivität.

Das Störungsbild hat eine relativ lange Geschichte; seine Genese – und die daraus abgeleitete Therapie – ist Gegenstand heftiger Fachdiskussionen, insbe-sondere die medikamentöse Behandlung der Störung. Unstrittig ist, dass zur Feststellung der Auffälligkeit bzw. Störung eine sehr genaue und umfassende Diagnostik erforderlich ist.

Epidemiologisch wird davon ausgegangen, dass 3–5 % der Kinder im Schul-alter deutliche Symptome einer ADHS zeigen; eine hohe Komorbilität besteht zur Störung des Sozialverhaltens.

Ursächlich stehen Störungen der (Selbst-)Regulation (des Aktivitätslevels) im Vordergrund, die aus dem Zusammenwirken von Temperamentfaktoren und der frühen Interaktion mit Bezugspersonen entstehen. Es entwickeln sich früh-zeitig „Teufelskreise", die sich auf organischer Ebene dann auf den Neuro-transmitterstoffwechsel auswirken. Diese Prozesse werden verstärkt durch Stresserleben in Alltagssituationen, vor allen Dingen in hochstrukturierten Si-tuationen (z. B. in der Schule).

Die Unterstützung von Kindern mit ADHS-Auffälligkeiten sollte therapeu-tisch wie pädagogisch auf jeden Fall multimodal erfolgen und Kind, Eltern sowie andere Bezugspersonen (vor allem Lehrer und Erzieher) einbeziehen. Wesent-liche Kennzeichen sind: Die Strukturierung des Alltags, die Gestaltung von Bindungssicherheit sowie die Unterstützung beim Aufbau von Selbstregula-tionsfähigkeiten. Erst wenn diese psychotherapeutischen Maßnahmen keinen Erfolg haben und eine starke Krise droht (z. B. Ausschulung), ist eine medika-mentöse Behandlung indiziert.

Fragen zur Selbstüberprüfung

1. Welches sind die Leitsymptome der ADHS?
2. Wie sehen die Grundprinzipien einer genauen Diagnostik der Störung aus?
3. Wie lässt sich der „Teufelskreis'' auf biologischer Ebene beschreiben, der zu einer Stabilisierung des Verhaltens führt?
4. Welches sind Interaktionsmuster, die die Entstehung der Auffälligkeit wesentlich mitbedingen?
5. Wie sehen zentrale Therapieprinzipien aus?

Weiterführende Literatur

Hüther, G. & Bonney, H. (2002). Neues vom Zappelphillip. ADS: Vorbeugen, Verstehen und Behandeln. Düsseldorf und Zürich: Walther.

Die Autoren gehen ausführlich auf die Symptomatik der Störung ein und beschreiben auf einer neurobiologischen Grundlage mögliche Ursachen für das auffällige Verhalten, die aus dem Wechselspiel von organischen und sozialen Bedingungen verstanden werden. Die medikamentöse Behandlung wird sehr kritisch betrachtet; Hinweise zu pädagogischen und psychotherapeutischen Interventionsmöglichkeiten runden das Werk ab.

Leuzinger-Bohleber, M., Brandl, Y. & Hüther, G. (Hrsg.). ADHS – Frühprävention statt Medikalisierung. Theorie, Forschung, Kontroversen. Göttingen: Vandenhoeck & Ruprecht.

In diesem Buch wird die Diskussion um die Medikalisierung auffälligen Verhaltens ausführlich referiert. Davon ausgehend werden von verschiedenen Autoren Ursachen beschrieben sowie Präventions- und Interventionsmöglichkeiten vorgestellt.

5.2.2 Gewalt und Delinquenz[8]

Definitionen

Je nach theoretischem Hintergrund und praktischer Ausrichtung der Autoren finden sich in der Literatur eine Vielzahl von Definitionen von Aggression, Gewalt, antisozialem Verhalten und Delinquenz.

Dabei hat sich in den letzten Jahren eine Grundübereinstimmung herausgebildet, die Aggression bzw. aggressives Verhalten mit einer Schädigungsabsicht verbindet.

---

8 Dieses Kapitel ist eine gekürzte und überarbeitete Fassung aus Fröhlich-Gildhoff (2006b).

> Unter Aggression wird dabei eine zielgerichtete körperliche oder verbale Tätigkeit verstanden, die zu einer psychischen oder physischen Verletzung führt.

Oder: „Bei Aggression handelt es sich um ein Verhalten mit Schädigungsabsicht, das vom Opfer als verletzend empfunden wird. Aggression verläuft dabei auf drei Ebenen (Scheithauer 2003):

1. Motivationale Ebene mit Einstellungen oder Absichten (z. B. Feindseligkeit),
2. Emotionale Ebene (z. B. Ärger),
3. Verhaltensebene der ausgeführten Handlung (direkt, verbal, indirekt/relational oder körperlich)" (Scheithauer & Petermann 2004, S. 369).

Diese Definition erscheint griffig, ist allerdings mit der Problematik verbunden, dass sich die Absicht der Schädigung zunächst nur indirekt erschließen lässt, „deren Beurteilung (...) auf das soziale Urteil eines Beobachters angewiesen [ist]" (Kleiber & Meixner 2000, S. 193; vgl. auch Essau & Conradt 2004).

Die o. g. Definitionen sind auf das aggressive Handeln von Individuen bzw. Gruppen in konkreten sozialen Kontexten bezogen; andere Form von Aggression und/oder Gewaltausübung, z. B. das Konzept der strukturellen Gewalt (Galtung 1993; vgl. Überblick bei Nolting 1999 oder bei Borg-Laufs 1997, S. 19 ff), sind in dem vorliegenden Zusammenhang nicht von Bedeutung. Der Begriff der *Gewalt* wird i. d. R. für massive Formen aggressiven Verhaltens benutzt, „wobei sich personale Gewalt auf aktive Handlungsvollzüge bezieht, die zu einer effektiven Schädigung von Personen oder Dingen führen und bei der in der Regel ein Ungleichgewicht der Kräfte (z. B. von zwei Personen) vorliegt" (Scheithauer & Petermann 2004, S. 369).

Weitere, oft benutzte Begriffe in diesem Zusammenhang sind die des „aggressiv-antisozialen Verhaltens" und der „Delinquenz". Dabei umfasst der Begriff „antisoziales Verhalten" solche Handlungen, die offen und klar gegen gesellschaftliche und soziale Regeln gerichtet sind und die Rechte anderer Menschen verletzten. „Der Begriff einer ‚Delinquenz' wird zur Beschreibung des Verhaltens von Kindern [und Jugendlichen; d.Verf.] verwandt, die einen Gesetzesverstoß begangen haben, der schwer genug ist, den Jugendstrafvollzug einzuschalten" (Essau & Conradt 2004, S. 16 f) – hierbei sollte allerdings immer beachtet werden, dass unter diesem Begriff zum Teil sehr unterschiedliche Formen von Gesetzesverstößen, vom Ladendiebstahl bis zum Mord, gefasst werden (s. u.).

Klassifikationen

Im Klassifizierungssystem ICD-10, Forschungskriterien (Dilling et al. 2004) werden grundsätzlich „Störungen des Sozialverhaltens" (ICD F91) von sogenannten „kombinierten Störungen des Sozialverhaltens und der Emotionen" (ICD F92) unterschieden. Innerhalb des Typus der „Störung des Sozialverhaltens" (F91) lassen sich noch folgende Unterkategorien bilden:

Tab. 5.8: Typen der Störung des Sozialverhaltens nach ICD-10 (nach Dilling et al. 2004; zitiert in Petermann, Döpfner & Schmidt 2001, S. 5f)

---

1. Auf den familiären Rahmen beschränkte Störung des Sozialverhaltens (F91.0)

Aggressiv-dissoziales Verhalten, das völlig auf den häuslichen Rahmen oder die Interaktion mit Familienmitgliedern beschränkt ist und oppositionelles und trotziges Verhalten übersteigt.

2. Störung des Sozialverhaltens bei fehlenden sozialen Bindungen (F91.1)

Aggressives Verhalten, das oppositionelles oder trotziges Verhalten übersteigt und mit einer andauernden Beeinträchtigung der Beziehung des Kindes zu anderen Personen einhergeht (insbesondere zur Gruppe der Gleichaltrigen).

3. Störung des Sozialverhaltens bei vorhandenen sozialen Bindungen (F91.2)

Aggressives Verhalten, das oppositionelles oder trotziges Verhalten übersteigt, bzw. ein andauerndes delinquentes Verhalten, aber mit guter sozialer Einbindung in die Altersgruppe.

4. Störung des Sozialverhaltens mit oppositionellem, aufsässigen Verhalten (F91.3)

Ungehorsames und trotziges Verhalten bei Fehlen schwerer delinquenter oder aggressiver Verhaltensweisen, das typischerweise vor dem neunten Lebensjahr auftritt.

5. Andere bzw. nicht näher bezeichnete Störung des Sozialverhaltens (F91.8/ F91.9)

Störungstyp, bei dem die Kriterien einer Störung des Sozialverhaltens erfüllt werden, eine Zuordnung zu einer Subgruppe aber nicht möglich ist.

6. Kombinierte Störung des Sozialverhaltens und der Emotionen (F92)

Störungen des Sozialverhaltens, die in Kombination mit einer emotionalen Störung (z. B. Depression oder Zwangsgedanken) auftritt.

Die Diagnostikleitlinien der Deutschen Gesellschaft für Kinder- und Jugendpsychiatrie und Psychotherapie (2003) formulieren als Leitsymptome:

- „ein deutliches Maß an Ungehorsam
- streiten oder tyrannisieren
- ungewöhnlich häufige und schwere Wutausbrüche
- Grausamkeiten gegenüber anderen Menschen oder Tieren
- erhebliche Destruktivität gegen Eigentum
- zündeln
- stehlen
- häufiges Lügen
- Schule schwänzen
- weglaufen von zu Hause

Bei erheblicher Ausprägung genügt jedes einzelne der genannten Symptome für eine Diagnosestellung, nicht jedoch einzelne dissoziale Handlungen" (ebd., S. 261).

Die Deutsche Gesellschaft für Kinder- und Jugendpsychiatrie und Psychotherapie (2003) differenziert auch drei unterschiedliche Schweregrade (leicht, mittel und schwer), in Abhängigkeit von der Anzahl der Symptome, der Intensität der gezeigten negativen Verhaltensweisen und der Auswirkungen auf das Umfeld (ebd).

Epidemiologie

Prävalenz
Die Angaben zur Prävalenz der „Störungen des Sozialverhaltens" bzw. des „aggressiv-dissozialen Verhaltens" variieren in unterschiedlichen Studien erheblich. Dies liegt zum einen an unterschiedlichen zugrunde liegenden Diagnosesystemen, unterschiedlichen Erhebungsmethoden, aber auch unterschiedlichen Beurteilungsquellen (z. B. die Einschätzung der Kinder durch Fremdbeurteilung durch die Eltern oder andere Außenstehende); Borg-Laufs (1997, S. 26) stellte unterschiedliche Studienergebnisse zusammen, die zeigten, dass „nur schwache Übereinstimmungen" von (verschiedenen) Fremdeinschätzungen miteinander und auch mit Selbsteinschätzungen bestehen (Korrelationen von bestenfalls .33).

Tab. 5.9: Prävalenz der Störung des Sozialverhaltens bzw. aggressiv-dissozialen Verhaltens

Untersuchung durch:	Prävalenz	Quelle
American Psychiatric Association 1996	8 % aller Kinder und Jugendlichen (6–16 % Jungen, 2–9 % Mädchen)	Petermann, Döpfner & Schmidt 2001
Mannheimer Risiko-Kinder-Studie	14,5 % diagnostizierte Kinder der Stichprobe (Grundschulalter), davon 70 % Jungen, 30 % Mädchen	Laucht 2003
Romano et al. 2001	4,2 % 14- bis 17-Jährige (Selbstbericht Jugendliche und Beeinträchtigungskriterien) (5,5 % Jungen, 2,9 % Mädchen)	Essau & Conradt 2004
Lahey et al. 1998	0–11,9 % (4- bis 18-Jährige, Median 2 %)	Scheithauer & Petermann 2004

Diese Zusammenstellung macht deutlich, wie unterschiedlich die Einschätzungen hinsichtlich der Auftretenshäufigkeit sind. Allerdings wird übereinstimmend berichtet, dass die Störung des Sozialverhaltens „zu den am häufigsten ermittelten Störungsformen [zählen]. Noch auffälliger zeigt sich die hohe Verbreitungsrate dieser Störung im Kindes- und Jugendalter in klinischen Studien" (Scheithauer & Petermann 2004, S. 373).

Hat das aggressive bzw. gewalttätige Verhalten zugenommen?
Aufgrund der dargestellten methodischen Probleme lassen sich keine klaren Aussagen darüber machen, ob das aggressive Verhalten im Verlauf der letzten

10, 20 oder 25 Jahre insgesamt zugenommen hat. Die Aussagen hierüber sind widersprüchlich. So konstatieren beispielsweise Kleiber & Meixner (2000), dass die „Befunde zum Ausmaß antisozialen Verhaltens in Schulen (...) eine Zunahme nahe [legen], obwohl dies nicht pauschal auf die gesamte Jugendgeneration zu generalisieren ist" (ebd., S. 192).

Humpert & Dann (2001) zitieren eine Studie von Lösel et al. (1999), die zu dem Schluss kommen, dass „die Prävalenz von Gewalt-Taten und Raufunfällen (...) in den 90er Jahren (...) vor allem in den Hauptschulen zugenommen [hat]. In den jüngsten Daten ist wieder ein Rückgang zu verzeichnen" (ebd., S. 21).

Nach Kleiber und Meixner (2000) ergibt sich im Langzeitvergleich von über 20 Jahren vor allem an Hauptschulen ein „Anstieg von Delinquenzraten von Jugendlichen. Diese ließen sich vor allem zunehmend für Mehrfachtäter mit häufigem delinquentem Verhalten ausmachen; für Jugendliche mit einmaligem und seltenem delinquentem Verhalten hingegen nicht (vgl. Lösel & Bender 1998)" (ebd., S. 193). Humpert & Dann (2001) referieren verschiedene repräsentative Untersuchungen, aus denen letztlich hervorgeht, dass die „schwerwiegenden Auseinandersetzungen nicht (...) zugenommen haben sollten" (ebd., S. 24); allerdings stellen sie auch fest, dass „ohne Zweifel (...) Aggression und Gewalt ein gravierendes praktisches Problem an unseren Schulen" sind und zu einer erheblichen Belastung der Lehrer führen – auch deswegen, weil aggressives Verhalten im Kontext mit einer Vielzahl anderer Verhaltensauffälligkeiten steht.

Ebenso führen Ostendorf et al. (2002) eine Studie an bayrischen Schulen an, derzufolge zwischen 1994 und 1999 die Häufigkeit von Gewalttaten, mit Ausnahme der verbalen Gewalt, nicht zugenommen hat. „Die Anwendung physischer Gewalt geht hierbei auf eine kleine Minderheit zurück" (ebd. 2002, S. 15).

Eine etwas klarere Auskunft könnten offizielle Statistiken zu delinquentem Verhalten geben, wobei auch hier eine große Differenz zwischen sogenannten „Hell-Feld-" und „Dunkel-Feld-Zahlen" stehen. Die klassische „Hell-Feld-Statistik" ist die polizeiliche Kriminalstatistik, die Informationen zur polizeilichen Registrierung tatverdächtiger Personen, aufgeschlüsselt nach Altersgruppen und strafrechtlich relevanten Delikten, enthält. Die Kriminalstatistik besagt, dass in den 1990er Jahren sich für alle jüngeren Altersgruppen eine Erhöhung der Tatverdächtigenbelastung findet: „Wurden im Jahre 1990 noch 5,5 % der 14- bis 18-Jährigen als Tatverdächtige polizeilich registriert, so waren es im Jahr 1998 8,2 %. In den Folgejahren bis 2001 stagnierte die registrierte Jugenddelinquenz auf diesem relativ hohen Niveau" (Brettfeld & Wetzels 2003, S. 85).

Es gilt gleichermaßen für alle Untersuchungen, dass sowohl bei den Heranwachsenden, als auch bei den Jugendlichen in deutlich stärkerem Maße Jungen gewalttätig sind (i. d. R. über 80 %). Dabei ist auch der Anstieg der registrierten Jugendgewaltkriminalität weit überwiegend auf die Zunahme männlicher Tatverdächtiger zurückzuführen, obwohl „zugleich der relative Anstieg bei den weiblichen Jugendlichen (Zunahme um den Faktor 2,99) stärker ausgeprägt ist, als bei den männlichen Jugendlichen (Faktor 2,24)" (Brettfeld & Wetzels 2003, S. 86 f). Es scheint so zu sein, dass etwa seit 2000 die Zahlen auf einem relativ hohen Niveau stagnieren.

Gegenüber diesen Daten findet sich bei sogenannten „Dunkel-Feld-Untersuchungen" – also breiten Repräsentativ-Befragungen – ein Rückgang der Delinquenz. Beim Vergleich mehrerer Städte ergab sich „auch bei Berücksichtigung der Mehrfachtäterschaft (...) an allen Orten unserer Untersuchung, [dass] die Täterraten der Jugendlichen im Bereich der Gewaltdelinquenz rückläufig sind" (Brettfeld & Wetzels 2003, S. 103); das Verhältnis von Jungen zu Mädchen beträgt etwa 3:1. Die in einigen Untersuchungen gefundenen Steigerungen der Kriminalitätsraten haben offensichtlich eine spezifische Ursache: Lösel et al. (1999) stellten fest: „Unsere Dunkelfeld-Daten legen nahe, dass die Steigerung der Täter-Prävalenz nicht nur auf mehr Täter, sondern wesentlich auf eine Gruppe besonders aktiver Täter zurückzuführen ist" (ebd., S. 80). Dies entspricht internationalen Daten, wonach „auf eine kleine Gruppe von ca. 5–7 % der Täter über 50 % der Gesamtkriminalität entfällt" (ebd.).

Brettfeld und Wetzel (2003) stellen zusammenfassend – mit Erkenntnissen von Sturzbecher und Mitarbeitern (2001) – fest: „Während von 1990 bis 2002 im ‚Hell-Feld' der polizeilich registrierten Jugendgewaltkriminalität durchgehend Anstiege verzeichnet werden, lassen sich demgegenüber in unseren ‚Dunkel-Feld-Erhebungen' für die Zeit seit 1998 rückläufige Tendenzen nachweisen. (...) Unsere Ergebnisse zeigen ferner, dass die Rückgänge der Gewaltdelinquenz vor allem auf vermehrt gewaltablehnende Einstellungen relevanter Bezugspersonen junger Menschen, einen Wandel des Erziehungsverhaltens von Eltern in Richtung auf eine verminderte Anwendung von Gewalt als Erziehungsmittel sowie eine Veränderung der Einstellungen der Jugendlichen selbst zu Gewalt zurückzuführen sind, während ein Wandel sozialer Lebenslagen hier nicht als Erklärung herangezogen werden kann" (ebd., S. 111).

Geschlecht

Die bisher dargestellten Zahlen machen deutlich, dass offen-aggressives Verhalten in weitaus höherem Maß von Jungen gezeigt wird als von Mädchen; die Angaben hierüber schwanken zwischen 2:1 bis hin zu 4:1. Übereinstimmend lässt sich feststellen: Während die Geschlechtsdifferenzen hinsichtlich der Formen und der Intensität der Aggressionen bei Kleinkindern noch relativ gering sind (Krahé 2001 unter Berufung auf Loeber & Stouthamer-Loeber 1998), so zeigt sich: „Bereits ab dem Vorschulalter haben Jungen die Tendenz, signifikant mehr antisoziales Verhalten zu zeigen als Mädchen. (...) Darüber hinaus erreichen die Symptome der Störung des Sozialverhaltens einen signifikant höheren Schweregrad bei Jungen, insbesondere wenn es um die körperliche Verletzung anderer geht. (Lahey et al. 2000)" (Essau & Conradt 2004, S. 56). Diese Unterschiede relativieren sich etwas zu Beginn der Pubertät: „Vor allem nimmt während der Adoleszenz das aggressive Verhalten bei Mädchen – im Gegensatz zu männlichen Jugendlichen – sprunghaft zu. (...) In dem weiteren Verlauf entsprechen diese spät auftretenden Mädchenaggressionen dem Entwicklungsweg ‚früh auftretende, stabile Aggression' der Jungen" (Petermann et al. 2001, S. 11 f, unter Bezugnahme auf eine Studie von Silverthorn & Frick 1999). „A greater proportion of girls start becoming aggressive in adolescence without a prior history of aggression and girls' involvement in serious violence peaks earlier than that of boys" (Krahé 2001, S. 60).

141

Nach einer Studie von Crick & Grotpeter (1995) ist es allerdings so, dass Mädchen signifikant deutlicher relational aggressives Verhalten, d. h. Intrigen, Mobbing etc. zeigen als Jungen (s. a. Krahé 2001, S. 59 ff).

Komorbidität
Unter Berücksichtigung der schon mehrfach genannten methodischen Probleme lassen sich folgende hohe Komorbiditätsraten feststellen:

- Zwischen aggressivem und dissozialem/delinquentem Verhalten: In klinischen Studien bis zu 45 %, in repräsentativen Studien bis zu 28 % (Scheithauer & Petermann 2004).
- Zwischen Störungen des Sozialverhaltens und Aufmerksamkeits-/Hyperaktivitätsstörungen (ADHS): Hier schwanken die Zahlen des gemeinsamen Auftretens zwischen 20 % und 50 %; in klinischen Studien teilweise bis zu 90 %.
- Zwischen Störungen des Sozialverhaltens und Störung des Substanzkonsums: In der Bremer Jugendstudie (Petermann et al. 1999) konnte übereinstimmend mit ähnlichen Studien festgestellt werden, dass bei etwa 40 % der Jugendlichen im Alter zwischen zwölf und 17 Jahren die Störung des Sozialverhaltens und die Störung des Substanzkonsums verbunden auftreten (Scheithauer & Petermann 2004). „Das Vorliegen einer Störung des Sozialverhaltens [stellt] einen signifikanten Risikofaktor für Substanzkonsum dar (...). Hinzu kommt, dass Substanzkonsum das Risiko delinquenten Verhaltens möglicherweise erhöht" (Essau & Conradt 2004, S. 80). Lösel et al. (2003) kommen in einer eigenen Studie zu dem Ergebnis, dass die Zusammenhänge differenzierter betrachtet werden müssen: „Von den Jugendlichen, die ausgeprägte Dissozialität oder starken Substanzkonsum berichteten, wurde nur ein Teil in beiden Bereichen auffällig (nach unserer Einteilung zirka 15 % der Gesamtstichprobe). Jeweils etwa 10 % der Jungen und Mädchen zeigen dagegen entweder nur beim Substanzkonsum oder bei der Aggression/Delinquenz Ausprägungen im oberen Viertel der Stichprobe" (ebd., S. 205). Eine hohe Bedeutung spielt bei dem spezifischen Zusammenhang zwischen erhöhtem Substanzkonsum und aggressivem bzw. delinquentem Verhalten zum einen die Peer-Group, aber auch negatives Erziehungsverhalten, vor allem fehlende Beaufsichtigung durch die Eltern (vgl. Essau & Conradt 2004, ebenso Scheithauer & Petermann 2004).
- Borg-Laufs (1997) führt ältere Studien von Petermann und Petermann (1994) bzw. Essau und Petermann (1995) an, denen zufolge eine Komorbidität von Angststörungen mit aggressiven Verhaltensstörungen von 36 bis 62 % besteht. Er spricht dabei vom Typus der „angstmotivierten Aggression": „Die Aggression dient bei solchen Kindern und Erwachsenen häufig dazu, ihre Angst und Unsicherheit zu reduzieren. Durch die Bedrohung und Schwächung der Opfer wird die eigene Sicherheit erhöht" (ebd., S. 78).

In Abbildung 5.10 beschreiben Scheithauer und Petermann (2004) zusammenfassend typische Altersspannen beim Auftreten der komorbiden Störungen.

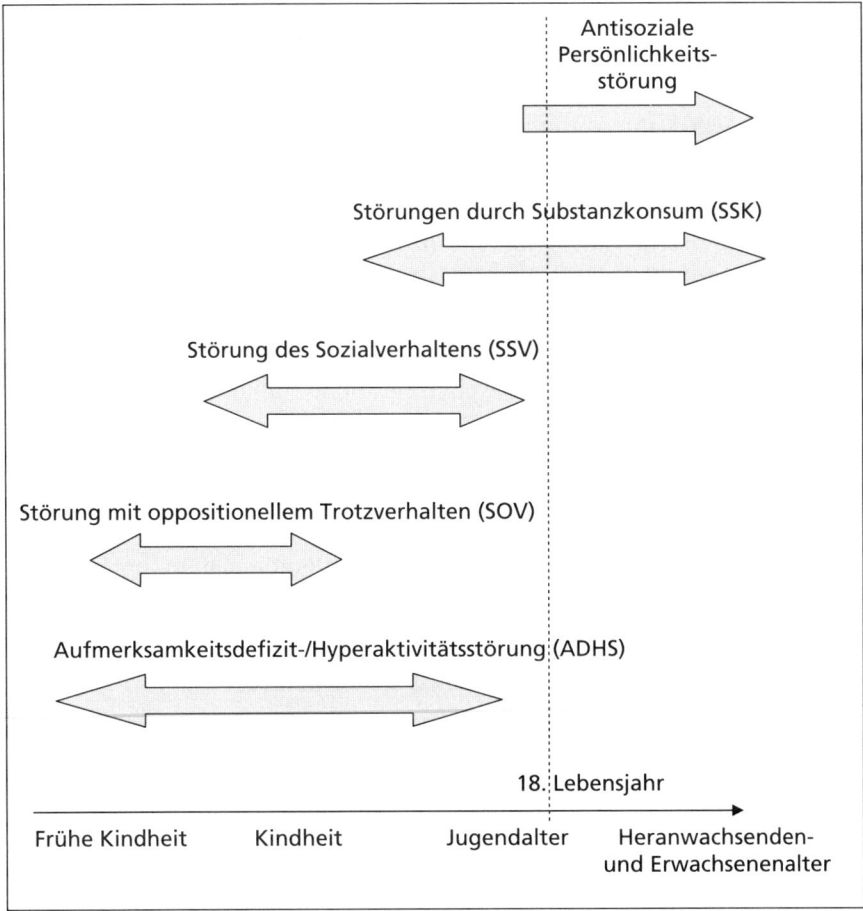

Abb. 5.10: Typisches Alter beim Auftreten der ADHS, SSV, SOT, SSK und der Antisozialen Persönlichkeitsstörung (nach Scheithauer & Petermann 2004, S. 379)

Zeitlicher Verlauf des auffällig-aggressiven Verhaltens bzw. der Störung des Sozialverhaltens

In diesem Abschnitt wird auf die Langzeitentwicklung des *übermäßig* aggressiven Verhaltens bzw. der Störung des Sozialverhaltens eingegangen. Während aggressives Verhalten in einem bestimmten Ausmaß in verschiedenen Lebensphasen als altersbedingt normal angesehen werden kann (vgl. Fröhlich-Gildhoff 2006b, Kap. 3), so zeigen übereinstimmend alle vorliegenden Studien, dass eine übermäßig starke Manifestation von Aggression über den Lebenszeitverlauf stabil ist. In einer Langzeitstudie konnte beispielsweise Olweus (1979) zeigen, dass die Korrelationen des Ausmaßes an Aggressionen nach einem Jahr r=.76 nach fünf Jahren r=.69 und nach zehn Jahren noch r=.60 beträgt. Dieses Ergebnis wurde von Zumkley (1994) in einer Metaanalyse bestätigt. Dabei zeigt sich, dass diejenigen Kinder, die ein besonders hohes Ausmaß an aggressivem Verhalten in früherer Kindheit zeigten, dies auch im späteren Lebensalter beibehielten: „Loeber & Hay (1997) note that stability is likely to be highest for those individuals who represent the extremes of the aggression continuum, i. e. are the least or the most aggressive at time 1" (Krahé 2001, S. 50).

Dornes (1997) berichtet von einer Langzeituntersuchung von Eron et al. (1991), die zeigt, dass „Aggression über den Zeitraum von 22 Jahren recht stabil ist. Kinder die mit 8 Jahren am aggressivsten eingeschätzt wurden, wurden dies oft auch noch als Erwachsene mit 30 Jahren" (Dornes 1997, S. 269).

In ihrer Zusammenstellung verschiedener Studien zum Langzeitverlauf aggressiven Verhaltens kommen Essau & Conradt (2004) zu dem Schluss: „Störungen des Sozialverhaltens weisen eine hohe Stabilität auf. Bei zwischen 32 und 81 % der Kinder, bei denen eine solche Störung festgestellt wurde, konnte die Störung auch zu einem späteren Zeitpunkt diagnostiziert werden (Burke et al. 2003) (...). Kinder mit einem durchgängig negativen Störungsverlauf haben, wenn sie älter werden, ein hohes Risiko für Fehlentwicklungen und Probleme in zahlreichen Lebensbereichen" (ebd., S. 84; Borg-Laufs 1997, S. 34 ff sowie Roth & Seiffge-Krenke 2006 kommen in ihren Zusammenstellungen von entsprechenden Studienergebnissen zu dem gleichen Ergebnis).

Dabei hängt die Stabilität aggressiv-dissozialen Verhaltens von vier relevanten Faktoren ab; dieses Verhalten ist stabil, wenn es

- früh in der Kindheit beginnt,
- sehr häufig auftritt,
- viele Verhaltensbereiche betrifft,
- auf viele Lebensbereiche bezogen ist (Familie, Schule, Peer-Group)

(vgl. Petermannn et al. 2001, Scheithauer & Petermann 2004).

In Anlehnung an das Modell Loeber & Stouthamer-Loeber (1998) lassen sich nach Scheithauer & Petermann (2004) drei Entwicklungstypen aggressiven bzw. gewalttätigen Verhaltens beschreiben:

a) „Der über den Lebenslauf stabile Entwicklungstyp": Charakterisiert durch ein „stabiles aggressives Verhalten von der Kindheit bis ins Erwachsenenalter. Schwere und Ernsthaftigkeit der Verhaltensweisen nehmen mit der Zeit zu" (ebd., S. 384);

b) „Der zeitlich begrenzte Entwicklungstyp": er wird dadurch charakterisiert, dass „die aggressiven Verhaltensweisen entweder während der Grundschulzeit aufgegeben werden oder ausschließlich während eines kurzen Zeitraums in der Adoleszenz aufgetreten sind" (ebd., S. 385);

c) „Der späte Entwicklungstyp": dieser ist gekennzeichnet durch „ein erstmaliges Auftreten aggressiven oder gewalttätigen Verhaltens im Erwachsenenalter" (ebd.).

Nach Loeber und Hay (1997) gibt es altersabhängig unterschiedliche Eskalationen des aggressiven Verhaltens. Schwächere Formen aggressiven Verhaltens steigen kontinuierlich bis zum Jugendalter an; diese treten am häufigsten auf. Körperliche Aggressionen haben einen deutlichen Anstieg etwa ab 15

Jahren und massives gewalttätiges Handeln auch unter dem Gebrauch von Waffen steigt ab etwa 17 Jahren an, allerdings mit der geringsten Häufigkeit (vgl. Krahé 2001, S. 51 f).

Auch das Modell von Moffitt (1993) geht von einem frühzeitig einsetzenden über den Lebenslauf persisitierenden („life course persisitent") Verlauf mit hoher Stabilität aus, der von einem passageren, an das Jugendalter gebundenen Verlauf („adolescence-limited") unterschieden werden muss. In einer Analyse neuerer Befunde betonen Roth & Bartsch (2004) allerdings, das diese Perspektive erweitert werden muss: Neben diesen beiden Verlaufsformen existiert eine weitere, „in der delinquente Verhaltensweisen erstmals im Jugendalter auftreten (ohne antisoziale Vorgeschichte in der Kindheit) und im weiteren Entwicklungsverlauf persistieren" (ebd., S. 722). Es wird daher dafür plädiert, neben der Kindheit auch die Adoleszenz als „‚sensible Periode' für die Genese eines delinquenten Entwicklungsverlaufs" zu betrachten (ebd.).

Die Entwicklung aggressiv-dissozialen Verhaltens hat Loeber (1990) in einem Modell zusammengefasst, das von Scheithauer & Petermann leicht modifiziert wurde (vgl. Abbildung 5.11).

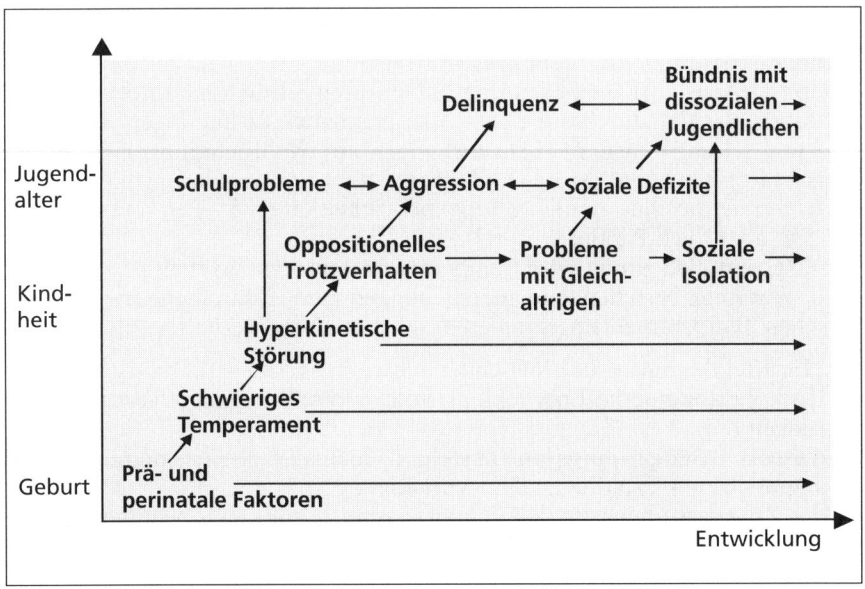

Abb. 5.11: Entwicklung aggressiv-dissozialen Verhaltens nach Loeber (1990) (nach Scheithauer & Petermann 2004, S. 384)

Auch wenn die dargelegten Befunde für eine hohe Stabilität und Persistenz auffällig aggressiven Verhaltens sprechen, so ist immer zu berücksichtigen, dass hier *nicht* gewissermaßen „automatische" Entwicklungslinien vorliegen. So liegen „Befunde vor, die zeigen, dass es Teilgruppen gibt, die nach unauffälliger Kindheit und Jugend erst im Erwachsenenalter delinquente Verhaltensweisen entwickeln oder Personen, die von Kindheit an auffällig sind, deren antisoziales Verhalten sich aber (erst) im mittleren Erwachsenenalter legt und nicht bis zum Lebensende persistiert (vgl. Dahle 1998). Aus frühem anitisozialem Verhalten kann deshalb nicht zwangsläufig auf eine Persistenz geschlossen werden" (Kleiber & Meixner 2000, S. 196).

Ursachen

Entsprechend dem bio-psycho-sozialen Modell werden im Folgenden die wichtigsten Erkenntnisse zu den Ursachen des Auftretens gewalttätigen Verhaltens zusammengestellt:

1. Biologische Faktoren

Menschen werden mit unterschiedlichen Entwicklungsvoraussetzungen geboren. Diese Voraussetzungen bilden eine Grundlage für die Ausprägung aggressiven Verhaltens. Die zur Zeit vorliegenden empirischen Erkenntnisse liefern uns keine Belege für einen eindeutigen genetischen Zusammenhang. Zusammenfassend stellen Scheithauer & Petermann (2004) fest: „Aufgrund der Komplexität der mit einem Verhalten wie z. B. Aggression möglicherweise verbundenen Genabschnitte lassen sich wohl kaum direkte Verbindungen auffinden (z. B. ein klar definierter genetischer Marker, der mit aggressivem Verhalten verknüpft ist)" (ebd., S. 388).

Eine weitaus größere Bedeutung haben offensichtlich neurologische Verletzungen, die z. B. durch prä-, peri- oder postnatale Bedingungen verursacht sind und sekundär negative Auswirkungen auf Wahrnehmungen, Informationsverarbeitung und Möglichkeiten der Emotionsregulation haben (vgl. auch hierzu die Zusammenstellung bei Scheithauer & Petermann 2004, S. 93 ff, aber auch Papousek 2004).

Die größte Bedeutung wird Temperamentsfaktoren zugemessen. Schmeck (2003) fasst die bestehenden Untersuchungen zum Zusammenhang von spezifischen Temperamentsmerkmalen und aggressivem Verhalten zusammen:

- „Im Kleinkindalter zu erfassendes schwieriges Temperament stellt einen Risikofaktor für die Entwicklung von externalisierenden Verhaltensstörungen dar;
- dieses schwierige Temperament steht in einem engeren Zusammenhang zu aggressivem als zu dissozialem Verhalten;
- der Zusammenhang ist deutlich zu erkennen zum früh beginnenden aggressiven Verhalten, nicht aber zum aggressivem Verhalten, wenn es erst nach dem 10. Lebensjahr einsetzt;
- von hoher Bedeutung zeigt sich die Interaktion zwischen Temperament und elterlicher Wahrnehmung. Je eher die Temperamentsmerkmale eines Kindes von seinen Eltern als schwierig angesehen werden, desto eher sind im Verlauf der Entwicklung externalisierende Verhaltensstörungen der Kinder zu erwarten" (ebd., S. 170; vgl. auch Resch 2004, Wurmser & Papousek 2004, Papousek 2004, Essau & Conradt 2004).

2. Frühkindliche (Beziehungs-)Erfahrungen

Auf einer allgemeinen Ebene wirken psychische Erkrankungen der Eltern, ebenso wie Drogen- und Alkoholkonsum der Eltern schon pränatal aber natürlich auch im späteren Entwicklungsverlauf bei Kindern risikoerhöhend. Aus der Mannheimer Risikokinderstudie zeigten sich eine Reihe von frühen Prädiktoren für das Auftreten von Störungen des Sozialverhaltens mit elf Jahren: „Anamnestische Belastungen der Eltern (insbesondere die Herkunft der Mutter aus zerrütteten Familienverhältnissen), (...) chronische Schwierigkeiten der Eltern (wie Arbeitslosigkeit, Streit, Beziehungen und chronische Krankheiten), sowie psychische Störungen der Eltern (insbesondere depressive Erkrankungen der Mutter, sowie Alkoholmissbrauch und antisoziale Persönlichkeit des Vaters)" (Laucht 2003, S. 51 f). Zu analogen Ergebnissen kommt auch die Rostocker Längsschnittstudie (vgl. Teichmann et al. 1991).

Dabei sind die gefundenen Zusammenhänge oftmals sehr komplex: Gschwendt et al. (2003) konnten beispielsweise zeigen, „dass die Befindlichkeit der Mutter die Wahrnehmung der Verhaltensauffälligkeiten ihrer Töchter aber nicht ihrer Söhne" beeinflusste: „Im Vergleich zu Müttern mit niedrigen Depressions- und/oder Stresswerten berichteten Mütter mit höheren Depressions- und/oder Stresswerten signifikant mehr Aggressionen und negative Emotionalität bei ihren Töchtern, jedoch nicht signifikant mehr Aggressionen und negative Emotionalität bei ihren Söhnen. Dieser Geschlechtsunterschied konnte bei einer objektiven Beobachtung nicht festgestellt werden" (ebd., S. 142).

Ein zentraler Risiko- und im Umkehrschluss Schutzfaktor stellt die Beziehung zwischen Kind und Eltern dar. Eine starke emotionale Bindung kann auch bei ungünstigen Lebensumständen risikomildernd wirken, andererseits wirkt mangelhafte emotionale Zuwendung oder gar Ablehnung des Kindes als deutlicher Risikofaktor für die Ausbildung aggressiver Verhaltensauffälligkeiten (vgl. Kleiber & Meixner 2000, Scheithauer & Petermann 2004, Petermann & et al. 1998, 2001, Dornes 1997, 2000).

Ein weiterer bedeutsamer Faktor ist das Erziehungsverhalten bzw. der Erziehungsstil der Eltern. Petermann et al. (2001) fassen verschiedene Studien zusammen, die einen Zusammenhang zwischen elterlichem Erziehungsverhalten und aggressivem Verhalten der Kinder beschreiben. Entscheidende Variablen sind:

- mangelhafte Aufsicht durch die Eltern (Loeber & Stouthamer-Loeber 1986)
- negative Rückmeldung in der Erziehung
- Mangel an sozialen Regeln (zu viele oder zu wenige Regeln, keine konsequente Einhaltung der Regeln; Petermann & Petermann 2001)
- Unzureichende emotionale Unterstützung und Akzeptanz gegenüber dem Kind (Campbell 1991)
- „fehlende positive Anteilnahme" (Petermann et al. 2001, S. 24)
- „ein strenger, strafender Erziehungsstil (z. B. körperliche Misshandlung, Schläge oder Einsperren des Kindes) stellt ein Risikofaktor für aggressives Verhalten der Kinder dar" (Scheithauer & Petermann 2004, S. 396).

Demgegenüber führt ein „autoritativer Erziehungsstil, der beispielsweise gekennzeichnet ist durch emotionale Wärme, eine altersangemessene Beaufsichtigung des Kindes und Interesse an seinen Aktivitäten zur Entwicklung problemorientierter Bewältigungsstrategien, zu einem angepassten psychosozialen Funktionsniveau, besseren Schulleistungen, zu einem stärkeren Selbstwertgefühl.(...) Das in der Familie erlernte Interaktionsverhalten wird vom Kind auf andere Situationen (z. B. Schule) und Personen (...) übertragen (Kazdin 1995)" (Scheithauer & Petermann 2004, S. 396).

Besondere Auswirkungen haben die Interaktionen wiederum auf die Emotionsregulation:

Dysfunktionale Unterstützung bei der Emotionsregulation, eine angespannte emotionale familiäre Atmosphäre, ausdrucksarmes oder negativ getöntes elterliches Ausdrucksverhalten kann zu fehlenden bzw. unzureichenden emotionalen und selbstregulatorischen Kompetenzen und fehlender Empathiefähigkeit bei den Kindern führen – und diese Faktoren stehen wiederum in einem engen Ursachenzusammenhang mit überdauerndem aggressivem Verhalten (vgl. u. a. Petermann & Wiedebusch 2003, Essau & Conradt 2004, Scheithauer & Petermann 2004, Krahé 2001). Es zeigte sich, dass insbesondere bei Kindern, die Störungen des Sozialverhaltens im Alter von elf Jahren aufwiesen, bereits im frühen Säuglingsalter „Mutter und Kind in einen Teufelskreis negativen Verhaltens verstrickt" waren. „Kinder, die als Säuglinge in der von uns beobachteten Pflege- und Spielinteraktion mit ihrer Mutter häufig dysphorisch waren (schrien, weinten oder quengelten) und dabei die Erfahrungen machten, dass ihre Mutter wenig einfühlsam auf ihre schlechte Stimmung einging, zeigten im weiteren Verlauf bis zum Alter von elf Jahren eine signifikant ungünstigere Entwicklung, die mit einer überproportionalen Zunahme expansiver Verhaltensauffälligkeiten verbunden war" (Laucht 2003, S. 52 f).

Es gibt eine Vielzahl von Belegen für den Zusammenhang zwischen unsicheren *Bindungserfahrungen* und (späterem) aggressivem Verhalten: „Eine unsichere Bindung im frühen Kindesalter kann verknüpft sein mit einem stabil-aggressiven Verhalten vom Vorschul- bis in das Schulalter hinein (Shaw & Winslow 1997) sowie negativeren Beziehungen zu Gleichaltrigen und einer schlechteren Regulation eigener Emotionen während der Vorschulzeit (Greenberg et al. 1993), und zwar dann, wenn weitere aversive Bedingungen (z. B. negativer Erziehungsstil oder psychische Auffälligkeiten der Eltern; vgl. van Ijzendoorn et al. 1992) hinzukommen" (Scheithauer & Petermann 2004, S. 393). Nach Cichetti et al. (1995) wird das Risiko für das erhöhte Auftreten aggressiven Verhaltens durch unsichere Bindungserfahrungen auf drei Wegen erhöht:

• „Eine unsichere Bindung kann aggressives Verhalten steigern, indem Handlungsmuster (...) geformt werden, in denen Beziehungen durch Zorn, Misstrauen und Chaos gekennzeichnet sind" (Petermann et al. 2001, S. 22; Denham et al. 2002 konnten zeigen, dass sich unsicher gebundene Kinder im Alter von drei Jahren in Interaktionen mit Gleichaltrigen weniger emotional und sozial kompetent verhielten.).

• „Aggressives Verhalten wird benutzt, um die Aufmerksamkeit der Bezugsperson zu erhalten." (...)

- Aus einer unsicheren Bindung entwickelt sich eine „nicht-prosoziale Orientierung im Hinblick auf Beziehungen" (Petermann et al. 2001, S. 22).

Petermann & Wiedebusch (2003) stellen zusammenfassend fest: „Bei unsicher gebundenen Kindern wurde (...) mit zunehmendem Alter ein Anstieg negativer und ein Rückgang positiver Emotionen festgestellt. Im zweiten und dritten Lebensjahr freuten sich diese Kinder seltener und waren häufiger ängstlich oder ärgerlich" (ebd., S. 31).

Anhand der Ergebnisse verschiedener Langzeituntersuchungen kommt Dornes (1997) zusammenfassend zu dem Ergebnis: „Unsicher gebundene Kinder haben (...) eine schlechtere Impulskontrolle und sind bei ihren Kameraden weniger beliebt (...). Insgesamt ist der Zusammenhang zwischen desorganisierter Bindung und feindseliger Aggression deutlicher ausgeprägt, als zwischen vermeidender Bindung und Aggression (vgl. Lyons-Ruth 1996, S. 67 ff). Desorganisierte Kinder sind im Vorschulalter erheblich aggressiver als vermeidende oder sichere, insbesondere dann, wenn noch andere Risikofaktoren wie niederer sozioökonomischer Status und/oder Psychopathologie der Mutter hinzukommen" (ebd., S. 273, 275).

Weitere Auswirkungen dauerhaft unsicherer Bindungserfahrungen können in einer „einseitigen" Informationsverarbeitung und „in einer Beeinträchtigung der sozio-moralischen Entwicklung, der Ausbildung sozialer Kompetenzen und des Selbstwertgefühls bestehen (Greenberg et al. 1993, Thompson 1998, Turiel 1998)" (Kleiber & Meixner 2000, S. 197; vgl. auch Scheithauer & Petermann 2004, Brisch 1999).

Weiteres soziales Umfeld

Eine besondere Bedeutung bei der Aufrechterhaltung aggressiven bzw. gewalttätigen Verhaltens haben Gleichaltrigengruppen: Verhaltensauffällige Kinder machen die Erfahrung von Ausgrenzung. Sie werden von sozial kompetenteren Kindern bzw. Jugendlichen abgelehnt und „schließen sich deshalb devianten Peergruppen an. Dies begünstigt grundsätzlich einen abweichenden Lebensstil (...) Es kommt verstärkt zu gewalttätigem Verhalten, Vandalismus und offiziellen Straftaten. Gesellschaftliche Stigmatisierungsprozesse und Sanktionen krimineller Jugendlicher tragen schließlich dazu bei, dass sie eine Identifikation mit dem abweichenden Verhalten aufbauen und sich das antisoziale Verhalten weiter verfestigt" (Kleiber & Meixner 2000, S. 197). Untersuchungen von McCord (1998) zeigen, dass Kinder früher und nachhaltiger durch aggressiv auffällige Gleichaltrige geprägt werden und der Einfluss der Familie deutlich abnimmt. Dieser Zusammenhang ist allerdings besonders deutlich, wenn sich das auffällige Verhalten schon früh entwickelt hat und schon ein Prozess der Ausgrenzung eingetreten war (vgl. Petermann et al. 2001, S. 25 f; vgl. auch Essau & Conradt 2004, S. 132 f; Scheithauer 2003).

Die entsprechenden (Sub-)Gruppenbildungsprozesse liefern auch einen wesentlichen Erklärungshintergrund für das gemeinsame Auftreten von Rechtsextremismus bzw. Hooliganismus und Gewalt (vgl. Ihle et al. 2003); deutlich sind ebenfalls die Zusammenhänge zwischen devianten, identitätsfördernden Peergruppen und übermäßigem Alkohol- und Drogenkonsum (vgl. Kleiber & Meixner 2000, Essau & Conradt 2004, Petermann et al. 2001).

3. Selbststruktur/psychologische Faktoren
Folgende Selbststrukturanteile können das Risiko für übermässig/dauerhaft aggressives Verhalten erhöhen:

a) Bindungsrepräsentationen
Aufgrund unsicherer bzw. desorganisierter Bindungserfahrungen kommt es zu einer Vorsicht und/oder Misstrauen sowie der Stimmung eines „dysfunktionalen Ärgers (...); die Ursprünge dieses Ärgers liegen in frühen und/oder dauerhaften Beziehungserfahrungen des Zurückgewiesenwerdens, die beim Kind eine negative Erwartungshaltung schaffen, die seine Weltsicht einfärbt" (Dornes 1997, S. 272). Es kommt so zu einem Kreislauf: Aufgrund der erfahrenen Zurückweisungen, Ambivalenzen oder real erfahrenen Aggressionen reagieren die Kinder auch in zweideutigen Situationen „häufiger aggressiv und werden deshalb auch aggressiver behandelt, was wiederum ihre Sicht von der Welt als Ort latenter Bedrohung bestätigt" (ebd., vgl. auch Papousek 2004).

b) Informationsverarbeitung
Eine Reihe von Studien zeigen, dass (besonders) aggressive Kinder ein spezifisches Muster der Informationsverarbeitung zeigen. Entsprechend der Theorie der sozialen Informationsverarbeitung nach Crick & Dodge (1994) interpretieren Kinder und Jugendliche mit aggressivem Verhalten Situationen eher aggressiv gefärbt und zeigen dann entsprechende Handlungsmuster.

Tab. 5.10: Gedankliche und verhaltensbezogene Schritte aggressiver Kinder in sozialen Situationen (nach Crick & Dodge 1994; zitiert in: Essau & Conradt 2004, S. 109)

Schritt 1: Dekodierung	Sozial aggressive Kinder benutzen weniger Hinweise, bevor sie eine Entscheidung treffen. Wenn sie zwischenmenschliche Problemsituationen definieren und lösen, suchen sie weniger Informationen über das Ereignis, bevor sie handeln.
Schritt 2: Interpretation	Sozial aggressive Kinder schreiben mehrdeutigen Ereignissen feindselige Ursachen zu.
Schritt 3: Reaktionssuche	Sozial aggressive Kinder generieren weniger Reaktionsmöglichkeiten, davon sind mehr aggressiver Art als bei nichtaggressiven Altersgenossen. Sie wissen weniger über die Möglichkeit sozialer Problemlösung.
Schritt 4: Entscheidung für eine Reaktion	Aggressive Kinder tendieren zur Wahl aggressiver Lösungen.
Schritt 5: Umsetzung	Aggressive Kinder kommunizieren weniger verbal, sondern setzen eher körperliche Gewalt ein.

In einer Studie von Burks et al. (1999) konnte über den Verlauf von acht Jahren nachgewiesen werden, dass frühes aggressives Verhalten gepaart ist mit feindlich gesinnten Wahrnehmungs- und Interpretationsmustern, und dass es gewissermaßen selbstverstärkend zu aggressivem Verhalten bei den dann älteren Kindern führt. Krahé (2001) beschreibt einen „hostile attributional style", eine Tendenz, unklare Situationen als feindselig oder aggressiv zu interpretieren. Dornes (1997) zeigt anhand von Untersuchungen von Dodge (1991), dass „aggressive Kinder eine ‚attribution bias' haben, welche die Aufrechterhaltung dysfunktional gewordener Aggressionen befördert. Sie haben die Neigung, in zweideutige Situationen Aggressionen ‚hineinzulesen'. Zeigt man ihnen und einer Vergleichsgruppe weniger aggressiver Kinder Bilder oder Videos von Situationen, in denen a) ein Kind ein anderes offensichtlich absichtlich verletzt und b) offensichtlich unabsichtlich verletzt und c) die Situation nicht eindeutig ist, so interpretieren aggressive Kinder die zweideutige Situation signifikant häufiger als von absichtlicher Aggression erfüllt (...). Psychoanalytisch gesprochen projizieren sie Aggression in die Situation" (ebd., S. 274). Diese „verzerrte sozial-kognitive Informationsverarbeitung" (Petermann et al. 2001) bildet die Grundlage für einen sich selbstverstärkenden Kreislauf, wodurch das zugrunde liegende Schema immer wieder verstärkt wird.

c) Selbstwirksamkeit und Kontrollerwartungen
Aufgrund unzureichender Selbstwirksamkeitserfahrungen in früher Kindheit bestehen generell bei stärker aggressiven Kindern eingeschränkte Selbstwirksamkeits- bzw. Kontrollerwartungen. Krahé (2001, S. 55 f) referiert Untersuchungsergebnisse, die zeigen, dass Menschen mit erhöhtem aggressivem Verhalten generell die Tendenz zeigen, Gefühle von Unwohlsein, Hilflosigkeit und Verletzlichkeit zu empfinden („emotional suspectibility"). Aggressives Verhalten ist eine Möglichkeit, um zumindest kurzfristig Situationskontrolle auszuüben und damit das eigene Selbstwirksamkeitserleben zu erhöhen. Petermann et al. (2001) stellen fest, dass aggressive Kinder „glauben, dass Aggression zu Anerkennung, einem höheren Selbstwertgefühl sowie positiven Gefühlen führt (...); weiterhin schätzen diese Kinder ihr aggressives Handeln als effektiv ein" (ebd., S. 21). Dornes (1997) geht sogar davon aus, dass „auch feindselige Aggressionen, wenn sie zum Erfolg führen (...) lustbetont sein" können. Diese „narzisstische Lust" kann zum Ziel selbst werden „und zum Ersatz für anderweitig unerreichbare Befriedigung, (...) sowie zur Aufrechterhaltung oder Herstellung einer (labilen) narzistischen Homöostase". In Anlehnung an Cohler (1995) stellt Dornes fest, „dass selbst noch die sinnloseste Destruktivität (...) ein verzweifelter Versuch ist, angesichts traumatischer, psychischer und sozialer Erfahrungen von Wertlosigkeit, Überflüssigkeit und Deprivationen einen Rest von Gefühlen psychischer Lebendigkeit und Vitalität aufrecht zu erhalten" (ebd. 1997, S. 278 f). Auch Krahé (2001) zitiert eine Untersuchung von Baumeister & Boden (1998), die zeigt, dass durch Aggression in bestimmten Situationen oder Gruppen eine Selbstwerterhöhung erzielt werden kann, die dann langfristig durch Aggressionen immer wieder ‚abgesichert' werden muss. Krahé (2001) stellt fest, dass aggressives Verhalten nicht, wie früher oft angenommen, unbedingt mit einem eindeutig niedrigen, aber mit einem unrealistischen bzw. instabilen Selbstwert zu tun hat, der die Individuen vulnerabel durch die Aggression macht. „Individuals holding inflated and/or unstable views of themselves are more easily threatened in their self-esteem and are more likely to show aggression to restore positive self-appraisel" (ebd., S. 65; vgl. auch Essau & Conradt 2004, S. 110).

d) Selbststeuerung/-regulation

Auf die möglichen Probleme bei dem sensiblen Zusammenspiel zwischen kindlichem Temperament und elterlichem Verhalten bei der Emotionsregulation wurde hingewiesen. Kinder mit aggressivem Verhalten haben weniger Fähigkeiten zu einer „Selbstberuhigung" (vgl. z. B. Papousek 2004) und zur Regulation eigener Emotionen entwickelt. Petermann & Wiedebusch (2003) beschreiben „Defizite in der emotionalen Kompetenz bei aggressivem Verhalten:

- eingeschränkter mimischer Emotionsausdruck
- hohe Auftretenshäufigkeit negativer Emotion
- eingeschränkte Fähigkeit eigene Gefühle wahrzunehmen
- hohes Ausmaß emotionaler Ansteckung
- eingeschränkte Fähigkeit den mimischen Emotionsausdruck anderer Personen zu interpretieren
- mangelndes Emotionsverständnis" (ebd., S. 111).

Aggressiven Kindern stehen unzureichende „Emotionsregulationsstrategien" (ebd.) zur Verfügung; sie verfügen über weniger Selbstberuhigungsstrategien (s. o.), können sich schlechter aus emotionsauslösenden Situationen zurückziehen und haben weniger kognitive Strategien (z. B. internale Aufmerksamkeitsumlenkung) oder externale Regulationsstrategien (z. B. alternatives körperliches Ausagieren). Krahé (2001) beschreibt eine erhöhte Irritabilität, also eine generelle Tendenz, impulsiv oder konflikthaft/kontrovers zu reagieren, schon bei geringsten Provokationen oder Nicht-Übereinstimmungen (ebd., S. 54). Eine Vielzahl weiterer Untersuchungen bestätigt die „gestörte Impulskontrolle", die dazu führt, dass aggressives Verhalten unzureichend gehemmt wird (vgl. Loeber & Hay 1997, Zusammenstellungen bei: Scheithauer & Petermann 2004, Petermann et al. 2001).

e) Handlungspotential

Kinder mit deutlich aggressiverem Verhalten verfügen generell über weniger Kompetenzen, in Konfliktsituationen nicht aggressiv zu handeln und über ein geringeres „Repertoire" an Handlungspotentialen in sozialen Situationen (vgl. Scheithauer & Petermann 2004, Essau & Conradt 2004). Damit verbunden hat sich oftmals eine Werthaltung herausgebildet, die Aggression als legitime Form des Sozialverhaltens ansieht. „Believes about the legitimacy of aggression can be seen as part of an individual's aggressive script, developed on the basis of direct and vicarious learning experiences" (Krahé 2001, S. 53). Diese Verengung oder Vereinseitigung von Verhaltensmöglichkeiten steht in einem engen Zusammenhang mit den o. g. Formen der Informationsverarbeitung und der Selbstwerterhöhung.

Zusammenfassend lassen sich auf der Ebene der Selbststruktur bzw. handlungsleitenden innerpsychischen Schemata vier Variablen identifizieren, die in einer Wechselwirkung die Disposition zu überdauerndem aggressivem Verhalten hervorbringen und in einem sich selbst verstärkenden Prozess stabilisieren:

1. Defizite bzw. Einschränkungen in der Selbst- und Fremdwahrnehmung
2. Einschränkungen in der Steuerung und Regulation von Emotionen und daraus resultierenden Verhaltensimpulsen (Selbststeuerung)

3. Unsicherer Selbstwert bzw. fehlende Selbstwirksamkeitserwartungen, die durch aggressives Verhalten – kurzfristig – kompensiert bzw. stabilisiert werden
4. Defizite im Bereich der sozialen Kompetenzen besonders in unsicheren sozialen Situationen und Konfliktsituationen.

Auslösebedingungen

Bisher wurde der Entwicklungsverlauf dargelegt, der ursächlich für die Entstehung einer stabilen, durch Aggression bestimmten Verhaltensdisposition gekennzeichnet ist. Allerdings tragen oftmals situative Auslöser dazu bei, dass aggressives Verhalten dann auch wirklich gezeigt wird. Unter Bezugnahme auf einen Überblicksartikel von Lore & Schulz (1993) stellt Dornes fest, „dass die Manifestation von destruktiver Aggression ganz erheblich von sozialen situativen Umständen abhängt (...), und deshalb in erheblichem Maß durch die aktuellen sozialen Rahmenbedingungen beeinflusst werden kann" (1997, S. 281).

Im Folgenden sollen die wichtigsten dieser Auslösebedingungen betrachtet werden:

a) Unklare soziale Situationen

Unklare soziale Situationen können aggressionsauslösend wirken, weil – wie beschrieben – Kinder und Jugendliche mit einer entsprechenden verselbstständigten Verhaltensdisposition aufgrund einseitiger sozial-kognitiver Informationsverarbeitung in diese Situationen aggressive Anteile „hineinlesen": „Zweideutige soziale Schlüsselreize (werden) als bedrohlich und provokativ" interpretiert (Scheithauer & Petermann 2004, S. 397, vgl. auch Borg-Laufs 1997, S. 80 ff). Das aggressive Verhalten dient dann dazu – subjektiv unter der Prämisse der Selbstverteidigung – Sicherheit in der Situation herzustellen: Das eigene aggressive Verhalten führt zu einer Gegenreaktion und die entsprechende Welt-Sicht wird bestätigt. Solche unklaren Situationen liegen vor, wenn ein Kind oder Jugendlicher in eine neue oder fremde Situation kommt (z. B. eine neue Klasse), wenn Autoritätspersonen sich diffus verhalten oder widersprüchliche Signale geben und wenn Regeln unklar sind bzw. ihre Durchsetzung nur inkonsequent realisiert wird.

b) Überforderung bzw. Konfrontation ohne Ausweich- oder Rückzugsmöglichkeiten

Wenn zu hohe oder zu viele Anforderungen zugleich gestellt werden – oder wenn die betroffenen Kinder oder Jugendlichen in starkem Maße Misserfolge erleben – führt dies zu einer Beeinträchtigung des (ohnehin schwankenden) Selbstwertes und zu einem Ansteigen des Erregungsniveaus. Wie dargestellt bestehen bei den Betroffenen nur eingeschränkte Möglichkeiten der Regulation der entstehenden Affekte, die Selbstwahrnehmung ist auf Ärger und Aggression eingeschränkt und entsprechendes Verhalten wird ausgelöst. Eine überstarke Konfrontation ohne die Möglichkeit zu Rückzug oder einer „Flucht" führt gleichfalls schnell zu entsprechenden „Verteidigungs"-Reaktionen.

c) Soziales Klima, das Gewalt befördert

Es gibt eine Reihe von sozialen Zusammenhängen, in denen gewalttätiges Handeln gewissermaßen „Standard" im Umgang miteinander geworden ist. Dies betrifft die verbale Kommunikation aber auch den allgemeinen Umgang einer Gruppe untereinander, besonders das „Bewältigen" von Konfliktsituationen. Olweus (1995) hat ausführlich beschrieben, wie ein solches Klima in schulischen Zusammenhängen entsteht – und welche koordinierten Maßnahmen ergriffen werden müssen, um dieses Klima zu verändern. Eine solche aggressions- bzw. gewaltgeladene Atmosphäre entsteht oft „schleichend" in pädagogischen Zusammenhängen, z. B. in Schulen, Jugendzentren oder Heimgruppen. Es erfolgt eine wechselseitige Gewöhnung von Betreuten und Pädagogen an diese Atmosphäre und der Pegel an verbaler und dann auch körperlicher Aggression steigt langsam aber stetig – Gewalthandeln gilt anscheinend als toleriert und damit legitimiert. Sturzbecher und Hess (2002) konnten anhand einer breiten Untersuchung in Brandenburg zeigen, „dass Schulen, in denen Gewalt herrscht und ignoriert wird" einen „herausragenden Risikofaktor bei der Entwicklung von Jugendgewalt darstellen" (ebd., S. 210).

d) Alkohol und Drogen
Es gibt eine Reihe von Studien (vgl. die Übersicht bei Krahé 2001, Borg-Laufs 1997, Lösel et al. 2003, Al-Wiswasi 2004), die einen Zusammenhang zwischen erhöhtem Alkohol- bzw. Drogenkonsum und dem Realisieren gewalttätigen Handelns belegen. Alkohol vermindert die Fähigkeit zur Selbststeuerung, zugleich wird die Wahrnehmung sozialer Situationen undifferenzierter. Beides führt dazu, dass die Hemmschwelle zur Ausübung gewalttätigen Handelns sinkt.

e) Eindeutige Hinweisreize
Das Vorhandensein von Hinweisreizen („Weapons-Effect", Krahé 2001, S. 67 ff) auf aggressive Ausdrucksmöglichkeiten, wie z. B. das Vorhandensein von Waffen, erhöht die Wahrscheinlichkeit des Auftretens von aggressivem Verhalten deutlich. Dies bedeutet, dass Hinweise auf Waffen, die auch „nur" zur Selbstverteidigung gedacht sind, zur Aufrüstung des Gegenübers führen und die Hemmschwelle zur Ausübung von Waffengewalt senken.
Borg-Laufs (1997) relativiert die Bedeutung der Hinweisreize ein wenig: „Bestimmte Hinweisreize wie etwa Waffen, bestimmte Kleidung oder bestimmte Slogans [können] aggressives Verhalten auslösen oder erleichtern. Diese Hinweisreize können allerdings von Person zu Person – je nach persönlicher Lerngeschichte – sehr stark variieren" (ebd., S. 86).

f) Frustrationen
Frustrationen können bekanntermaßen Aggressionen auslösen. Allerdings weist Borg-Laufs (1997) zu Recht darauf hin, dass die aggressionsauslösende Bedeutung von Enttäuschungen oder einschränkenden Bedingungen überbetont wurde (und z. T. auf Artefakte der empirischen Laborforschung zurückzuführen ist): „Tatsächlich ist wohl unbestreitbar, dass Frustrationen auch Aggressionen erzeugen können, allerdings ist aggressives Verhalten nur eine mögliche Reaktion unter vielen anderen möglichen Reaktionen" (ebd., S. 87). Dies bedeutet, dass Frustrationen vor allem dann Aggressionen hervorrufen, „wenn das aggressive Individuum gelernt hat, in einer solch frustrierenden Situation aggressiv – und nicht anders – zu reagieren" (ebd., S. 88).

g) Rolle der Medien
In verschiedenen Labor-Studien konnte nachgewiesen werden, dass sich das aggressive Verhalten durch das Betrachten gewalttätiger Filme in geringem,

teilweise auch statistisch signifikantem Maß erhöht. In Längsschnittstudien konnte gezeigt werden, dass Kinder, die im Alter von acht Jahren in verstärktem Maße mit aggressiven Medien konfrontiert waren, auch 20 Jahre später eine höhere Affinität zu Filmen oder PC-Spielen mit entsprechendem Inhalt zeigten und auch tendenziell sich stärker gewalttätig verhielten (vgl. Krahé 2001). Eine Erklärung hierfür ist, dass „der regelmäßige Konsum dieser Fernsehsendungen (...) Menschen gegenüber Gewalt desensibilisieren (...) kann, so dass aggressives Verhalten eher als akzeptabel betrachtet wird. Wenn ein solches Verhalten zu Belohnungen führt, kann es dadurch verstärkt werden. (...) Das regelmäßige Anschauen von Gewalt kann kognitive Skripte und Urteile über Gewalt modellieren und verstärken" (Essau & Conradt 2004, S. 136 f, vgl. auch Krahé 2001, S. 116, Borg-Laufs 1997, S. 66 ff). Allerdings zeigen differenziertere Analysen, dass insbesondere solche Kinder und Jugendliche, die Aggression als handlungsleitenden Selbst-Strukturanteil entwickeln, eher auf Medien mit gewalttätigen Inhalten zurückgreifen, um so das eigene Selbstkonzept – wiederum im Sinne eines Kreislaufprozesses – zu verstärken. Insbesondere Computerspiele mit gewaltbezogenen Inhalten dienen dazu, das eigene Kontroll- bzw. Selbstwirksamkeitserleben zu erhöhen (vgl. von Salisch et al. 2005). So lässt sich der „Wunsch nach Macht, Stärke und Durchsetzung, der im realen Leben nicht (ohne schädliche Folge) zu verwirklichen wäre" (ebd., S. 229), durch die entsprechenden Spiele erfüllen. Es gelingt so, „eigene Frustrationserlebnisse abzubauen und Bedürfnisse nach Wagnis und Abenteuer auszuleben" (ebd.). „Daher ist zu erwarten, dass Kinder mit zu gewalttätigem Verhalten prädisponierenden familiärem Hintergrund oder persönlichen Merkmalen mit größerer Wahrscheinlichkeit sich für Filme entscheiden, die Gewalt zum Inhalt haben" (Essau & Conradt 2004, S. 136). Es ist also davon auszugehen, dass Medien mit gewalttätigen Inhalten besonders bei solchen Kindern und Jugendlichen verstärkend bzw. verhaltensauslösend wirken, die schon eine entsprechende Prädisposition entwickelt haben; bei anderen scheint der Einfluss deutlich geringer zu sein. So konnten Huesmann et al. (2003) zeigen, dass der sehr häufige Konsum von Filmen mit aggressiven Inhalten ein Prädiktor – unter anderen – für gewalttätiges Handeln sein kann.

Die „Wirkung medialer Gewalt [hängt] nach den vorliegenden Befunden sehr stark von der individuellen Disposition der Zuschauenden ab (...); darüber hinaus scheint das Alter der Rezipienten eine entscheidende Variable in diesem Zusammenhang darzustellen. Insgesamt kann nach den zur Zeit vorliegenden Erkenntnissen davon ausgegangen werden, dass die Aggressivität von Kindern und Erwachsenen (nur) verstärkt, nicht aber hervorgerufen wird" (Borg-Laufs 1997, S. 67, ebenso: von Salisch 2005, Selg 2003).

Interventionen/Therapie[9]

Grundsätzliche Überlegungen
Kombinierte, sogenannte multimodale Programme haben bei der Veränderung aggressiver und gewalttätiger Verhaltensauffälligkeiten die besten

---

9 Ein ausführlicher Überblick über Interventionsformen in verschiedenen Settings findet sich bei Fröhlich-Gildhoff (2006b).

Effekte und sind in der Regel erfolgreicher als isolierte Einzel-Psychotherapie.

„Verhaltensnahe, problemorientierte Vorgehensweisen, wie kognitiv behaviorale multimodale Methoden, erwiesen sich gegenüber ungerichteten Gesprächsgruppen, psychodynamischen, introspektionsorientierten oder non-direktiven Konzepten, aber auch gegenüber abschreckenden justiziellen Maßnahmen mit etwa drei Mal höheren Effektstärken als deutlich überlegen" (Kleiber & Meixner 2000, S. 200).

„Insbesondere multimodale Verhaltenstrainings, die unterschiedliche Lebensbereiche (Familie, Schule, Freizeitbereich), Personen (Eltern, Lehrer, Erzieher, Kind) und Interventionsebenen (Eltern-, Kind- und Schulebene) berücksichtigen, erwiesen sich als besonders wirksam; dies gilt insbesondere bei sehr ausgeprägten Formen des aggressiv-dissozialen Verhaltens" (Petermann et al. 2001, S. 30).

Scheithauer und Petermann (2004) weisen darauf hin, dass es wichtig ist, dass „in Abhängigkeit vom Entwicklungsstand des Kindes jeweils unterschiedliche, altersspezifische, risikoerhöhende Bedingungen von Bedeutung und damit auch unterschiedliche Maßnahmen indiziert sind" (ebd., S. 402). Sie betonen ebenfalls, dass entwicklungsorientierte Interventionen

- „differenzierte, altersgruppenspezifisch gestaltete Therapiemanuale benötigen, die kind- und zeitgemäß gestaltete Therapiematerialien (z. B. auf der Basis themenbezogener Comics) enthalten,
- und dass nicht nur versucht wird, etwa sozial-kognitiv Defizite zu modifizieren, sondern vielmehr Ressourcen des Kindes zu stärken und
- unterschiedliche Umgebungen und Situationen (Elternhaus, Schule, Freundeskreis) im therapeutischen Vorgehen zu berücksichtigen (...)" (ebd., S. 403) sind.

Grundhaltung

Für die Grundhaltung der Pädagogen bzw. Therapeuten im Umgang mit aggressiven bzw. gewalttätigen Kindern und Jugendlichen hat Fröhlich-Gildhoff (2006b, S. 67 ff) fünf „Prinzipien" formuliert:

1. *Die therapeutische Haltung sollte durch Wertschätzung und Konfrontation zugleich gekennzeichnet sein. Wertschätzung ist auf die Person bezogen – bezüglich des aggressiven Verhaltens sollte deutlich gemacht werden, dass der Pädagoge oder Therapeut dieses nicht billigt.*
Untersuchungen bei Straftätern (Marshall et al. 2002) haben gezeigt, dass ein „harscher Konfrontationsstil" *allein* eher „negative Auswirkungen auf das Therapieergebnis hat, eine empathische Haltung hingegen den Erwerb neuer Bewältigungsstrategeien fördert und Bagatellisierungen der Straftaten verhindert" (Elsner 2004, S. 113).
Mentzos (1993) weist zu Recht darauf hin, dass die Haltung des Pädagogen/Therapeuten von eigenen ethischen Grundhaltungen geprägt ist:
„Ich behaupte, dass es doch einen großen Unterschied ausmacht, ob ich den Menschen als ein von Natur aus ,böses' Wesen mit einem destruktiven endogenen Potential ansehe, als ein böses Kind, das endlich sein Aggressiv-Sein zugeben und sich kontrollieren oder bessern soll; oder ob ich den Menschen als ein sowohl nach Liebe als auch nach Autonomie, sowohl

nach Kontakt als auch nach Selbstbehauptung strebendes Wesen sehe, das aufgrund dieser, seiner bipolaren antagonistischen Struktur, unter ungünstigen Bedingungen in zahlreiche Komplikationen und Konflikte gerät und das Unglück hat (oder dazu gezwungen wird), inadäquate Dauer-Pseudolösungen zu akzeptieren und sie sogar strukturell in sich zu installieren, Lösungen, die zwangsläufig Frustrationen und Aggressivierungen mit sich bringen" (ebd., S. 89 f).

2. *Aufgrund der geringen Motivation wird es nötig sein, diese zunächst aufzubauen. Dazu ist es wichtig „einen Anreiz" zu setzen; dies kann (vorübergehend) über klassische Elemente der Verhaltenstherapie (z. B. Verstärkungspläne) erfolgen, unverzichtbar ist jedoch der Aufbau einer stabilen Beziehung, die weitergehenden Einfluss ermöglicht. Auch schon beim Aufbau der Motivation kann es sinnvoll sein zumindest partiell konfrontativ zu arbeiten: Bei den betroffenen Kindern/Jugendlichen muss zumindest eine minimale Unzufriedenheit mit der gegebenen Lebenssituation und vor allem den sozialen Bezügen und dem eigenen Verhalten bestehen. Dieser „Funken" an Veränderungsmotivation ist aufzugreifen und es gilt ihn anzufachen.*

Viele Ansätze zum Abbau gewalttätigen Verhaltens finden in stationären Zusammenhängen, bei delinquenten Jugendlichen auch im (Jugend-) Strafvollzug, statt. Hier zeigen die Betroffen oft eine aufgesetzte Motivation, sie versprechen sich durch die Teilnahme am Programm z. B. Hafterleichterung – diese Faktoren können kurzfristig genutzt werden, müssen allerdings immer wieder sehr sorgfältig geprüft werden (vgl. Kleiber & Meixner 2000).

3. *Arbeiten an der Selbst-Verantwortung der Betroffenen: Dieser Aspekt hängt eng mit der Motivationsarbeit zusammen: die schon langfristig und stark aggressiven Kinder und Jugendlichen lehnen oftmals die Verantwortung für das eigene Handeln ab. Aufgrund ihrer besonderen Art der Fremd- und Selbstwahrnehmung machen sie andere für die Auslösung ihres Verhaltens verantwortlich. Auch hier ist es nötig, konfrontativ entsprechende Strategien zu hinterfragen.*

Es sind „Konfrontationen nötig, um eine Auseinandersetzung des Täters mit seinen Realitätsverzerrungen zu initiieren; sie sind aber nur in einer respektvollen Beziehung wirksam" (Elsner 2004, S. 113).

4. *Ansetzen an der zugrunde liegenden Strukturstörung: Die betroffenen Kinder und Jugendlichen haben eine über lange Zeit verfestigte Selbststruktur entwickelt und entsprechende intrapsychische Schemata aufgebaut. Es gilt, diese verfestigten Schemata anzustoßen; hier ist der von Grawe (1998) beschriebene Wirkfaktor der „prozessualen Aktivierung" besonders bedeutsam. So ist es zunächst einmal nötig den Jugendlichen Struktur zu bieten; dies geschieht durch ein klares Setting und Grenzsetzungen.*

Die Jugendlichen müssen die Möglichkeit haben in der therapeutischen Beziehung „korrektive Erfahrungen" (Grawe 1998, vgl. auch Fröhlich-Gildhoff 2003) machen zu können, um sich in ihrem Beziehungsverhalten neu orientieren zu können. Wichtige Elemente sind:

- Aufbrechen der feindselig „getunten" Haltung gegenüber der Umwelt durch eine Veränderung der Fremd- und Selbstwahrnehmung;

- Differenzierung der Emotionen, besonders durch genaues „Spiegeln" und möglicherweise erlebnisaktivierende Methoden;
- Konsequente Veränderung der stark aggressiv gefärbten sozial-kognitiven Informationsverarbeitung; auch hier sind konfrontative Methoden einzusetzen: insbesondere der Aspekt, dass Dominanz und Kontrolle wichtiger als prosoziale Ziele betrachtet werden, muss konsequent thematisiert werden;
- Nicht zuletzt ist wichtig, den betroffenen Kindern und Jugendlichen Möglichkeiten zu einer konstruktiven Bestätigung ihres Selbstwertes zu geben: es nützt wenig, ihnen ihre spezifische Form der Selbstwerterhaltung, nämlich die Aggression, zu nehmen und ihnen keine Verhaltensalternative zur Verfügung zu stellen. Daher ist es wichtig, Selbstwirksamkeitserfahrungen zu initiieren und an den vorhandenen Stärken und Ressourcen der Betroffenen anzusetzen.

5. *Die Arbeit mit aggressiven und gewalttätigen Kindern und Jugendlichen ist mühsam und fordert die PädagogInnen und TherapeutInnen in besonderer Weise heraus – vor allem weil das eigene Wertesystem immer wieder infrage gestellt wird und kurzfristige Erfolge oft nicht möglich sind. Daher ist es wichtig, für sich selbst Sorge zu tragen und dann auch Burn-Out-Prophylaxe zu betreiben.*

Geeignete Möglichkeiten können unter anderem sein

- eine Rückversicherung durch Team und Supervision
- das Teilen von Verantwortung durch Einbezug des Umfeldes
- das Knüpfen von Netzwerken, z. B. unter Einbeziehung von Jugendhilfeinstitutionen
- immer wieder sorgsam auf die eigenen Grenzen zu achten
- auf die eigene „Work-Life-Balance" zu achten
- die eigenen Ressourcen zu stärken.

Elsner (2004) fasst seine Erkenntnisse aus der Arbeit mit delinquenten Jugendlichen und Erwachsenen so zusammen: „Wir halten insgesamt eine therapeutische Haltung für nützlich, mit der wir den Täter sowohl unterstützen, zu Veränderungen ermutigen und in seinem Selbstwertgefühl stärken als auch kritisch hinterfragen, konfrontieren und ihm klare Grenzen setzen. Dabei ist im Therapieverlauf immer wieder die Balance herzustellen zwischen der Unterstützung des Patienten einerseits, ohne dabei in eine Kollusion mit ihm zu geraten, und einer angemessenen Konfrontation mit seiner deliktrelevanten Problematik andererseits, ohne dabei durch eine feindselige Haltung Gefühle von Hilflosigkeit und Beschämung bei ihm hervorzurufen" (ebd., S. 114).

Interventionsprogramme

Es gibt eine Reihe von Präventions- und Interventionsprogrammen für Kinder und Jugendliche, die (übermäßig) gewalttätiges Verhalten zeigen. Diese können nach Zielgruppe, Rahmenbedingungen etc. differenziert werden.

Umfassende Programme zur Reduktion von Gewalt an Schulen stellen z. B. Olweus (1995), Steinmetz-Brand (2006) oder (auf einer präventiven Ebene) Spröber et al. (2006) vor.

Die Interventions-Programme für die therapeutische Arbeit mit Kindern und Jugendlichen lassen sich differenzieren in „konfrontative Programme" (vgl. z. B. Weidener et al. 1997; Heilemann & Fischwasser-v.Proeck 2001) und „ganzheitliche Programme". Letztgenannte versuchen nicht nur auf der unmittelbaren Symptom- bzw. Verhaltensebene anzusetzen, sondern auch die zugrunde liegenden Faktoren wie z. B. einen schwachen Selbstwert mit zu berücksichtigen.

Beispiele hierfür sind:

- „Training mit aggressiven Kindern" (Petermann & Petermann 2001)
- „Freiburger Anti-Gewalt-Training" (Fröhlich-Gildhoff 2006a)

Das *Freiburger Anti-Gewalt-Training (FAGT)* sei beispielhaft kurz vorgestellt.

Theoretische Grundlagen
Das FAGT basiert auf dem in diesem Buch vorgestellten Verständnis der Entstehung von Gewalt und den daraus ableitbaren Anforderungen an ein Interventionskonzept.

Im Mittelpunkt der inhaltlichen (Gruppen-)Arbeit mit den Kindern/Jugendlichen stehen vier Themen:

- Veränderung (Erweiterung) der Selbst- und Fremdwahrnehmung
- Verbesserung der Selbststeuerung
- Stabilisierung des Selbstwertes (Stärkung des Selbstwertes über nicht-aggressive Erfahrungen)
- Erweiterung der sozialen Kompetenzen.

Das Training setzt somit nicht nur am aggressiven Verhalten an, sondern es wird der Mensch an sich mit seinen Ressourcen und Stärken in Verbindung mit seinem Umfeld betrachtet (multimodale Betrachtungsweise).

Das FAGT dient in erster Linie der Verbesserung der Konfliktbewältigungsfähigkeit und somit einer besseren Integration der Betroffenen in ihr Umfeld. Es hat nicht das Ziel einer grundlegenden Persönlichkeitsveränderung, kann jedoch als „Anstoß" für die betroffenen Kinder und Jugendlichen dienen, zukünftig neue Formen der Welt-Begegnung auszuprobieren und damit Selbstveränderungen zu initiieren. Neben der Arbeit mit den Kindern/Jugendlichen wird versucht, deren Eltern zu „erreichen".

Zielgruppe
Das FAGT richtet sich an Kinder und Jugendliche im Alter von ca. zehn bis 16/17 Jahren. Es wird als Gruppentraining durchgeführt. Die Gruppengröße sollte zwischen sechs bis acht Teilnehmern liegen (mindestens vier, maximal zehn).

Die Gruppen sollten homogen hinsichtlich Alter bzw. Entwicklungsstand sein. Das Training eignet sich für geschlechtsgemischte wie -homogene Gruppen. Bei geschlechtsgemischten Gruppen sollte jedoch darauf geachtet werden, dass das Verhältnis möglichst ausgeglichen ist – von jedem Geschlecht sollten mindestens je zwei Kinder/Jugendliche teilnehmen (ansonsten ist eine geschlechtshomogene Gruppe sinnvoller).

Es wird mit zwei LeiterInnen (TrainerInnen) gearbeitet.

159

Dauer

Das Training umfasst nach einem Einzel-Vorgespräch und einer entsprechenden Diagnostik mit den betroffenen Kindern/Jugendlichen (und möglichst auch deren Eltern) zehn Gruppensitzungen von je 90 Minuten Dauer und eine zusätzliche Abschlussaktivität; ergänzend werden zwei Elternabende durchgeführt. Optional kann das Programm durch eine Sitzung zur Katamnese ergänzt werden.

Aufbau

Die zehn Sitzungen sind inhaltlich klar strukturiert (Anfangs- und Schlussrituale, Kopplung von Übungen und Reflexion, Integration von Entspannungsmethoden usw.) und haben als Themen: Selbst-/Fremdwahrnehmung, Selbstwertstärkung, Verbesserung der Selbststeuerung, Ausbau und Verbesserung von sozialen Kompetenzen, v. a. Konfliktlösungskompetenzen; gerade beim letzteren Schwerpunkt wird stark mit videounterstützten Rollenspielen gearbeitet. Ansatzpunkt ist die jeweilige Situation der Kinder/Jugendlichen, deren Themen sollen Gegenstand der Gruppenarbeit werden. Das Programm ist mit einem Verstärkungs-/Belohnungssystem gekoppelt.

Methodisch wird mit vorgegebenen Übungselementen gearbeitet, die im Trainingsmanual ausführlich beschrieben sind; es erfolgt ein Wechsel zwischen erfahrungsorientierten Elementen und Reflexionsphasen.

Die TrainerInnen-Haltung ist durch das Prinzip von Wertschätzung und Konfrontation (s. o.) gekennzeichnet. Konflikte unter den TeilnehmerInnen bzw. zwischen TrainerInnen und TeilnehmerInnen werden unmittelbar bearbeitet.

Tab. 5.11: Überblick über die Einheiten des Freiburger Anti-Gewalt-Trainings (FAGT)

Einheit	Thema
vorher	Vorgespräch mit den potentiellen TeilnehmerInnen und möglichst deren Eltern
1	Einführung, Regeln, Selbstwahrnehmung
2	Selbst- und Fremdwahrnehmung; Einführung Entspannung
3	Gefühl Wut, Ärger
4	Unterschiedliche Gefühle; Empathie
	Elternabend 1
5	Konfliktentstehung und -lösungen; Vorbereitung Rollenspiele
6	Loben (Selbstwert); Selbstinstruktion
7	Soziale Kompetenz, Konfliktlösungskompetenz; Verhaltenstraining (videogestützte Rollenspiele)

Einheit	Thema
8	Soziale Kompetenz, Konfliktlösungskompetenz; Verhaltenstraining (videogestützte Rollenspiele)
9	Soziale Kompetenz, Konfliktlösungskompetenz; Verhaltenstraining (videogestützte Rollenspiele)
10	Abschluss, Feedback, Gesamt-Auswertung
	Elternabend 2
	Abschlussaktivität mit der Gruppe
nachher	Nachbereitungssitzung zur Katamnese und ggf. Vertiefung/ Erinnerung der Verhaltensänderungen

Zusammenfassung

Aggressives und gewalttätiges Verhalten – das mit einer beabsichtigten Schädigung von anderen Menschen oder Gegenständen verbunden ist – wird im Klassifikationssystem ICD-10 unter „Störung des Sozialverhaltens" kategorisiert.

In Untersuchungen zur Epidemiologie findet sich eine breite Spanne der Prävalenzraten von 4–15 % aller Kinder und Jugendlichen, abhängig von den jeweiligen Untersuchungsmethoden. Jungen zeigen deutlich häufiger als Mädchen körperliche und verbale Gewalt, Mädchen zeigen häufiger sogenannte relationale Gewalt. Gewalttätiges Handeln hat in den letzten fünf Jahren nicht zugenommen; für die Mehrzahl gewalttätiger Handlungen – auch im strafrechtlichen Sinne – ist eine kleine Gruppe von „Intensivtätern" verantwortlich. Gewalttätiges Verhalten weist eine hohe Langzeitstabilität ab dem fünften Lebensjahr auf.

Ursächlich wird nicht von einem „Aggressionstrieb" ausgegangen. Eine Bedeutung hat das sogenannte „schwierige Temperament". Im Zusammenspiel mit Beziehungserfahrungen in den ersten Lebensjahren, erhalten später gewalttätige Kinder zu wenig Unterstützung im Aufbau von Selbstregulationsfähigkeiten. Die sozialen Kompetenzen sind – vor allem aufgrund fehlender Vorbilder – nicht ausreichend ausgeprägt. Oft findet sich ein geringer Selbstwert, der über gewalttätiges Handeln kompensiert wird und so zu Selbstwirksamkeitserfahrungen führt. Ferner finden sich Verzerrungen im Prozess der Informationsverarbeitung (Selbst- und Fremdwahrnehmung): Viele Situationen werden als „gewaltgeladen" interpretiert und es wird entsprechend reagiert.

Neben den Ursachen spielen Auslösebedingungen eine Rolle, vor allem: unklare soziale Situationen, Überforderung, ein soziales Klima, das Gewalt fördert, Alkohol und Drogen, eindeutige Hinweisreize (z. B. Waffen) und schlecht verarbeitete Frustrationen.

161

Die Interventionen müssen multimodal erfolgen. In der Begegnungshaltung muss Wertschätzung *und* Konfrontation realisiert werden. Bewährt haben sich Gruppeninterventionsprogramme, die auch die Eltern einbeziehen. Wegen der Langzeitstabilität haben präventive Programme eine besonders große Bedeutung.

Fragen zur Selbstüberprüfung

1. Welche Argumente sprechen gegen die Annahme eines „Aggressionstriebs"?
2. Wodurch kommt die hohe Langzeitstabilität gewalttätigen Verhaltens zustande?
3. Wie lässt sich die „verzerrte Informationsverarbeitung" gewalttätiger Kinder und Jugendlicher genauer beschreiben?
4. Welche Rolle spielen Medien bei der Entstehung oder Aufrechterhaltung gewalttätigen Handelns?
5. Was sind wichtige Prinzipien einer pädagogischen Arbeit mit gewalttätigen Kindern und Jugendlichen?

Weiterführende Literatur

Fröhlich-Gildhoff, K. (2006). Gewalt begegnen. Konzepte und Projekte zur Prävention und Intervention. Stuttgart: Kohlhammer.

Auf der Grundlage des bio-psycho-sozialen Modells werden – nach der Betrachtung von Klassifikation und Epidemiologie – die Ursachen aggressiven bzw. gewalttätigen Verhaltens analysiert. Anschließend werden mehrere Interventions- und Präventionsprogramme dargestellt und auch Konzepte für den institutionellen Zusammenhang (z. B. für die Arbeit in Schulen) ausführlicher beschrieben.

5.3 Komplexe Auffälligkeiten

In diesem Kapitel sind drei Störungsbilder dargestellt, die durch eine Vielfalt oft dramatischer Symptome und Erscheinungsformen gekennzeichnet sind (Borderline-Persönlichkeitsentwicklungsstörung; Postttraumatische Belastungsstörung; Drogenmissbrauch und Drogenabhängigkeit). Sie sind verbunden mit „lang anhaltenden, tiefgreifenden dysfunktionalen und oft auch schwer zugänglichen, deshalb Leid verursachenden Problemlagen" (Adam & Peters 2003, S. 16). Zumindest die Grundlagen für diese Störungsbilder entstehen meist früh, oft schon im ersten Lebensjahr, so dass die Bewältigung späterer Belastungen und Anforderungen des Lebens problembehaftet oder auf dysfunktionale und auch selbstschädigende Weise erfolgt.

Auch Streeck-Fischer (2000, 2003, 2006b) schlägt vor, die unterschiedlichen Erklärungsmodelle, die auf (frühe) Traumata zurückgehen, zusammenhängend zu betrachten: „Cohen (et al. 1987; Towbin et al. 1993) hat – dem Rechnung tragend – vorgeschlagen, bei dieser Krankheitsgruppe von MCDD (Multiple Complex Development Disorder) zu sprechen, um die multiplen Störungen in der Affektregulation und die Beeinträchtigungen in den sozialen und kognitiven Funktionen zu berücksichtigen" (Streeck-Fischer 2006b, S. 169).

Oft ist eine eindeutige Diagnose dieser Auffälligkeiten nur schwer möglich; gleichwohl haben sie eine Bedeutung insbesondere im Jugendalter. Besonders im Rahmen der Jugendhilfe sind (Kinder und) Jugendliche mit derartigen komplexen Auffälligkeiten Zielgruppe der verschiedenen Unterstützungsformen. Die Auffälligkeiten „wachsen" sich nicht aus, sondern die Jugendlichen brauchen in der Regel intensive, hochprofessionelle und vernetzte Begleitung und Unterstützung um Selbstveränderung auf der Persönlichkeits- bzw. (Selbst-)Strukturebene gestalten zu können (vgl. Welge et al. 2006).

5.3.1 Borderline-Persönlichkeitsentwicklungsstörung

Die Diskussion um den Begriff der Persönlichkeitsstörung

Es ist fachlich umstritten, ob die Kategorie der Persönlichkeitsstörungen schon auf Jugendliche angewandt werden soll. Jugendliche befinden sich noch in ihrer Entwicklung und die „Verfestigung" einer Störung der Persönlichkeit ist allein auf dieser Grundlage als kritisch zu betrachten (vgl. auch Deutsche Gesellschaft für Kinder- und Jugendpsychiatrie und Psychotherapie 2003). Dennoch finden sich gerade bei Jugendlichen und besonders bei jugendlichen Mädchen eine Anzahl von Symptomen, Verhaltensweisen und Formen des Selbsterlebens, die denen der Borderlinestörung bei Erwachsenen ähnlich sind. So zeigte sich zum Beispiel in einer Studie von Jerschke et al. (1998) eine bimodale Verteilung: „Eine große Gruppe zeigte bereits im Alter von 14 Jahren Verhaltensauffälligkeiten (Ess-Störungen, Selbstschädigungen, Suizidversuche, Auffälligkeiten des Sozialverhaltens, affektive Störungen), die einer stationären Behandlung bedurften und eine zweite Gruppe, die im Mittel mit 24 Jahren erstmals stationär behandelt wurde" (Bohus 2002, S. 11). Einen ersten ähnlichen Häufigkeitsgipfel stellten auch Bernstein et al. (1993) fest.

In der Fachdiskussion wird von Bürgin und Meng (2000), aber auch von P. Kernberg et al. (2001) das Konzept der Borderline-Störung auch für Jugendliche als tauglich und diagnostizierbar betrachtet. Gleichwohl fordern verschiedene AutorInnen, den Entwicklungsaspekt und die mögliche zeitliche Instabilität der Diagnose zu beachten: „In verschiedenen Untersuchungen konnte eine nur geringe Persistenz von Persönlichkeitsdiagnosen im Jugendalter festgestellt werden (...) (Meijer et al. 1998, Grilo et al. 2001)" (Welge et al. 2006, S. 88).

Um einerseits die komplexen Symptome beschreiben und in ihren Ursachen verstehen zu können, andererseits aber den Entwicklungsaspekt der Persönlichkeit bei Jugendlichen zu berücksichtigen, schlagen Adam und Peters (2003) den Begriff der Persönlichkeitsentwicklungsstörungen als Kategorie vor. Sie definieren Persönlichkeitsentwicklungsstörungen wie folgt:

- „Wenn sich bei dem Kind oder Jugendlichen Merkmalskonstellationen vorfinden lassen, die starke Ähnlichkeiten zu Persönlichkeitsstörungen haben, wie sie in DSM-IV oder ICD-10 (...) diagnostiziert werden.
- Wenn sich Problemverhaltensweisen bereits über einen längeren Zeitraum (mindestens ein Jahr) verfestigt und eingeschliffen haben, diese nicht auf eine Entwicklungsphase begrenzt sind und sich eine Chronifizierung deutlich abzeichnet.
- Wenn diese Problemverhaltensweisen zu erheblichen Beeinträchtigungen in mehreren Lebensbereichen führen oder schon geführt haben.
- Wenn diese nur schwer, sowohl therapeutisch, wie pädagogisch beeinflussbar sind.
- Wenn beim Kind/Jugendlichen ein eher geringes Problembewusstsein und/oder Leidensgefühl zu erkennen ist, dafür aber das Umfeld gravierend unter den Fehlverhaltensweisen leidet.
- Wenn sich dysfunktionale Interaktionsstile ausgebildet und die Oberhand gewonnen haben und zu ständigen sozialen Kollisionen führen.
- Wenn durch Problemverhaltensweisen die Entwicklung der Persönlichkeit des jungen Menschen in dem Sinne bedroht ist, dass ihm zunächst die soziale Integration in Familie und Schule und dann voraussichtlich im Erwachsenenalter in Beruf und Gesellschaft misslingt und damit auch die Gefahr der seelischen Behinderung (...) offensichtlich wird" (ebd., S. 46).

Auch Streeck-Fischer (2006b) schlägt vor, für Jugendliche den umfassenderen Begriff der Persönlichkeitsentwicklungsstörung (anstelle des Begriffs der Borderline-Störung) zu benutzen, um die vielfältigen Symptome und ihre „Wechselhaftigkeit" (ebd., S. 167) in einem Cluster erfassen zu können.

Auf dieser Grundlage soll im Folgenden die „Borderline-Störung" betrachtet werden.

Symptomatik, Definition

Menschen, die unter der Auffälligkeit der Borderline-Störung leiden, zeigen dramatische und extreme Schwankungen in ihren Gefühlen, in ihrem Selbstbild und in ihren Einstellungen der Welt gegenüber. „Sie handeln oft impulsiv und gefährden sich selbst auf verschiedenste Art und Weise, z. B. indem sie exzessiv Alkohol trinken, Drogen nehmen oder sich selbst verletzen. Besonders häufig zeigen sich die Probleme im interpersonellen Bereich. Engen Beziehungen stehen (diese) Patientinnen (...) oft ambivalent gegenüber: Einerseits sehnen sie sich nach Nähe und Intimität, andererseits halten sie diese kaum aus. In den Partnerschaften kommt es zu heftigen Auseinandersetzungen, die häufig durch extreme Eifersucht und Abwertungen des Partners gekennzeichnet sind, gleichzeitig aber klammern sich die Betroffenen an

164

ihre Partner und haben große Angst davor, verlassen zu werden" (Renneberg 2001, S. 37). Die Selbsteinschätzung schwankt oft zwischen Größenphantasien einerseits und massiver Selbstabwertung und Verzweiflung andererseits.

Nach den Kriterien der ICD-10 wird die Borderline-Persönlichkeitsstörung (F60.31) wie folgt beschrieben: „Ein tiefgreifendes Muster von Instabilität in zwischenmenschlichen Beziehungen, im Selbstbild und in den Affekten, sowie von deutlicher Impulsivität. Der Beginn liegt im frühen Erwachsenenalter und manifestiert sich in den verschiedenen Lebensbereichen. Mindestens fünf der folgenden Kriterien müssen erfüllt sein:

- Verzweifeltes Bemühen, tatsächliches oder vermutetes Verlassenwerden zu vermeiden.
- Ein Muster instabiler aber intensiver zwischenmenschlicher Beziehungen, das durch einen Wechsel zwischen den Extremen der Idealisierung und der Entwertung gekennzeichnet ist.
- Identitätsstörung: Ausgeprägte und andauernde Instabilität des Selbstbildes oder der Selbstwahrnehmung.
- Impulsivität in mindestens zwei potentiell selbstschädigenden Bereichen (Geld ausgeben, Sexualität, Substanzmissbrauch, rücksichtsloses Fahren, „Fressanfälle").
- Wiederholte suizidale Handlungen, Selbstmordandeutungen oder -drohungen oder selbstverletzendes Verhalten.
- Affektive Instabilität in Folge einer ausgeprägten Reaktivität der Stimmung (z. B. hochgradige episodische Dysphorie, Reizbarkeit oder Angst, wobei diese Verstimmungen gewöhnlich einige Stunden oder selten mehr als einige Tage andauern).
- Chronische Gefühle von Leere.
- Unangemessene, heftige Wut oder Schwierigkeiten, Wut oder Ärger zu kontrollieren (z. B. häufige Wutausbrüche, andauernde Wut, wiederholte körperliche Auseinandersetzung).
- Vorübergehende, durch Belastung ausgelöste paranoide Vorstellungen oder schwere dissoziative Symptome" (zitiert nach Bohus 2002, S. 5 f).

Die Auffälligkeit wird dann in der ICD-10 unter dem Oberbegriff der *emotional instabilen Persönlichkeitsstörung (F60.3)* noch einmal differenziert in den sogenannten impulsiven Typus (F 60.30) und den Borderline-Typus im engeren Sinne (F 60.31).

Aufgrund ihres Konzeptes der Persönlichkeitsentwicklungsstörung im Kindes- und Jugendalter beschreiben Adam und Peters (2003) diese beiden „typischen Erscheinungsbilder" unter dem Oberbegriff der emotional instabilen Persönlichkeitsentwicklungsstörung wie folgt:

Impulsiver Typus:
- „Kinder und Jugendliche, die leicht in extreme innere Anspannung geraten, dann schnell reizbar sind und schon bei geringen Anlässen zu Wutausbrüchen neigen.
- Impulsives Verhalten, Handlungen ohne Berücksichtigung der Konsequenz.
- Schwierigkeiten, Handlungen beizubehalten, die nicht unmittelbar belohnt werden.

- Nicht abschätzen können von Gefährdungen.
- Besonders ausgeprägte, plötzliche Wechsel des Funktionsniveaus.
- Häufige Verstimmungen, unerträgliche Spannungen, die keinem Gefühl mehr zugeordnet werden können.
- Gefühlsstürme (d. h. plötzliche und heftige Gefühlsreaktionen mit Angst, Verzweiflung oder Zorn).
- Häufige unangemessene Wut bei scheinbar kleinen Anlässen, manchmal gefolgt von Scham und Schuldgefühlen.
- Mildere Formen von impulsivem, selbstschädigendem Verhalten (zum Beispiel auch Fressanfälle, aber auch unüberlegtes Weglaufen).
- In Phasen extremer Emotionen: Normales Denken erscheint wie abgeschaltet und man hat das Gefühl, der Betreffende steht neben sich.
- Häufige Streitereien und Konflikte mit anderen, vor allem dann, wenn impulsive Handlungen unterbunden oder getadelt werden.

Borderline-Typus:
Kinder und Jugendliche, die die Merkmale des impulsiven Typus aufweisen, die aber zusätzlich im zwischenmenschlichen Bereich zwischen Nähe und Distanz schwanken und sich in Beziehungen sehr wechselhaft verhalten. Zu den Merkmalen des impulsiven Typus kommen folgende Merkmale hinzu:

- Brüchiges, instabiles Selbstbild, diffuses Identitätsgefühl.
- Instabile aber heftige Beziehungen, die zwischen extremer Idealisierung und Entwertung, zwischen sehnsüchtiger Bindung und harscher Zurückweisung schwanken.
- Verzweifeltes Bemühen, tatsächliches oder vermutetes Verlassen-Werden zu vermeiden.
- Extreme Formen impulsiven, selbstschädigenden Verhaltens (Selbstverletzung, z. B. durch Aufritzen der Arme oder Selbstmorddrohungen).
- Chronisches Gefühl von Leere oder Langeweile, wobei alles Mögliche für Zeitvertreib und Beschäftigung bereit steht.
- Verstärktes Schwarz-Weiß-Denken, Spaltung der Welt in nur Gut oder nur Böse (d. h. ,entweder/oder' statt ,sowohl als auch').
- Von paranoidem Misstrauen geprägte Phantasieaktivität.
- Schwierigkeiten, aus positiven emotionalen Erfahrungen zu lernen und daraus veränderte Handlungs- oder Interaktionsstrategien abzuleiten" (Adam & Peters 2003, S. 63).

Zusammengefasst stehen bei den Auffälligkeiten drei Bereiche im Vordergrund:

a) Eine hohe Impulsivität und fehlende Fähigkeit, die eigenen Affekte zu regulieren. Hierzu gehört eine hohe Sensibilität für emotionsauslösende Situationen, eine übersteigerte Intensität der Affekte; hinzukommt, dass die Rückbildung von Erregungsprozessen verzögert erfolgt.
b) Die Schwierigkeit, eigene und fremde Affekte wahrzunehmen und zu differenzieren. „Die Bedeutung diskreter Gefühle wird ignoriert, was zu einer Unfähigkeit führt, Gefühle in angemessenes Verhalten umzusetzen (Levine et al.1997). Fehlwahrnehmungen und Störungen in der Kommunikation mit anderen sind die Folge (Arbeitskreis OPD 1996, Rudolf 2002)" (Leichsenring 2004, S. 263).

c) Eine besondere Beziehungsdynamik, die durch das extreme Schwanken von intensiven Nähewünschen einerseits und starken Abgrenzungsbedürfnissen andererseits gekennzeichnet wird; diese Beziehungsdynamik wird immer wieder inszeniert und in Verhalten umgesetzt.

Renneberg (2001) spricht von einem zunehmenden „Teufelskreis stabiler Instabilität: Die Probleme der affektiven Instabilität, des impulsiven Verhaltens und der Schwierigkeiten in Beziehungen bedingen einander und schaukeln sich hoch, so, dass aus diesem Teufelskreis eine permanente psychische Krise resultiert" (Renneberg 2001, S. 399).

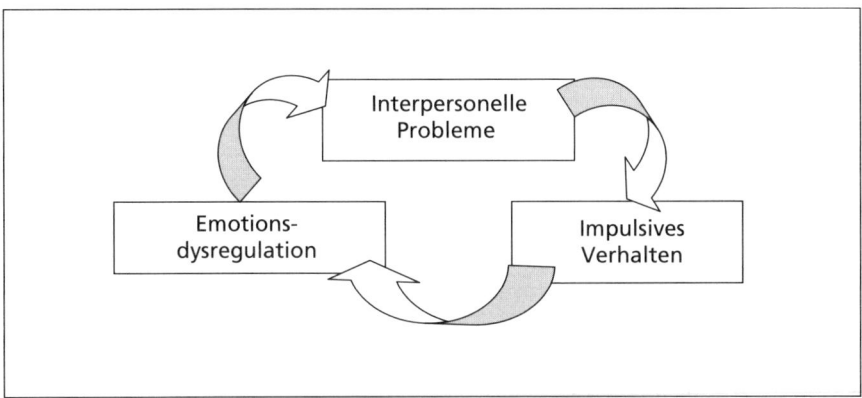

Abb. 5.12: Teufelskreis Stabile Instabilität (nach Renneberg 2001, S. 399)

Ressourcen
Neben den starken Problemen und dem Leidensdruck für sich selbst und oftmals auch das unmittelbare Umfeld zeigen Menschen mit Borderline-Entwicklungsstörungen allerdings auch Ressourcen und Stärken, auf die insbesondere Renneberg (2001) hinweist:

- Oftmals ist ein hohes Maß an Kreativität zu beobachten,
- emotionale Intensität und Direktheit kann auch als Stärke gesehen werden,
- Gleiches gilt für die Spontaneität;
- weiterhin besteht die „Fähigkeit, interpersonelles Geschehen besonders intensiv wahrnehmen zu können" (ebd., S. 399).

Epidemiologie

Da die Diagnose der Borderline-Störung im Jugend- und mehr noch im Kindesalter umstritten ist (s. o.), existieren so gut wie keine verlässlichen Daten über Häufigkeit und Komorbiditäten für dieses Lebensalter. Die im Folgenden aufgeführten Zahlen sind in der Regel aus Untersuchungen mit/an Jugendlichen *und* Erwachsenen gewonnen.

Prävalenz

Die Daten der Prävalenz der Borderline-Störung schwanken in Abhängigkeit von den verwendeten diagnostischen Kriterien und den Instrumenten. Einen Überblick über die Daten gibt folgende Tabelle:

Tab. 5.12: Prävalenz der Borderline-Störung

Prävalenz Allgemeinbevölkerung	Studie von:	zitiert nach:
1–2 %	Maier et al. 1992	Renneberg 2001
1,2 %		Bohus 2002
2 %		Adam & Peters 2003
Im klinischen Kontext/ stationäre Behandlung		
15–20 %	Saß et al. 1996	Renneberg 2001
15 %		Bohus 2002
14,9 %	Saß & Jünemann 2000	Adam & Peters 2003
62 % in stationärer Heimerziehung	Eilers 2000	Adam & Peters 2003

Aufgrund der Problematik und des Leidensdrucks befinden sich über 80 % der Betroffenen in irgendeiner Form von psychiatrischer bzw. psychotherapeutischer Behandlung (vgl. Bohus 2002).

Geschlechterdifferenzen

Es gibt übereinstimmend in allen Studien ein deutliches Übergewicht weiblicher Patientinnen. Sowohl im ambulanten als auch stationären klinischen Kontext waren zwischen 70 und 75 % aller Personen mit der Diagnose Borderline-Persönlichkeitsstörungen weiblich (vgl. Bohus 2002; Renneberg 2001). Angesichts dieser Relationen wird diskutiert, ob nicht die Diagnose bei Frauen aufgrund des selbstverletzenden Verhaltens eher gestellt wird, während Männer mit einer Borderline-Persönlichkeitsstörung eher aufgrund des aggressiv-gewalttätigen Verhaltens auffällig werden und dann verstärkt in forensischen Kliniken oder Justizvollzugsanstalten aufgenommen werden; nach Saß und Jünemann (2000) finden sich in „forensisch-psychiatrischen Stichproben bei ca. 80 % aller untersuchten Patienten Persönlichkeitsstörungen" (Adam & Peters 2003, S. 112). Auch Eckert et al. (1997) stellten „unter den männlichen Insassen einer Strafvollzugsanstalt eine gegenüber den Aufnahmeraten von männlichen Patienten in psychiatrischen Kliniken erhöhte Prävalenz von Borderline-Diagnosen fest (...). Allerdings war die Art von Borderline-Persönlichkeitsstörungen bei weiblichen Inhaftierten ebenfalls erhöht" (Renneberg 2001, S. 414 f).

Komorbidität

Es zeigen sich extrem hohe Komorbiditätsraten. So weisen Patientinnen mit Borderline-Persönlichkeitsstörungen „Schlafstörungen (50 %), depressive Störungen (Lebenszeitprävalenz ca. 98 %) und Angststörungen (Lebenszeitprävalenz über 90 %) auf; ca. 40 % aller Frauen und 60 % aller Männer erfüllen darüber hinaus die Kriterien für Alkohol- oder Drogenmissbrauch" (Bohus 2002, S. 11; vgl. auch Renneberg 2001).

Verlauf und Prognose

Übereinstimmend zeigten verschiedene Studien, dass die Suizidrate bei etwa 10 % liegt (vgl. Bohus 2002, Renneberg 2001).

„Die Symptomatik der Borderline-Persönlichkeitsstörung fängt in der Regel bereits in der Adoleszenz an, ist im dritten Lebensjahrzehnt häufig am stärksten ausgeprägt und nimmt bei den meisten Betroffenen mit zunehmendem Alter ab (...). Die psychischen Beschwerden wie Angst oder Depression wechseln zwar häufiger, die für die Störung charakteristischen Probleme in der Beziehungsgestaltung und der Impulsivität sind jedoch langanhaltend und chronisch (...). Als prognostisch günstige Faktoren werden hohe Intelligenz, Attraktivität, künstlerische Talente und eine geringe Chronifizierung der Symptomatik genannt (...), als ungünstige Faktoren für den Verlauf (...) wurden Substanzmissbrauch, Depressionen, chronische Feindseligkeit, ausgeprägte Impulsivität, niedriges soziales Funktionsniveau vor Beginn der Symptomatik, sowie traumatische Lebensereignisse, vor allem sexueller Missbrauch beschrieben" (Renneberg 2001, S. 408; vgl. auch Adam & Peters 2003, S. 114 f.).

Ursachen, Störungsentstehung

Die Komplexität und die Stabilität der Störung sprechen für eine Verursachung in sehr frühen Entwicklungsphasen der Selbststrukturbildung.

Biologische Ursachen

Zur Bedeutung genetischer Faktoren gibt es keine eindeutigen Befunde. Es liegt in diesem Zusammenhang eine einzige Studie von Drogersen (2000) vor, die in einer vergleichenden Zwillingsstudie Unterschiede zwischen ein- und zweieiigen Zwillingen hinsichtlich der affektiven Labilität und anderer Anzeichen für Persönlichkeitsstörungen aufzeigen konnte; die Befunde – und auch die dargestellten methodischen Probleme (vgl. Kapitel 3.1) – lassen allerdings nur den Schluss zu, dass genetische Faktoren nicht eindeutig nachweisbar sind.

Neuronale Korrelate

In einer Reihe von Studien konnten neurologische Korrelate für die spezifischen Verhaltensweisen, insbesondere die erhöhte Impulsivität, das selbstschädigende Verhalten, aber auch die verringerte „Mentalisierungsfähigkeit" gefunden werden (vgl. Renneberg 2001, S. 409; Fonagy et al. 2004, S. 224 f; Bohus 2002, S. 14). Allerdings wird auch hierbei diskutiert, ob nicht Schädigungen durch frühe Traumata, Vernachlässigungs- und Verlassenheitserfahrungen zu Veränderungen der neuronalen Strukturen und chemischen Prozesse führen. So betonen Fonagy et al. (2004), dass extrem erhöhte Erregungsniveaus neurochemische Veränderungen triggern, die eine übermäßige Aktivierung in unterschiedlichen Hirnregionen auslösen (vgl. ebd., S. 225). „Schore (2001) hat Material dafür vorgelegt, dass eine sichere Bindung die Basis für die Entwicklung des präfrontalen Kortex, das heißt, die Affektregulation darstellt" (Fonagy et al. 2004, S. 224).

Anders herum prägen frühe Erfahrungen von desorganisierter Bindung und Traumatisierung natürlich auch kortikale Strukturen. „Es ist davon auszugehen, dass einerseits biologische Faktoren die Grundlage für ein leicht erregbares Temperament liefern, andererseits können aber auch schwere Traumata, Misshandlungen und emotionale Vernachlässigungen zu dauerhaften neurochemischen Veränderungen führen (Koenigsberg & Siever 2000). Das bedeutet, dass von einer wechselseitigen Beeinflussung biologischer und psychologischer Faktoren ausgegangen werden muss" (Renneberg 2001, S. 410).

Mit großer Wahrscheinlichkeit, darauf weisen auch Adam & Peters (2003) hin, spielt ein „schwieriges Temperament" (vgl. Thomas & Chess 1989; vgl. auch Kap. 3.3.2 in diesem Buch) auf der biologischen Ebene mit eine verursachende Rolle – aber auch dieses ist immer im Zusammenhang mit sozialen Faktoren und Interaktionsprozessen zu betrachten.

Soziale/familiäre Bedingungen

Die Instabilität in der innerseelischen Struktur und dem manifesten Verhalten hängt sicherlich mit (sehr) frühen Beziehungserfahrungen zusammen, die durch ein hohes Maß an Unregelmäßigkeiten und Diskontinuitäten gekennzeichnet sind. Die Betroffenen müssen häufige Wechsel von Nähe und Distanz, von Vernachlässigungen und möglicherweise auch übermäßiger „Verzärtelung" erlebt haben. Fonagy et al. (2004) betonen, dass die ursprüngliche Annahme unsicher-ambivalenter Bindungsorganisationen in der frühen Kindheit für die Erklärung der Borderlineproblematik allein nicht ausreichend ist, wahrscheinlicher ist das Vorliegen früher desorganisierter Bindungserfahrungen (vgl. hierzu auch Hufnagel & Fröhlich-Gildhoff 2002, Streeck-Fischer 2006b).

Derartige extreme Wechselerfahrungen werden in diskontinuierlichen Umwelten gemacht, z. B. wenn ein Kind lange Zeit in einem Krankenhaus behandelt wurde, ohne dass entsprechende Halt gebende und kompensierende Beziehungs- und Erfahrungsmöglichkeiten gegeben sind. Auch das Zusammenleben mit Bezugspersonen, die selber aufgrund psychischer Erkrankungen oder Alkohol- bzw. Drogenmissbrauch keine Regelmäßigkeit gestalten und Kontinuität in der Alltagsgestaltung wie im Beziehungsangebot gewährleisten können, führt zur Ausbildung entsprechender innerpsychischer Strukturen (s. u.). „Vieles spricht (..) für die Annahme, dass Borderline-Persönlichkeiten aufgrund von (nicht nur physischer, sondern auch psychischer) Vernachlässigung über eine nur unzureichend ausgebildete Fähigkeit verfügen, mentale Zustände zu repräsentieren, d. h. zu erkennen, dass ihre eigenen Reaktionen, sowie die anderer Menschen von Gedanken, Gefühlen, Überzeugungen und Wünschen bestimmt werden" (Fonagy et al. 2004, S. 218). Fonagy et al. (2004) führen entsprechende Studien an, die einen Zusammenhang zu desorganisierten Bindungsmustern aufzeigen (Lyons-Ruth 1996, Lyons-Ruth & Jacobovitz 1999). Auch Bohus (2002) stellt fest: „Weiterhin gesichert scheint die Bedeutung der fehlenden zweiten Bezugsperson zu sein, einer Schutz und Sicherheit gewährenden Person, die insbesondere die Wahrnehmung der Betroffenen teilt und deren Emotionen bestätigen könnte (Hefferman & Cloitre 2000)" (ebd., S. 13).

Streeck-Fischer (2006b) stellt zusammenfassend fest: „Betrachten wir die lebensgeschichtlichen Bedingungen von Kindern und Jugendlichen mit den hier gemeinten Störungen [Persönlichkeitsentwicklungsstörugen, d. Verf.], finden wir charakteristische Risikobelastungen, wie psychosoziale Traumata (z. B. Missbrauch, Misshandlung, Trennung, Verlust und Vernachlässigung), Eltern, die in ihren elterlichen Funktionen versagen und häufig ungünstige sozio-ökonomische Verhältnisse mit Dissozialität. Alkoholismus und Gewalt" (ebd., S. 167).

Eine besondere Bedeutung spielen Traumata, insbesondere, sexuelle Gewalt. So berichten etwa 60 % der weiblichen Patientinnen mit Borderline-Störungen über sexuelle Gewalterfahrungen in der Kindheit (Bohus 2002; Renneberg zitiert Studien, nach denen 40–86 % der stationär behandelten Patientinnen mit einer Borderline-Störung über Missbrauchserfahrungen berichten). Auch wenn ein direkter kausaler Zusammenhang zwischen erlebter Traumatisierung und der Ausbildung einer Borderline-Störung als zu einfach angesehen werden muss, sind massive Traumatisierungen „sicherlich ein entscheidender Faktor für die Entstehung einer Borderline-Persönlichkeitsstörung, der auch mit dem Schweregrad der späteren Borderline-Symptomatik assoziiert zu sein scheint (Koerner & Linehan 1996)" (Renneberg 2001, S. 411).

Renneberg (2001) beschreibt in Anlehnung an Linehan „die für die Entwicklung der Borderline-Störung charakteristische soziale Umgebung als invalidierende Umfelder (invalidating environment). Die Bezugspersonen des Kindes, die diese ‚invalidating environments' bilden, reagieren häufig unberechenbar, unangemessen und in extremer, sowie wechselnder Art und Weise auf den Ausdruck persönlicher Erfahrungen. Persönliche Erfahrungen des Kindes werden also nicht validiert, d. h. bestätigt, sondern im Gegenteil oft bestraft oder trivialisiert. Konsequenzen dieser Erfahrungen sind, dass das Kind nicht lernt, emotionale Erregungen zu benennen und zu regulieren, Stress zu tolerieren und den eigenen Reaktionen und deren Interpretationen zu trauen" (ebd., S. 411 f).

Folgen für die Selbststruktur

Bei der Borderlinestörung handelt es sich um eine grundliegende Störung der Selbststruktur: „Das Fehlen einer stabilen, handlungsfähigen, Selbstrepräsentanz ist von zentraler Bedeutung für unser Verständnis der Borderline-Persönlichkeitsstörung. Die Fähigkeit, die eigenen innerpsychischen Zustände zu symbolisieren, ist eine wesentliche Voraussetzung für unser Identitätsempfinden. Menschen, denen es an dieser Fähigkeit mangelt, entwickeln kein authentisches, organisches Selbstbild, das um internalisierte Repräsentanzen psychischer Zustände organisiert ist. Die Folge ist, dass das Kind und später der Erwachsene kein Verständnis für die eigene Subjektivität und interpersonelle Situationen entwickeln kann, mit denen er täglich und unter zuweilen heftigen Affekten konfrontiert wird (...)" (Fonagy et al. 2004, S. 220). Die Selbststruktur ist nicht als geschlossene Einheit entwickelt und auch die Fähigkeit zur Affektregulation ist nur unzureichend ausgebildet.

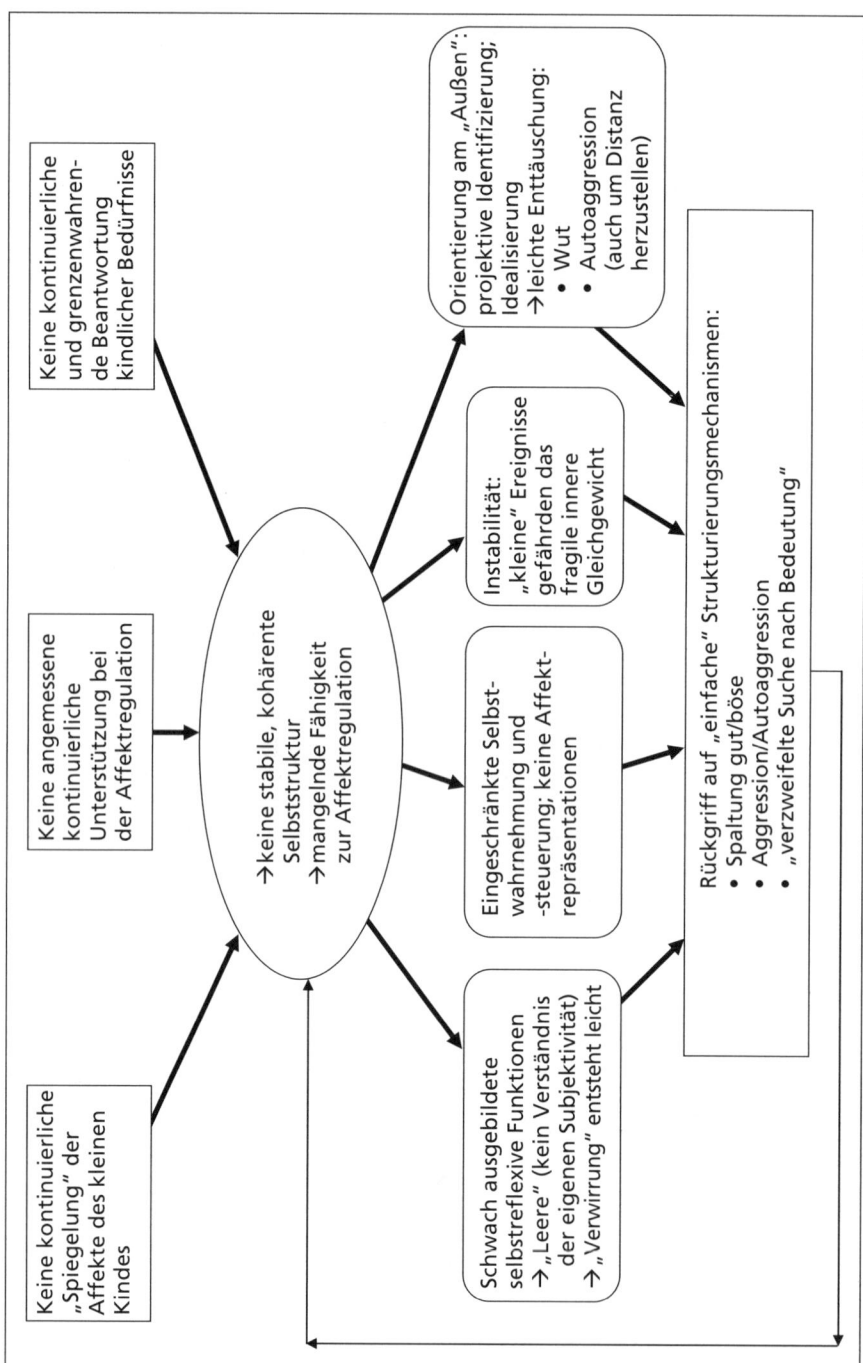

Abb. 5.13: Entstehung der Symptome/Verhaltensauffälligkeiten bei der Borderline-Persönlichkeits(entwicklungs-)Störung

Ursache hierfür sind zum einen eine nicht kontinuierlich erfolgte „Spiegelung" der Affekte des kleinen Kindes, zum anderen eine nicht angemessene kontinuierliche Unterstützung der Affektregulation, sowie eine nicht kontinuierliche und Grenzen wahrende Beantwortung der kindlichen Bedürfnisse.

Die Folgen hieraus sind:

- schwach ausgebildete reflexive Funktionen – Fonagy et al. (2004) betonen das „Scheitern der Mentalisierung", also der „Fähigkeit, innere Zustände als getrennt, aber potentiell handlungsauslösend zu verstehen" (ebd., S. 223). Dies führt zum einen zur beschriebenen inneren Leere, die auch aus einem fehlenden Verständnis für die eigene Subjektivität herrührt. So entstehen relativ leicht Verwirrungen.
- Eine eingeschränkte Selbstwahrnehmung und Steuerung, die zusammenhängt mit unzureichend ausgebildeten Affektrepräsentanzen,
- eine generelle Instabilität: Das jeweils gefundene fragile Gleichgewicht ist gefährdet,
- eine starke Orientierung am Außen: So werden sehr leicht andere Menschen oder Ereignisse idealisiert und es erfolgt eine starke Identifikation. Diese kann so nicht gehalten werden. Aus der Enttäuschung heraus entsteht Wut, aber auch Autoaggression, d. h. selbstverletzendes Verhalten. Diese Wut hat zugleich die Funktion, Distanz wiederherzustellen.

Verbunden damit ist dann ein auf der Verhaltensebene beobachtbarer Rückgriff auf „einfache" Strukturierungsmechanismen, also der Versuch, innere Situationskontrolle zu erlangen, z. B. über

- Spaltungen: die Welt wird nur als Gut oder Böse gesehen,
- das Zeigen starker Gefühle, vor allem der Aggression, aber auch der Autoaggression,
- „eine verzweifelte Suche nach Bedeutung" (Streeck-Fischer 2006b).

Noch einmal zusammengefasst: Es liegt eine grundlegende Desorganisation der Selbststruktur vor, eine besondere Bedeutung hat die unzureichend ausgebildete Regulationsmöglichkeit der eigenen Affekte. Das nach außen gezeigte Verhalten ist ein (verzweifelter und ständiger) Versuch, Kontrolle über Situationen, die eigenen inneren Zustände, aber auch die eigene innere Struktur insgesamt herzustellen.

Ausgehend von einer etwas anderen theoretischen Perspektive formulieren Bohus und Haaf (2001) ein neurobehaviorales Entstehungsmodell der Borderline-Persönlichkeitsstörung, in dem die Störung der Affektregulation und die Dissoziationsneigung noch stärker betont werden.

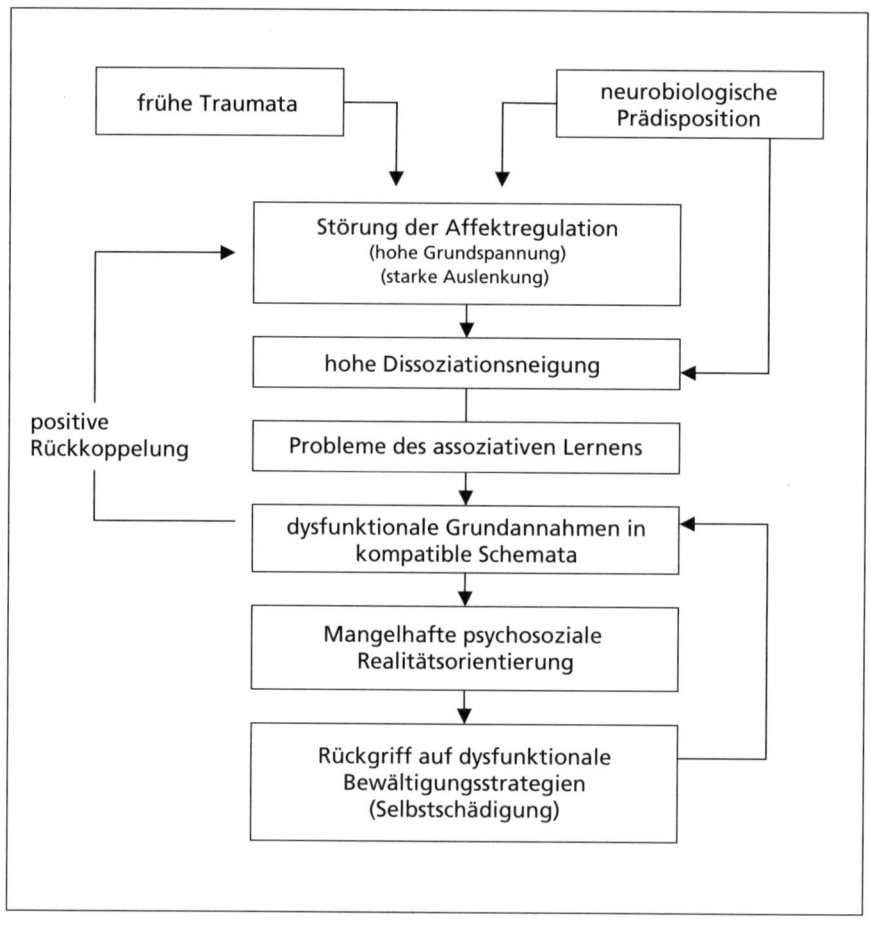

Abb. 5.14: Neurobehaviorales Modell der Entstehung der Borderline-Persönlichkeits-störung (nach Bohus & Haaf 2001, S. 624)

Hiernach führen frühe Traumata und neurobiologische Prädispositionen zur Störung der Affektregulation, die wiederum die Dissoziationsneigung erhöht. („Das DSM-IV definiert Dissoziation als eine ,Störung der normalen Integration von Bewusstsein, Gedächtnis und Identität oder Wahrnehmung der Umwelt'" (Bohus & Haaf 2001, S. 623)). Hierzu ist anzumerken, dass etwa 65 % aller Bordeline-Patientinnen unter klinisch relevanter dissoziativer Symptomatik leiden und diese hoch korreliert mit Selbstschädigungen und aversiven Anspannungsphänomenen (vgl. ebd.).

Die Dissoziationen werden insbesondere durch Stress ausgelöst und behindern die Fähigkeit zum assoziativen Lernen: „Das hieße, die Fähigkeit neue Erfahrungen zu machen und diese mit alten Erfahrungen zu verknüpfen, ist erheblich beeinträchtigt (Störung des kontextabhängigen Lernens). Dies wiederum, so darf hypothetisch angenommen werden, manifestiert sich in scheinbar irreversiblen dysfunktionalen Grundannahmen, die häufig widersprüchlich, d. h. schlecht kompatibel sind und daher ihrerseits zur Labilisierung der Affektregulation beitragen" (ebd., S. 624). Dies wiederum führt zu einer mangelhaften psychosozialen Orientierung in der Realität, dann wird auf dysfunktionale, kurzfristig als selbstwirksam erlebte Bewältigungsstrategien wie die Selbstschädigung zurückgegriffen. Durch positive Rückkoppelungsprozesse entwickeln sich „in der Folge dysfunktionelle, kognitiv-emotionale Schemata, die sich in Störungen der Identität, der Beziehungsregulation, der Affektregulation und der Handlungssteuerung manifestieren" (ebd., S. 625). Hier zeigt sich eine große Übereinstimmung zwischen beiden Modellen.

Das komplexe, auffällige und auch Leiden verursachende Verhalten ist so psychodynamisch als durchaus sinnvoll zu verstehen: Die rigide Einteilung in Schwarz-Weiß oder Gut-Böse ist ein (letzter) Versuch, die Welt zu strukturieren. (Dieser Spaltungsmechanismus wird auch als „primitiver Abwehrmechanismus" verstanden; vgl. Rohde-Dachser 1995.)

* „Angst und Wut können auch dazu dienen, die innere Leere auszufüllen und sich lebendig zu fühlen." Rohde-Dachser (1995, S. 121) bezeichnet das als „Ringen um lebendig sein" (Leichsenring 2004, S. 262).
* Die heftigen Gefühlsausbrüche, aber auch Selbstverletzungen haben die Funktion, Spannungen zu regulieren, aber auch sich selbst zu spüren. Extreme Wut kann auch als „verzweifelter Versuch [gesehen werden], das zerbrechliche Selbst vor dem Ansturm der Scham zu schützen, die häufig ganz ungewollt von einem Anderen ausgelöst wird" (Fonagy et al. 2004, S. 226).

Pädagogische und therapeutische Begegnung

Da, wie beschrieben, die Auffälligkeiten der Borderline-Störung aus frühen dysfunktionalen Beziehungserfahrungen resultieren, wird auch in der Arbeit mit Menschen, die entsprechende Auffälligkeiten zeigen, die Arbeit in, an und mit der Beziehung *die* zentrale Bedeutung haben. Es wird zum einen darum gehen, eine therapeutische Haltung zu realisieren, die es ermöglicht, neue, korrigierende Beziehungserfahrungen zu machen; zum anderen ist es nötig, die Patientin im therapeutischen oder pädagogischen Setting spezifisch im Aufbau der Selbstwahrnehmung und Affektregulation zu unterstützen und ihnen ein Umgehen mit der oft als unkontrollierbar erlebten Symptomatik zu ermöglichen, sie also auf dem Weg der Entwicklung von Selbstkontrolle konkret zu unterstützen.

Dies bedeutet für die therapeutische Grundhaltung, dass zunächst über die Beziehung ein sicherer Rahmen zur Verfügung gestellt wird, in dem sich die Patientin gehalten (und ausgehalten) fühlt und verlässliche, vor allem kontinuierliche Spiegelung erfährt. „In diesem Zusammenhang gehört es auch, als Therapeut starke Gefühle auszuhalten" (Leichsenring 2004, S. 267). Weiterhin gilt: „Wesentlich für den Umgang mit Affekten in der Therapie ist es auch, dass der Patient erlebt, dass er den Therapeuten gefühlsmäßig erreichen und bewegen kann" (ebd., S. 268).

Auch im Rahmen des strukturierteren Vorgehens der „Dialektisch-Behavioralen Therapie (DBT)" (Linehan 1996, Bohus 2002; Bohus & Haaf 2001) ist die Einstellung der Therapeutin deutlich dadurch gekennzeichnet, dass „die Therapeuten konsequent auf Seiten der KlientIn stehen" (Linehan,1996, S. 6). Dabei soll die Therapeutin als authentisches Gegenüber wirken: „Der Therapeut bietet sich (...) als zielorientierter, engagierter und emotional greifbarer Partner an. Er sollte seine Gefühle sensitiv wahrnehmen und diese sehr früh auch benennen. Methoden wie ,technische Neutralität und Gegenübertragungsdeutung' sollten besser unterlassen werden" (Bohus 2002, S. 22). Dabei wird eine „Balance zwischen Akzeptanz und Veränderung" hergestellt: „Der erste Schritt zur inneren Distanzierung aber ist die Akzeptanz. Erst, wenn ich anerkenne, dass die Situation jetzt so ist, wie sie ist und nicht anders, kann ich mich von ihr distanzieren und sie aktiv gestalten (...) Akzeptanz bedeutet nicht, die Situation gut oder negativ zu heißen, sondern schlicht deren Existenz festzustellen" (ebd., S. 24). Zugleich wird hiervon ausgehend die Hoffnung und Bereitschaft nach Veränderungen und (besserer) Bewältigung von (Alltags-)Situationen gelebt. Besondere Bedeutung hat eine ressourcenorientierte Haltung und damit eine „Balance zwischen Unterstützung und Forderung: Wann immer möglich, sollte der Therapeut die vorhandenen Fähigkeiten der Patientinnen erkennen, adaptives Verhalten und Selbstkontrolle verstärken und sich weigern, in Situationen die Verantwortung zu übernehmen, in denen die Patientin selbst für sich sorgen kann" (ebd., S. 26).

Die Dialektisch-Behaviorale Therapie (DBT) hat sich in den letzten Jahren in Deutschland relativ stark verbreitet, was daran liegt, dass die Abbruchquoten mit 20–25 % deutlich geringer sind als die Abbruchraten bei unspezifisch ambulanter Psychotherapie der Borderlinestörung (diese liegt bei ca. 75 %; Angaben nach Bohus 2002, S. 21; die Zusammenstellung zur guten Wirksamkeit dieses Verfahrens findet sich auch bei Renneberg 2001, S. 418). Das Behandlungsprogramm der DBT ist einerseits klar strukturiert, andererseits immer wieder auf die individuelle Situation der Patientin bezogen. Der Ablauf der Behandlung gliedert sich in vier Phasen:

Tab. 5.13: Therapiephasen der DBT (nach Bohus 2002, S. 29)

Vorbereitungsphase

1. Therapiephase: Schwere Probleme auf der Verhaltensebene

- Verbesserung der Überlebensstrategien (Umgang mit suizidalen Krisen)
- Verbesserung der Therapiecompliance (Umgang mit Verhaltensmustern, die die Fortsetzung oder den Fortschritt der Therapie verhindern)
- Verbesserung der Lebensqualität (Umgang mit Verhaltensmustern, durch welche die emotionale Balance schwer gestört wird)
- Verbesserung von Verhaltensfertigkeiten (Skills)

2. Therapiephase: Probleme mit Folgen von traumatischen Erfahrungen

- Verbesserung von Symptomen, die im Rahmen eines posttraumatischen Streßsyndroms auftreten
- Revision trauma-assoziierter Schemata

3. Therapiephase: Probleme der Lebensführung

- Integration des Gelernten und Neuorientierung

Wichtiges Grundprinzip ist zum einen die Validierung: Die persönlichen Erfahrungen der Patientinnen werden als Ausgangspunkt genommen, um mit ihnen darin deutliche realitätsbezogene Anteile zu finden und diese ihnen zurückzumelden. Ein weiteres Grundprinzip ist das der Transparenz: Klare Regelsysteme – inklusive eines Therapievertrages – werden zu Beginn besprochen und sind immer wieder Bezugspunkt für die Therapie.

Im Rahmen eines Gruppenprogramms wird auf edukativer Ebene ein Fertigkeiten-Training durchgeführt. Hier werden sehr konkret Hilfen zur Bewältigung von Situationen vermittelt und eingeübt. Themen sind: Innere Achtsamkeit, zwischenmenschliche Fähigkeiten, bewusster Umgang mit Gefühlen, sowie Stresstoleranz (eine ausführliche Darstellung findet sich in Bohus 2002).

Die DBT ist zunächst für die Therapie mit (jungen) Erwachsenen konzipiert worden. Mittlerweile gibt es eine Adaptation für jugendliche Patientinnen (DBT-A), die zumindest eine deutliche Reduktion der Suizidalität und selbstverletzenden Verhaltensweisen als Effekt hat (vgl. Fleischhaker et al. 2006).

Zusammenfassung

Der Begriff der (Borderline-)Persönlichkeitsstörung ist in seiner Anwendung auf Jugendliche umstritten, weil diese noch im Entwicklungsprozess sind; zunehmend setzt sich in der Fachdiskussion durch, den Begriff der Persönlichkeits*entwicklungs*störung zu benutzen.

Bei der Borderlinestörung handelt es sich um einen Symptomkomplex, der gekennzeichnet ist durch: Eine hohe Instabilität in zwischenmenschlichen Beziehungen und dem Selbstbild, heftige und schnelle Gefühlsschwankungen, eine deutliche Impulsivität, vor allem eine oftmals extreme Wut, häufig ein chronisches Gefühl von Leere sowie selbstverletzendes Verhalten.

Konsistente epidemiologische Daten fehlen für die Jugendlichen; bei Erwachsenen geht man davon aus, dass etwa 1–2 % der Bevölkerung von dem Störungsbild betroffen sind, drei Viertel davon sind Frauen. Die Symptomatik beginnt deutlich aufzutreten in der späteren Adoleszenz bzw. dem jüngeren Erwachsenenalter – die Wurzeln liegen allerdings in früher Kindheit. Es handelt sich um eine sogenannte „frühe Störung" bzw. eine „Selbststrukturstörung".

In dieser frühen Zeit haben sich desorganisierte Beziehungsmuster entwickelt, die im Zusammenspiel mit traumatisierenden Erfahrungen, zum Teil auch einem „schwierigen Temperament" zur Vielzahl der Symptome führen. Die Patientinnen haben besondere Probleme, innere Zustände von sich und anderen innerpsychisch abzubilden aufgrund der erfahrenen eigenen Vernachlässigungen bzw. Inkonsistenzen. Es kommt zu einem dauerhaften Gefühl von Unsicherheit in zwischenmenschlichen Beziehungen. Dieses wird versucht, über einfache Strukturbildungen auszugleichen, z. B. massive Aggression/Autoaggression, übermäßige Idealisierung, rigide Schwarz-Weiß-Betrachtungen der Welt.

Für die unterstützende Begegnung ist in erster Linie der Aufbau einer sicheren Bindung bzw. Beziehung wichtig; die Betroffenen sollen neue, Halt gebende Erfahrungen machen und diese innerpsychisch abbilden können. Durch die genaue Affektspiegelung kann es zum Aufbau stabiler Repräsentationen kommen. Diese „korrigierenden emotionalen Erfahrungen" bilden die Grundlage für ein weiteres, gezieltes Vorgehen. Eine bewährte Methode zu einer Verbesserung der Weltbegegnung ist die Dialektisch Behaviorale Therapie (DBT).

Fragen zur Selbstüberprüfung

1. Welche Argumente sprechen gegen die Verwendung der Kategorie der Persönlichkeitsstörung bei Kindern und Jugendlichen?
2. Wie lässt sich der „Kreislauf stabiler Instabilität" genauer beschreiben?
3. Wie kann man die mangelnde Fähigkeit zur Affektregulation bei Borderlinepatientinnen erklären?
4. Welche Bedeutung haben die oftmals beobachtbaren starken Autoaggressionen für das psychische Überleben der Patientinnen?
5. Welche besonderen Ressourcen zeigen Borderlinepatientinnen?
6. Was sind die wesentlichen Kennzeichen des Konzepts der DBT?

Weiterführende Literatur

Bohus, M. (2002). Borderlinestörungen. Göttingen: Hogrefe.

Im Mittelpunkt dieses Buchs stehen die Behandlungsmöglichkeiten der Borderline-Störungen nach dem Konzept der DBT. Dieses basiert auf einem integrierten Störungsverständnis, das psychodynamische Aspekte berücksichtigt, zugleich jedoch sehr „verhaltensnahe", stützende und gegenwartsorientierte Interventionen umfasst.

Adam, A. & Peters, M. (2003). Störungen der Persönlichkeitsentwicklung bei Kindern und Jugendlichen. Ein integrativer Ansatz für die psychotherapeutische und sozialpädagogische Praxis. Stuttgart: Kohlhammer.

Die Autoren verfügen über einen breiten Erfahrungshintergrund in der Kinder- und Jugendhilfe. Dieser wird ergänzt durch eine theoretische Aufarbeitung der Thematik und dient als Grundlage für die Beschreibung von Unterstützungsangeboten und von Fallbeispielen.

5.3.2 Reaktionen auf schwere Belastungen (Traumafolgestörun- gen): Symptomatik – Störungsmodelle – Psychotherapie

Thomas Hensel

Einleitung

In diesem Abschnitt wird ein Überblick gegeben über die psychischen Folgen traumatisierender Erfahrungen bei Kindern und Jugendlichen. Symptome, aktuelle Erklärungsansätze und darauf aufbauende therapeutische Konzepte werden dargestellt. Erkenntnisse der Psychotraumatologie des Kindes- und Jugendalters und Modellvorstellungen der Personzentrierten Störungslehre bilden die theoretische Basis, auf der Hinweise für ein integratives störungs- angemessenes therapeutisches Vorgehen gegeben werden.

Dass schwere (traumatische) Belastungen bei Kindern und Jugendlichen psychische Störungen zur Folge haben können, wurde erstmals 1987 mit der Einführung der posttraumatischen Belastungsstörung im DSM-III-R (Ame- rican Psychiatric Association 1987) offiziell anerkannt. Lange Zeit auch von Experten massiv unterschätzt, wird in den letzten Jahren der Erforschung von so genannten Traumafolgestörungen im Kindes- und Jugendalter große Aufmerksamkeit geschenkt. Dies hat nicht zuletzt mit der gestiegenen ge- sellschaftlichen Aufmerksamkeit für die psychischen Folgen von traumati- sierenden Ereignissen (Terroranschlägen, Tsunami-Katastrophe, Erfurter Schultragödie u. ä.) zu tun. Damit verbunden ist ein Paradigmenwechsel – Fischer (i. D.) spricht beispielsweise bereits von „Kausaler Therapie" – der die traumatische Erfahrung selber in den Mittelpunkt des therapeutischen Handelns stellt („Trauma first") und traumazentrierte Psychotherapie pro- pagiert. Ein weiterer Aspekt dieser Entwicklung ist die Neubewertung von chronischer sexueller Gewalt, Misshandlung und Vernachlässigung als Ur- sachen für die so genannte „Komplex-Traumatisierung" (*Developmental Trauma Disorder:* Van der Kolk 2005).

In der personzentrierten Kinder- und Jugendlichenpsychotherapie wurden immer schon komplextraumatisierte Kinder erfolgreich behandelt. Bei „Dibs" (Axline 1970) handelt es sich mit Sicherheit um ein solches Kind. Veröffentlichungen zum differentiellen Umgang mit Kindern mit sexuellen Gewalterfahrungen (Riedel 2002; Goetze 2002) und Kindern, die Naturka- tastrophen durchlebt haben (Goetze 2002, sich berufend auf Shelby 1997), liegen vor. In neuerer Zeit wird auch von personzentrierter Seite explizit Bezug auf neuere Erkenntnisse der Psychotraumatologie genommen (Claas & Schulze 2002, Claas 2004, Heinert 2000, Ryan & Needham 2001, Hollritt 2003). Kindzentrierte spieltherapeutische Konzepte etwa von Gil (1993) modifizierten das ursprüngliche non-direktive Vorgehen bei misshandelten Kindern (Axline 1947). Eine neue Qualität der konzeptionellen Strukturie- rung von Spieltherapie mit komplextraumatisierten Kindern legt Weinberg (2005) mit ihrer „traumabezogenen Spieltherapie" vor.

In diesem Beitrag soll versucht werden, die aktuellen Erkenntnisse der modernen Psychotraumatologie (Landolt & Hensel 2007), das Roger'sche Modell der Persönlichkeit und Psychotherapie (Rogers 1987), Grundannah- men der Spieltherapie (Fahrig 1991) und personzentrierten Störungskonzeption (Hufnagel & Fröhlich-Gildhoff 2002) sowie Vorstellungen der Allgemeinen Psychotherapie (Grawe 1998, 2004) zu einem schlüssigen – nicht additiven – Konzept für die Psychotherapie traumatisierter Kinder und Jugendlicher zu integrieren.

Symptomatik und Diagnostik

Reaktionen von Kindern und Jugendlichen auf schwere Belastungen umfassen je nach Art, Schwere und Dauer des traumatisierenden Ereignisses, zeitlichem Abstand dazu und abhängig vom Alter des Kindes eine große Bandbreite von Symptomen. Dies schlägt sich auch in einer Vielzahl von Diagnosen nieder. Von zentraler Bedeutung ist dabei die von Terr (1991) eingeführte Unterscheidung zwischen Typ-1 und Typ-2 Trauma. Typ-1 Trauma bezeichnet einmalige, unvorhersehbare Ereignisse, so genannte Monotraumata, Typ-2 Trauma bezeichnet dagegen Erfahrungen chronischer (und in der Regel früh einsetzender) Traumatisierung wie lang anhaltende familiäre Gewalt und sexueller Missbrauch. Zusätzlich wird zwischen zwischenmenschlicher Gewalt und Natur(Technik-)katastrophen bzw. akzidentellem Trauma (wie einem Unfall) unterschieden.

	Zwischenmenschliche Gewalt		
Typ-1 Trauma	Überfall, Vergewaltigung, medizinische Eingriffe	Sexuelle (familiäre) Gewalt, Krieg, Folter	**Typ-2 Trauma**
	Unfall, Erdbeben, Brand, Unfall	Dürre, Hungersnot, AKW-Unglück	
	Natur(Technik-)katastrophen Akzidentelle Traumata		

Abb. 5.15: Klassifikation traumatisierender Ereignisse (nach Landolt 2004)

Die ICD-10 Diagnostik hält verschiedene Diagnosen für Typ-1 Trauma bereit:

- Die *akute Belastungsreaktion* (F43.0) tritt in den ersten Stunden bis Tagen auf und weist ein „gemischtes und gewöhnlich wechselndes Bild auf; nach dem anfänglichen Zustand von Betäubung werden Depression, Angst, Ärger, Verzweiflung, Überaktivität und Rückzug beobachtet" (Dilling et al. 2000). Zudem treten dissoziative Zustände auf.
- Im zeitlichen Verlauf können *Anpassungsstörungen* (F43.2X) auftreten, die sich hauptsächliche als depressive, regressive, ängstliche Verhaltensweisen, als gestörtes Sozialverhalten oder abnorme Trauer zeigen.
- Die sogenannte *posttraumatische Belastungsstörung PTBS* (F43.1) kann frühestens nach einem Monat diagnostiziert werden, sie kann aber auch mit einer Latenzzeit bis zu sechs Monaten auftreten. Sie ist durch ein objektives Kriterium nämlich „eine Situation außergewöhnlicher Bedro-

hung oder katastrophenartigen Ausmaßes" (Dilling et al. 2004) bestimmt und durch eine Symptomtrias charakterisiert:

1. Wiedererleben des Traumas (Intrusionen)
2. Anhaltende Vermeidung von Traumahinweisreizen
3. Physiologische Übererregung (Arousal): Schlafstörungen, Reizbarkeit, Konzentrationsschwierigkeiten, Hypervigilanz und übertriebene Schreckreaktion.

Zu beachten ist, dass eine hohe Komorbidität anderer psychischer Störungen mit der PTBS besteht. Hier sind insbesondere depressive Störungen, Angststörungen, Störungen des Sozialverhaltens sowie Substanzabhängigkeit und somatoforme Störungen zu nennen. Auf die mögliche Traumabedingtheit von ADHS-Symptomen wird immer wieder hingewiesen.

Für Typ-2 traumatisierte Kinder und Jugendliche existieren noch keine anerkannten und validen Kriterien. In Vorbereitung auf das DSM-V hat Van der Kolk (2005) den aktuellen Wissenstand zusammengetragen und als vorläufige Diagnosebezeichnung den Begriff *Developmental Trauma Disorder* gewählt. Dieses Störungsbild ist wie folgt definiert:

• Wiederholtes oder chronisches Ausgesetztsein (Exposition) durch eine oder mehrere, die Entwicklung beeinträchtigenden Formen interpersoneller Traumatisierung (Preisgegebensein, Vertrauensbruch, sexuelle Gewalt, Vernachlässigung, emotionaler Missbrauch, Zeugenschaft). Die Ereignisse sind verbunden mit subjektiven Gefühlen von Wut, Angst, Scham, Hoffnungslosigkeit und des Gefühls des Verlusts von Vertrauen.

• Durch Traumahinweisreize (*Trigger*) ausgelöste *Muster wiederholter und fixierter Dysregulationen,* die sich in der Störung von normalerweise vorhandenen Entwicklungskompetenzen zeigt. Die Dysregulation kann sich auf die Affekte (mangelnde Affektregulation und -toleranz), somatische Aspekte (motorische Probleme), das Verhalten (große Impulsivität, Selbst-Verletzungen), das Denken (Dissoziative Phänomene, Konzentrationsschwierigkeiten) und auf die Beziehungsgestaltung (Misstrauen, Entwicklung einer desorganisierten Bindung) beziehen.

• Dieses Grundmuster fördert die Entstehung komorbider Störungen (Dissoziative Störungen, stoffgebundene Abhängigkeit, bipolare Störungen, Depression, somatoforme Störungen und Störungen des Sozialverhaltens).

• Generalisierte negative Erwartungshaltung (negative Selbst-Attribuierung, Verlust der Erwartung, von protektiven Personen geschützt zu werden, Verlust von Vertrauen in soziale Hilfsangebote und Schutz, Erwartung von zukünftiger Viktimisierung).

• Funktionale Beeinträchtigung in unterschiedlichen Lebensbereichen (Familie, Schule, Peer-Gruppe, Legalverhalten).

Das folgende Schema zeigt den funktionalen und zeitlichen Zusammenhang der verschiedenen Diagnosen (Landolt 2007):

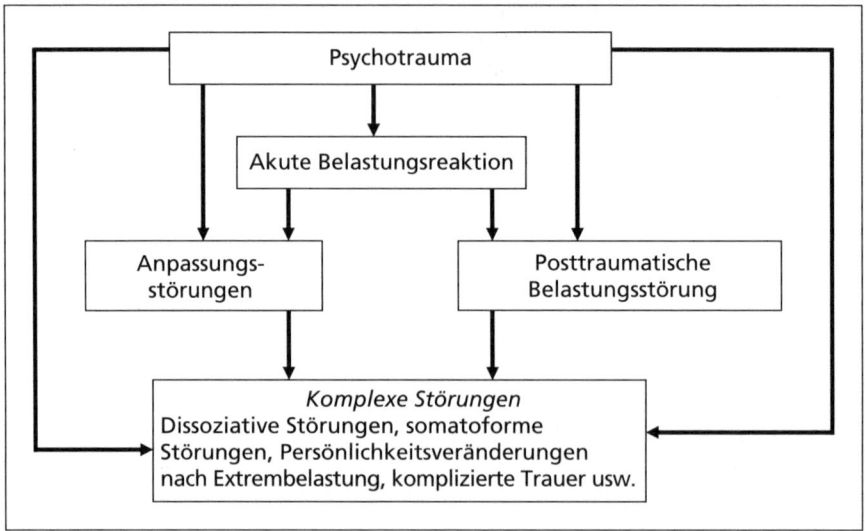

Abb. 5.16: Klassifikation von Traumafolgestörungen (nach Landolt 2007)

Die Reaktionen von Kindern auf extremen Stress sind alterssensitiv. Jüngere Kinder sind gefährdeter und zeigen auch andere Reaktionen (Trennungsängstlichkeit, Regression, Verlust von bereits erworbenen Fähigkeiten). Scheeringa et al. (1995, 2003) haben deshalb alternative Kriterien für eine PTBS im Vorschulalter entwickelt. Aufgrund invalider Kriterien empfiehlt die Amerikanische Gesellschaft für Kinder- und Jugendlichenpsychiatrie (AACAP 1998), „ein Kind oder einen Jugendlichen mit einer posttraumatischen Belastungsstörung dann als behandlungswürdig anzusehen, wenn das Alltagsleben des Kindes oder Jugendlichen beeinträchtigt ist, auch wenn nur ein einziges Kriterium erfüllt ist" (Übersetzung in Hofmann & Besser 2003).

Abschließend sei erwähnt, dass die PTBS bei Kindern nicht die häufigste Traumafolgestörung sein muss. So fanden Ackermann et al. (1998) in einer Untersuchung von 241 Kindern, die sexuelle und körperliche Gewalt erlebt hatten, heraus, dass die PTBS nur die vierthäufigste Diagnose nach Trennungsängstlichkeit, Phobien, oppositionellem Verhalten und vor ADHS war.

Epidemiologie

Das Ausmaß der Traumatisierung von Kindern und Jugendlichen durch „alltägliche" Ereignisse (Unfälle, Verluste, medizinische Maßnahmen, Mobbing) und besondere Vorkommnisse ((sexuelle) Gewalt, Kriege, terroristische Akte, Naturkatastrophen, usw.) ist lange Zeit auch von Fachleuten stark unterschätzt worden. Noch in den 1980er-Jahren war man der Meinung, dass Kinder nur kurzfristig auf belastende Ereignisse reagieren.

Im deutschsprachigen Raum gibt es zwei epidemiologische Studien (Essau et al. 1999, Perkonigg et al. 2000) die eine Prävalenzrate von 1,6 % bzw.

1,3 % ermittelten. Einschränkend muss festgehalten werden, dass ausschließlich das Vollbild einer PTBS berücksichtigt wurde und nur Kinder und Jugendliche ab dem zwölften bzw. 14. Lebensjahr einbezogen wurden. Internationale Studien zeigen deutliche höhere Lebenszeitprävalenzraten, die zwischen 6,3 % (Giaconia et al. 1995) und 9,2 % (Breslau, Davis & Andreski 1991) liegen. Nach diesen Studien gehören Traumafolgestörungen zu häufigen psychischen Störungen bei Kindern und Jugendlichen.

Bemerkenswert ist weiterhin die hohe Komorbiditätsrate der PTBS mit affektiven Störungen, Angststörungen, Somatisierungsstörungen und Störungen des Sozialverhaltens.

Untersucht man Gruppen, die ein spezifisches Trauma erlebt haben, findet man folgende Ergebnisse:

Art des Traumas	Charakteristika der Gruppe	Prävalenzrate PTBS
Sexuelle und körperliche Gewalt	Kinder mit sexueller und körperlicher Gewalt hatten höhere Raten. Mädchen gefährdeter als Jungen	35 % Famularo et al.1996 18–58 % Ackermann et al. 1998
Alltägliche Gewalt	Inhaftierte Jugendliche	18 % Erwin et al. 2000
Krieg	Kinder aus dem Libanon Kinder aus Palästina	27 % Saigh 1991 41 % Thabet & Vostanis 1999
Terrorismus	Bombenanschlag Oklahoma City; 11.9.2001 World Trade Center	55 % nach 9 Monaten Pfefferbaum et al. 2000 35 % Hoven, Duarte & Mandell 2003
Erdbeben	Armenien (8–16 J.)	24–91 % (je nach Exposition) Goenjian et al. 1995
Unfälle	Verkehrsunfälle Verkehrsunfall mit Verbrennungen Schiffsunglück (Jupiter)	16,4 % (1 Monat), 18,2 % (1 Jahr) Landolt et al. 2003 50 % (2 Monate) Landolt et al. 1998 17 % (4 Jahre!) Yule et al. 2000
Lebensbedrohliche Erkrankung	Diagnose Krebserkrankung	10 % (6 Wochen) Landolt et al. 2003

Abb. 5.17: Prävalenzraten für spezifische von Traumata betroffene Gruppen (nach Landolt 2004)

Geht man von 160.000 durch Straßenverkehrsunfälle verletzte Kinder und Jugendliche (< 25 Jahre) im Jahr 2000 aus, und legt man eine Prävalenzrate von 16,4 % zugrunde (Landolt et al. 2003), so entwickeln ungefähr 26.000 von ihnen das Vollbild einer persistierenden PTBS. Zu beachten ist, dass diese Studien subklinische Symptomatik und andere Formen von Traumafolgestörungen nicht untersucht haben und davon ausgegangen werden muss, dass die Anzahl der zu behandelnden Kinder und Jugendlichen weit höher liegt. Es besteht also ein erheblicher Bedarf an fachgerechter Behandlung.

Ursachen, Erklärungsansätze

Belastende Kindheitserfahrungen und ihre Folgen

Bahnbrechend sind in diesem Zusammenhang die Ergebnisse der Adverse Childhood Experiences (ACE) Study (Felitti et al. 1998), die eindrucksvoll belegen, „wie sich das Gold eines neugeborenen Kindes in das Blei eines psychisch, körperlich und sozial leidenden Erwachsenen verwandelt" (Felitti 2002).

Traumatische Erfahrungen in der (frühen) Kindheit sind *Hauptdeterminanten* für psychische und körperliche Erkrankungen und psycho-soziale Fehlentwicklungen im Erwachsenenalter. Zu dieser Schlussfolgerung kommen Felitti et al. (1998), die in der Adverse Childhood Experiences (ACE) Study über 17.000 Erwachsene aus der US-amerikanischen Mittelschicht daraufhin untersuchen, inwieweit belastende Kindheitserfahrungen mit psychischen, körperlichen und sozialen Beinträchtigungen im späten Erwachsenenalter zusammenhängen. Sie definierten acht Belastungsfaktoren (sexueller Missbrauch, psychisch krankes Familienmitglied, fehlende biologische Eltern, etc.) und konnten zeigen, dass das Risiko eines Suizidversuches bei vier bestehenden Belastungsfaktoren um 1.200 %, bei sechs Belastungsfaktoren um 5.100 % erhöht ist. Ähnliches gilt für Alkoholismus (500 % erhöhtes Risiko) und die Injektion illegaler Drogen (4.600 %). Auch körperliche Erkrankungen wie chronische Bronchitis und Herzerkrankungen wiesen 50 Jahre später eine hohe Korrelation mit belastenden Faktoren auf. Die Autoren sehen die psychische Dysfunktionalität, die sich in Symptomen wie Alkoholabusus, Drogenkonsum, sexueller Promiskuität oder übermäßigem Essen ausdrücken, als Copingversuche, traumatisch bedingte psychische Spannung zu reduzieren. Abbildung 5.18 veranschaulicht den Zusammenhang zwischen früher Traumatisierung und späterer Beeinträchtigung.

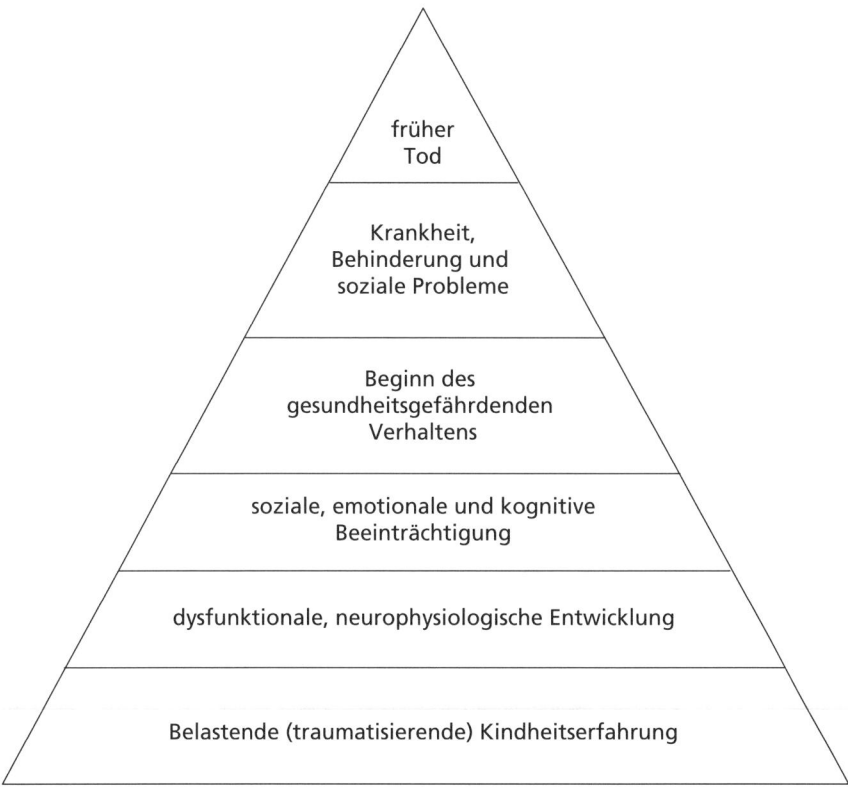

Abb. 5.18: Einfluss von negativen Kindheitserfahrungen auf die gesamte Lebensdauer (nach Felitti et al. 1998)

Was ist ein Trauma?
Fischer und Riedesser (1998, S. 79) definieren ein psychisches Trauma als „*Vitales Diskrepanzerlebnis* zwischen bedrohlichen Situationsfaktoren und individuellen Bewältigungsmöglichkeiten, das mit Gefühlen von Hilflosigkeit und schutzloser Preisgabe einhergeht und so eine *dauerhafte Erschütterung* von *Selbst- und Weltbild* bewirkt".
 Damit sind die beiden zentralen Aspekte für das Verständnis posttraumatischer Reaktionen und möglicher therapeutischer Ansätze angesprochen:

a) Die *erlebte Überwältigung* durch die Situation mit der Unmöglichkeit im Sinne basaler adaptiver Stressreaktionsmuster (Flucht, Kampf, Einfrieren) zu reagieren führt zu einer veränderten dysfunktionalen Speicherung und Informationsverarbeitung im Gehirn (Berking et al. 2006), die hier nur grob skizziert werden kann. Wird eine bestimmte Wahrnehmung (traumatisches Ereignis) von der Amygdala als lebensbedrohlich eingeschätzt, wird die Weiterverarbeitung (Integration) dieser Information durch den Hippocampus und den medialen präfrontalen Cortex unterbrochen. Dadurch kann dieses

185

Ereignis nicht in einen Raum-Zeit-Kontext eingeordnet werden (Schauer et al. 2005) und die Eindrücke der traumatischen Erfahrung bleiben als sensorisch zersplitterte „Rohdaten" in einem „Furchtnetzwerk" in der Amygdala gespeichert. Daraus wird auch die hohe „Triggerbarkeit" von Traumatisierten verstehbar, die (auch in großem zeitlichem Abstand vom Trauma) durch sogenannte Auslösereize (Trigger) wieder an das Trauma erinnert werden (Intrusionen) und es gefühlsmäßig als „Jetzt" erleben. Zudem ist die Fähigkeit zur Emotionsregulation nachhaltig gestört, weil der dafür zuständige Teil – der mediale präfrontale Cortex – nicht mehr in diesen Prozess eingebunden ist:

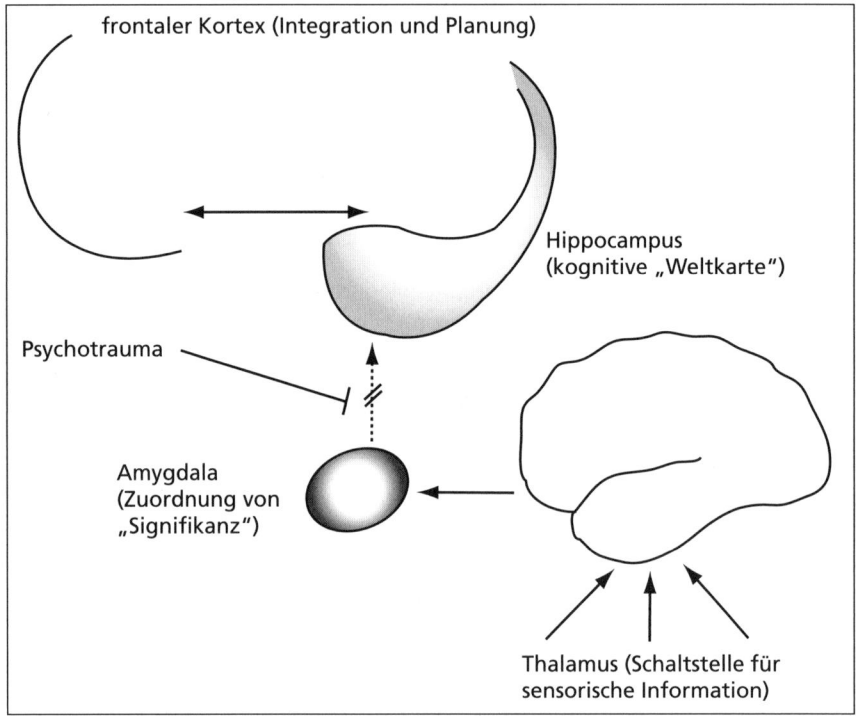

Abb. 5.19: Blockierte Informationsverarbeitung (aus Hofmann 2006, S. 10, Abdruck mit freundlicher Genehmigung des Georg Thieme Verlags)

Chronische Traumatisierung führt zu Veränderungen im Gehirn, die ein Fortbestehen der Symptomatik begünstigen. Der Hippocampus wird durch das Stresshormon Cortisol geschädigt und sein Volumen nimmt ab (Bremner et al. 1997). Die Amygdala wird durch die hohe Konzentration der Stresshormone (Nor-)Adrenalin dauerhaft übersensibilisiert.

b) Eine *dauerhafte Erschütterung des Selbst- und Weltbildes* entwickelt sich, wenn es nicht gelingt die traumatisierende Erfahrung zu integrieren. Im Sinne von Rogers (1987) entstehen dadurch Inkongruenzen, die zentrale Aspekte

des eigenen Selbstkonzepts betreffen. Vor allem folgende vier Themenberei-
che sind betroffen:

• Bedrohung vs. Sicherheit
• Hilflosigkeit/Ohnmacht/Kontrollverlust vs. Kontrolle/Wahlfreiheit
• Schuld/Scham vs. angemessener Verantwortung
• Selbstkritik/-abwertung vs. Selbstakzeptanz

Nach der Konzeption von Grawe (1998, 2004) sind zudem Grundbedürfnisse
der Klienten vor allem nach Kontrolle, Selbstschutz und Unlustvermeidung
blockiert, was er ebenfalls als Inkongruenz bezeichnet.

Beiden Modellen ist gemeinsam, dass sie diese Inkongruenzen als Ursache
von psychischer Spannung, dysfunktionalen Abläufen und letztendlich dem
Entstehen von Symptomen verstehen.

Fischer und Riedesser (1998) sprechen hier in Anlehnung an Piaget (1947)
von einem *Traumaschema*. Ein Traumaschema

• „organisiert Wahrnehmungen und Handlungen nach einem psychischen
  Trauma,
• ist im Sinne einer unterbrochenen Handlung mit Kampf-/Fluchttendenzen
  strukturiert,
• kann erhebliche kognitive Wahrnehmungsverzerrungen verursachen,
• hat eine Neigung zur Ausbreitung in andere psychische Bereiche hinein
  (z. B. Angstausbreitung)" (ebd., S. 351).

Erschwerend kommt hinzu, dass das Gehirn von Kindern und Jugendlichen
sich noch in der Entwicklung befindet und auf günstige Bedingungen (adäquate physische Versorgung, stimulierende Umgebung, bedürfnisbefriedi-
gende Beziehung zu einer Bindungsperson) angewiesen ist, um sich funktio-
nal entwickeln zu können (Putnam 2006). Die oben beschriebenen Folgen
chronischer Traumatisierung wirken sich auf ein in Entwicklung befindliches
Gehirn – und dies spezifisch in den Phasen kritischer Entwicklungsperioden
in den ersten drei Lebensjahren – besonders verheerend aus (Perry et al.
1998, Schore 2001):

• Die Schädigung erfolgt während sensitiver Phasen der neuronalen Ent-
  wicklung (Synapsenbildung; erfahrungsabhängige Reifung der einzelnen
  Strukturen).
• Fundamentale Organisationsprozesse werden gestört und geschädigt
  (Bindungsaufbau, Affektregulation, Impulskontrolle, Aufbau eines inte-
  grierten Selbstempfindens, funktionaler sozialer Austausch mit anderen
  Menschen).

Psychotherapie

Für die Traumatherapie mit Kindern haben sich in den letzten Jahren Standards entwickelt, an denen sich jede Form von psychotherapeutischer Intervention orientieren sollte:

• Schutz vor weiterer Traumatisierung und Retraumatisierung in der Therapie (Strukturgebendes und phasenorientiertes Vorgehen: Stabilisierung
  – Traumakonfrontation – Integration).

- Ressourcenorientierung als *pervasives*, d. h. implizites und dauerhaft zu realisierendes Prinzip (Grawe 2004) und bewusste Ressourcenaktivierung (z. B. Sichere-Ort-Übung) zur Stabilisierung im Hier und Jetzt (Reddemann 2003).
- Sicherung der Unterstützung des Kindes durch Bezugspersonen und Umwelt.
- Besondere Beachtung von verletzten Sicherheits- und Kontrollbedürfnissen des Kindes (Komplementäre Beziehungsgestaltung!).
- *Keine* Entfaltung der Traumadynamik *in* der Realbeziehung; dies bedeutet eine sehr große Achtsamkeit gegenüber möglichen Wiederholungen der traumatischen Beziehungsdynamik.
- „Parteiliche und engagierte Anteilnahme" bei Beziehungstraumatisierung.
- *Trauma First:* Wo möglich vorrangige Behandlung der traumatisierenden Erfahrungen vor der Behandlung von komorbiden Symptomen.

„Die Indikation einer Pharmakotherapie ist generell zu prüfen, wenn erstens psycho-therapeutische Methoden alleine nicht oder wenig wirksam sind und zweitens gravierende komorbide Störungen bestehen, die zu einer massiven Reduktion der Lebensqualität führen" (Marti, i. D.).

Die Behandlung von einfach und komplextraumatisierten Kindern unterscheidet sich deutlich, so dass zunächst das therapeutische Vorgehen bei einmaliger oder mehrfacher schwerer Belastung (Unfall, Vergewaltigung, medizinische Maßnahme, ...) beschrieben werden soll.

a) Therapeutisches Vorgehen bei singulärem Trauma (Anpassungsstörung, einfach PTBS)

Obwohl ein erfolgreicher Fallbericht über eine achtstündige non-direktive Spieltherapie bei einem neunjährigen Jungen nach einem Sturz von einer Kletterwand vorliegt (Ryan & Needham 2001), brauchen Kinder in der Regel zusätzliche Hilfen zur Prozessierung der traumatisierenden Erfahrung. Hier ist ein direktives, strukturiertes, auf Traumaexposition zielendes Vorgehen angezeigt. Hierfür stehen eine Reihe von Verfahren zur Verfügung, die sich als wirksam und effektiv erwiesen haben:

- Trauma-fokussierte kognitiv-behaviorale Therapie (Landolt 2007)
- EMDR (Eye Movement Desensitization and Reprocessing) (Hensel 2007a)
- Strukturierte Trauma Intervention (STI) (Weinberg 2005, Weinberg & Hensel i. D.)
- Narrative Expositionstherapie (KIDNET) (Schauer et al. 2005, Ruf et al. i. D.)
- Hypnotherapie (Signer-Fischer, i. D.)

Einige dieser Methoden sind mit relativ geringem Aufwand zu lernen und es sollten mindestens zwei Verfahren beherrscht werden, um unterschiedlichen Klienten gerecht werden zu können.

Neben dieser zusätzlichen Methodenkompetenz sind für den Kinder- und Jugendlichentherapeuten folgende Aspekte von Bedeutung:

- Ebene der Beziehungsgestaltung
  Der Therapeut sollte *aktiv* versuchen, *so schnell wie möglich* einen guten

Rapport [Zugang] zum Kind (und seinen Bezugspersonen) im Sinne einer gemeinsam zu bewältigenden Aufgabe zu bekommen (Stressreduktion). Ein guter Rapport reicht in der Regel aus, um eine Traumaexposition durchzuführen. Das Vorgehen des Therapeuten sollte *transparent* und *dialogisch* orientiert sein.

Traumatisierte Kinder haben, je nach Kernthema ihrer traumatischen Erfahrung ein besonderes Bedürfnis nach Bedrohungsfreiheit und maximaler Kontrolle über die Situation. Im Sinne der *komplementären Beziehungsgestaltung* (Grawe 1998, 2004), deren Zielsetzung es ja ist, diese Bedürfnisse in der Sitzung *real* zu befriedigen, wird der Therapeut je nach Situation sein Beziehungsverhalten auf der Grundlage der klientenzentrierten Trias[10] spezifisch gestalten.

– Ein non-direktives Verhalten zu Beginn kann beispielsweise das Kind verunsichern. Demgegenüber können ein transparentes strukturiertes Vorgehen, das Geben von Informationen und ein Sicherheit und Zuversicht ausstrahlender Therapeut dem Kind ein Gefühl von Sicherheit vermitteln.

– Eine zu frühe und negative Gefühle vertiefende Empathie kann zu einer Triggerung des Kindes (oder Bezugsperson) führen, ohne dass sich das Kind schon sicher genug fühlt und irgendein therapeutischer Nutzen daraus resultieren würde.

Der Therapeut hat einen durchdachten Behandlungsplan und braucht einen geschmeidigen Stil, um zwischen Konfrontation und Sicherheit geben (Empathie, Informationen geben) wechseln zu können (*Gangwechsel*; Gordon 1993), sobald das Kind im Zuge der Hinarbeitung auf die Traumaexposition (die imaginierte Annäherung an die Traumasituation) Unwohlsein und Vermeideverhalten zeigt.

• Differentielle und störungsspezifische Interventionen
Bedrohungsfreiheit und Gefühl personaler Sicherheit sind Voraussetzungen, um traumatische Erinnerungen zu bearbeiten. Der Therapeut tut alles, um dies zu gewährleisten.

Kinder müssen für die Traumakonfrontation motiviert werden. Dazu sind folgende Komponenten wichtig:

• Der Therapeut entwickelt mit dem Kind zusammen ein gemeinsames Verstehensmodell der traumatischen Erfahrung und seiner Folgen (Psychoedukation). Dies wirkt auch möglichen Vorstellungen des Kindes entgegen, „verrückt" zu sein. Der Therapeut benötigt dazu psychotraumatologisches Fachwissen.

• Explizite Therapieziele werden zusammen formuliert (Zielübereinstimmung).

---

10 Als Hauptagens in der klientenzentrierten Psychotherapie sieht Rogers die therapeutische Beziehung. Wesentliche Charakteristika der therapeutischen Grundhaltung sind *empathisches Einfühlen, bedingungsfreie Wertschätzung* und *Echtheit* und *Selbstkongruenz* (Rogers, 1973; vgl. insgesamt zur Kinder- und Jugendlichenpsychotherapie Kap. 6.3 in diesem Buch).

- Es besteht eine Übereinstimmung über das weitere Vorgehen. Das Kind muss verstanden haben, warum es sich noch einmal mit dem Schrecken konfrontieren und dem Vorgehen zustimmen muss (Informiertes Einverständnis).
- Übereinstimmung über gemeinsame Therapieziele und das weitere Vorgehen müssen immer wieder überprüft werden.
- Zur Stabilisierung des Kindes im Hier und Jetzt können stabilisierungs- und ressourcenaktivierende Übungen (Sicherer Ort, Tresor-Übung, Ressourcen-Installation) durchgeführt werden (Hensel 2007a).
  Eine Traumaexpositionsmethode (s. o.) wird fachgerecht durchgeführt.
- Arbeit mit dem sozialen Umfeld
  Der Therapeut muss sicherstellen, dass das Kind vor weiterer Traumatisierung geschützt ist und durch seine Bezugspersonen angemessene Unterstützung bei der Bewältigung seiner traumatischen Erfahrung erhält.
  Es ist von besonderer Bedeutung, dass die Bezugspersonen eine funktionale Sichtweise haben, was zum Beispiel die Verantwortung für das Geschehen angeht. Ist dies nicht der Fall, ist gesonderte vorrangige Bezugspersonenarbeit notwendig.
  Vorschulkinder brauchen zur Verarbeitung des Traumas die Anwesenheit einer Vertrauensperson. Diese Person muss (falls mit betroffen) das Trauma bereits verarbeitet haben. Anderenfalls muss sie zuerst traumazentriert behandelt werden.

b) Therapeutische Arbeit mit komplextraumatisierten Kindern (*Developmental Trauma Disorder;* Van der Kolk 2005)
Hier liegt das Besondere in spieltherapeutischen Zugängen und im personzentrierten Ansatz. In einer Umfrage von Foa et al. (1999) unter Praktikern und Experten wurde die Spieltherapie als das effektivste und am häufigsten eingesetzte Verfahren genannt. Das freie Spiel des Kindes innerhalb eines psychotherapeutischen Settings bietet dem Kind hervorragende Möglichkeiten zur Verarbeitung traumatisierender Erfahrungen:

- Ressourcenorientierung (Konzept der Selbstheilungskräfte, Kindzentrierung, Betonung der Selbstbestimmung, bedrohunsgfreie, wertschätzende und strukturierende Gestaltung der therapeutischen Beziehung).
- Optimale Berücksichtigung des Sicherheitsbedürfnises des Kindes durch eine organisch wachsende therapeutische Beziehung und Arbeit auf der schützenden Ebene (Fahrig 1991).
- Maximale Kontrolle und Wahlfreiheit des Kindes in Bezug auf Symbolisierungsebene, Zeitpunkt und Dosis der Konfrontation mit dem Trauma.
- Vielfältige affektive Regulationsmöglichkeiten durch Symbolisierungsmöglichkeiten auf der analogen Ebene.
- Mentalisierung des Geschehens (Fonagy et al. 2002) und Etablierung eines Narrativs zur Neueinschätzung der traumatischen Erfahrung und Rekonstruktion des erschütterten Welt- und Selbstbildes durch Verbalisieren (Hensel 2002).
- Natürliche Integration möglicher fraktionierter Aspekte der traumatischen Erfahrung auf affektiver, kognitiver, imaginativer und handlungsorientierter Ebene durch ganzheitliche Spielprozesse.
- Natürliche Modellierung des dreiphasigen Modells der Traumatherapie.

Ein spieltherapeutisch orientiertes nicht-direktives Vorgehen bei traumatisierten Kindern muss sich aber auch bestimmter Gefahren bewusst sein, die in diesem Ansatz liegen. Durch das nicht-traumazentrierte Vorgehen kann die Vermeidungstendenz des Kindes (Symptom der PTBS!) unterstützt werden oder eine unkontrollierte Überflutung in Kauf genommen werden. Unverarbeitete Trauma-Aspekte können übersehen werden und es kann eine Fixierung im sogenannten posttraumatischen Spiel erfolgen. Die folgende Tabelle gibt einen Überblick über wichtige Aspekte bei der Beurteilung des Charakters der Spieltätigkeit des Kindes:

Tab. 5.14: Charakteristika heilsamen und gestörten Spielens (nach Hensel 2007a)

Heilsames Spiel	Gestörtes Spiel	Traumatisches Spiel
Als-ob-Charakter (Fähigkeit zur Symbolbildung)	Ausweitung der Fantasie (Grenzen zur Realität verschwimmen)	Endlose Wiederholungen von Spielhandlungen ohne inhaltliche Entwicklung
Spielfähigkeit (Flexibilität zwischen Fantasie und Realität)	Fantasielosigkeit (keine Als-ob-Haltung möglich)	Automatisierte und wenig differenzierte Verhaltensmuster
Emotionale Resonanz	Abrupter Wechsel zwischen Spiel und Realität	Abrupte Spielabbrüche bei Überflutung
Entwicklung im Spielgeschehen		Zunahme von Angst und Verzweiflung mit der Spieldauer

Dies bedeutet für die spieltherapeutische Arbeit mit komplextraumatisierten Kindern im Einzelnen:

- Ebene der Beziehungsgestaltung
  Das tiefe Verkörpern der klientenzentrierten Grundhaltungen (Wertschätzung und nicht-besitzergreifende emotionale Wärme, echtes selbstkongruentes und transparentes Engagement und empathisches Einfühlungsvermögen) durch den Therapeuten stellen für diese bedingungsfreie beziehungstraumatisierten Kinder eine, wenn nicht *die* basale Unterstützung (korrektive Beziehungserfahrung, Grawe 1998) dar, um wieder Vertrauen zu Menschen fassen zu können.
  In Abgrenzung zu klassisch analytischen Konzepten darf eine Entfaltung der Traumadynamik *in* der therapeutischen Beziehung (Übertragung) *nicht* zugelassen werden, sondern muss auf die analoge Ebene (Fahrig 1991) verlagert werden. Nur hier kann sich das Kind in der Symbolisierung und im Agieren sicher fühlen. Insbesondere die sogenannte „Retter-Opfer-Täter-Dynamik", die sich etwa in eigenen Gefühlen von Allmachtsfantasien, Hilflosigkeit und Ohnmacht widerspiegeln können, müssen beachtet werden.
  Der Therapeut muss Anzeichen eines desorganisierten Bindungsverhaltens ihm gegenüber beim Kind erkennen und damit umgehen. Zur Erin-

nerung: Die desorganisierte Bindung zeichnet sich dadurch aus, dass das Kind seiner Bindungsperson gegenüber in einem Annäherungs-/Vermeidungskonflikt gefangen ist. Es erlebt seine Bindungsperson als ängstigend, wenn diese wiederholt „traumatisiertes" (impulsives oder dissoziatives) Verhalten in einer bindungsrelevanten Situation zeigt.

- Differentielle und störungsspezifische Interventionen
  Weinberg (2005) hat in ihrem Modell der traumazentrierten Spieltherapie, das nicht genuin aber implizit klientenzentriert ausformuliert ist, Anregungen aus dem Psychodrama übernommen und eigene Vorgehensweisen entwickelt, die das Kind vor Überflutung und quälenden unproduktiven Wiederholungen von traumabedingtem Verhalten schützen sollen. Einige ihrer Methoden seien hier genannt:
  - Spielstopp als Steuerungsinstrument, um das Geschehen auf die zweite Realitätsebene (analoge Ebene; Fahrig 1991) zu verlagern oder dort zu belassen.
  - Aktives Fördern von symbolisch vermitteltem und realem Schutz- und Sicherheitserleben durch die Etablierung eines realen sicheren Ortes im Spielzimmer (siehe auch Katz-Bernstein 1996).
  - Aufbau guter innerer Instanzen, wenn das Kind sich in der Opferrolle fixiert und den Therapeuten in die Täterrolle bringt.
  - Implizite Arbeit mit Spaltungen: „Wir (die Therapeuten) haben das Recht und sogar die Pflicht, aus einer zugeteilten Rolle auszusteigen, sowie wir beginnen, uns selbst bedroht oder beschämt zu fühlen" (Weinberg 2005).
- Weitere ergänzende Interventionen
  - Erkennen und Unterbrechen von traumatischem Spiel und konstruktives Weiterführen des Spielgeschehens bei traumabedingten Spielabbrüchen.
  - Erkennen dissoziativer Zustände und Reorientierung des Kindes in der Realität.
  - Selbstverletzendes Verhalten sollte aktiv thematisiert und therapeutisch bearbeitet werden.
  - Strukturieren von Situationen, um Überflutung bzw. Dissoziation zu vermeiden.
  - Punktueller Einsatz prozessfördernder Methoden (EMDR).
  - Konstruktion und Einsatz von Narrativen (beispielsweise bei Adoptiv-/Pflegekindern) zur funktionalen Restrukturierung der eigenen Biographie und zur Korrektur dysfunktionaler Selbstkonzeptanteile.
- Arbeit mit dem sozialen Umfeld
  Abhängig vom konkreten Einzelfall kann eine umfangreiche, von dem Psychotherapeuten allein gar nicht zu leistende Einbeziehung des Umfeldes des Kindes notwendig sein. Oft ist das Jugendamt in den Fall involviert und juristische und versorgungstechnische Aspekte sind zu beachten. In jedem Fall sind die nächsten Bezugspersonen des Kindes über die Folgen chronischer Traumatisierung aufzuklären und sie müssen trauma-adaptive Unterstützung für den alltäglichen Umgang erhalten (Schepker 2005). Auch die Schule sollte, wenn nötig, über die „Besonderheiten" komplextraumatisierter Kinder unterrichtet werden.

Zusammenfassend fordert die Arbeit mit (komplex-)traumatisierten Kindern eine methoden-integrierende Vorgehensweise. Ein klientenzentriertes Therapieverständnis mit dem besonderen ressourcenhaften Beziehungsangebot stellt eine hervorragende Grundlage dar, auf der fachgerecht unter Einbeziehung trauma-adaptierter Interventionen und traumafokussierender Methoden traumatisierte Kinder behandelt werden können. Für Jugendliche mit Störungsbildern, bei denen traumatisierende Erfahrungen beteiligt sind (Abhängigkeitserkrankungen, Störungen des Sozialverhaltens), gibt es spezielle therapeutische Angebote, auf die hier nicht eingegangen werden kann (Hensel 2006b).

Zusammenfassung

Reaktionen von Kindern und Jugendlichen auf schwere Belastungen führen je nach Art, Schwere und Dauer des traumatisierenden Ereignisses, zeitlichem Abstand zum Ereignis und abhängig vom Alter des Kindes zu einer großen Bandbreite von Symptomen. Dies schlägt sich auch in einer Vielzahl von Diagnosen und Komorbiditäten nieder. Unterschieden werden sogenannte Typ 1- und Typ 2-Traumata. Typ 1-Trauma bezeichnet einmalige unvorhersehbare Ereignisse, Typ 2-Trauma bezeichnet dagegen Erfahrungen chronischer (in der Regel früh einsetzender) Traumatisierung wie lang anhaltende familiäre Gewalt und sexuellen Missbrauch. Ein Trauma wird nach Fischer und Riedesser (1998) definiert als „vitales Diskrepanzerlebnis zwischen bedrohlichen Situationsfaktoren und individuellen Bewältigungsmöglichkeiten, das mit Gefühlen von Hilflosigkeit und schutzloser Preisgabe einhergeht und so eine dauerhafte Erschütterung von Selbst- und Weltbild bewirkt".

In dem Diagnosesystem ICD-10 wird die akute Belastungsreaktion, von Anpassungsstörungen und posttraumatischen Belastungsstörungen unterschieden.

Epidemiologische Studien weisen eine Prävalenzrate bei Kindern und Jugendlichen von 1,3–1,6 % auf; bezogen auf die Lebenszeitprävalenz ergeben sich Raten zwischen 6 und 9 %. Allerdings bestehen hohe Komorbilitätsraten zu anderen seelischen Erkrankungen.

Insbesondere beim Erleben (nicht Verarbeiten) früher Traumata besteht eine hohe Vulnerabilität, damit eine deutlich höhere Wahrscheinlichkeit für spätere (schwere) seelische Erkrankungen.

Für die Traumatherapie mit Kindern und Jugendlichen haben sich Standards entwickelt, an denen sich jede Form von psychotherapeutischer Intervention orientieren sollte: Schutz vor weiterer Traumatisierung und Retraumatisierungen (besonders wichtig ist hier eine Stabilisierungsphase), Ressourcenorientierung als dauerhaft zu realisierendes Prinzip, Sicherung der Unterstützung des Kindes durch Bezugspersonen und Umwelt, besondere Beachtung von verletzten Sicherheits- und Kontrollbedürfnissen, womöglich: vorrangige Behandlung der traumatisierenden Erfahrung vor der Behandlung von komorbiden Symptomen. Besondere Bedeutung hat eine sicherheitsgebende Beziehungsgestaltung, die transparent und dialogisch strukturiert ist. Kinder und Jugendliche müssen maximale Kontroll- und Wahlfreiheit in Bezug auf Symbolisierungsebene, Zeitpunkt und Dosis der Konfrontation mit dem Trauma haben. Andererseits brauchen sie eine klare Führung und Struktur bei der Traumakonfrontation. Auf dem Hintergrund dieser Sicherheit und Schutz bietenden Beziehungsgestaltung können dann spezifische Methoden zur gezielten Bearbeitung des Traumaerlebens eingesetzt werden (wie z. B. traumafokussierte kognitiv-behaviorale Therapie, EMDR oder Spieltherapie).

Fragen zur Selbstüberprüfung

1. Welches sind die wesentlichen Bestandteile einer Traumadefinition?
2. Welche Unterscheidungsmerkmale gibt es zwischen Typ 1- und Typ2-Traumata?
3. Was ist mit der „Erschütterung des Selbst- und Weltbildes durch Traumata" gemeint?
4. Welches sind zentrale Kennzeichen der therapeutischen Beziehungsgestaltung bei komplex traumatisierten Kindern und Jugendlichen?
5. Welche differenzierten störungsspezifischen Interventionen bei komplex traumatisierten Kindern haben sich als sinnvoll und hilfreich erwiesen?

Weiterführende Literatur

Weinberg, D. (2005). Traumatherapie mit Kindern. Strukturierte Trauma-Intervention und traumabezogene Spieltherapie. München: Pfeiffer.

Die Autorin geht von einem Trauma-Konzept aus, das aktuelle Befunde aus Neurobiologie, Psychologie und Psychotherapie integriert. Daraus leitet sie verschiedene Interventionsmöglichkeiten ab und legt einen Schwerpunkt auf die Bearbeitung bzw. Bewältigung von kindlichen Traumata im therapeutischen Spiel.

Landolt, M. & Hensel, T. (Hrsg.) (2007). Traumatherapie bei Kindern und Jugendlichen. Göttingen: Hogrefe.

Das Buch gibt eine umfassende Übersicht über den Stand der Psychotraumatologie im Kindes- und Jugendalter und beschreibt detailliert die aktuellen Methoden der Traumatherapie.

5.3.3 Drogenmissbrauch und Drogenabhängigkeit

Einführung

Der Ge- und Missbrauch legaler und illegaler Drogen ist ein bedeutsames Thema, wenn es um die Betrachtung der Verhaltensauffälligkeiten insbesondere im Jugendalter geht: Das hängt zum einen damit zusammen, dass Drogenmissbrauch im Zusammenhang mit anderen Auffälligkeiten, vor allem delinquentem bzw. aggressivem Verhalten steht. Zum anderen gehört der

Umgang mit Drogen zum Alltag im Jugendalter, wobei sich der Einstieg in den Konsum von Nikotin, Alkohol und zumindest auch Cannabis altersmäßig immer weiter nach vorne verlagert hat (s. u.) „Über 95 % der Jugendlichen verfügen vor der Beendigung des 2. Lebensjahrzehnts bereits über Erfahrungen mit Alkohol (Freitag & Hurrelmann 1999)" (Al-Wiswasi & Petermann 2004, S. 162). Dies bedeutet im Umkehrschluss, dass der (angemessene) Umgang mit Drogen gewissermaßen eine eigenständige Entwicklungsaufgabe im Jugendalter darstellt, die von den jungen Menschen bewältigt werden muss. „Die Jugendlichen sind mit der Aufgabe konfrontiert, eine Position gegenüber den Substanzen einzunehmen und einen sozial akzeptierten Umgang zu finden" (ebd., S. 161).

Der lange Zeit vorherrschende Begriff der Sucht ist in den Klassifikationssystemen und in der Fachdiskussion ersetzt worden durch die Begriffe des Drogenmissbrauchs und der Drogenabhängigkeit. Im vorliegenden Abschnitt wird der Konsum – und der Missbrauch – legaler Drogen, insbesondere des Alkohols mit dem Konsum illegaler Drogen parallel betrachtet; hierüber herrscht in der Fachdiskussion nicht unbedingt Einigkeit. Andererseits lassen sich sehr ähnliche Entwicklungspfade für die Entstehung der Drogenabhängigkeit beschreiben, die unabhängig von den Substanzarten sind.

Definition und Klassifikation

Die Klassifikationssysteme des DSM-IV und des ICD-10 differenzieren zum einen nach den unterschiedlichen Substanzklassen, zum anderen wird der Missbrauch von der Substanzabhängigkeit unterschieden; hier werden auch nochmals unterschiedliche Schweregrade beschrieben. Zur Verdeutlichung (und um auch im pädagogischen bzw. therapeutischen Alltag eine Orientierung zu haben) werden diese Beschreibungen nach beiden Klassifikationssystemen dargestellt.

1. Substanzmissbrauch
Nach dem DSM-IV (vgl. Saß et al. 1996) wird unter Störungen des Substanzmissbrauchs ein unangemessener Umgang mit Substanzen verstanden, der in bedeutsamer Weise zu Beeinträchtigungen bzw. Leiden führt.

- Wiederholter Substanzgebrauch führt zu einem Versagen bei der Erfüllung wichtiger Verpflichtungen bei der Arbeit, in der Schule oder zu Hause (z. B. wiederholtes Fernbleiben von der Arbeit und schlechte Arbeitsleistungen im Zusammenhang mit dem Substanzgebrauch, Schulschwänzen, Einstellen des Schulbesuchs oder Ausschluss von der Schule im Zusammenhang mit Substanzgebrauch, Vernachlässigung von Kindern und Haushalt).
- Wiederholter Substanzgebrauch in Situationen, in denen es aufgrund des Konsums zu einer körperlichen Gefährdung kommen kann (z. B. Alkohol am Steuer oder das Bedienen von Maschinen unter Substanzeinfluss).
- Wiederkehrende Probleme mit dem Gesetz im Zusammenhang mit dem Substanzgebrauch (...).

- Fortgesetzter Substanzgebrauch trotz ständiger oder wiederholter sozialer oder zwischenmenschlicher Probleme, die durch Auswirkungen der psychotropen Substanzen verursacht oder verstärkt werden (z. B. Streit mit dem Ehegatten über die Folgen der Intoxikation, körperliche Auseinandersetzungen).
- Die Symptome erfüllen (noch) nicht die Kriterien, die zur Diagnose einer Substanzabhängigkeit (s. u.) erfüllt sein müssen.

Die Merkmale des schädlichen Gebrauchs von Substanzen nach dem ICD-10 (vgl. Dilling et al. 2002) sind:

- Es muss eindeutig nachweisbar sein, dass körperliche oder psychologische Beeinträchtigungen aus der Zuführung der Substanz erfolgt sind.
- Das Konsumverhalten wird von anderen kritisiert und geht häufig mit negativen sozialen Konsequenzen einher.
- Der Ursprung der Beeinträchtigung sollte genau identifizierbar sein.
- Das Konsummuster besteht über mindestens einen Monat oder es ist in einem Zeitraum von zwölf Monaten regelmäßig aufgetreten.

Auch hier geht es darum, dass psychische oder körperliche Probleme deutlich nachweisbar auf den Substanzkonsum zurückzuführen und die Kriterien der Substanzabhängigkeit noch nicht erfüllt sind.

2. Substanzabhängigkeit
Nach dem DSM-IV (vgl. Saß et al. 1996) müssen drei der folgenden Kriterien in demselben Zwölf-Monats-Zeitraum erfüllt sein:

- Toleranzentwicklung, definiert durch eines der folgenden Kriterien:
  a) Verlangen nach ausgeprägter Dosissteigerung, um einen Intoxikationszustand oder erwünschten Effekt herbeizuführen.
  b) Deutlich verminderte Wirkung bei fortgesetzter Einnahme derselben Dosis.

- Entzugssymptome, die sich durch eines der folgenden Kriterien äußern:
  a) Charakteristisches Entzugssymptom der jeweiligen Substanz (...).
  b) Dieselbe (oder eine sehr ähnliche) Substanz wird eingenommen, um Entzugsymptome zu lindern oder zu vermeiden.

- Die Substanz wird häufig in größeren Mengen oder länger als beabsichtigt eingenommen.

- Anhaltender Wunsch oder erfolgloser Versuch, den Substanzgebrauch zu verringern oder zu kontrollieren.

- Viele Aktivitäten, um die Substanz zu beschaffen (z. B. Besuch verschiedener Ärzte oder Fahrt langer Strecken), sie zu sich zu nehmen (z. B. Kettenrauchen) oder sich von ihren Wirkungen zu erholen.
- Wichtige berufliche oder Freizeitaktivitäten werden aufgrund des Substanzmissbrauchs aufgegeben oder eingeschränkt.
- Fortgesetzter Substanzmissbrauch trotz Kenntnis eines anhaltenden oder wiederkehrenden körperlichen oder psychischen Problems, das wahrscheinlich durch den Substanzmissbrauch verursacht oder verstärkt wurde (z. B. fortgesetzter Kokainmissbrauch trotz des Erkennens kokaininduzierter Depressionen).

Nach der ICD-10 (vgl. Dilling et al. 2002) ist die Diagnose einer Substanzabhängigkeit dann gestellt, wenn zu irgendeinem Zeitpunkt innerhalb des letzten Jahres mindestens drei der folgenden Kriterien gleichzeitig vorhanden waren:

- Starker Wunsch, psychotrope Substanzen zu konsumieren.
- Verringerte Kontrollfähigkeit hinsichtlich des Beginns, der Menge und Beendigung des Konsums.
- Entstehung eines körperlichen Entzugssyndroms bei Reduktion oder Beendigung des Konsums bzw. Einnahme von Substanzen, um Entzugssymptome zu mildern oder zu vermeiden.
- Nachweis einer Toleranz; höhere Dosen der Substanz müssen zugeführt werden, um die ursprüngliche gezielte Wirkung durch die psychotrope Substanz zu erreichen.
- Zunehmende Vernachlässigung anderer Interessen zugunsten des Substanzkonsums und ein erhöhter Zeitaufwand, um die Substanz zu beschaffen, zu sich zu nehmen, um sich von ihren Folgen zu erholen.
- Anhaltender Substanzkonsum trotz nachweisbarer schädlicher Folgen.

Die ICD-10 unterteilt die Abhängigkeit dann in die Schweregrade leicht, mittel, schwer – diese Einteilung ist aufgrund der oft (noch) kurzen Konsumdauer bei Jugendlichen eingeschränkt anzuwenden.

Beide Klassifikationssysteme weisen ähnliche Kriterien auf und sie legen „zugrunde, dass ein zentrales Unterscheidungsmerkmal zwischen Substanzgebrauch und -missbrauch die negativen Konsequenzen des Konsums auf psychischer, physischer und sozialer Ebene darstellen. Festzuhalten bleibt jedoch, dass Substanzgebrauch nicht unweigerlich zu einem Missbrauch führen muss" (Al-Wiswasi 2004, S. 28).

Die Anwendung der Klassifikationssysteme auf Jugendliche, wo bestimmte Kriterien aufgrund des frühen Konsums und der noch nicht entwickelten körperlichen Symptome nur eingeschränkt zutreffen, wurde und wird auch kritisch diskutiert. So beschreibt Thomasius (2006) in Anlehnung an Newcomb und Bentler (1989) vier entwicklungsbezogene Kriterien „mit deren Hilfe der Substanzgebrauch vom Substanzmissbrauch abgegrenzt werden kann" (ebd., S. 15):

1. **„Substanz- und Konsumumstände:** Missbrauch liegt vor, wenn Substanzen mit hohem gesundheitlichem Risikopotenzial konsumiert werden. Außerdem ist der Konsum großer und mittlerer Mengen über längere Zeit oder kleinerer Mengen in unangemessenen Situationen (in der Schule, am Ausbildungsplatz, im Straßenverkehr etc.) bei Kindern und Jugendlichen als Missbrauch zu bewerten.
2. **Person:** Missbrauch besteht immer dann, wenn persönliche und physiologische Voraussetzungen für einen verantwortungsvollen Gebrauch bestimmter psychotroper Substanzen nicht erfüllt werden oder durch den Konsum die altersgerechte Entwicklung behindert wird (regelmäßiger Konsum vor der Pubertät, Konsum ohne relevante Wissens- und Entscheidungskompetenz etc.).
3. **Reaktion:** Als Missbrauch sind Anzeichen einer körperlichen Abhängigkeit zu bewerten, substanzbedingte Einschränkungen psychosozialer Funktionen sowie das Unvermögen, den Alltag ohne Substanzkonsum zu bewältigen.
4. **Konsequenzen:** Missbrauch liegt vor, wenn die Gesundheit durch den Konsum psychotroper Substanzen beeinträchtigt und soziale Beziehungen negativ beeinflusst werden oder Gewalttätigkeit auftritt und Rechtsbrüche erfolgen" (ebd., S. 15 f, Hervorh. d. Verf.).

Jungblut (2004) weist kritisch darauf hin, dass oft eine Psychopathologisierung des Konsums illegaler Drogen erfolgt. Er geht davon aus, dass der Konsum von Kokain, Cannabis etc. in vielen Fällen als „Genusskonsum und nicht als problematischer Konsum" (ebd., S. 177) erfolgt und er betont, dass nicht allein dadurch, dass der Konsum beispielsweise von Cannabis gesellschaftlich/gesetzlich sanktioniert ist, damit gleich eine Etikettierung des Konsumenten als „abweichend" oder „auffällig" erfolgen darf – wobei natürlich nicht geleugnet werden darf, dass der nicht mehr selbst zu kontrollierende, Leid verursachende Missbrauch dieser Drogen dann wiederum die Kriterien einer „Störung" oder „seelischen Erkrankung" erfüllt.

Epidemiologie

Prävalenz
Die aktuellsten Daten zum Drogen-Gebrauch von Jugendlichen liefern die repräsentativen Befragungen der Bundeszentrale für gesundheitliche Aufklärung (BZgA). Diese „Drogenaffinitätsstudien" sind zugleich Grundlage des jährlichen Drogenberichtes der Drogenbeauftragten der Bundesregierung (vgl. z. B. BMG 2006).
Die aktuellen Ergebnisse des Jahres 2004 der „Drogenaffinitätsstudie" lassen sich wie folgt zusammenfassend darstellen:

1. Alkoholkonsum

Tab. 5.15: Alkoholkonsum bei Jugendlichen (Quelle: BZgA 2004a, S. 5f)

	männlich	weiblich	gesamt
Konsum			86 % im Alter 12–25 Jahre haben im letzten Jahr Alkohol getrunken
Erstkonsum (MW)	14,1 J.	14,2 J.	
Konsum/Woche Durchschnitt > 120g/Woche	96,5 g Alkohol 26 %	39,2 g Alkohol 8 %	
Rauschtrinken (mind. 1x/Monat)	43 %	25 %	34,5 %

Demzufolge ist „Alkohol bei Jugendlichen im Alter von zwölf bis 25 Jahren am weitesten verbreitet, (...). Fast 9/10 (86 %) haben in den letzten zwölf Monaten Bier, Wein, Spirituosen oder alkoholische Mixgetränke getrunken (...). In der Altersgruppe der 16- bis 19-Jährigen haben dann nahezu alle (97 %) der Jugendlichen ihre ersten Erfahrungen mit dem Alkohol gemacht und drei Viertel (73 %) hatten bereits ein- oder mehrmals einen Alkoholrausch" (BZgA 2004a, S. 5).

2. Illegale Drogen

- 32 % der Jugendlichen im Alter zwölf bis 25 Jahren haben illegale Drogen konsumiert, 24 % ausschließlich Cannabis.
- 14 % probieren nur ein- oder zweimal illegale Drogen (Probier- oder Experimentierkonsum).
- 13 % aller Zwölf- bis 25-Jährigen (17 % aller männlichen, 10 % aller weiblichen Jugendlichen) haben in den letzten zwölf Monaten illegale Drogen konsumiert.

(zusammengestellt aus: BZgA 2004b)

Diese Zahlen über den Drogen*ge*brauch lassen noch nicht automatisch auf den Drogen*miss*brauch schließen. Hinsichtlich der Auftretenshäufigkeit der Störungen durch Substanzkonsum liegen eine Reihe internationaler Untersuchungen vor (vgl. Al-Wiswasi 2004, S. 37 ff). Für Deutschland gibt es zwei umfangreichere Untersuchungen.

Tab. 5.16: Auftretenshäufigkeiten von Störungen durch Substanzkonsum

Autor	Altersgruppe	Störungen durch Alkohol	Störungen durch andere Substanzen
Wittchen et al. 1998	14–24 Jahre	9,7 % Missbrauch 2,6 % Abhängigkeit	2,9 % Missbrauch 2,0 % Abhängigkeit
Al-Wiswasi 2004 (Bremer Jugendstudie)	12–17 Jahre	9,3 %	6,9 %

Entwicklungen über die vergangenen Jahre

Beim Vergleich des Drogenkonsums und Drogenmissbrauchs über die vergangenen Jahre zeigt sich, dass der Konsum von Alkohol tendenziell leicht zurückgeht. „Das Monitoring des Alkoholkonsums der Jugendlichen ergibt einen langfristigen Rückgang. So ist der Anteil der regelmäßigen (mindestens einmal in der Woche) Biertrinker von 38 % im Jahre 1979 auf 21 % im Jahr 2004 gesunken" (BZgA 2004a, S. 5). Im Jahre 2004 gab es dann erstmals wieder einen deutlichen Anstieg, der auf den hohen Konsum der so genannten „Alkopops" (Mischgetränke) zurückzuführen ist; durch extreme Steuererhöhungen konnte der Konsum wiederum begrenzt werden.

Zur Entwicklung der illegalen Drogen gibt es unterschiedliche Angaben. In Erhebungen der BZgA (2004b) ist bei „den männlichen Jugendlichen und den 16- bis 19-Jährigen (...) der auf die letzten zwölf Monate bezogene Konsum von 1979 bis 2004 statistisch signifikant um jeweils drei Prozentpunkte gestiegen. Bei den übrigen Teilgruppen der Jugendlichen ist der Konsum im Zeitverlauf unverändert geblieben" (ebd., S. 6). Bezugnehmend auf einen älteren Bericht der BZgA (von 2001) stellt Al-Wiswasi fest, dass zwischen 1986 und 1989 der Konsum illegaler Drogen leicht zurückgegangen ist, dann, Mitte der 1990er-Jahre, wieder anstieg und etwa seit 1997 ein Rückgang erfolgt ist.

Auch Thomasius berichtet, dass der aktuelle Drogenkonsum im Jugendalter „nach einer vorübergehenden Steigerung auf das Doppelte der Werte in den neunziger Jahren wieder bei 5 % liegt" (Thomasius 2006, S. 14).

Jungblut (2004) stellt fest: „In der Zeitspanne von 1992 bis 2002 hat sich die Anzahl der statistisch festgestellten Abhängigen von illegalen psychoaktiven Substanzen nicht wesentlich verändert – etwa 100 000 bis 120 000 Abhängige sind jeweils in Jahresstatistiken in unterschiedlichen Institutionen benannt (...). Allerdings wurde in dieser Zeitspanne ein erhöhter Anteil der ‚erstauffälligen Konsumenten harter Drogen' jedes Jahr um ca. 2 % – von dem Jahr 1992 (ca. 13 000), bis ca. 20 000 im Jahr 2002 – festgestellt" (ebd., S. 328).

Einstiegsalter

Das Einstiegsalter hat nach den Angaben vieler Studien eine entscheidende Bedeutung für den weiteren Verlauf – auch für die Dauerhaftigkeit des Substanzgebrauchs. „Substanzgebrauch im frühen Jugendalter ist besonders problematisch, da ein früher Einstieg einen Prädiktor für einen steigenden Konsum und schwerwiegendere Konsummuster in der späteren Entwicklung darstellt (Prescott & Kendler 2001; Young et al. 2002)" (Al-Wiswasi 2004, S. 41). Nach Silbereisen (1995) machen 25 % der 11- bis 15-Jährigen schon erste Erfahrungen mit Alkohol vor dem elften Lebensjahr. Dies deckt sich mit weiteren Studien; „die nächste Altersstufe (14 bis 15 Jahre) ist für viele Jugendliche offenbar die Übergangsphase von weitestgehender Abstinenz zu mehr oder weniger regelmäßigem Alkoholkonsum (BZgA 2001). Nach Ihle (2002) ist das Risiko, eine Störung durch Substanzkonsum zu entwickeln, bei einem frühen Beginn (vor dem 13. Lebensjahr) im Vergleich zu einem späteren Beginn (nach dem 17. Lebensjahr) um das Doppelte erhöht" (Al-Wiswasi 2004, S. 41).

In der epidemiologischen Studie von David et al. (2000) konnte sogar festgestellt werden, dass die Jugendlichen, die bereits im Alter zwischen elf und zwölf Jahren begonnen haben, Alkohol zu konsumieren, ein zehnfach höheres Risiko hatten, eine Abhängigkeit zu entwickeln, als diejenigen, die mit 19 Jahren mit dem Konsum begannen.

Das durchschnittliche Einstiegsalter im Gebrauch illegaler Drogen liegt bei 16,4 Jahren (BzgA 2001). Dabei erfolgt der Einstieg in diese Substanzgruppe in der Regel zunächst über Cannabis.

Nach einer multizentrischen Studie in Norddeutschland zeigt sich, dass jüngere Menschen offensichtlich zunehmend jünger in den Alkoholkonsum einsteigen (Seifert 2004).

Verlauf

Die Untersuchungen weisen auf eine typische „Progression des Substanzkonsums" (Thomasius 2006, S. 16) hin: Diese erfolgt bei „rund 90 % aller Adoleszenten in einer konstanten Abfolge (...), wobei die späten Stadien nur von einer Minderheit erreicht werden: Alkohol – Nikotin – Cannabis – Amphetamine – Ecstasy – Kokain" (ebd.). Die Untersuchungen der BZgA (2004b) kommen zu einem ähnlichen Ergebnis: „Eine wichtige Rolle für den Konsum illegaler Drogen spielen auch Tabak und Alkohol. Erfahrungen mit dem Rauchen und Alkoholräuschen erleichtert es, Cannabis oder andere Drogen zu nehmen. Nie-Raucher haben zu 5 % Cannabis genommen, Raucher zu 44 %. Von den Jugendlichen, die nie einen Alkoholrausch hatten, haben 6 % Cannabis genommen. Von denen, die häufiger (sechs Mal oder öfter) Erfahrungen mit einem Alkoholrausch hatten, sind 67 % Cannabiskonsumenten" (ebd., S. 6).

Insgesamt sprechen die vorliegenden Daten dafür, dass „im Zuge der Bewältigung normativer Lebensübergänge (...) viele junge Erwachsene den Konsum illegaler Drogen wieder auf(geben), wenn sie in das Berufsleben einsteigen, eine Familie gründen oder ähnliches (Pedersen & Skrondal 1999, Höfler et al. 1999, Fergusson & Horwood 2000).

Eine Untergruppe Substanz-erfahrener Jugendlicher steigt in einem sehr frühen Alter in den Substanzmissbrauch ein, weist beide intensive Konsummuster auf und durchläuft die Progression von einer zur nächsten Substanz sehr rasch (Yamaguchi & Kandel 1984, Silbereisen 1995)" (Thomasius 2006, S. 16 f).

Wenn sich zu einem relativ frühem Zeitpunkt eine Substanzabhängigkeit ergeben hat, so ist diese über den weiteren Lebensverlauf relativ stabil (vgl. Al-Wiswasi 2004, Al-Wiswasi & Petermann 2004, Thomasius 2006).

Insbesondere die frühe Abhängigkeit stellt auch eine Gefahr für die Entwicklung weiterer schwerer psychischer Störungen dar. Häfner berichtet aus einer Studie zum Zusammenhang zwischen dem Cannabis- und Alkoholkonsum und der Entwicklung der Schizophrenie. Derzufolge weisen die Ergebnisse darauf hin, „dass der Einstieg in den Missbrauch von Cannabis und von Alkohol bereits vor der Erstaufnahme wegen Schizophrenie doppelt so häufig ist wie bei gleichaltrigen Personen aus derselben Bevölkerung" (Häfner 2005, S. 119).

Komorbidität
Bei Störungen des Substanzkonsums tritt eine Vielzahl von anderen Auffälligkeiten komorbid auf. Nach Jungblut (2004) ist „Komorbidität bei Drogenabhängigen eher die Regel als die Ausnahme" (ebd., S. 175).

„Nach Essau et al. (2002) liegen bei 80 % der Jugendlichen mit einer Störung durch Alkoholkonsum auch andere Störungen vor. Bei 20 % der Adoleszenten mit komorbiden Störungen konnten internalisierende, bei 35 % externalisierende und bei den restlichen 45 % beide Störungsformen gefunden werden" (Al-Wiswasi 2004, S. 54).

In Behandlungsstichproben „wird am häufigsten eine Störung des Sozialverhaltens diagnostiziert. Die Prävalenzraten variieren je nach Untersuchung zwischen 28 und 62 %" (Thomasius 2006, S. 18). Al-Wiswasi (2004) beschreibt eine Vielzahl von Studien zur Komorbidität von aggressivem bzw. dissozialem oder delinquentem Verhalten, das in Zusammenhang mit den Störungen des Substanzkonsums auftritt (ebenso: Lösel et al. 2003). Dabei geht die Diskussion, ob aggressives Verhalten zu Störungen durch Substanzkonsum führt oder umgekehrt, dahin, dass zusammen mit den Störungen des Substanzkonsums ein enthemmtes Verhalten, veränderte Wahrnehmung und aggressives Verhalten (dauerhafter) gezeigt werden. In einem integrativen Modell versucht sie einen Zusammenhang herzustellen:

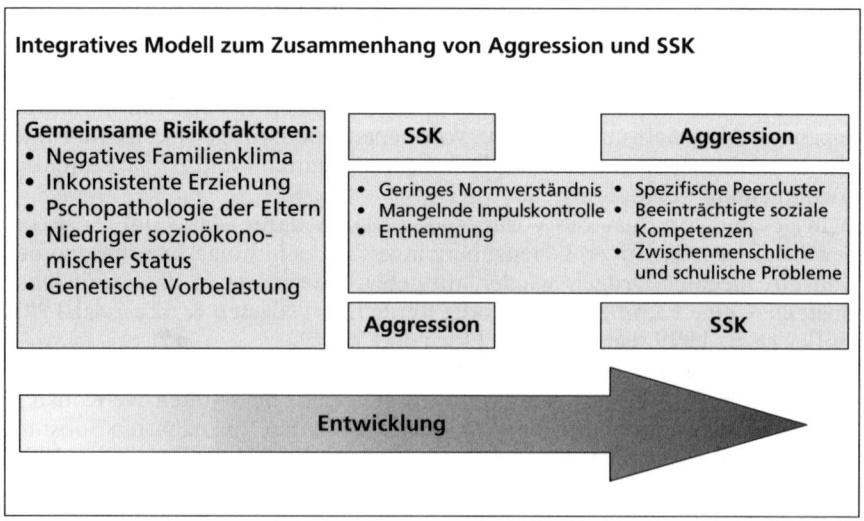

Abb. 5.20: Integratives Modell zum Zusammenhang von Aggression und Störungen des Substanzkonsums (nach Al-Wiswasi 2004, S. 52)

Auf nötige Differenzierungen weisen aufgrund ihrer Ergebnisse Lösel et al. (2003) hin; sie betonen, dass sowohl der Umgang mit Drogen als auch „jugendtypische Formen der Delinquenz" Entwicklungsaufgaben des Jugendalters sind, die bewältigt werden müssen (s. u.) – und dass es nur bei einer geringen Zahl von Jugendlichen zur Ausbildung von Auffälligkeiten in beiden Bereichen kommt.

Weitere hohe Komorbiditäten bestehen zu depressiven Störungen (nach Thomasius' Studienergebnissen zwischen 16 und 21 %; Thomasius 2006) und zu Angststörungen.

Geschlecht

Zur Häufigkeit des Substanzmissbrauchs existieren unterschiedliche Studienergebnisse, allerdings werden 1,5- bis 5fach höhere Raten des Substanzkonsums und -missbrauchs von Jungen gegenüber Mädchen angegeben (vgl. Al-Wiswasi 2004, Jungblut 2004, BZgA 2004a,b). Bezogen auf den Alkohol gibt es Unterschiede: Mädchen trinken eher Getränke wie Wein und Sekt, Jungen eher Bier und harte Alkoholika. Extreme Rauscherlebnisse gibt es eher bei Jungen (in zunehmendem Maße auch bei Mädchen). „Nach einer Studie des Max-Planck-Instituts für Psychiatrie in München erfüllten 8,9 % der 16- bis 17-Jährigen die Kriterien für eine Störung durch Alkoholmissbrauch nach DSM-IV. Das Geschlechterverhältnis war hier mit 3:1 für Jungen benannt. Die Kriterien für Alkoholabhängigkeit erfüllten 3,9 %. Hier beträgt das Geschlechterverhältnis 4:1 für Jungen (Kolip 2000)" (Al-Wiswasi & Petermann 2004, S. 162).

Ursachen, Erklärungsansätze

Offensichtlich hängt die Ausbildung der Abhängigkeit von Alkohol oder illegalen Drogen mit dem Jugendalter zusammen. Jungblut (2004) bezeichnet den „Drogengebrauch als Life-Time Phänomen des Jugendalters" (ebd., S. 179 ff). Wie dargestellt konsumieren fast alle Jugendlichen zumindest Alkohol. Andererseits werden bei Weitem nicht alle abhängig, sondern es gelingt ihnen, den Konsum sowohl von Alkohol als auch von illegalen Drogen spätestens mit dem Eintritt in das Erwachsenenalter kontrollieren zu können. In diesem Zusammenhang hat das Erklärungsmodell zweier unterschiedlicher Entwicklungspfade von Moffitt (1993) an Bedeutung gewonnen. Moffitt hat in ihrem Modell – das zunächst zur Erklärung des devianten Verhaltens allgemein konzipiert wurde – ein auf das Jugendalter begrenztes Problemverhalten („adolescence-limited") unterschieden von einem Problemverhalten, das sich über die gesamte Lebensspanne („life-course-persistent") erstreckt. „Der Anteil der Jugendlichen, die einen ‚life-course-persistent', also nicht nur auf die Jugendzeit begrenzten Alkoholmissbrauch aufweisen, wird von Moffitt auf ungefähr 10 % geschätzt" (Al-Wiswasi & Petermann 2004, S. 163). Diese Jugendlichen fallen durch Verhaltensprobleme in der Regel schon vor Eintritt in die Jugendphase auf (s. u.). Bei den Jugendlichen mit dem begrenzten, „adolescence-limited" Verlauf – dies sind 90 % – bleibt der Alkoholkonsum auf die Jugendphase begrenzt. Auf diesem Hintergrund lohnt es sich, die Situationen Jugendlicher noch mal eingehender zu betrachten und dann ein Verständnis dafür zu gewinnen, warum gerade Drogen genommen werden.

Jugendalter

In der Adoleszenz müssen spezifische Entwicklungsaufgaben bewältigt werden (vgl. Abschnitt 3.3.2), um Eigenständigkeit und Identität zu gewinnen. Es geht darum,

- berufliche Orientierungen zu entwickeln,
- Geschlechtsidentität aufzubauen,
- einen Bezug zu den sich rasch ändernden, gesellschaftlichen Normen und Werten zu entwickeln,
- und sich dabei von den Eltern loszulösen und in andere (Gleichaltrigen-) Gruppen zu integrieren.

Die Bewältigung dieser Entwicklungsaufgaben ist in der individualisierten und multioptionalen Gesellschaft erschwert: Dem hohen Maß an Vielfalt und Freiheit, aber auch „Entgrenzung" (vgl. Keupp 1999, 2002) stehen weniger verlässliche Orientierungen und Rahmenbedingungen gegenüber – gegen die man sich auch auflehnen könnte. Als Konsequenz hieraus entsteht die Notwendigkeit einer lebenslangen „Identiäts-Arbeit" (vgl. Keupp 1999).

In diesem Prozess der geforderten und notwendigen Identitätsentwicklung erfolgt einerseits eine Orientierung an den Peer-Gruppen – und hier können Gruppen mit hohem Konsum einen Risikofaktor darstellen (s. u.) –, zum anderen ist ein Risikoverhalten als Ausdruck der Suche nach neuen Handlungsmustern in dieser Altersphase typisch.

Insgesamt ist auf diesem Hintergrund der Altersabschnitt der Adoleszenz mit besonderen Risiken und Belastungen verbunden. Diese werden je nach der in der Vorgeschichte begründeten psychischen Stabilität bewältigt. In diesem Bewältigungsprozess kann der Drogenkonsum eine besondere Bedeutung haben.

Attraktivität der Drogen

Drogen haben als Handlungsmuster für Jugendliche aus mehreren Gründen eine besondere Attraktivität:

- Zum einen wird mit dem Gebrauch von Drogen, zunächst Zigaretten, dann Alkohol, ein erwachsenentypisches Verhalten gezeigt. Newcomb (1996) bezeichnet dies als das Zeigen von „Pseudo-Reife".
- Der Gebrauch von Drogen gehört in vielen Jugendkulturen auch zum Lebensstil, zur Gruppenkultur (vgl. Jungblut 2004). Es ist selbstverständlich, zumindest am Wochenende Alkohol zu trinken oder Cannabis zu konsumieren – wenn der Jugendliche in der Gruppe dabei sein will, *muss* er mitmachen.
- Durch den Gebrauch von Drogen können schlichtweg angenehme Zustände herbeigeführt werden und Drogenkonsum kann zunächst als Genussfaktor dienen. Die Einnahme psychoaktiver Substanzen kann einen erstrebenswerten Zustand herbeiführen – der auf andere Art und Weise nicht herbeizuführen ist.
- Drogen dienen aber auch der Stressreduktion und sind hilfreich, um die Belastungen des Alltags, eine mögliche unsichere Zukunft usw. zumindest vorübergehend vergessen zu können und sie helfen, Abstand zu gewinnen. Drogen helfen zur Bewältigung von Überforderungen.

Risikofaktoren

In Anlehnung an das Modell der zwei Entwicklungspfade von Moffitt (1993) müssen spezifische Risikofaktoren beachtet werden, die dazu führen, dass es zum lebenslangen Problemverhalten kommt. Jugendliche, die zur Bewältigung der Entwicklungsaufgaben oder von spezifischen Belastungen auf ausführlichen Drogenkonsum zurückgreifen, weisen mit größerer Wahrscheinlichkeit schon Instabilitäten in ihrer Vorgeschichte auf:[11]

1. Vorgeschichte

a) *Fehlende Unterstützung bei der Affektregulation*: „Multiple Störungen in der Affektregulation und (...) Beeinträchtigungen in den sozialen und kognitiven Funktionen" (Streeck-Fischer 2006b, S. 169). In ihrem psychodynamischen Entwicklungsmodell geht Streeck-Fischer (2006b) davon aus, dass sich die betroffenen Jugendlichen zu Beginn der Adoleszenz in einem „inneren Notstand befinden"; sie „verfügen nicht über ausreichende innerlich verankerte gute Selbst- und Objektbilder und funktionsfähige innere Landkarten" (ebd., S. 175), um die anstehenden Entwicklungsaufgaben und die damit verbundenen Krisen meistern zu können. Diese Jugendlichen haben in ihrer Geschichte ein unzureichendes Maß an emotionaler Spiegelung, Kontinuität und emotionaler Sicherheit erfahren. Durch diese fehlende Spiegelung und folgende eingeschränkte Mentalisierung konnte das selbstregulatorische System sich nicht ausreichend entwickeln (ein Mangel an Problemlösefähigkeiten und sozialer Kompetenz konnte in einer Studie von Colsman & Wulfert (2002) bei Substanzmissbrauchenden Jugendlichen festgestellt werden). Die Betroffenen sind weniger in der Lage, mit Stress und Belastungen umzugehen. Die Erfahrungen der fehlenden Unterstützung und des Nicht-Gehalten-Werdens „führt zu einem inneren Arbeitsmodell, einer zentralen Beziehungserfahrung, bei Belastungen auf sich gestellt zu sein und von außen keine regulierende Unterstützung zu finden, allein, ohne einen regulierenden Anderen zu sein – Bedingungen, die zu antisozialen und Suchtentwicklungen führen können" (ebd., S. 177). Durch die fehlenden Spiegelungen wird die Entwicklung von Selbstreflexivität und kognitiver Differenzierung eingeschränkt und Handeln – und als solches muss Suchtverhalten im Bewältigungsprozess verstanden werden – wird gegenüber Ver-Handeln und z. B. verbalem Problemlösen dominant.

b) Besondere Bedeutungen haben *psychotraumatische Erfahrungen*. Hierzu gibt es Untersuchungen (De Bellis 2002), dass Misshandlungen in der Kindheit ein erhöhtes Risiko bedeuten, eine Suchterkrankung zu entwickeln; es bestehen also Hinweise auf einen Zusammenhang zwischen traumatischen Belastungen und Suchtentwicklung (vgl. ebenfalls Streeck-Fischer 2006b, Besser 2006).

---

11 Auf die ausführliche Darstellung biologischer Risikofaktoren wird an dieser Stelle verzichtet, da die Untersuchungsergebnisse hierzu bei Weitem nicht eindeutig sind (eine Zusammenstellung verschiedener Studien findet sich z. B. bei Al-Wiswasi 2004).

c) In ihrer Zusammenstellung über Risikobedingungen in der Eltern-Kind-Interaktion kommt Al-Wiswasi zu folgendem Ergebnis: „Ein negatives *Familienklima,* das gekennzeichnet ist durch (...) soziale Kontrolle, geringe elterliche Fürsorge, harte Disziplin, geringen Ausdruck von Zuneigung, wenige Unterstützung und Gleichgültigkeit seitens der Eltern sowie ein chaotischer Tagesablauf steigern (...) das Risiko für Substanzkonsum" (Al-Wiswasi 2004, S. 69).

2. Sozioökonomischer Status

Gegenüber der Art der Eltern-Kind-Interaktion und der Bedeutung der Peer-Gruppe (s. u.) hat offensichtlich der sozioökonomische Status einen geringeren Einfluss. In einer Analyse der WHO-Studie „Health Behavior in School Age Children" kommen Richter und Hurrelmann zu dem Ergebnis: „Während der Berufsstatus der Eltern und der familiäre Wohlstand nur einen schwachen Einfluss auf den Substanzkonsum von Jugendlichen aufwiesen, stand der Schultyp in einer engeren Beziehung zum Tabak- und Alkoholkonsum. Für den Cannabiskonsum konnten weder sozioökonomische noch Schulform-spezifische Unterschiede nachgewiesen werden" (Richter & Hurrelmann 2004, S. 258). Erhöhter Alkohol- und Zigarettenkonsum trat vor allen Dingen bei Jugendlichen in Haupt- und Realschulen auf.

3. Peer-Group

Die Peer-Gruppe hat einen entscheidenden Einfluss darauf, ob und in welchem Ausmaß Drogen konsumiert werden. „Der Zusammenhang von juvenilem Substanzkonsum und der Beeinflussung durch Peers gilt als gut dokumentiert (...). Dementsprechend findet der Substanzkonsum überwiegend in Gesellschaft der Peers statt, allerdings muss beachtet werden, dass nicht nur die Jugendlichen durch ihre Peer-Gruppe beeinflusst werden, sondern sie sich auch aktiv für eine Bezugsgruppe entscheiden" (Al-Wiswasi 2004, S. 71). Krampe & Sachse (2005) haben empirisch einen Zusammenhang zwischen Peer-Gruppe und dem Alkoholkonsum bis hin zum alkoholisierten Autofahren gefunden.

4. Erhöhung des Selbstwert-Erlebens

Die Einnahme von Drogen kann zur Selbstwertsteigerung führen und negative Erlebnisse kompensieren. „Wir haben es beim Missbrauch psychoaktiver Substanzen immer mit einem Phänomen zu tun, das nur dann auftritt, wenn zwei Wirkungen zusammentreffen: Einerseits die auslösende Wirkung des psychoaktiven Suchtstoffes in seiner besonderen Fähigkeit, ganz bestimmte neuronale Regelkreise und Transmittersysteme in ihrer Aktivität zu verändern und auf diese Weise einen bestimmten inneren, psychoemotionalen Zustand zu erzeugen; andererseits die anziehende Wirkung, die all diese durch den Stoff ausgelösten Effekte auf denjenigen hat, der ihn einnimmt" (Hüther 2006b, S. 59). Hüther (2006b) schildert ein Tierexperiment (Morgan et al. 2002), in dem nachgewiesen werden konnte, dass vor allen Dingen die Tiere mit einem niedrigen sozialen Rang eine Präferenz für Kokain zeigten. In anderer Weise wird nachgewiesen, dass die herausgebildeten sozialen Rangreihen Veränderungen im Nervensystem ergaben, die dann durch den verstärkten Substanzkonsum „ausgeglichen" wurden (vgl. Hüther 2006b, S. 49).

Al-Wiswasi (2004) fasst in einer Tabelle „Prädiktoren für das Andauern oder Wiederauftreten der Störungen durch Substanzkonsum", die in verschiedenen Studien gefunden wurden, zusammen:

Tab. 5.17: Verlaufsprädiktoren für Störungen durch Substanzkonsum (nach Al-Wiswasi 2004, S. 121)

Prädiktoren für das Andauern oder Wiederauftreten von Störungen durch Substanzkonsum
Klinische Merkmale
• Komorbide externalisierende Störungen in der Vorgeschichte
• komorbide Depression
• niedriges Alter bei Störungsbeginn
• Delinquenz sowie
• hoher und früher Einstieg in den Substanzkonsum
Individuelle Merkmale
• Dysfunktionale Kognitionen
• stärkeres Streßempfinden
• moralisch akzeptierende Einstellungen zu Substanzen
• erhöhtes Maß an „sensation seeking"
Kontextuelle Merkmale
• Störungen durch Substanzkonsum bei den Eltern
• Störungen durch Substanzkonsum bei den Geschwistern
• Probleme in der Familie
• mangelnde Einbindung in der Schule oder in die Ausbildung
• Schulabbruch
• schlechtere freundschaftliche Beziehungen und Schwierigkeiten im Aufbau freundschaftlicher Beziehungen
• Substanzkonsum der Peer-Group
• Verfügbarkeit von Substanzen
• niedriger sozioökonomischer Status sowie
• Konflikte mit dem Gesetz

Abbildung 5.21 stellt die Entwicklung des Missbrauchs von legalen oder illegalen Drogen zusammenfassend dar.

207

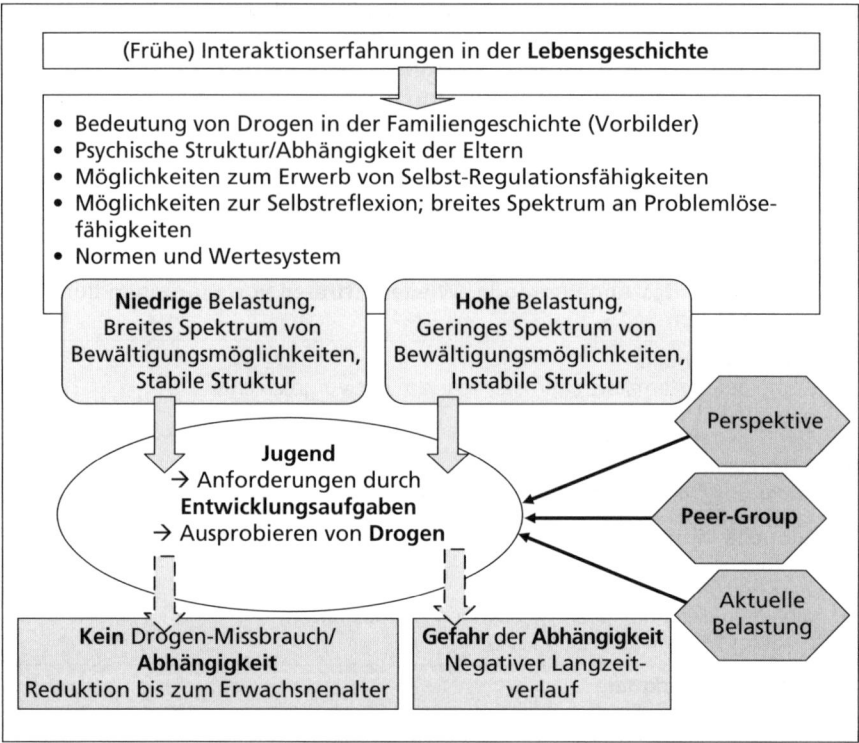

Abb. 5.21: Entwicklung des Drogenmissbrauchs

Auf dem Hintergrund lebensgeschichtlicher Erfahrungen und einer entsprechenden innerpsychischen Struktur – mit einem höheren oder niedrigeren Belastungs- bzw. Stabilitätsgrad – kommt es zum Eintritt ins Jugendalter. Hier müssen die spezifischen Entwicklungsaufgaben bewältigt werden und es muss der Konsum von Drogen – der offensichtlich regelhaft zum Jugendalter dazu gehört – erprobt werden und dieser Konsum muss gesteuert werden. Wichtige Einflussfaktoren in diesem Lebensalter sind die Peer-Group, aber auch die soziale Situation, vor allen die Berufsperspektiven und weitere aktuelle Belastungen. Bei hohen Vorbelastungen besteht die Gefahr einer dauerhaften Abhängigkeit, ansonsten – und dies ist für mindestens 90 % der Jugendlichen der Fall – ist die Gefahr des dauerhaften Missbrauchs gering und der Drogenkonsum reduziert sich mit dem Übergang ins Erwachsenenalter.

Therapie

Da sich Drogenabhängigkeit nicht erst im Jugendalter entwickelt, haben vielmehr präventive Maßnahmen zur allgemeinen Stabilisierung und Förderung der Resilienz eine besondere Bedeutung. Auf diese Maßnahmen zur Stärkung der „Life skills" wird im Abschnitt zur Prävention (Kapitel 6.6) näher eingegangen. Daher sind sie hier nicht aufgeführt.

In Deutschland hat sich ein breites Netz von Drogenberatungseinrichtungen gebildet, das sowohl auf präventiver als auch beratender und dann therapeutischer Ebene, bis hin zur stationären Behandlung, miteinander verknüpft ist. Die folgende Tabelle gibt einen Überblick über die unterschiedlichen Institutionen und Prinzipien im Bereich der Drogenhilfe.

Tab. 5.18: Überblick über Organisationen und Prinzipien der Drogenhilfe (nach Jungblut 2004, S. 267)

Zur Systematik der Drogenhilfe	
Prävention des illegalen Drogenkonsums	
Personenzentrierte Maßnahmen • Mädchenbezogene Prävention • Jungenbezogene Prävention • Prävention des Risikoverhaltens	Strukturorientierte Maßnahmen • Elementarbereich • Schule • Jugendhilfe • Betrieb • Aufklärung über Toxizität der Drogen
Voraussetzungen einer zeitgemäßen Suchtprävention	
Ambulante Beratung und Hilfen bei belastendem Drogenkonsum	
Organisation (Harm-Reduktion) • Streetwork • Kontaktläden • Gesundheitsräume • Peer-Support • Notunterkünfte	Interaktion (Safer-Use) • Techniken der Qualitätskontrolle • Vermittlung von Applikationstechniken • Infektionsschutz • Substitutionsformen
Ambulante Beratung und Hilfen zur Wiederherstellung abstinenter Lebensführung	
Organisation • Prävention und Information • Ambulante Betreuungen • Therapievermittlung • Psychosoziale Unterstützung für Substituierte • Soforthilfe für Drogenabhängige • Zeugnisverweigerungsrecht • Finanzierung der ambulanten Drogenhilfe	Interaktion • Methodik der rekonstruktiven Sozialpädagogik • Sozialpädagogische Beratung
Wege zu einer lebensweltorientierten Drogenberatung	
Stationäre Langzeittherapie zur Wiederherstellung einer abstinenten Lebensführung	
Organisation • Stationäre Entzugsbehandlung • Stationäre Entwöhnungsbehandlung • Stationäre Nachsorge • Finanzierung der stationäre Drogentherapie	Interaktion • Einzeltherapie • Gruppentherapie
Wege zu einer lebensweltorientierten Drogentherapie	

Für die Behandlung der Störungen durch Substanzmissbrauch im engeren Sinne müssen nach Thomasius (2006) drei unterschiedliche Ebenen berücksichtigt werden:

- „Behandlung der körperlichen Auswirkungen des Substanzmissbrauchs: Körperliche Abhängigkeit von psychoaktiven Substanzen (Entzugssymptomatiken; körperliche Begleit- und Folgeerscheinungen des Substanzmissbrauchs) (...)
- Behandlung der psychischen Funktionsstörungen: Psychopathologische Auswirkungen des Substanzmissbrauchs (Angststörungen, depressive Störungen (...)); Wahrnehmungsstörungen (Verlangen nach psychoaktiven Substanzen); Problemlösestörungen (zwanghaft eingeengtes Denken hinsichtlich Beschaffung und Einnahme psychoaktiver Substanzen); Ausdrucksstörungen (Szene-bezogenes Sprachrepertoire, defizitäre emotionale Ausdrucksfähigkeit); emotionale Störungen (impulsives Verhalten, rasch wechselnde Stimmungslagen); Motivationsstörungen (geringe Belastungsfähigkeit, geringe Frustrationstoleranz, anhedonistische Haltungen); Störungen der Psychomotorik (...)
- Behandlung der Entwicklungsstörungen: Entwicklungspathologische Störungen und Defizite; fehlende Schul- und Berufsausbildung; Substanzmissbrauchende Bezugsgruppe; fehlende Lebensperspektiven" (ebd., S. 26).

Diese verschiedenen Behandlungsebenen machen deutlich, dass auch in diesem Fall nur ein multimethodales Vorgehen – oft unter koordinierter Einbeziehung mehrerer Institutionen bzw. Fachkräfte – sinnvoll und nötig ist. Auch ist ein strukturiertes Vorgehen oftmals unter Einbezug eines stationären Settings nötig. Eine besondere Bedeutung hat die Arbeit mit den Bezugspersonen. In vielen Fällen ist es sinnvoll, Jugendhilfemaßnahmen begleitend zur therapeutischen Behandlung – oder auch als Vorläufer – zu leisten.

Thomasius (2006) beschreibt Behandlungserfolge: Dabei ist die „Haltequote – als Maß für eine regulär beendete Therapie – als bester Indikator für langfristigen Erfolg" anzusehen. „Speziell bei jugendlichen Patienten liegen die internationalen Haltequoten über alle Behandlungsformen hinweg bei 60–65 % (Williams et al. 2000) (...). In jüngeren Sekundäranalysen ergeben sich international für familienbasierte Therapien mit drogenmissbrauchenden Jugendlichen bei Behandlungsende Abstinenzquoten von 54–73 %. Ein-Jahres-Katamnesen zeigen eine Abstinenzquote von 38 % (nach Wiliams et al. 2000)" (ebd., S. 29).

Zusammenfassung

Es muss unterschieden werden zwischen Drogenmissbrauch und Drogenabhängigkeit. Nach der ICD-10 gelten folgende Kriterien für die Kategorisierung einer Abhängigkeit: Starker Wunsch, psychotrope Substanzen zu konsumieren; verringerte Kontrollfähigkeit hinsichtlich des Beginns, der Menge und der Beendigung des Konsums; Entstehung eines körperlichen Entzugssyndroms; Nachweis einer Toleranz mit der Tendenz zur Höherdosierung; Vernachlässigung anderer Interessen zugunsten des Substanzkonsums.

Der Einstieg in den Konsum von Alkohol und illegalen Drogen erfolgt im Jugendalter: 97 % aller 16- bis 19-Jährigen haben Erfahrungen mit Alkohol, ein Drittel davon macht regelmäßige Rauscherfahrungen. Ebenfalls ein Drittel der Jugendlichen konsumiert illegale Drogen, vor allem Cannabis (24 %). Jungen nehmen in stärkerem Ausmaß Drogen. In epidemiologischen Studien fallen 9–10 % der Jugendlichen durch Missbrauch, weitere 3 % durch Abhängigkeit von Alkohol und 2 % durch Abhängigkeit von anderen Substanzen auf.

Drogenmissbrauch und Abhängigkeit hängen damit zusammen, dass der angemessene Gebrauch von Drogen eine Entwicklungsaufgabe des Jugendalters darstellt. Je früher das Einstiegsalter ist, desto größer das Risiko, eine Abhängigkeit zu entwickeln. Grundsätzlich lassen sich zwei Verläufe unterscheiden: Bei einem Teil der Betroffenen finden sich Verhaltensauffälligkeiten (vor allem Störungen des Sozialverhaltens) schon vor der Adoleszenz und es kommt dann zum Missbrauch von Alkohol oder anderen Drogen. Eine zweite Gruppe beginnt erst in der Adoleszenz, Alkohol und andere Drogen missbräuchlich zu konsumieren. Für beide Gruppen haben die Gleichaltrigen eine wesentliche Bedeutung.

Eine Therapie muss auf mehreren Ebenen erfolgen: Auf der körperlichen Ebene (Entzug!), zur Behandlung der psychischen Funktionsstörung (Selbstwert, soziale Kompetenzen,...) sowie dem Aufbau einer Entwicklungs- und Lebensperspektive.

Fragen zur Selbstüberprüfung

1. Wie sind Substanzmissbrauch und Substanzabhängigkeit zu unterscheiden?
2. Welche Geschlechtsunterschiede beim Konsum von legalen und illegalen Drogen sind festzustellen?
3. Welche Zusammenhänge zwischen aggressivem Verhalten und Störungen des Substanzkonsums werden beschrieben?
4. Welches sind wesentliche Prädiktoren für das Andauern und Wiederauftreten der Störungen durch Substanzkonsum?
5. Wie ist die Systematik der Drogenhilfe aufgebaut?

Weiterführende Literatur

Möller, C. (Hrsg.) (2006). Drogenmissbrauch im Jugendalter. Ursachen und Auswirkungen. Göttingen: Vandenhoeck & Ruprecht.

In diesem Herausgeberband wird die Thematik aus verschiedenen Perspektiven und von Autoren mit unterschiedlichem theoretischem Hintergrund beleuchtet. Der Inhalt geht über den Titel hinaus: Es werden ebenfalls Therapieformen dargestellt.

6 Unterstützungs- und Begegnungsmöglichkeiten bei Verhaltensauffälligkeiten

In diesem Kapitel werden unterschiedliche Hilfe- bzw. Unterstützungsformen sowie Präventionsansätze für Kinder und Jugendliche mit Verhaltensauffälligkeiten und für ihre Bezugspersonen dargestellt. Die Darstellung erfolgt dabei auf einer allgemeinen, störungs*un*spezifischen Ebene – Hinweise zu einem störungsspezifischen Handeln sind in den einzelnen Abschnitten des Kapitels 5 gegeben worden.

6.1 Frühe Hilfen

In diesem Kapitel werden Interventions- und Präventionsmöglichkeiten vorgestellt, die sich an Säuglinge und Kleinkinder richten. Zunächst wird das etablierte Angebot der „(Pädagogischen) Frühförderung" beschrieben, dann wird ein Überblick über die in den letzten Jahren entstandenen Hilfen für Eltern und Säuglinge gegeben.

6.1.1 Frühförderung[12]

Eva-Maria Sättele

Einleitung und Definitionen

Frühförderung ist ein Begriff, der inzwischen eine mehr als dreißigjährige Geschichte mit sich trägt. Für Frühförderung gibt es vielfältige Definitionen aus unterschiedlichen Blickwinkeln.

Eines hat sich in den letzten Jahren herauskristallisiert: Frühförderung muss als ein vielschichtiger Prozess verstanden werden, in dem es um vielseitige Probleme behinderter und von Behinderung bedrohter Kinder geht. Darüber hinaus geht es um eine Vielfalt an Methoden, mit denen nach Antworten für die Vielschichtigkeit der Probleme gesucht wird.

---

12 Es gibt unterschiedliche Bezeichnungen für das hier vorgestellte Arbeitsgebiet, z. B. „Pädagogische Frühförderung", „Heilpädagogische Frühförderung" u. a.; der Einfachheit halber (und weil in der wissenschaftlichen Diskussion etabliert) wird hier die Bezeichnung „Frühförderung" gewählt.

Frühförderung ist ein Angebot für behinderte und von Behinderung bedrohte Kinder, besonders in den ersten drei Lebensjahren, aber auch darüber hinaus bis zur Einschulung. Diese Kinder zeigen unter Umständen Auffälligkeiten in der Motorik, in der Wahrnehmung, in der Kommunikation und/oder in der Selbstständigkeit.

Die Bundesregierung führt in ihrer Broschüre „Frühförderung – Einrichtungen und Stellen in der Bundesrepublik Deutschland" (Bundesministerium für Arbeit und Sozialordnung, Bonn 2002) unter anderem die Aufgabe der Frühförderung so aus: „Frühförderung behinderter und von Behinderung bedrohter Kinder kann nur in einer fachübergreifenden Zusammenarbeit angemessen erfüllt werden. Medizinische, psychologische, pädagogische und soziale Maßnahmen sind dabei als unverzichtbare Bestandteile eines ganzheitlichen Konzeptes zu sehen, in das die Familie einbezogen ist. Frühförderung strebt an, Auffälligkeiten oder Beeinträchtigungen möglichst früh zu erkennen, das Auftreten von Behinderung zu verhüten, Behinderungen und ihre Folgen zu mildern oder zu beheben. Dadurch soll das Kind bestmögliche Chancen für die Entfaltung seiner Persönlichkeit, für die Entwicklung zu selbstbestimmten Leben und zu gleichberechtigter gesellschaftlichen Teilhabe erhalten" (ebd., S. 5).

Der Gesetzgeber spricht von zwei Formen der Frühförderversorgung:

- Interdisziplinäre Frühförderstellen, welche eine regionale Angebotsstruktur anbieten und eine vorwiegend pädagogische und psychologische Ausrichtung haben und
- Sozialpädiatrische Zentren, die einen überregionalen Versorgungsauftrag mit überwiegend medizinischem Schwerpunkt haben.

Die Ausgestaltung der Rahmenbedingungen für die praktische Umsetzung ist Aufgabe der einzelnen Bundesländer in Deutschland.

Wem steht die Frühförderung zur Verfügung?

Die Konzentrierung von Frühförderung auf Kinder im Vorschulalter resultiert aus den rechtlichen Grundlagen. Die Abgrenzung zur Schule resultiert aus den „heilpädagogischen Maßnahmen" nach dem Bundessozialhilfegesetz (BSHG; SGB IX). Frühförderung ist im Kern als Eingliederungshilfe definiert, die dem Personenkreis des „noch nicht schulpflichtigen Alters" zur Verfügung steht.

Der Besucher einer Frühfördereinrichtung wird erstaunt darüber sein, wie unterschiedlich die Kinder sind, die eine Frühförderstelle besuchen. Es gibt dort Kinder mit Behinderungen, die auffällig in ihrer Erscheinung sind, da sie getragen, geführt oder im Rollstuhl geschoben werden.

Ein Großteil der Kinder, die eine Frühförderung besuchen, fallen erst bei genauerer Betrachtung in das Raster der „Besonderheiten". Sei es in ihrer Konzentration, ihrer Sprechweise, in ihrem Kontaktverhalten oder in ihrer Ausdauer (Weiß et al. 2004, S. 52).

Es gibt vielfältige unterschiedliche Bezeichnungen für zum Teil ähnliche oder gleiche Zielgruppen innerhalb der Frühförderung: Behinderte, von Behinderung bedrohte, entwicklungsauffällige, entwicklungsgestörte und entwicklungsverzögerte Kinder. Kinder mit körperlichen, geistigen und seelischen Auffälligkeiten und solche mit biologischen, psychosozialen

Risikofaktoren oder auch Kinder mit Teilleistungs- und Wahrnehmungsstörungen.

Das Spannungsfeld der Begrifflichkeit

Die Begriffe „behindert" und „von Behinderung bedroht" haben – neben der Einbindung in den heil- und sonderpädagogischen Bezug – eine sozialrechtliche Verankerung. Daher sind sie als finanzielle Basis wichtig für die Frühförderung. Inhaltlich gesehen ist diese Festlegung weitaus problematischer. Nach § 2 SGB IX sind Menschen behindert, „wenn ihre körperliche Funktion, geistige Fähigkeit oder seelische Gesundheit mit hoher Wahrscheinlichkeit länger als sechs Monate von dem für das Lebensalter typischen Zustand abweichen. Dazu gehören Kinder, die durch eine frühe Schädigung eine manifeste Behinderung aufweisen" (Weiß et al. 2004, S. 53). Biologisch-genetische, psychologische und soziale Faktoren wirken bei der Entwicklung einer Behinderung in unterschiedlicher Dynamik zusammen (ebd., S. 53). Es ist daher oft nicht möglich, Kinder hinsichtlich der Art und des Ausmaßes einer Behinderung eindeutig zuordnen zu können. Dies gilt besonders auch in der Unterscheidung einer Lern- und einer geistigen Behinderung. Es gilt hier, sehr vorsichtig mit dem Etikett der Behinderung umzugehen. Anderseits ist es Aufgabe der Frühförderung, eindeutige kindliche Behinderungen nicht zu ignorieren und zu verschweigen. Es ist eine wichtige Aufgabe der Frühförderung, Eltern auf dem Weg des Prozesses der Auseinandersetzung mit der Tatsache, ein behindertes Kind zu haben, zu begleiten.

Unter dem ebenfalls gesetzlich festgelegten Begriff der „drohenden Behinderung" sind Gefährdungen und Auffälligkeiten der Entwicklung von Kindern zu verstehen, die zu manifesten Behinderungen führen können, denen durch rechtzeitiges Eingreifen aber entgegengewirkt werden kann. Hier geht es um die präventive Ausrichtung der Frühförderarbeit. Weiß et al. (ebd., S. 55) betonen hier, dass mit der Definition von „drohender Behinderung" den Frühförderstellen die Möglichkeit gegeben wird, sich allen Erziehungsverantwortlichen, die sich um die Entwicklung ihres Kindes Sorgen machen, zu öffnen.

Gleichzeitig wird die Verantwortlichkeit der Frühförderung für riskante Entwicklungsbedingungen, unter denen Kinder aufwachsen, angesprochen. Weiß schlägt vor, den Oberbegriff „Entwicklungsgefährdung" zu verwenden – sowohl für behinderte wie von Behinderung bedrohte Kinder. Kinder mit manifesten Behinderungen sind verschiedenen Gefährdungen in ihrer Entwicklung zur personalen und sozialen Integration (Speck 2003, S. 403), also auch in ihrer gesellschaftlichen Teilhabe im Sinne der WHO-Klassifikation, ausgesetzt. Der Begriff „Entwicklungsgefährdung" ist des Weiteren kompatibel mit dem Risiko- und Resilienzkonzept (Weiß et al. 2004, S. 54).

Entwicklung der Frühförderung

In der Anfangszeit der Frühförderung, in den 60er-Jahren des vergangenen Jahrhunderts, stand vor allem die individuelle „Kindförderung" im Vordergrund (Speck 2003).

In Deutschland begann dann Mitte der 1970er-Jahre der Aufbau flächendeckender Netzwerke für Frühförderung. Zu Beginn waren diese überwiegend an Sonderschulen angebunden. Durch das Engagement freier Träger der

Wohlfahrtspflege gab es einen schnellen Ausbau regionaler Frühförderstellen. Konzeptionell hat dies zu der Ausrichtung einer psychologischen sowie heil- und sonderpädagogischen Fachlichkeit geführt (vgl. Weiß et al. 2004, S. 149).

1997 gab es bereits 481 regionale Frühförderstellen, 2002 erhöhte sich die Anzahl auf über 800 (Bundesministerium für Arbeit und Sozialordnung 2002).

Aus der Erfahrung heraus, dass Eltern nicht nur angeleitet werden, sondern auch motiviert werden mussten, wurden sie später als „Ko-Therapeuten" eingebunden, wodurch sie häufig unter Druck gesetzt wurden (Weiß et al. 2004, S. 148).

Es kam zur Weiterentwicklung, zum sog. „Kooperationsmodell" (Speck 2003): Das Wohlergehen der gesamten Familie in ihrem Umfeld, Überwindung der Zentriertheit auf Mutter und Kind, Wahrnehmung elterlicher Bedürfnisse, Präsenz der Väter, Situation der gesunden Geschwister sind Schlagworte dieser neuen Sichtweise. Diese Veränderungen prägen den Begriff des Paradigmenwechsel innerhalb der Frühförderung (ausführliche Beschreibung hierfür in Steinebach 1997, S. 50 ff).

Durch diesen Paradigmenwechsel entstand eine neue Sichtweise, die auch die Kostenträger immer direkter formulieren. So soll die systemische Entwicklungsförderung die Förderung der psychosozialen Entwicklung im Auge haben und Lernfähigkeit, Lernbereitschaft und soziale Kompetenz anbahnen (Bundesministerium für Arbeit und Sozialordnung 2002).

Wie arbeitet Frühförderung?

Damit der im Verlauf der letzten Jahrzehnte erlangte Paradigmenwechsel zu einer sozial-ökologischen, ressourcenorientierten Frühförderung verwirklicht werden kann, haben sich grundlegende *Arbeitsbegriffe* herausgebildet:

Begriff der Ganzheitlichkeit
Für die Diagnostik und Therapie bedeutet dies, das Kind in seinen Schwächen und Stärken, seinem körperlichen Befinden, seinem Selbsterleben und Selbstwertgefühl, aber auch in seinen förderlichen und möglicherweise hemmenden Bedingungen seiner Lebenswelt wahrzunehmen und die Therapie darauf zu beziehen.

Begriff der Interdisziplinarität
Dieser Begriff betont, dass unterschiedliche Fachdisziplinen ein frühzeitiges Erkennen und den schnellen Start einer Frühförderung sicherstellen. Das Kind in seiner Entwicklungsgefährdung als ganze Person zu sehen, erfordert einen mehrdimensionalen Ansatz in Diagnose, Therapie und Förderung. Es darf nicht dazu führen, dass Interdisziplinarität zu einer Art „Arbeitsaufteilung am Kind" führt. Eine Fachkraft übernimmt Koordinationsfunktion bei einem fächerübergreifenden Förderkonzept. Die Frühförderstellen haben ihren Schwerpunkt im pädagogisch-psychologischen Arbeitsbereich. Die notwendige interdisziplinäre Kooperation, insbesondere mit dem medizinisch-therapeutischen Bereich, kann in der Regel nur einrichtungsübergreifend im Sinne einer externen Interdisziplinarität stattfinden.

216

Begriff der Familienbezogenheit
Der Begriff der Familienbezogenheit erfordert von den Fachpersonen der Frühförderung die Familie des Kindes, seine Lebenswelt mit zu bedenken und sich in diese Welt einzufühlen. Im Planen und Handeln muss die Bedeutung der Familie für das Kind und die Bedeutung des Kindes für die Familie einbezogen werden.

Die Wirksamkeit einer Frühfördermaßnahme ist in hohem Maß davon abhängig, inwieweit es gelingt, sie in der Familie zu etablieren und dort deren Ressourcen für eine entwicklungsförderliche Umgebung zu aktivieren (Weiß et al. 2004, S. 113).

Begriff der Vernetzung
Eine weitere Grundhaltung in der Frühförderarbeit ist die vernetzte Arbeitsweise. Um möglichst viele Ressourcen für das Bezugssystem der Familie zu eröffnen, ist es ein grundständiges Vorgehen, die verschiedenen Hilfe- und Fördermaßnahem zu koordinieren. Das heißt, neben anderen Therapien ist es wichtig, die Betreuungseinrichtung des Kindes ebenso wie außen liegende Hilfsdienste miteinander zugunsten der optimalen Familienunterstützung auszuschöpfen. Konkret meint dies, den Eltern mögliche unterstützende Institutionen bekannt zu machen (Sozialpädagogische Familienhilfe, Allgemeiner Sozialer Dienst des Jugendamtes), Abklärung individueller Möglichkeiten der Betreuung (Kindergärten, Schulen, Hort, Heime), Möglichkeiten der Kur- und Reha-Aufenthalte erschließen, Weitervermittlung zu anderen medizinischen oder therapeutischen Unterstützungsmöglichkeiten nach Beendigung einer Frühfördermaßnahme.

Ein weiterer wichtiger Punkt der Netzwerkarbeit ist die Bekanntmachung der Frühförderung in der gesellschaftlichen und fachlichen Öffentlichkeit.

Was bietet Frühförderung an?

Früherkennung
Eine Verbesserung präventiver Maßnahmen kann nicht allein Aufgabe der Frühförderung sein, die Frühfördereinrichtungen können aber dazu wesentlich beitragen. Wesentlich für die Früherkennung sind die Vorsorgeuntersuchungen von Haus- und Kinderärzten und für den erzieherischen Bereich die Kindertagesstätten. Alle brauchen bei bestehenden Unsicherheiten offene, zentrale Anlaufstellen für eine weiterführende Diagnostik und Beratung. Sozialpädiatrische Zentren und Frühförderstellen sollen diesen Bedarf decken.

Erstkontakt
Der erste Eindruck, den Eltern von einer Frühförderstelle haben, ist von großer Bedeutung. Sie haben ein Recht auf zeitnahe Erstberatung, ein Recht auf Ansprechpartner, die Zeit haben und ihre Sorgen ernst nehmen. Hier entscheidet es sich oft, ob die Familie den inneren Rückzug antritt oder sich auf das „Neue" einlassen kann. Hohe bürokratische Hürden haben immer wieder abschreckende Wirkung gezeigt. Hier besteht oft eine Diskrepanz zwischen Kostenträgermaßnahmen und den Bedürfnissen der Eltern und des Fachpersonals. Es ist wichtig, dass das Angebot niederschwellig sein

kann. Es bewährt sich sehr, für den Erstkontakt keine lange Wartefrist vergehen zu lassen. Neben dem Verlust wertvoller Förderzeit für das Kind geht auch für die Eltern ein Vertrauensverlust einher. Nachdem sie sich überwunden haben und nun sehr verletzlich den Ungewissheiten der Früherkennung gegenüberstehen, muss es eine zeitnahe Anbindung an die Frühförderung geben.

Diagnostik

Ziel ist es hier, eine Erstdiagnostik mit Hypothesen über Art und Ursachen der Störung und über den derzeitigen Entwicklungsstand des Kindes zu erlangen. Wenn sich hierbei eine Auffälligkeit bestätigt, wird diese durch eine Verlaufsdiagnostik ergänzt (Sohns 2002, S. 669).

Die Diagnostik umfasst alle Dimensionen der kindlichen Persönlichkeit und seiner Entwicklung, bedient sich normorientierter Verfahren (standardisierte Screenings, fachspezifische Befunderhebung, klinisch-psychologische Entwicklungstests), verwendet förderdiagnostische Verfahren, sowie eingebundene, freie und hypothesengeleitete Beobachtung des spontanen Verhaltens des Kindes.

Des Weiteren werden in der ersten diagnostischen Phase die Einzelergebnisse zusammengestellt, um dann als Grundlage für eine Zielformulierung und gegebenenfalls als Förder- und Behandlungsplan erfasst zu werden.

Mitteilen der Diagnostik

Die Sensibilität der Frühförderfachkräfte ist besonders gefragt, wenn am Ende der Diagnostik eine Rückmeldung über die Stärken und Schwächen des Kindes verbunden mit einer Ziel- und Perspektivenerarbeitung ansteht. In dem Moment, in dem eine Diagnose definitiv mitgeteilt wird und die Befürchtungen der Eltern in Worte gefasst werden, tritt bei den Eltern in der Regel eine Schockwirkung ein. Gerade bei der Vermittlung von langfristigen Behinderungen und Einschränkungen tritt eine tiefe Betroffenheit ein. Eigene Lebenserfahrungen, Verletzungen, Demütigungen, Kränkungen werden hierdurch wieder aktiviert und verstärken Wut, Ohmnacht und Abwehr (Sohns 2004, S. 75).

Die Auseinandersetzung mit der Behinderung des eigenen Kindes gestaltet sich durch immer wieder eintretende Teilprozesse zu einem fortlaufenden Wechselspiel von Verunsicherungs-, Diskussions-, Orientierungs- und Bewältigungsphasen (siehe hierzu Trauermodelle von Jonas, Schuchard & Eulitz 2004, S. 75 ff); Elterngruppen können hier unterstützend wirken.

Förderung und Therapie des Kindes

Die Therapie des Kindes kann mit medizinisch-neurologischem oder mit pädagogisch-psychologischem Schwerpunkt erfolgen. Ergotherapie, Logopädie und Krankengymnastik werden medizinischen Frühförderbehandlungen zugeordnet. Heilpädagogik, Sonderpädagogik und Psychologie werden der pädagogisch-psychologischen Frühtherapie zugeordnet (Bierbach 1992, S. 43).

Hier gibt es viele Überschneidungen der Methoden und Ansätze. Speck bezeichnet einen solchen Ansatz als „multikonzeptionellen Ansatz" (Speck 2004, S. 78), der von der Interdisziplinarität bestimmt wird. Wichtig hierbei ist laut Speck, dass Frühförderung eine breite Methodenvielfalt und umfassende Angebote bereit halten kann. Hierbei geht es Speck darum, das Spektrum von einzelnen Integrations- und Wahrnehmungstrainings bis zur Familientherapie anbieten zu können. Dabei ist es zweitrangig, welche Berufsgruppe die Förderung eines Kindes übernehmen wird.

Ziel ist es, in der Therapie ein Erreichen der nächst höheren Entwicklungsstufe zu erlangen oder bei progredienten Erkrankungen der möglichst lange Erhalt des bestehenden Entwicklungsstandes. Wichtig bei allen Therapien ist das Stärken der emotionalen Sicherheit des Kindes, das Ermöglichen von neuen Erfahrungsspielräumen für das Kind, seine Motivation zu erwecken und sein Wohlbefinden zu unterstützen.

Ganzheitliche Beratung und Begleitung der Bezugspersonen
Ein wichtiges Merkmal der ganzheitlichen Frühförderung ist es, Familien größere Erfahrungsspielräume zu bieten und ihre emotionale Sicherheit zu stärken. Hierbei geht es um eine umfassende Gesamtanalyse des Zustandes der Familie.

Dies kann auch heißen, dass die Entwicklungsförderung des Kindes zu Gunsten einer Stabilisierung der elterlichen Kompetenz in bestimmten Phasen der Beratung zurücktritt. Ist es möglich, die Familie im Umgang mit ihrem Kind zu stärken und dadurch ein adäquates Entwicklungsumfeld zu schaffen, bestehen langfristigere Erfolgsaussichten als bei einer nur punktuellen Förderung des Kindes.

Beratungsformen
Speck spricht hier von einer indirekten (impliziten), die Kindförderung begleitenden Form, sowie von einer direkten (expliziten) Form eigener Gespräche und allgemeiner Beratung (Speck 2003, S. 460).

Steinebach (1997, S. 15 ff) hat die verschiedenen Ebenen der Beratung in der Frühförderung wie folgt unterteilt:

• Elternberatung (konkrete Information über Mittel und Ziele der Förderung und Absprachen über Ergänzungen durch die Eltern)
• Erziehungsberatung (Reflexion von erziehungsbezogenen Einstellungen und Erziehungsverhalten bei bestehenden sekundären Verhaltensproblemen)
• Entwicklungsberatung (Information über Entwicklungsnormen und die Reflexion elterlicher Erwartungen bezüglich der Entwicklung)
• Familienberatung (Optimierung des Familiensystems im Sinne eines Teams, das verschiedene Krisen konstruktiv zu meistern hat)
• Familientherapie (strukturelle, strategische und systemische)

Aus eigener Erfahrung soll ergänzt werden, dass die Form einer gruppenbezogenen Elternarbeit ein wichtiger Baustein im umfassenden Frühförderangebot ist. Die Erfahrungen von Familien mit ähnlichen Lebensumständen und die fachliche Begleitung mit Methoden aus der systemischen Familientherapie sind eine bedeutende Ressource und ergänzen und verstärken damit die Einzelberatung.

Begleitung und Koordination des Netzwerkes

Für die Entwicklungsmöglichkeiten von neuen Ressourcen und Erfahrungsspielräumen ist es wichtig, dass sich die Familien nicht isoliert, sondern
vernetzt erleben können. Vor allem bei Familiensystemen mit entwicklungs-
gefährdeten Kindern besteht das Risiko des sozialen Rückzuges.

Hier obliegt der Frühförderung eine wichtige Aufgabe. Das Fachpersonal
sollte über ein breites Wissen über das regionale Netzwerk verfügen.

Herausforderungen und Perspektiven

Infrastruktur

Es gibt in der Frühförderlandschaft eine Vielzahl unterschiedlicher, regional
verschiedener Angebote. Die einzelnen Kommunen und die Krankenkassen
haben mit den unterschiedlichen regionalen Arbeitsstellen der Frühförderung
unterschiedliche Einzelvereinbarungen getroffen. Sowohl die Kosten wie
auch Bedingungen bezüglich der Aufgaben, des Zeitrahmens und der Kos-
tenübernahme fallen unterschiedlich aus.

Gesellschaftliches Spannungsfeld

Die heutige Frühförderung steht momentan im Spannungsfeld des steigenden
Bedarfes an Hilfsmöglichkeiten und den knapper werdenden öffentlichen
Mitteln. Es sind zwar aufgrund moderner medizinischer Methoden weniger
Klienten mit bleibenden Behinderungen in der Frühförderung „vertreten",
gleichzeitig steigt aber das Risiko für bleibende Entwicklungsbeeinträchti-
gungen durch extreme Frühgeburtlichkeit und sozialisationsbedingte Auffälligkeiten.

Eine Zunahme der kindlichen Entwicklungsprobleme und ein erhöhter
Bedarf an Frühförderung sind auch in Verbindung mit den aktuellen Lebensbedingungen zu sehen, in denen Familien verankert sind. Dauerarbeitslosig-
keit, strukturelle Veränderungen von Familie (Ein-Eltern-Familien), Migrationshintergrund, wachsende prekäre Lebenslagen, gekennzeichnet von
sozialer Benachteiligung und Armut, beeinflussen die Risiken für Entwicklungsgefährdung (Weiß et al. 2004, S. 61). Es besteht eine deutlich zurück-
gehende Bereitschaft von Staat und Gesellschaft, notwendige Hilfen zur
Kompensation der schwierigen sozialen Rahmenbedingungen, unter denen
Kinder aufwachsen, zu installieren. Die Schere zwischen Bedürftigen und
Erfolgreichen klafft immer weiter auseinander (Sohns 2004, S. 332 ff).

Wie nie zuvor ist es notwendig, Hilfen für entwicklungsgefährdete Kinder
nicht nur auf therapeutische Behandlungen zu beschränken. Es ist wichtiger,
Umfeld-orientierte Angebote auszubauen, die den subjektiven Bedürfnissen
der Familien gerecht werden.

Kostenträger

Die Kostenträger versuchen, ihre Ausgaben zu senken, indem die Zugangs-
voraussetzungen zur Frühförderung erschwert werden. Es erfordert bei knapper werdenden Finanz- und Zeitressourcen eine erhöhte Begründung seitens
der Frühförderung, warum Leistungen ausgebaut und weiterentwickelt werden müssen.

Es wird künftig noch stärker Aufgabe der Frühförderung sein, glaubhaft zu machen, dass eine weitere Beschneidung der Möglichkeiten niederschwelliger Anlaufstellen mit flexiblen Angebotsstrukturen „sich unter vielerlei Aspekten (fachlich, verwaltungstechnisch, humanitär)" (Sohns 2000, S. 334) langfristig zum Nachteil aller in der Gesellschaft auswirken wird.

Weiterführende Literatur

Weiß, H., Neuhäuser, G. & Sohns, A. (2004). Soziale Arbeit in der Frühförderung und Sozialpädiatrie. München: Ernst Reinhardt.

In diesem Sammelband sind die aktuellsten Erkenntnisse und Trends im Arbeitsgebiet der Frühförderung anschaulich zusammengestellt.

6.1.2 Unterstützungsangebote für Eltern und Säuglinge

Aufgrund der Bedeutung der frühen Lebensmonate für die Entwicklung des Kindes und seiner seelischen Struktur, hat sich in den letzten Jahren eine Reihe von qualifizierten Angeboten zur Unterstützung von Eltern mit Säuglingen entwickelt.

Diese Angebote haben unterschiedliche Titel, werden von unterschiedlichen Berufsgruppen in unterschiedlichen Settings durchgeführt. Hierbei lassen sich folgende Formen unterscheiden:

a) Elternkurse durch Familienbildungsstätten, Hebammen etc., die zum einen zur Vorbereitung von Paaren (oder einzelnen Müttern/Vätern) auf die Elternschaft dienen und auch noch begleitend in den ersten Lebensmonaten den Eltern zur Verfügung stehen (vgl. Gregor & Cierpka 2004, oder Gesellschaft für Geburtsvorbereitung, Familienbildung und Frauengesundheit, o. J.).

b) Entwicklungspsychologische Beratung für junge Eltern – hier hat insbesondere die Arbeitsgruppe um Ziegenhain auf der Basis der Erkenntnisse der Bindungsforschung ein dezidiertes Programm entwickelt (vgl. Ziegenhain et al. 2004).

c) Eltern-Säuglings-Psychotherapie: hier hat sich ein spezieller Bereich der Psychotherapie entwickelt um frühe interaktionelle Störungen in der Eltern-Kind-Beziehung zu behandeln (vgl. den Überblick bei Brisch 2006).

d) Sprechstunden für Schreibabys: Das Konzept der „Sprechstunden für Schreibabys" wurde seit Beginn der 1990er-Jahre systematisch in München von Papousek und Papousek (1990) entwickelt. Weil dieses Konzept die längste Tradition in diesem Bereich hat und mittlerweile gut evaluiert ist, wird es an dieser Stelle breiter dargestellt.

Bei dem in München entwickelten Konzept der Sprechstunden für Schreibabys handelt es sich um eine Spezialambulanz für Kinder mit exzessiven Schrei-, Fütter- und/oder Einschlafstörungen, also um Regulationsstörungen der frühen Kindheit. Diese Ambulanzen haben sich mittlerweile in vielen Orten in Deutschland etabliert, sie sind oft an Kinderkliniken, Erziehungs-Beratungsstellen oder Frühförderinstitutionen angesiedelt.

„Es wird dabei versucht, den besonderen Bedingungen des Säuglingsalters gerecht zu werden: der Entwicklungsdynamik der frühen Reifungs-, Anpassungs- und Lernprozesse; der außerordentlichen Variabilität; der engen Verknüpfung von Erleben und Verhalten des Säuglings mit somatischen (sensomotorischen, vegetativen, organischen) Funktionen; den primären Beziehungskontexten (...); der Dynamik und Komplexität der wechselseitigen Beeinflussung von Kind und Eltern (...)" (Wolwert, Chuquisengo & Papousek 2004, S. 282). Das Angebot war zunächst auf Probleme der ersten drei Lebensmonate begrenzt, mittlerweile werden Kinder bis zum dritten Lebensjahr von einem interdisziplinären Team (Kinderärzte, psychologische Psychotherapeuten, Sozialpädagogen...) unterstützt. Dabei wird insbesondere versucht, „auf die wichtigste Ressource der frühen Kindheit zurück[zu greifen]: die psychobiologisch verankerten, intuitiven elterlichen Kompetenzen in ihrer Abstimmung auf die integrativen Kompetenzen des Säuglings als Grundlage von Interaktionserfahrung positiver Gegenseitigkeit" (ebd., S. 283); es handelt sich um eine lösungs- und ressourcenorientierte Kurzzeittherapie.

„Grundelemente der kommunikationszentrierten Eltern-Säuglings-/Kleinkind-Beratung und -psychotherapie" (ebd., S. 290) sind:

- Entwicklungsberatung,
- entlastende psychotherapeutische Gespräche,
- Kommunikationsanleitung sowie psychodynamisch orientierte Kommunikations- und Beziehungstherapie.

Ein wesentlicher Bestandteil ist dabei eine videogestützte Kommunikationsanleitung, bei der nach einer Vorbereitung die Interaktion zwischen Säugling und Bezugspersonen aufgenommen und dann gemeinsam „mikroanalytisch" untersucht wird. Dabei wird zunächst an den Sequenzen „positiver Gegenseitigkeit" angesetzt.

Diese frühen Kurzzeitinterventionen haben eine sehr hohe Erfolgsquote: „Vollständige und überwiegende Besserung zusammen ergaben eine Erfolgsrate von 89,9 %. Bei 7,7 % kam es nur zu einer leichten Besserung, zum Teil wegen mangelnder Bereitschaft der Eltern zu einer Veränderung, zum Teil wegen einer psychischen Grunderkrankung der Mutter oder einer massiven Paarproblematik (...) Bei 2,4 % kam es zu vorzeitigem Abbruch (...). Auch der Behandlungserfolg stand in signifikantem Zusammenhang mit dem Grad der Belastung/Störung der Mutter-Kind-Beziehung" (ebd., S. 304). Die Besserungsrate war um so höher, je geringer die Beziehungsbelastung war. Dies wirkte sich auch auf die Behandlungsdauer aus: „Bei gut adaptierter Mutter-Kind-Beziehung trat in 90 % der Fälle in den ersten drei Terminen der gewünschte Behandlungserfolg ein, bei belasteter Beziehung in ca. 65 % und bei gestörter Mutter-Kind-Beziehung in weniger als 50 % (...). Nur bei gut einem Viertel der behandelten Kinder [war] eine Wiedervorstellung infolge von Regulationsproblemen im Kontext späterer kritischer Phasen in der Entwicklung nötig" (ebd., S. 305). Das sehr sorgfältig auf die individuelle Situation von Kind und Eltern abgestimmte Konzept und vor allem die frühe Intervention erbringen hier außerordentlich gute Erfolge.

Zusammenfassung

Die **Frühförderung** ist ein Angebot für Kinder, die behindert oder von Behinderung bedroht sind, besonders in den ersten drei Lebensjahren, aber auch darüber hinaus bis zur Einschulung. Es gibt zwei Formen der Frühförderversorgung: Interdisziplinäre Frühförderstellen, welche eine regionale Angebotsstruktur anbieten und eine vorwiegend pädagogische und psychologische Ausrichtung haben, sowie Sozialpädiatrische Zentren, die einen überregionalen Versorgungsauftrag mit überwiegendem medizinischem Schwerpunkt haben. Das Angebot der Frühförderstellen ist ganzheitlich und interdisziplinär ausgerichtet. In der Regel wird familienbezogen gearbeitet. Verschiedene Dienste sind untereinander vernetzt, aber auch mit anderen Institutionen wie dem Jugendamt oder Kindertageseinrichtungen. Das Spektrum der Arbeit umfasst Früherkennung, Diagnostik, Förderung und Therapie der Kinder, Beratung und Begleitung der Bezugspersonen.

In den letzten Jahren haben sich darüber hinaus spezifische **Unterstützungsmöglichkeiten für Eltern und Säuglinge** herausgebildet. Hier lassen sich folgende Formen unterscheiden: Elternkurse durch Familienbildungsstätten, Hebammen etc.; entwicklungspsychologische Beratung für junge Eltern; Eltern-Säuglings-Psychotherapie; sowie Sprechstunden für sogenannte „Schreibabys". Letztgenannte haben als Eltern-Kleinkind-Beratungen mittlerweile eine längere Tradition und es lassen sich sehr gute Erfolge mit relativ geringem Aufwand nachweisen.

Fragen zur Selbstüberprüfung

1. Welche Rolle spielt die Familie im Prozess der Frühförderung?
2. Welche Beratungsformen werden in der Frühförderung angeboten?
3. Wie wird in den „Sprechstunden für Schreibabys" gearbeitet?

Weiterführende Literatur

Papousek, M., Schieche, M. & Wurmser, H. (Hrsg.) (2004). Regulationsstörungen der frühen Kindheit. Frühe Risiken und Hilfen im Entwicklungskontext der Eltern- und Kindbeziehungen. Bern: Huber.

Dieses Buch gibt einen breiten Überblick über Entwicklungsbedingungen und Interaktionsprozesse – und ihre Störungsmöglichkeiten – in der frühesten Kindheit. Davon ausgehend werden verschiedene Formen früher Hilfen – mit einem guten Praxisbezug – vorgestellt.

6.2 Jugendhilfe, Hilfen zur Erziehung

Ein wichtiges Unterstützungssystem für Kinder und Jugendliche ist das der Jugendhilfe. Die verschiedenen Formen der Jugendhilfe sind im „Kinder- und Jugendhilfegesetz" – neu gefasst als achter Teil des Sozialgesetzbuches (SGB VIII) – gesetzlich geregelt. Das SGB VIII beschreibt die Leistungen der Jugendhilfe von der Jugendarbeit, Jugendsozialarbeit, der Förderung der Erziehung in der Familie, der Förderung von Kindern in Tagespflegeeinrichtungen, bis hin zu den Hilfen zur Erziehung, der Eingliederungshilfe für seelisch behinderte Kinder und Jugendliche sowie den Hilfen für junge Volljährige. Das Gesetz wird ergänzt durch eine Vielzahl präziser Verfahrensvorschriften und durch Ausführungsbestimmungen auf Länderebene. (Der Gesetzestext ist veröffentlicht und abrufbar unter http://bundesrecht.juris.de/sgb_8/in dex.html.)

Die grundsätzlichen Ziele des Kinder- und Jugendhilfegesetzes sind in § 1 dargelegt:

---

§ 1 Recht auf Erziehung, Elternverantwortung, Jugendhilfe

(1) Jeder junge Mensch hat ein Recht auf Förderung seiner Entwicklung und auf Erziehung zu einer eigenverantwortlichen und gemeinschaftsfähigen Persönlichkeit.

(2) Pflege und Erziehung der Kinder sind das natürliche Recht der Eltern und die zuvörderst ihnen obliegende Pflicht. Über ihre Betätigung wacht die staatliche Gemeinschaft.

(3) Jugendhilfe soll zur Verwirklichung des Rechts nach Absatz 1 insbesondere

1. junge Menschen in ihrer individuellen und sozialen Entwicklung fördern und dazu beitragen, Benachteiligungen zu vermeiden oder abzubauen,
2. Eltern und andere Erziehungsberechtigte bei der Erziehung beraten und unterstützen,
3. Kinder und Jugendliche vor Gefahren für ihr Wohl schützen,
4. dazu beitragen, positive Lebensbedingungen für junge Menschen und ihre Familien sowie eine kinder- und familienfreundliche Umwelt zu erhalten oder zu schaffen.

Das Kinder- und Jugendhilfegesetz wurde 1991 erstmals verabschiedet und setzte, im Gegensatz zu dem bis dahin geltenden Jugendwohlfahrtsgesetz, weniger auf staatliche Kontrolle und Eingriffe; es beschreibt eher Dienstleistungen und Hilfeangebote. Damit spiegelt das Gesetz die fachliche Diskussion und auch einen Paradigmenwechsel wider. Im Verlauf der Jahre wurde das Gesetz mehrfach weiterentwickelt, zuletzt 2005 – hier wurde das vormals sehr starke Elternrecht angesichts der Problematik der Kindeswohlgefährdung wieder stärker eingeschränkt.

Die Kinder- und Jugendhilfe ist ein Teil des Sozialsystems; die Struktur ist dabei folgende: Die Rahmen-Verantwortung liegt im Wesentlichen bei den Kommunen, bei den kommunalen Jugendämtern, die für die Ausgestaltung der Jugendhilfe(leistungen) und die Steuerung zuständig sind. Grundsätzlich gilt das Subsidiaritätsprinzip: dies bedeutet, dass die Leistungen – wie zum Beispiel die Unterstützung von Kindern im Rahmen der Sozialpädagogischen Familienhilfe – vom Jugendamt gemeinsam mit den Eltern auf der Basis eines Hilfeplanes beschlossen werden; die Durchführung der Hilfe erfolgt allerdings durch Fachkräfte, die bei einem freien Träger (zum Beispiel einem Wohlfahrtsverband) beschäftigt sind (zur Gesamtsystematik des Kinder- und Jugendhilfegesetzes vgl. Münder 2006, Wiesner 2006).

Für den Bereich der Arbeit mit Kindern und Jugendlichen mit Verhaltensauffälligkeiten haben insbesondere die „Hilfen zur Erziehung" eine besondere Bedeutung:

In den §§ 27 ff SGB VIII („Hilfen zur Erziehung") werden verschiedene Hilfeformen – von der Erziehungsberatung über die Heimerziehung bis hin zu Eingliederungshilfen für seelisch behinderte Kinder und Jugendliche – beschrieben; darüber hinaus werden Möglichkeitsräume für weitere innovative Unterstützungsangebote für Kinder und Jugendliche und ihre Familien geschaffen. „Gegenüber der früheren Gesetzeslage und Praxis der Jugendhilfe sollen sich die so definierten Hilfen nicht mehr unterscheiden durch eine Rangfolge im Schweregrad der Störung/Problemlage oder des Eingriffs, sondern es wurde erstmalig der Versuch gemacht, unterschiedliche Hilfen für unterschiedliche Problemlagen gleichrangig nebeneinander zu stellen. Ausgangspunkt ist somit das je konkrete Individuum mit seiner Geschichte in seinem jeweiligen sozialen und gesellschaftlichen Kontext.

Unterschieden werden die anzubietenden Hilfen gleichwohl nach ‚pädagogischen Intensitäten'. Ziel ist dabei die Sicherstellung des Wohls des Kindes sowie die Bereitstellung ‚geeigneter und notwendiger' Hilfen für die Entwicklung von Kindern und Jugendlichen" (Fröhlich-Gildhoff 2003a, S. 3).

Der Kernprozess in der Einleitung und Durchführung der Hilfen zur Erziehung lässt sich folgendermaßen beschreiben:

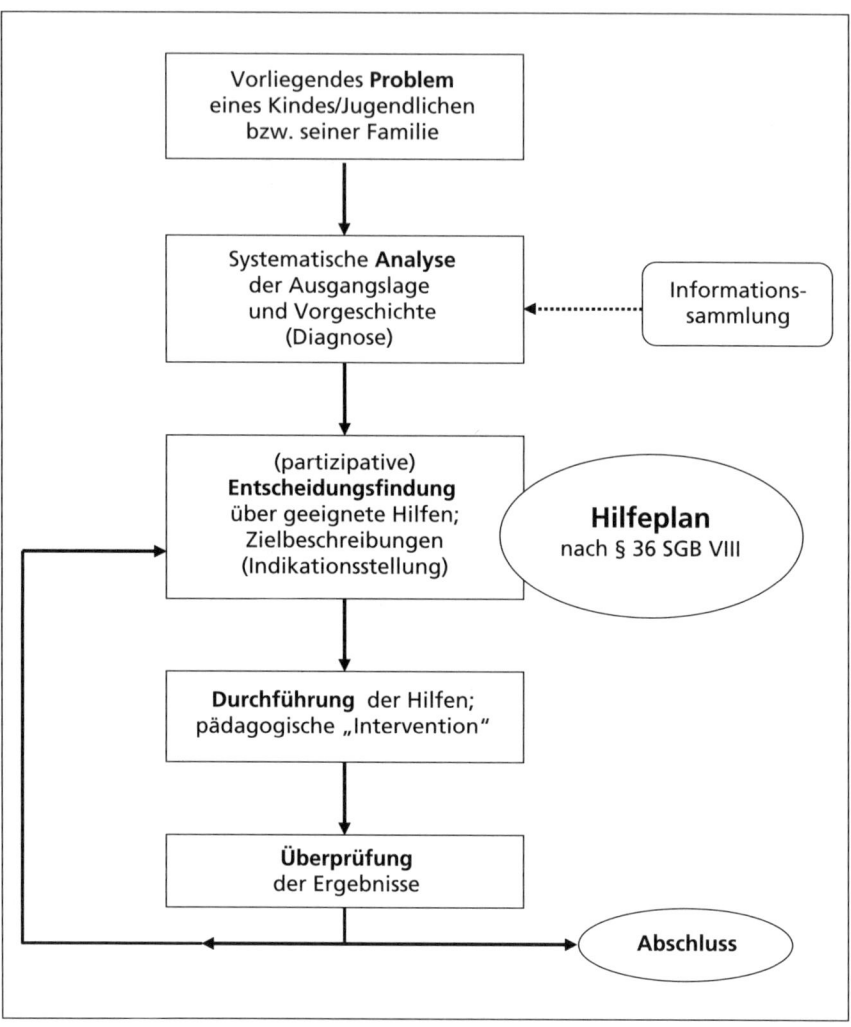

Abb. 6.1: Darstellung des Verlaufs der Einleitung und Durchführung von Hilfen zur Erziehung

Aufgrund eines vorliegenden Problems erfolgt eine systematische Analyse der Ausganglage und Vorgeschichte – also im weitesten Sinne die Erstellung einer Diagnose. Auf dieser Grundlage kommt es zur partizipativen Entscheidungsfindung über geeignete Hilfen im Rahmen des sogenannten Hilfeplanverfahrens nach § 36 SGB VIII und es werden Ziele beschrieben – dies kann als Indikationsstellung betrachtet werden. Danach werden die Hilfen in der Regel durch einen freien Träger bzw. dessen Fachkräfte zusammen mit und in der Familie bzw. dem betroffenen Kind/Jugendlichen durchgeführt; es kommt zu pädagogischen Interventionen. In regelmäßigen Abständen werden die Ergebnisse überprüft, es kommt zu einer Fortschreibung des Hilfe-plans mit gegebenenfalls veränderten Zielen oder zum Abschluss der Hilfe.

Die Grundlagen der Hilfen zur Erziehung sind in § 27 SGB VIII festgelegt:

§ 27 Hilfe zur Erziehung

(1) Ein Personensorgeberechtigter hat bei der Erziehung eines Kindes oder eines Jugendlichen Anspruch auf Hilfe (Hilfe zur Erziehung), wenn eine dem Wohl des Kindes oder des Jugendlichen entsprechende Hilfe nicht gewährleistet ist und die Hilfe für seine Entwicklung ge-eignet und notwendig ist.

(2) Hilfe zur Erziehung wird insbesondere nach den Maßgaben der §§ 28 bis 35 gewährt. Art und Umfang der Hilfe richten sich nach dem erzieherischen Bedarf im Einzelfall; dabei soll das engere soziale Um-feld des Kindes oder des Jugendlichen einbezogen werden (...).

(3) Hilfe zur Erziehung umfasst insbesondere die Gewährung pädagogi-scher und damit verbundener therapeutischer Leistungen. Dies soll bei Bedarf Ausbildungs- und Beschäftigungsmaßnahmen im Sinn des § 13 Absatz 2 einschließen.

Aus dieser Formulierung wird deutlich, dass zunächst die Personensorgebe-rechtigten, also in der Regel die Eltern, berechtigt sind, einen Antrag zur Hilfe zur Erziehung zu stellen; in Ausnahmefällen ist dies auch durch die Jugend-lichen selber möglich. Im Falle einer Kindeswohlgefährdung sind bei der letzten Revision des SGB VIII die Möglichkeiten des Jugendamtes gestärkt worden: Neu eingefügt in § 8a wurde ein ausdrücklicher „Schutzauftrag" des Jugendamtes bei Kindeswohlgefährdung:

„Werden dem Jugendamt gewichtige Anhaltspunkte für die Gefährdung des Wohls eines Kindes oder Jugendlichen bekannt, so hat es das Gefähr-dungsrisiko im Zusammenwirken mehrerer Fachkräfte abzuschätzen. Dabei sind die Personensorgeberechtigten sowie das Kind oder der Jugendliche einzubeziehen, soweit hierdurch der wirksame Schutz des Kindes oder des Jugendlichen nicht infrage gestellt wird. Hält das Jugendamt zur Abwendung der Gefährdung die Gewährung von Hilfen für geeignet und notwendig, so hat es diese den Personensorgeberechtigten oder den Erziehungsberechtigten anzubieten (...)" (§ 8a SBG VIII). Dabei wird im Weiteren ausdrücklich auf Handlungsnotwendigkeiten beim Gefährdungsrisiko hingewiesen und auch auf die Notwendigkeit, auf die Erziehungsberechtigten zur Inanspruchnahme von Hilfen einzuwirken (vertiefend zum Thema Kindeswohlgefährdung siehe Deegener & Körner 2005, ISA 2006).

Abgesehen von diesen Situationen der akuten Kindeswohlgefährdung ist der Hilfeplan nach § 36 SGB VIII das zentrale Steuerungsinstrument: Hier-nach soll im Zusammenwirken von betroffenen Kindern bzw. Jugendlichen, deren Personensorgeberechtigten und den Fachkräften des Jugendamtes – und gegebenenfalls des hilfedurchführenden Trägers – eine Entscheidung „über die im Einzelfall angezeigte Hilfeart" (§ 36 SGB VIII) getroffen wer-den. Wegen dieser zentralen Bedeutung sei der § 36 SGB VIII an dieser Stelle nochmals aufgeführt:

§ 36 Mitwirkung, Hilfeplan

(1) Der Personensorgeberechtigte und das Kind oder der Jugendliche sind vor der Entscheidung über die Inanspruchnahme einer Hilfe und vor einer notwendigen Änderung von Art und Umfang der Hilfe zu beraten und auf die möglichen Folgen für die Entwicklung des Kindes oder des Jugendlichen hinzuweisen. Vor und während einer langfristig zu leistenden Hilfe außerhalb der eigenen Familie ist zu prüfen, ob die Annahme als Kind in Betracht kommt. Ist Hilfe außerhalb der eigenen Familie erforderlich, so sind die in Satz 1 genannten Personen bei der Auswahl der Einrichtung oder der Pflegestelle zu beteiligen. Der Wahl und den Wünschen ist zu entsprechen, sofern sie nicht mit unverhältnismäßigen Mehrkosten verbunden sind (...)

(2) Die Entscheidung über die im Einzelfall angezeigte Hilfeart soll, wenn Hilfe voraussichtlich für längere Zeit zu leisten ist, im Zusammenwirken mehrerer Fachkräfte getroffen werden. Als Grundlage für die Ausgestaltung der Hilfe sollen sie zusammen mit den Personensorgeberechtigten und dem Kind oder dem Jugendlichen einen Hilfeplan aufstellen, der Feststellungen über den Bedarf, die zu gewährende Art der Hilfe sowie die notwendigen Leistungen enthält; sie sollen regelmäßig prüfen, ob die gewählte Hilfeart weiterhin geeignet und notwendig ist. Werden bei der Durchführung der Hilfe andere Personen, Dienste oder Einrichtungen tätig, so sind sie oder deren Mitarbeiter an der Aufstellung des Hilfeplans und seiner Überprüfung zu beteiligen.

In diesem Paragraphen ist also der Anspruch beschrieben, die Hilfeplanung zusammen mit den Betroffenen durchzuführen, eine sorgfältige Prüfung vorzunehmen, insbesondere wenn es zu Hilfen außerhalb der Familie kommt. Die Entscheidungen über Hilfen sollen im Zusammenwirken mehrerer Fachkräfte – also in der Regel als Teamentscheidung – getroffen werden. Dabei wird ausdrücklich auf das „Wunsch- und Wahlrecht" der Betroffenen hingewiesen.

Es geht also auch darum, auf fachlicher Ebene im partizipativen Zusammenwirken mit den Kindern, Jugendlichen und ihren Eltern die Entscheidung über eine „geeignete und notwendige" Hilfe zu treffen und diese im weiteren Verlauf zu überprüfen. Letztlich handelt es sich hiermit um Indikationsentscheidungen für eine bestimmte Hilfe. Im Prinzip sind dabei zwei Entscheidungen zu treffen:

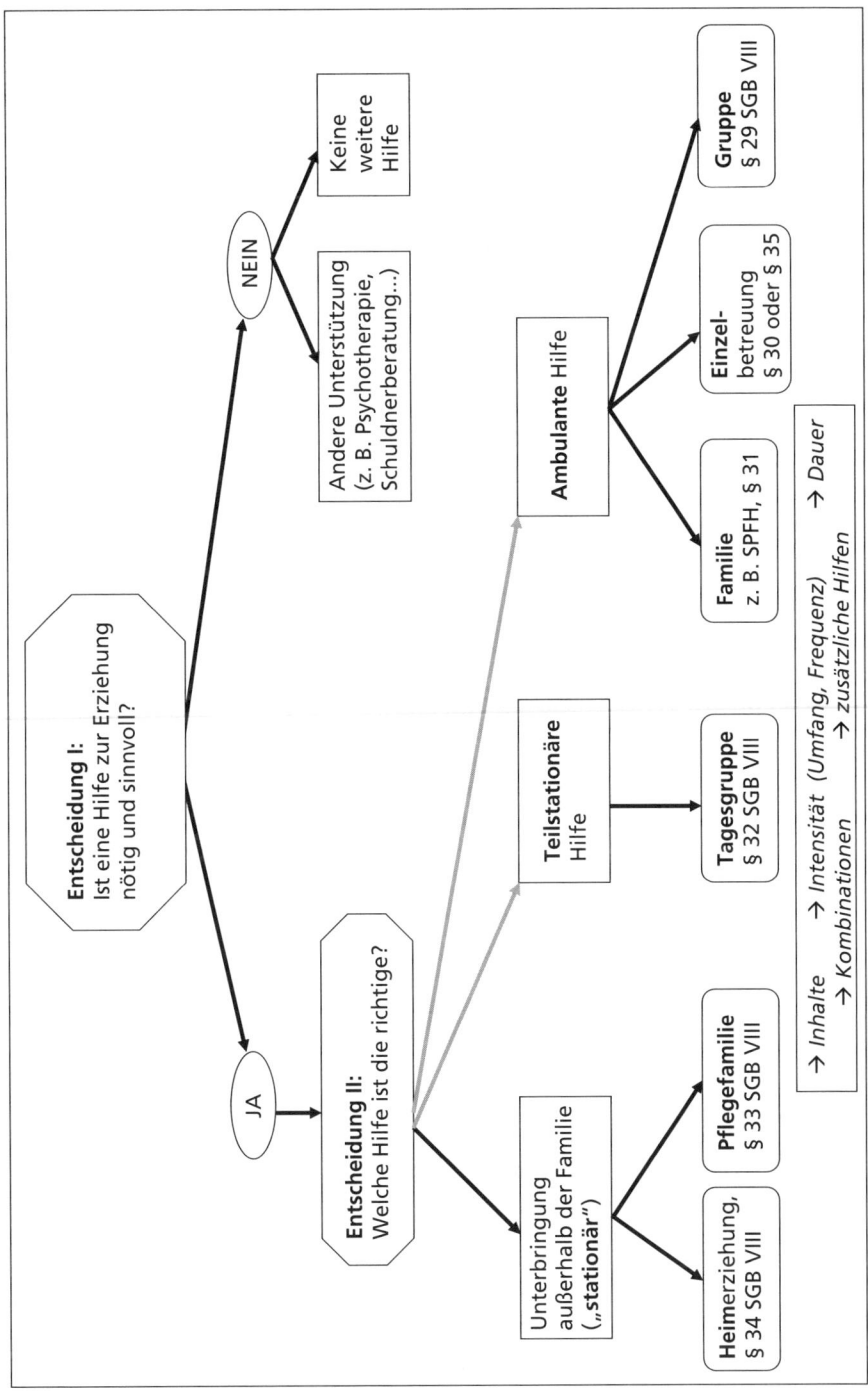

Abb. 6.2: Zentrale Entscheidungen im Indikationsprozess

In einer ersten Entscheidung muss die Frage beantwortet werden, ob eine Hilfe zur Erziehung nötig und sinnvoll ist. Falls nicht, muss geprüft werden ob andere Unterstützungsmöglichkeiten (z. B. Psychotherapie) nötig sind, oder eben überhaupt keine Hilfe. Wenn eine Hilfe nötig und sinnvoll ist, muss eine zweite Entscheidung getroffen werden, nämlich: Welche Hilfe ist die richtige? Dabei ist als wichtigste Grundsatzentscheidung zu klären, ob das Kind/der Jugendliche weiterhin innerhalb der Familie leben kann oder außerhalb der Familie betreut und untergebracht werden muss. Im Hilfeplan sind weiterhin Inhalte, Intensität und auch Kombinationen von Hilfeformen festzulegen.

Diese Frage der Entscheidungsfindung bzw. Indikationsstellung ist, gerade weil sie so bedeutsam ist, mit einer Reihe von Schwierigkeiten verbunden (vgl. Fröhlich-Gildhoff 2002, 2004b, Urban 2001, Schwabe 2005):

- So ist das Verfahren insgesamt sehr komplex; aufgrund der Vielzahl von Beteiligten und oft unterschiedlichen Interessenslagen ist der Prozess der Entscheidungsvorbereitung und -findung schwer zu managen.
- Die Partizipation ist eine Grundforderung des Verfahrens nach § 36 SGB VIII an sich und wird als zentrales Qualitätsmerkmal definiert (vgl. Blandow et al. 1999). Zudem zeigen mehrere empirische Studien, dass der Erfolg einer Hilfe zur Erziehung deutlich mit dem Ausmaß an Betroffenenbeteiligung zusammenhängt (vgl. Schefold 1999, Lenz 2001); in der Jugendhilfe-Effekt-Studie konnte nachgewiesen werden, dass die Partizipation neben der Durchführung des Hilfeprozesses einer der zwei wesentlichen Faktoren ist, die für die Prozessqualität einer Hilfe entscheidende Bedeutung haben (Schneider et al. 1999). Dennoch zeigen viele Untersuchungen, dass eine wirkliche Beteiligung sehr schwierig ist und oft misslingt (vgl. Blandow et al. 1999, Kriener & Petersen 1999).
- Auch ist die Systematik der Datenerhebung oftmals verbesserungswürdig. So wird – auch aufgrund fehlender Ressourcen – nicht immer eine sachangemessene multimodale und multimethodale Herangehensweise (vgl. Kapitel 4.2 in diesem Buch) realisiert.

Eine wichtige Bedeutung im Rahmen einer qualifizierten Hilfeplanung hat das Prinzip der *Zielorientierung*. Um das (sozial-)pädagogische Handeln partizipativ und transparent steuern zu können, ist es wichtig, möglichst klare, operationalisierbare, d. h. überprüfbare Ziele festzulegen. Dies bedeutet:

- Die Beschreibung von Grob- und Feinzielen, die auf einer Handlungsebene umzusetzen sind ("Förderung sozialer Kompetenz" als Zielbeschreibung ist zum einen diffus, zum anderen auch für viele Klienten schwer verständlich. Auf einer Ebene der Feinziele müssen hier konkrete Handlungsschritte beschrieben werden).
- Die Verantwortlichkeiten für die einzelnen Schritte der Zielerreichung sollten präzise festgelegt werden.
- Genauso wichtig ist es, Zeiträume zu beschreiben, in denen die Ziele erreicht werden.

Der Verlauf des Hilfeprozesses sollte relativ präzise dokumentiert und auch kleinschrittig mit den Betroffenen reflektiert werden. Hier können systematisierte Prozessverlaufsdokumentationen (vgl. Engel 2006) eine wichtige Unterstützung bieten.

Im Kinder- und Jugendhilfegesetz sind in den §§ 28 bis 35a unterschiedliche Hilfeformen beschrieben (vgl. Tabelle 6.1).

Tab. 6.1: Übersicht über die Hilfen zur Erziehung nach dem KJHG (SGB VIII), §§ 28 ff

KJHG §	Bezeichnung	Ausgestaltungsformen	Zielgruppe	Intensität/Frequenz	Dauer
28	Erziehungsberatung	Ambulant; **Ohne Hilfeplan** Beratung, Diagnostik, Therapie, Prävention	Kinder, Jugendliche und Bezugspersonen	Variabel, oft 1x/Woche eine Sitzung	Variabel, 1 Sitzung bis 2 Jahre
29	Soziale Gruppenarbeit	ambulant	i. d. R. Ki/Ju ab 12 Jahre	i. d. R. 1x/ Woche 2 Std. plus Zusatzangebote	i. d. R. 6 Monate bis 2 Jahre
30	Erziehungsbeistandschaft/Betreuungshelfer	Ambulant, sehr variabel auf eine Person bezogen; meist vor Ort	i. d. R. Ki/Ju 8–18 Jahre, ggf. mit Bezugspers.	i. d. R. 1 bis 3x/Woche; 3–5 Std/Woche	i. d. R. 6 Monate bis 2 Jahre
31	Sozpäd. Familienhilfe (SPFH)	Ambulant, sehr variabel auf gesamte Familie oder Teile bezogen; meist vor Ort	Ki., Ju. und deren Bezugspersonen;	i. d. R. 1 bis 3x/Woche; 3–10 Std/ Woche.	i. d. R. 6 Monate bis 2 Jahre
32	Tagesgruppe	Teilstationär, Gruppenangebot	i. d. R. Ki 6–12 Jahre; Elternarbeit	5 Tage/Woche; 12–18 Uhr	i. d. R. 6 Monate bis 2 Jahre
33	Vollzeitpflege	Fremdunterbringung, stationär; Ki/Ju lebt in Pflegefamilie (sonderpäd. Pflegefam.; Erziehungsstelle)	Ki/Ju 0 bis 15 Jahre	Vollzeit	i. d. R. mindestens 2 Jahre
34	Heimerziehung/sonst. Betreute Wohnform	Fremdunterbringung, stationär, i. d. R. Gruppe; Betr. Wohnen (BW): Einzelwohnen + Betreuung zur Verselbstständigung	Ki/Ju 0 bis 21 Jahre; BW: Jgdl. ab 16 Jahre; Betreuung bis 10 Std/Woche	Vollzeit	i. d. R. mindestens 2 Jahre

Fortsetzung auf S. 232

35	Intensive sozpäd. Einzelbetreuung	Hochflexibles setting • Ki/Ju. in Herkunftsfamilie • Ju. lebt allein • Ki/Ju. lebt mit Betreuer zusammen	Ki/Ju ab 12 Jahre, Ausnahme: Jüngere	Von 5 Std/ Woche bis Vollzeit; i. d. R. >/= 15 Std/Woche	i. d. R. mindestens 2 Jahre
35a	Hilfen für Kinder/Jugendliche mit (drohenden) seelischen Behinderungen	Hilfe nur nach fachlicher Begutachtung; Hilfen sehr unterschiedlich: von LRS-Förderung bis Vollzeitbetreuung in therapeut. Wohngemeinschaft; oft: Psychiatrie-Nachsorge	Ki/Ju 0 bis 21 Jahre; i. d. R. ab 6 Jahre	Sehr unterschiedlich	Sehr unterschiedlich

§ 28 Erziehungsberatung
Das Angebot der Erziehungsberatung richtet sich an Bezugspersonen und Kinder bzw. Jugendliche; das Besondere an dieser Hilfeform ist, dass bei ihr als einziger keine Hilfeplanung erfolgen muss (zur Erziehungsberatung vgl. Veröffentlichung der Bundeskonferenz für Erziehungsberatung: www.bke.de; Vossler 2003).

§ 29 Soziale Gruppenarbeit
Die Soziale Gruppenarbeit richtet sich in der Regel an Kinder und Jugendliche ab zwölf Jahren. Diese Kinder werden ein- bis zweimal pro Woche im Rahmen einer Gruppe pädagogisch betreut. Ziele sind vor allen Dingen eine Verbesserung sozialer Kompetenzen. Dieses Angebot ist längerfristig ausgelegt.

§ 30 Erziehungsbeistandschaft/Betreuungshelfer
Hier handelt es sich um eine niederfrequente Form der Einzelbetreuung, die sehr variabel auf eine Person (Kind/Jugendlicher) bezogen ist und meist vor Ort, das heißt in der Familie oder in der Wohnung des Jugendlichen umgesetzt wird. In der Regel trifft der Betreuungshelfer sich ein- bis dreimal pro Woche im Umfang von bis zu fünf Stunden pro Woche mit den Betroffenen (vgl. Fröhlich-Gildhoff 2003a).

§ 31 Sozialpädagogische Familienhilfe (SPFH)
Die SPFH ist eine ambulante Unterstützungsform, die ebenfalls sehr variabel auf die gesamte Familie oder Teile davon bezogen ist. Diese erfolgt in der Regel auch vor Ort, im Lebensraum der Familie. Auch die SPFH wird in der Regel ein- bis dreimal in der Woche im Umfang von bis zu zehn Stunden realisiert (vgl. BMFSFJ 1997, Fröhlich-Gildhoff et al. 2006).

§ 32 Tagesgruppe
Sozialpädagogische Tagesgruppen sind ein teilstationäres Angebot, das in der Regel Kinder im Alter von sechs bis zwölf Jahren erreichen soll. Die Kinder gehen teilweise vor, zumeist jedoch direkt nach der Schule in die Tagesgruppe

und werden dort z. B. an fünf Tagen in der Woche zwischen 12 und 18 Uhr betreut. Ein weiteres Kennzeichen der Arbeit in Tagesgruppen ist die begleitende intensive Elternarbeit (vgl. zur Tagesgruppe: Krüger 2001).

§ 33 Vollzeitpflege
Hier handelt es sich um eine Form der Fremdunterbringung. Dies bedeutet, das Kind oder der Jugendliche lebt in einer Pflegefamilie und wird dort Tag und Nacht betreut und gefördert. Eine Zusammenarbeit mit den Eltern/der Herkunftsfamilie sollte erfolgen. Ein Sonderfall sind sogenannte Sonderpädagogische Pflegefamilien oder Erziehungsstellen: hier hat mindestens eine der Bezugspersonen eine pädagogische Ausbildung; Zielgruppe sind Kinder mit besonderen Verhaltensproblemen bzw. Förderbedarf.

§ 34 Heimerziehung/Sonstige betreute Wohnformen
Die Heimerziehung hat die längste Tradition im Rahmen der Jugendhilfe. Auch hier handelt es sich um eine Betreuung von Kindern und Jugendlichen außerhalb der Herkunftsfamilie. Insbesondere in den letzten 25 Jahren hat sich die Heimerziehung sehr differenziert; es gibt unterschiedliche Formen von betreuten Wohngemeinschaften, betreutem Einzelwohnen über Betreuung in Kleinst-Heimen (die pädagogischen Fachkräfte leben mit den Kindern zusammen) bis hin zur klassischen Form der Gruppen-Heimerziehung (zur Heimerziehung: Hast 2003, Struck et al. 2003, Gabriel 2003, Müller 2006).

§ 35 Intensive Sozialpädagogische Einzelbetreuung
Hierbei handelt es sich um ein hochflexibles Setting, bei dem Kinder oder eher noch Jugendliche von einer pädagogischen Fachkraft betreut werden. Die Betreuung ist relativ hochfrequent und umfasst in der Regel mindestens zehn bis 15 Stunden pro Woche. Grundsätzlich lassen sich drei Formen unterscheiden: der Jugendliche lebt allein und wird hochfrequent betreut, Betreuer und Kind/Jugendlicher leben zusammen, das Kind oder der Jugendliche lebt noch in seiner Herkunftsfamilie, steht aber individuell im Fokus der Betreuung (vgl. Fröhlich-Gildhoff 2003a).

§ 35a Hilfen für Kinder/Jugendlichen mit (drohenden) seelischen Behinderungen
Diese Form der Hilfe kann nur nach einer fachlichen Begutachtung erfolgen. Sie umfasst ein sehr breites Spektrum, von der Förderung bei Lese-Rechtschreib-Schwäche bis hin zur Vollzeitbetreuung in therapeutischen Wohngemeinschaften (vgl. Lempp 2006).

Nicht zuletzt durch die Kritik an einer möglichen Engfassung dieser Betreuungsformen („Versäulung der Erziehungshilfen") sind Konzepte der sogenannten integrierten oder flexiblen Hilfen entstanden, die zudem sozialräumlich organisiert werden: Hier werden, bezogen auf einen Stadtteil, verschiedene Formen der Unterstützung von Kindern und Jugendlichen – von der offenen Jugendarbeit über die ambulanten Betreuungen bis zu teilstationären oder gar stationären Betreuungen – in engster Kooperation mehrerer Dienste miteinander verzahnt. Es erfolgt dann nicht unbedingt eine spezifische Zuordnung zu einem der in den §§ 28 ff SGB VIII beschriebenen Hilfeformen; so ist ein Wechsel zwischen Betreuungsformen (z. B. von der Sozialpädagogischen Familienhilfe hin zur Einzelbetreuung) unter Beibehaltung der Betreuungskontinuität eher möglich. Ebenso sind Kombinationen von Betreuungen (z. B. zwischen Tagesgruppe und Formen der Sozialpädagogischen Familienhilfe) leichter zu gestalten (zu den integrierten Hilfen vgl. Peters et al. 1998, Koch & Lenz 1999).

Inzwischen existiert eine zunehmende Zahl von empirischen Untersuchungen über die unterschiedlichen Formen der Hilfen zur Erziehung; so wurden Heimerziehung und Betreute Wohnformen im Rahmen der sogenannten JuLe-Studie „Leistungen und Grenzen von Heimerziehung" (BMFSFJ 1998) dezidiert untersucht. Die „Jugendhilfe-Effekt-Studie" (vgl. BMFSFJ 2002) verglich die Effekte unterschiedlicher Hilfeformen miteinander. Weitere Untersuchungen bestehen zum Beispiel zur Sozialpädagogischen Familienhilfe (Fröhlich-Gildhoff et al. 2006, BMFSFJ 1997) oder zur Einzelbetreuung (Fröhlich-Gildhoff 2003a). Über alle Hilfen zur Erziehung hinweg ergeben sich „Erfolgsquoten" von 60–70 % – je nach Untersuchungsmethode, Stichprobe und festgelegten Erfolgskriterien (z. B. Legalbewährung, Wiedereingliederung in die Schule... diese Kriterien sind oft nur individuell, auf der Basis der jeweiligen Hilfepläne festzulegen). Es wird deutlich, dass wichtige Aspekte eine adäquate Indikationsstellung und auch eine genaue und partizipative Steuerung des Hilfeprozesses sind (vgl. Fröhlich-Gildhoff 2002).

Zur Realisierung der Hilfen hat Bürger (1999, 2006) interessante Untersuchungen vorgelegt. Angaben zu aktuellen Zahlen der einzelnen Jugendhilfen gibt die Bundesjugendhilfestatistik (www.akjstat.uni-dortmund.de).

Zusammenfassung

Im Kinder- und Jugendhilfegesetz (SGB VIII) wird der Anspruch von Kindern und Jugendlichen auf eine Förderung ihrer Entwicklung zu einer eigenverantwortlichen und gemeinschaftsfähigen Persönlichkeit festgelegt. Im Rahmen der Hilfen zur Erziehung nach §§ 27 ff SGB VIII werden verschiedene Unterstützungsmöglichkeiten von der Erziehungsberatung über die Heimerziehung bis zur Einzelbetreuung beschrieben; der § 27 SGB VIII begründet einen Anspruch der Eltern auf Unterstützung bzw. Hilfe zur Erziehung. Kern dieses Prozesses ist der Hilfeplan nach § 36 SGB VIII, in dem partizipativ von Fachkräften des Jugendamtes (Allgemeiner Sozialer Dienst) und Eltern Entscheidungen gefunden werden über geeignete und notwendige Hilfen. Es werden Ziele festgelegt und dann Unterstützungsmaßnahmen realisiert. Diese werden regelmäßig wiederum in Hilfeplangesprächen überprüft. Aufgrund der Kritik an einer „Versäulung" der Hilfeform haben sich in den letzten Jahren sozialraumorientierte flexible und integrierte Hilfen entwickelt.

Fragen zur Selbstüberprüfung

1. Wie lässt sich das mögliche Spannungsfeld zwischen Recht der Eltern einerseits und der Sicherung des Wohls des Kindes andererseits beschreiben (Stichwort Kindeswohlgefährdung)?
2. Welche Bedeutung hat die Mitwirkung der Erziehungsberechtigten und des Kindes am Erstellen des Hilfeplans?
3. Was sind die zentralen Entscheidungen im Indikationsprozess?
4. Welches sind Grundprinzipien der unterschiedlichen Hilfen zur Erziehung von § 28–35 SGB VIII?

Weiterführende Literatur

Jordan, E. , Münder, J. & Peukert, U. (2005). Kinder- und Jugendhilfe. Einführung in Geschichte und Handlungsfelder, Organisationsformen und gesellschaftliche Problemlagen. 2., überarb. und erg. Aufl. der Neuausg. Weinheim: Juventa.

Schröer, W.; Struck, N. & Wolff, M. (Hrsg.). 2002 [erschienen 2005] Handbuch Kinder- und Jugendhilfe [Studienausgabe]. Weinheim: Juventa.

Fröhlich-Gildhoff, K. (Hrsg.) (2002). Indikation in der Jugendhilfe. Weinheim: Juventa.

Trotz einer längeren Tradition der differenzierten Kinder- und Jugendhilfe gibt es nur wenige übergreifende Darstellungen hierzu (abgesehen von den guten Gesetzes-Kommentaren); zu den einzelnen Hilfeformen sind im Text Literaturhinweise gegeben. Die drei o. g. Bände haben unterschiedliche Schwerpunktsetzungen: Jordan et al. betrachten das Arbeitsfeld eher aus einer Metaperspektive und im gesellschaftlichen Kontext, Schröer et al. zeigen praxisbezogene Zusammenhänge auf und in dem von Fröhlich-Gildhoff herausgegebenen Sammelband werden die einzelnen Hilfen unter dem Focus von Diagnostik, Indikation und Effekten betrachtet.

6.3 Psychotherapie mit Kindern und Jugendlichen[13]

6.3.1 Einführung: Traditionen der Kinder- und Jugendlichenpsychotherapie

Die Psychotherapie mit Kindern und Jugendlichen hat sich zwar zeitlich erst nach der Erwachsenenpsychotherapie entwickelt, mittlerweile aber eine lange und eigenständige Tradition. Die Entwicklung verlief (und verläuft) „pa-

---

13 Dieser Beitrag geht von zwei Veröffentlichungen des Autors (Fröhlich-Gildhoff 2006c, im Druck) aus.

rallel" zu den klassischen Therapieschulen; erst in den letzten Jahren wird versucht, die verschiedenen theoretischen Ansätze unter Konzepten einer „Allgemeinen Psychotherapie" zusammenzuführen.

Folgende Tabelle gibt einen Überblick über die unterschiedlichen Traditionen in der Kinder- und Jugendlichenpsychotherapie:

Tab. 6.2: Entwicklungslinien der Kinder- und Jugendlichenpsychotherapie

Therapieschule	„Urvater"/-„mutter"	Begründer der KiJu-PT	(Aktuelle) deutsche Vertreter
Psychoanalyse/ Tiefenpsychologie	Sigmund Freud	Anna Freud	A. Streeck-Fischer
	Alfred Adler	(Rudolf Dreikurs)	A. E. Stadler
Verhaltenstherapie	I. Pavlow B. F. Skinner A. Bandura A. T. Beck, A. Ellis		F. Petermann M. Borg-Laufs
Person(Klien-ten)zentrierte Psychotherapie	Carl Rogers	Virginia Axline („Spieltherapie")	S. Schmidtchen, S. Weinberger, M. Behr
Systemische Therapie	V. Satir S. Minuchin H. E. Richter (Analytische Richtung)		H. Stierlin A. v. Schlippe J. Schweitzer
„Allgemeine Psychotherapie"	Klaus Grawe	(Integrative PT: H. Petzold)	(S. Schmidtchen) (F. Resch) (K. Fröhlich-Gildhoff)

An das Konzept einer „Allgemeinen Psychotherapie für Kinder und Jugendliche" wird unterschiedlich herangegangen, daher sind die VertreterInnen in Klammern gesetzt.

Um den Traditionen der Therapieschulen gerecht zu werden, sind im Folgenden zunächst die Grundkonzepte noch einmal zusammenfassend gegenübergestellt:

Tab. 6.3: Grundkonzepte der unterschiedlichen Therapieschulen

	Tiefenpsychologie/Psychoanalyse	Verhaltenstherapie
Menschen-bild, Ent-wicklungs-prinzipien	Menschliche Entwicklung wird durch Trieb(e) gesteuert; diese „besetzen" im Verlauf der Entwicklung unterschiedliche Körperregionen. Drei psychische Instanzen: ES (Triebrepräsentanzen), ICH („Steuerung", Verbindung innen-außen), ÜBER-ICH (Gewissen) stehen in einem Spannungsverhältnis. Im Verlauf der Entwicklung werden durch das ICH Beziehungen zu inneren und äußeren „Objekten" gestaltet und innerpsychisch repräsentiert.	Menschliches Verhalten ist durch Lernprozesse verursacht S-O-R-C-K • Klassische Konditionierung • Operante Konditionierung (Verstärkungslernen) • Modell-Lernen • Kognitive Verhaltenssteuerung • Selbststeuerung/Selbstregulation
Grundan-nahmen über die Entstehung seelischer Störungen	Ursachen für seelische Störungen sind unbewusste Prozesse: a) Strukturstörungen (eingeschränkte/fragmentierte Ich-Entwicklung; diffuse Objektrepräsentanzen...) b) unbewusste intrapsychische Konflikte, v. a. im Zusammenhang mit der Triebentwicklung oder Objektrepräsentanzen (→ Fixierung, Regression, Abwehr) – oder zwischen den drei Instanzen.	Symptome entstehen durch problematische/„falsche" Lernprozesse (→ genaue Bedingungsanalyse)
Zentrale therapeuti-sche Inter-ventionen („Behand-lungskon-zept")	• Bewusstmachen der unbewussten Konfliktdynamiken v. a. durch Deutung von Übertragungsprozessen (Wiederholung vergangener Beziehungserfahrungen), Widerstand, Abwehr. • Gestaltung korrigierender emotionaler Erfahrung (z. B. Hilfs-Ich, Holding...)	Aufbau neuer/anderer erwünschter und Abbau unerwünschter Verhaltensweisen v. a. durch: • gezielte (pos. + neg.) Verstärkung • Löschung problematischer bzw. Aufbau neuer Konditionierungen • Korrektur von Erwartungen und Bewertungen (z. B. Veränderung irrationaler Gedanken) • Aufbau von Selbststeuerungs- und Kontrollsystemen ... auch durch Arbeit im und mit dem (sozialen) Umfeld

Fortsetzung auf S. 238

237

	Humanistische (Personzentrierte) Psychologie	Systemische Therapie	Allgemeine Psychotherapie
Menschenbild, Entwicklungsprinzipien	Menschen streben danach, zu wachsen und sich weiter zu entwickeln (Aktualisierungstendenz). Sie treten als autonome Wesen in Kontakt mit der (sozialen!) Umwelt, setzen sich mit dieser aktiv auseinander und machen Erfahrungen. Dadurch entwickelt sich die (handlungsleitende) Struktur des Selbst.	Menschen leben – als aktive Wesen – immer in sich selbst organisierenden Systemen. Diese befinden sich in einem (offenen) Austausch mit der Umwelt sowie einem ständigen Prozess zwischen Neuorientierung/Veränderung und „Bewahrung" (Streben nach Homöostase).	Aus aktiv mitgesteuerten Interaktionsprozessen – bei der Bewältigung von Entwicklungsanforderungen/-aufgaben – entwickeln sich intrapsychische Repräsentationen (kognitive und emotionale Schemata), die i. S. einer handlungsleitenden Struktur (~Selbst) Verhalten steuern.
Grundannahmen über die Entstehung seelischer Störungen	Störungen entstehen durch Widersprüche (Inkongruenzen) zwischen Selbst(-aktualisierung) und Erfahrungen. Zentrale Bedeutung haben Beziehungserfahrungen (Mangel an Empathie, Echtheit/Kongruenz, Wertschätzung/Akzeptanz) → Verletzlichkeit → gestörte Beziehung zu sich und anderen, die durch Symptome gezeigt und aufrecht erhalten wird (Rigidisierung des Selbst)	Störungen sind ein Zeichen von (dysfunktionalen) Interaktionen im System (Familie); Indexklient übernimmt Funktion, um Gleichgewicht wieder herzustellen.	Symptome sind (dysfunktionale) Bewältigungsversuche; sie stellen eine Bilanz von Ressourcen und Belastungsfaktoren dar.
Zentrale therapeutische Interventionen („Behandlungskonzept")	Angebot neuer (korrigierender) Beziehungserfahrung durch Realisierung der therapeutischen Grundhaltung (Basisvariablen, s. o.) und Anbieten eines „Raums" zur Entfaltung der Selbstaktualisierung	• Ganzheitliche Betrachtung des Systems aus Position der Allparteilichkeit • Verdeutlichen der systemischen Prozesse (z. B. fehlende Grenzen, Rigiditäten, Delegationen, dysfunktionale Regeln...) durch verschiedene Techniken.	Auf der Grundlage einer entwicklungsförderlichen Beziehungshaltung werden individuums- und störungsspezifisch **Wirkfaktoren** realisiert: • Ressourcenaktivierung • Aktive Hilfe zur Problembewältigung • Klärung • Prozessuale Aktivierung • (Allgemeiner Kompetenzerwerb)

Im Folgenden werden Grundprinzipien und Vorgehensweise der Kinder- und Jugendlichenpsychotherapie detaillierter – als therapieschulenübergreifendes, integratives Konzept – vorgestellt.

6.3.2 Grundkonzept und Praxis der Kinder- und Jugendlichenpsychotherapie

Ausgangspunkt der Kinder- und Jugendlichenpsychotherapie ist der Grundgedanke, dass seelische Prozesse – und eben auch diejenigen, denen Auffälligkeiten oder Erkrankungen zugrunde liegen – ihre Wurzeln in frühen Beziehungserfahrungen und dysfunktionalen Bewältigungen von Entwicklungsaufgaben oder aktuellen Anforderungen haben.

Folglich hat Psychotherapie die Aufgabe, neue, entwicklungsförderliche Beziehungserfahrungen zu ermöglichen, Gelegenheiten zum Verstehen und Verarbeiten nicht bewältigter Konflikte und Erlebnisse zu geben sowie neue Entwicklungsräume – auch zum Ausprobieren neuer Bewältigungsformen – zu eröffnen.

Die Bedeutung der Therapiebeziehung

Die therapeutische Beziehung wird so als zentrale Grundlage des therapeutischen Prozesses und als „Hintergrundfolie" jeglicher Interventionen gesehen:

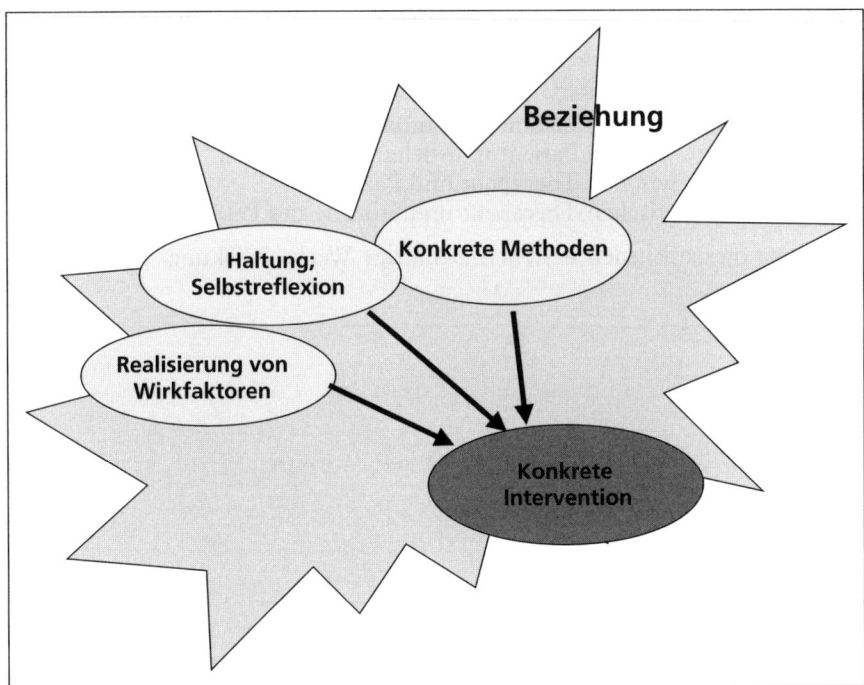

Abb. 6.3: Die Therapiebeziehung als Basis des Therapieprozesses

239

Zumindest in der personzentrierten und in der tiefenpsychologischen bzw. psychoanalytischen Therapietradition wird die psychotherapeutische Beziehung als der zentrale Wirkfaktor angesehen. Diese Position wird durch die Erkenntnisse der empirischen Psychotherapieforschung bestätigt. Exemplarisch seien die Erkenntnisse der Arbeitsgruppe von Grawe zitiert, weil sich diese um einen Therapieschulen-unabhängigen Ansatz bemüht hat:

„Für die Einzeltherapie ist die Bedeutung der Qualität der Therapiebeziehung für das Therapieergebnis über alle Zweifel erhaben nachgewiesen, und zwar für ganz unterschiedliche Therapieformen (Orlinsky, Grawe & Parks 1994)" (Grawe, Donati & Bernauer 1994, S. 706).

„Wenn man alle je untersuchten Zusammenhänge zwischen bestimmten Aspekten des Therapiegeschehens und dem Therapieergebnis zusammennimmt, dann sind Aspekte des Beziehungsgeschehens diejenigen Merkmale des Therapieprozesses, deren Einfluss auf das Therapieergebnis am besten gesichert ist" (ebd., S. 775).

„Die Therapiebeziehung ist (...) zunächst einmal das zentrale Mittel, das positive Potential des Patienten zu aktivieren" (Grawe & Fliegel 2005, S. 691).

„Eine reflektierte Gestaltung der Therapiebeziehung [sollte] den Kern jeder Therapieausbildung darstellen" (ebd., S. 692).

Hiervon ausgehend stellt sich die Frage nach den Kennzeichen einer „guten" bzw. „erfolgreichen" Therapiebeziehung.

Ein zentrales Element ist das der „Passung" zwischen Therapeut und Patient. Dabei scheint es so, dass das, was diese Passung ausmacht, vor allem „Sympathie", relativ schwer empirisch zu fassen ist (vgl. z. B. Huf 1992):

Orlinsky & Howard (1987) haben versucht, den komplexen Prozess der Passung genauer in Kategorien zu fassen:

- die Passung zwischen Behandlungsmodell und Störungsmodell
- die Passung zwischen Patient und Behandlungsmodell
- die Passung zwischen Therapeut und Patient
- die Passung zwischen Therapeut und Störung des Patienten.

Zwischen diesen Ebenen bestehen vielfältige Wechselwirkungen.

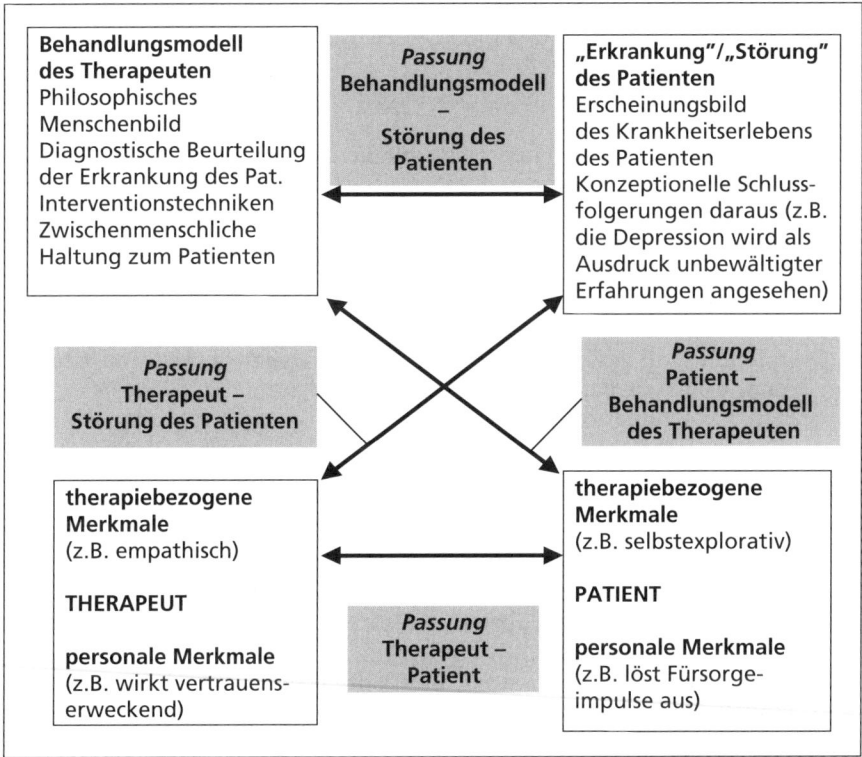

Abb. 6.4: Passung in der Psychotherapie (nach Orlinsky & Howard 1987; Abb. modifiziert nach Eckert, o. J.)

Die Passung ist übrigens auch in sozialpädagogischen Prozessen ein wesentliches Element für den Erfolg von Interventionen (vgl. Fröhlich-Gildhoff 2003a, Fröhlich-Gildhoff et al. 2006).

Während auf Seiten des Therapeuten offensichtlich die Realisierung entwicklungsförderlicher Beziehungsparameter – v. a. die sogenannten „Basisvariablen" (Empathie, Echtheit, Akzeptanz, Kongruenz sowie Halt und Strukturbildung) sowie die Gestaltung „korrigierender emotionaler Erfahrungen" (vgl. Cremerius 1979) von Bedeutung sind, so spielt auf Seiten des Patienten insbesondere die Motivation und Veränderungsbereitschaft eine bedeutsame Rolle.

Weitere Kennzeichen einer guten, entwicklungsfördernden Therapiebeziehung sind:

- das Ausstrahlen von **Kompetenz,** das Sicherheit vermittelt („Insgesamt gelangt man aufgrund der Forschungsergebnisse zu dem Schluss, dass ein als kompetent, glaubwürdig und sicher beurteilter Therapeut größere Einflussmöglichkeiten auf den Klienten hat (...)" (Huf 1992, S. 174))
- **Kongruenz oder Echtheit** (Rogers 1987)

- **volle Zuwendung und Aufmerksamkeit** (Präsenz)
- Ausstrahlen von **Wärme** und **Engagement**, das auch durch Tonfall, Mimik und Körperhaltung ausgedrückt wird
- respektvolles und wertschätzendes Eingehen; **Wertschätzung** und **Akzeptanz** (Rogers 1987)
- **Empathie** (Rogers 1987) und **Feinfühligkeit** (vgl. Ainsworth et al. 1978)
- **Sensibilität für die Regungen** des Patienten und entsprechende, auch nonverbale Begleitung
- **Kommunikation „auf derselben Wellenlänge"** (Grawe, Regli, Smith & Dick 1999, S. 212)
- **Da-Sein für den Patienten,** „ohne ihn zu dominieren" (Grawe 1998, S. 537)
- „verständnisvoll gewährend sein, aber gleichzeitig führend und **strukturierend**, wenn der Patient Unterstützung braucht" (ebd.)
- gezielte **Co-Regulation** affektiver Zustände

Wie aus der psychoanalytischen/tiefenpsychologischen Tradition hinlänglich bekannt, finden sich in jeder psychotherapeutischen Beziehung immer Aspekte einer **Übertragungs- und einer Realbeziehung.**

- In der **Übertragungsbeziehung** kommt es zu einem Aktualisieren wichtiger vergangener Beziehungserfahrungen. Dabei werden „schwierige" aber auch „gute" Erfahrungen übertragen; es zeigen sich Probleme und Wünsche.
- Die **Realbeziehung** ist hingegen die reale aktuelle Beziehung zwischen Therapeut und Kind.

Beide Beziehungselemente finden sich (in fast) jeder Szene der Therapie und sind gemeinsam oder in jeweils unterschiedlichen Ausprägungen vorhanden.

Die Bedeutung des Spiels

Das zentrale Medium zumindest in der Kinderpsychotherapie ist das Spiel:
Das Spiel ist die bedeutsamste Ausdrucksmöglichkeit, die „Sprache" (Zulliger 2007) des Kindes. „Handlungsebene ist in erster Linie das freie Spiel: Es ist das Medium, in dem das Kind sich vorwiegend ausdrückt und seine innere Wirklichkeit inszeniert. Die Beziehungsmuster und die Beziehung zu sich selbst haben dabei eine herausragende Bedeutung. Dabei sucht sich das Kind immer den für die Erlebnisverarbeitung optimalen Spannungszustand. Im Spiel werden die mit der jeweiligen Situation einhergehenden Gefühle wieder erlebt und so einer Bearbeitung zugänglich gemacht: Konflikte und traumatische Ereignisse werden auf der Spielebene dargestellt, wiederholt und verändert, bis das Kind sie in sein Selbstbild integrieren kann. Indem die Therapeutin die Gefühle des Kindes – sowohl die verbalen wie die nichtverbalen – empathisch aufgreift, hilft sie dem Kind, sich mit so unterschiedlichen Gefühlen wie Wut, Schmerz, Traurigkeit und Scham wahrzunehmen, sich zu verstehen und damit umgehen zu können. Im Probehandeln werden eigene Lösungen und Antworten gesucht, so wird Vergangenheit bewältigt und Zukunft vorweggenommen" (Weinberger 2001, S. 36).

Das Spiel und die grundsätzliche Offenheit des Angebots („Es ist Deine Stunde, Du kannst entscheiden, ob Du spielen willst, was Du spielst, ob Du lieber allein oder mit mir [TherapeutIn] spielen willst…") dienen also zur Darstellung und zur Bewältigung inneren Erlebens. Zugleich ist die Möglichkeit gegeben, sich und neue Lösungswege zu erproben. Wenn Kinder in der Therapie selber entscheiden können, nutzen sie 95 % der Zeit für das Spiel, während die durchschnittliche Sprechzeit – meistens parallel zum Spiel – 20 % beträgt (Schmidtchen 1991).

Das Kind kann sich als selbstwirksam erleben. Die Materialien im Spielzimmer bieten breite Anregungen, der Raum in seinen Begrenzungen ist zugleich Schutzraum.

Die Interventionen der Therapeuten erfolgen verbal und auf der Spielebene, sie geben Resonanz auf die Selbst- und Lebensäußerungen des Kindes und ermöglichen ihm die Aktivierung eigener Ressourcen, die innere Klärung und Überwindung innerpsychischer Inkongruenz.

Dabei müssen Kindertherapeuten immer „Übersetzungsarbeit" leisten: Sie müssen das Kind in seiner spielerischen, symbolhaften Sprache verstehen und dies „einordnen" und dann wieder verbal oder auf der Spielebene antworten. Das „Übersetzen ist oft gleichbedeutend mit einer Transformation unbewusster Inhalte in Bewusstes, es trägt somit auch zur besseren Verankerung neuer Erfahrungsinhalte bei. Der Therapeut bewegt sich also immer auf zwei Ebenen gleichzeitig: einmal auf der Realebene, zum andern auf der Spiel- bzw. Symbolebene. Damit verbunden sind auch mehrere Rollen: Der Therapeut ist einerseits ein in der Realität verankerter Erwachsener, der Orientierung bietet, er ist aber auch immer Spielpartner bzw. Mithandelnder auf der Symbolebene" (Fröhlich-Gildhoff et al. 2004b, S. 179).

Die Schwierigkeit sei an dem, Kindertherapeuten sicherlich gut bekannten, *Beispiel* verdeutlicht, wenn ein Kind bei Regelspielen absichtlich „mogelt", also die Spielregeln verletzt, um sich einen Vorteil zu verschaffen: Es ergibt sich die Frage, ob, wann und wie dies durch den Therpeuten angesprochen werden soll:

Ein Kind, das z. B. aufgrund vieler Ablehnungserfahrungen immer wieder versuchen muss, seinen gefährdeten Selbstwert durch das unbedingte Gewinnen-Müssen zu sichern, reinszeniert dieses Grundmuster in der dargestellten Situation. Dieses Kind wird eine gewisse Zeit genau diese Ausdrucksform auch in der Therapiesituation benötigen. Andererseits wird es im Alltag durch dieses Verhalten wiederum Ablehnung durch andere hervorrufen, also sich in seiner inneren „Weltbegegnungshaltung" bestätigen. Die Chance der Therapie besteht darin, dass dieses Muster angesprochen werden kann, für das Spiel (neue) gemeinsame Regeln gefunden werden und das Kind die Erfahrung macht, auch in diesem Verhalten „angenommen" zu sein – ohne dass die andere Person (Therapeut) die Grenzüberschreitung dauerhaft kommentarlos hinnimmt – weil die bloße Wiederholung des Immer-Gleichen dem Kind nicht weiterhilft.

Für ein anderes Kind, das aus Angst, die Zuneigung der Bezugspersonen zu verlieren, sich bisher immer sehr zwanghaft an vorgegebene Ordnungen und Vorgaben gehalten und damit eigene Wünsche und Bedürfnisse zurückgehalten hat, kann das „Mogeln" ein Entwicklungsfortschritt sein: Es probiert heimlich aus, wie es ist, die eigenen Interessen auch mit einer Grenzüberschreitung durchzusetzen. In diesem Fall wird der Therapeut die Regelverletzung wahrscheinlich lange Zeit gar nicht ansprechen und sich still über die Expansionen des Kindes freuen.

Die Interventionen, das Handeln in der Situation

Grundsätzlich lassen sich – auf dem Hintergrund einer tragenden und entwicklungsförderlichen therapeutischen Beziehung – folgende Interventionsebenen unterscheiden:

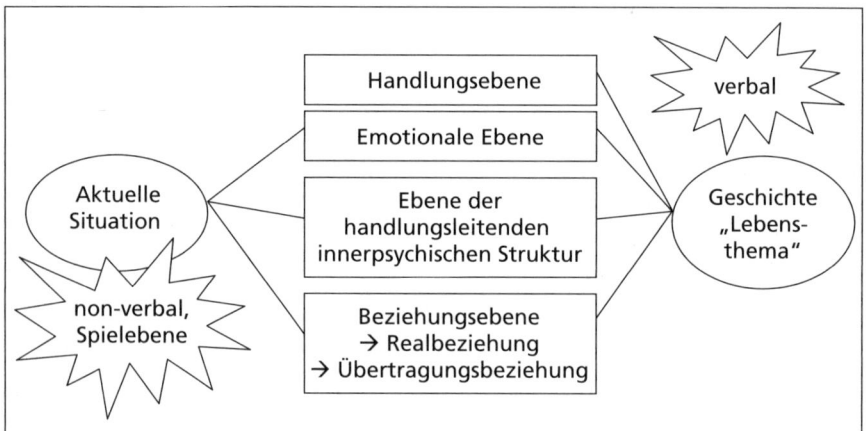

Abb. 6.5: Interventionsebenen in der Kindertherapie

Bezugspunkte für die Intervention sind die jeweilige aktuelle Situation („Hier und Jetzt") und die „Lebensthematik" (die Inkongruenzen bzw. intrapsychischen Konflikte, die bisherigen zentralen Beziehungserfahrungen, die Ressourcen und Bewältigungsformen usw.).

- *Handlungsebene*: Das Beobachtete wird von dem Therapeuten beschrieben – hier gibt es eine Vielzahl von Möglichkeiten, Akzente zu setzen (und z. B. spezifisch ressourcenorientiert zu intervenieren). Verbalisierungen des Geschehens auf der Handlungsebene machen einen großen Teil der Interventionen aus. Sie sind für die Kinder hilfreich, weil sie erleben, dass ein Erwachsener sich für sie interessiert und sie begleitet. Sie stehen im Mittelpunkt der Aufmerksamkeit und werden „gespiegelt"; damit wird an frühe positive Interaktionserfahrungen angeknüpft.
- *Emotionale Ebene*: Die – vielleicht auch nur latent – gezeigten Emotionen werden verbalisiert (hier wird auf die „klassische" klientenzentrierte Methode des „Verbalisierens emotionaler Erlebnisinhalte" zurückgegriffen). Auch auf dieser Ebene hat das Spiegeln an sich eine große Bedeutung. Ebenso wichtig ist, dass durch die Verbalisierung die Emotionen auf einer bewussten Ebene verdeutlicht werden; das Kind kann sich jetzt damit auseinandersetzen.

- *Ebene der handlungsleitenden innerpsychischen Struktur*: Hier kann – wenn der Therapeut dazu klare Hypothesen hat – der Bezug zum „Lebensthema" bzw. den „handlungsleitenden Kognitionen" (Kognitive Verhaltentherapie) oder dem „internal working model" (Bindungstheorie) – hergestellt werden. Es kann „Klärung" im Sinne des Grawe'schen Wirkfaktors (Grawe 1994, 1998) stattfinden; solche Interventionen setzen präzise Kenntnisse der Geschichte des Kindes und seiner Lebensbewegungen voraus. Kinder gehen zumeist auf ein derartiges Angebot nicht direkt ein, aber auch auf dieser Ebene wird bisher „Unbewusstes" auf die Bewusstseinsebene „gehoben".
- *Beziehungsebene*: Interventionen auf dieser Ebene setzen gewachsenes Vertrauen zwischen Therapeut und Kind voraus; dabei kann das Geschehen auf der Ebene der Realbeziehung, aber auch der Übertragungsbeziehung angesprochen werden.

Diese oder ähnliche Interventionsebenen lassen sich überwiegend auch in der Jugendlichen- und Erwachsenentherapie beschreiben – in der Kindertherapie werden sie jedoch nicht nur auf verbaler, sondern ebenso auf symbolischer, also auf der Spielebene realisiert.

Es muss zudem betont werden, dass es *die* richtige bzw. in ihrer Absolutheit perfekte Intervention *an sich* nicht gibt. Das Handeln des Therapeuten ist immer auf das jeweilige Kind bezogen, eben auf die Person zentriert. Auf welcher Ebene die Intervention erfolgt, ist vor allem vom Entwicklungsstand des Kindes und vom Stand des therapeutischen Prozesses abhängig.

Ein Fallbeispiel

Therapieanlass

Das neunjährige Mädchen Johanna stellte sich zusammen mit seiner Mutter auf Anraten einer Familienhelferin in der ambulanten Praxis vor. Nach Angaben der Mutter und später der Familienhelferin und der Klassenlehrerin zeigte Johanna auffälliges Verhalten in der Schule: Sie zog sich einerseits zurück bis zur Leistungsverweigerung, andererseits hatte sie Probleme sich an Regeln zu halten, war „vorlaut". Sie hatte kaum soziale Kontakte; in der Familie gab es viele Streitigkeiten unter den Geschwistern.

Das Problemverhalten zeigte sich in abgemilderter Form schon in Kindergarten und Vorschule, trat aber in der (wiederholten) ersten Klasse zunehmend stärker auf.

Vorgeschichte und Diagnostik

Johanna ist das dritte, erwünschte Kind der verheirateten Eltern. Es gibt noch zwei ältere (+1, +5) sowie zwei jüngere (-1, -5) Schwestern. Im ersten Lebensjahr des Kindes war die Mutter lange Zeit im Krankenhaus wegen einer Problemschwangerschaft mit der nächstjüngeren Schwester. Sie wurde in dieser Zeit von abwechselnden Personen versorgt. Die Mutter berichtete, dass die Entwicklungsparameter normgerecht gewesen seien.

Nach der Kindergartenzeit wurde das Mädchen vom Schulbesuch zurückgestellt, sie besuchte die Vorschule wegen zum Teil ängstlichem, zum Teil kleinkindhaftem Verhalten. Demzufolge erfolgte die Einschulung ein Jahr verspätet; wegen Leistungs- und Verhaltensproblemen wiederholte sie zu Therapiebeginn das erste Schuljahr. Im Lauf der ersten Lebensjahre kam es zu insgesamt drei Umzügen der Eltern und den entsprechenden Kindergarten-/Schul- und Beziehungswechseln.

Beide Eltern berichteten von Konflikten zwischen ihnen wegen unterschiedlicher Auffassung in der Erziehung ihrer Kinder.

Im Verlauf der probatorischen Sitzungen war zu dem Kind ein guter Kontakt herstellbar. Johanna ließ sich auf die Anforderungen der verschiedenen Tests ein. Bei Leistungsanforderungen war sie durch Lob motivierbar, allerdings war auch eine geringe Frustrationstoleranz festzustellen; in einer Situation verweigerte sie nach mehreren Misserfolgen die weitere Arbeit.

Im Rahmen der psychodiagnostischen Untersuchungen wurden verschiedene Testverfahren („Familie in Tieren", „Schwarzfuss-Test", „Szeno-Test") durchgeführt, die deutlich Hinweise auf ein geringes Selbstwerterleben und eine unsichere Stellung in der Familie zeigten. Zugleich wurden deutliche Wünsche nach Versorgung und Zuwendung deutlich.

Im Intelligenztest („Kaufman ABC") erzielte Johanna ein leicht unterdurchschnittliches Ergebnis, es ergaben sich starke Differenzen zwischen verschiedenen Subtests und es zeigten sich Hinweise auf Probleme der

Wahrnehmungsverarbeitung (hier wurde den Eltern dringend angeraten, eine dezidierte Untersuchung der Sinnesfunktionen vornehmen zu lassen).

Überlegungen zur Entstehung der Auffälligkeiten

Johanna wuchs unter belastenden Bedingungen auf. Schon im ersten Lebensjahr kam es zur längerfristigen Trennung von der Mutter, die ihrerseits durch den geringen Abstand der Kinder belastet war. Johanna konnte so keine sicheren Bindungserfahrungen machen und keine stabilen Beziehungsrepräsentationen aufbauen. Sie erlebte, dass ihre Lebensäußerungen nicht durchgängig adäquat und feinfühlig „beantwortet" wurden; sie hatte wenige Anregungen und konnte nur eingeschränkt Selbstwirksamkeitserfahrungen machen. Die Folge davon war eine Störung des Selbstgefühls und des Selbstwerterlebens.

Diese Grundstörung konnte nicht kompensiert werden: die enge Geschwisterfolge ließ wenig Raum für individuelle Zuwendung für das Kind. Die Mutter erhielt keine Unterstützung durch den Vater. Durch die Konflikte zwischen den Eltern waren wenig emotionale Kapazitäten für die Kinder da. Die teilweise ambivalente Erziehungshaltung gab wenig Sicherheit. Dies führte zu dem Selbsterleben, nicht angenommen, teilweise im Weg zu sein – gleichzeitig zeigt(e) sich ein deutlicher Wunsch nach Zuwendung. Das „Weltbegegnungsthema" von Johanna lässt sich so beschreiben: „Ich werde in meinen Wünschen und Bedürfnissen nicht gesehen, dafür ist kein richtiger Platz da. Die anderen sind meistens wichtiger als ich, ich bin weniger wert".

Das Selbsterleben wurde möglicherweise auch dadurch weiter beeinträchtigt, dass mögliche Einschränkungen der Sinnesfunktionen nicht frühzeitig beachtet wurden und es dadurch zu Überforderungssituationen des Kindes kam.

Die dargestellten emotionalen und Verhaltensprobleme sind als Folge einer Selbst-Strukturstörung zu sehen. Rückzug und Leistungsverweigerung haben eher regressiven Charakter, „vorlautes Verhalten", das „Vorgeben von Fähigkeiten" und das Übertreten von Regeln haben eher progressiven Charakter. Es gelingt Johanna, sich auf diese Weise einen gewissen Rest an Aufmerksamkeit zu sichern. Dies ist letztlich dysfunktional, sie wird bestraft oder abgelehnt; die alte Struktur mangelnden Selbstwerterlebens wird gefestigt.

Diagnose

F 92.8: Kombinierte Störung des Sozialverhaltens und der Emotionen.

Therapieplanung

Indiziert war eine Langzeit-Kinderpsychotherapie im Einzelsetting mit wöchentlicher Frequenz. Johanna sollte die Möglichkeit erhalten, ihr Selbsterleben im Spiel auszudrücken und zugleich – unterstützt durch hilfreiche, fördernde Interventionen – neue Selbstwirksamkeitserfahrungen machen. Auf der Beziehungsebene sollte sie durch das feinfühlige, spiegelnde Begleiten ihrer Aktivitäten die Erfahrung des Angenommen-Seins und Anerkannt-Werdens machen können. Durch diese neuen (korrigierenden) Erfahrungen sollte sie Bindungssicherheit gewinnen und auf diesem Wege zu einer Selbstwertstabilisierung gelangen. Aufgrund der frühen Entstehung der Störung und der Verfestigung musste von einer grundsätzlich langfristigen Behandlungsperspektive ausgegangen werden.

In der begleitenden intensiven Bezugspersonenarbeit (im vierwöchigen Abstand) sollten die Eltern unterstützt werden im Realisieren einer konsistenten Erziehungshaltung und der Verbesserung der Stellung des Kindes in der Familie. Weiterhin war es nötig, Überforderungssituationen des Kindes zu vermeiden, um ihm im Alltag und in der Schule Erfolgserlebnisse zu ermöglichen.

Da die Familie Unterstützung im Rahmen Sozialpädagogischer Familienhilfe (gemäß § 31 SGB VIII) erhielt, war es außerdem wichtig, Absprachen mit der Familienhelferin über ein koordiniertes Vorgehen zu treffen.

Therapieprozess

Die Psychotherapie von Johanna dauerte insgesamt 65 Sitzungen mit zusätzlich 15 Bezugspersonengesprächen. Der Therapieprozess vollzog sich in drei Phasen („Warmwerden", also: Beziehungsaufbau; intensive Auseinandersetzung mit sich selbst und dem Therapeuten, vor allem im Spiel; Ablösung und Aufbau von Kontakten zu Gleichaltrigen), die hier im Detail nicht beschrieben werden können.

Große Bedeutung hatten zwei lange anhaltende Abschnitte in der zweiten Phase:

Zwischen der siebten und 13. Sitzung bestand Johannas Hauptaktivität darin, Pudding zu kochen. Sie probierte dies aus, machte Misserfolgserfahrungen, wurde jedoch zunehmend erfolgreicher. Der Therapeut sollte zunächst nur zuschauen (und das Geschehen kommentieren) und musste am Ende das fertige Produkt konsumieren – erst nach und nach konnte das Mädchen den Pudding selber essen und sich zugestehen, dass sie gerne einen Großteil der Portion für sich beansprucht. Gegen Ende der „Puddingphase" kochte sie dann sehr große Portionen, nahm Teile davon mit nach Hause und „versorgte" die Kollegen in der Gemeinschaftspraxis. Das Puddingkochen hatte dabei mehrere Funktionen: Sie konnte – erfolgreich – ein Produkt erstellen und damit zunächst jemand anderes „beglücken"; sie versorgte den Therapeuten. Dies entspricht zunächst „alten" Mustern: sie will das „liebe Kind" sein und sich so Zuwendung sichern – die sie konstant erhält. Dann kann sie ihre eigenen Bedürfnisse deutlicher zeigen und ausprobieren, was passiert, wenn sie „unmäßig" wird. Nachdem sie diesbezüglich „gesättigt" ist, zeigt sie ihre neu gewonnenen Fähigkeiten anderen und organisiert sich selbst auf diese (angemessene) Weise Zuwendung und Anerkennung.

Etwa zwischen der 25. und 40. Sitzung spielte Johanna lange und ausdauernd im und mit dem Puppenhaus. Dabei setzte sie auf vielfältige

Weise die eigene Familiensituation in Szene. Zunächst ging es darum, ein „böses Mädchen" zu bestrafen und aus der Familie zu verstoßen – sicherlich eine Symbolisierung der eigenen Erfahrungen, aber auch Ängste. Dann zeigte sie länger andauernd ihre verzweifelte Wut gegenüber den Elternfiguren, die ihre Kinder „vernachlässigten" und deshalb von einer Fee verzaubert oder von der Polizei verhaftet wurden. Gegen Ende dieser Phase wurde die Protagonistin (das vorher „böse" Mädchen) zunehmend selbstbewusster und setzte sich in angemessener Weise mit den „ungerechten" Eltern auseinander, manchmal mit Hilfe einer Tante (der Symbolfigur für den Therapeuten). Der Therapeut war in dieser Phase oft zum Mitspielen aufgefordert. Dabei hielt er sich – nach Rückversicherung („wie meinst Du, soll ich jetzt als... sein?") – eng an die Vorgaben des Kindes; manchmal wurden durch die Interventionen Handlungs- bzw. Entwicklungsmöglichkeiten angedeutet.

Die Arbeit mit den Bezugspersonen gestaltete sich zunächst schwierig, weil sie wenig Verantwortung für eine Veränderung der Situation Johannas in der Familie übernehmen wollten („es muss doch ausreichen, wenn wir sie jede Woche zu Ihnen bringen"). Eine größere Bedeutung für die Änderung der familiären Strukturen hatte die Familienhelferin, die dreimal wöchentlich im Alltag der Familie präsent war. Erst gegen Ende der Therapie wurden die Eltern offener für eine Selbst-Auseinandersetzung.

Ende
Die Therapie wurde ab der 52. Sitzung auf eine 14-tägige Frequenz umgestellt. Johanna war deutlich selbstsicherer geworden, konnte eigene Gefühle besser regulieren, konnte Misserfolge besser annehmen und in angemessener Weise ihre Bedürfnisse artikulieren sowie teilweise autonomer für deren Befriedigung sorgen. Begleitend zu diesen innerpsychischen Veränderungen absolvierte sie erfolgreich das erste Schuljahr (und, wie eine katamnestische Nachfrage zeigte: auch die weiteren) und baute einen guten Kontakt zu zwei Freundinnen auf. Gegen Ende der Therapie begann sie, regelmäßig auf einem Reiterhof mit zu helfen, was die Ablösung vom Therapeuten beschleunigte („Ich würde ja gerne weiter kommen, aber die brauchen mich jetzt doch auf dem Hof...").

Wirkfaktoren im therapeutischen Prozess

Die Arbeitsgruppe um Grawe (1994, 1998) identifizierte auf der Grundlage ihrer Metaanalysen schulenübergreifend vier Wirkfaktoren in der Psychotherapie mit Erwachsenen:
1. Ressourcenaktivierung, 2. Hilfe zur Problembewältigung, 3. Klärung und 4. Prozessuale Aktivierung. In einem Praxisforschungsprojekt (Fröhlich-Gildhoff et al. 2004, Fröhlich-Gildhoff i. D.) konnten anhand von Videoanalysen von über 1000 Therapiestunden diese vier Faktoren gleichfalls in Kinderpsychotherapien identifiziert und operationalisiert werden; zusätzlich zeigte sich ein fünfter Faktor („Allgemeiner Kompetenzerwerb").

In weitergehenden Analysen zeigte sich, dass die Wirkfaktoren unterschiedlich realisiert werden,

- je nach Setting (z. B. Einzeltherapie gegenüber der Gruppentherapie)
- zu unterschiedlichen Zeitpunkten des Therapieprozesses (deutlicher Unterschied zwischen Anfangsphase und Ende)
- je nach altersmäßigem und vor allem „psychischem" Entwicklungsstand des Patienten
- nach aktuellem Thema aber auch „Störungsbild" des Kindes/Jugendlichen

Zusammenfassend lassen sich folgende therapieprozessleitende Erkenntnisse formulieren:

- Die „Passung" zwischen TherapeutIn und Kind/Jugendlichem/r ist zumindest zu Beginn der Therapie ein wesentlicher Faktor, der über einen positiven Verlauf entscheidet. Es muss Energie in das reflektierte Herstellen dieser Passung investiert werden.
- Es lassen sich Parameter einer entwicklungsförderlichen Beziehungsgestaltung formulieren. Neben den klassischen Basisvariablen ist dies Halt und Strukturgebung, aber auch eine Co-Regulation affektiver Zustände.
- Je nach Entwicklungsgeschichte, psychischer Struktur und Konfliktdynamik der PatientIn ist es bedeutsam, die Möglichkeit zu „korrektiven Erfahrungen" (Grawe 1998) bzw. „korrigierenden emotionalen Erfahrungen" (Cremerius 1979) in der Beziehung mit der TherapeutIn zu gestalten.
- Zu einem erfolgreichen Therapieverlauf trägt ein „Jonglieren" mit den einzelnen therapeutischen Wirkfaktoren je nach dem Stand der PatientIn und des Therapieprozesses bei.
- Darüberhinaus ist es wichtig, auch gezielte „Anstöße" zu geben, zur Veränderung auf einer Schema(Selbstruktur)ebene. Hierzu trägt im Wesentlichen die Beziehungsgestaltung bei; insbesondere auf der Ebene des Spieles können allerdings auch neue herausfordernde und erlebnisaktivierende Methoden gezielt eingesetzt werden.

Zusammenfassung

Die Psychotherapie mit Kindern und Jugendlichen hat sich parallel zu den klassischen Therapieschulen entwickelt. In jüngster Zeit gibt es deutliche Bemühungen, Grundprinzipien einer schulenübergreifenden „Allgemeinen Psychotherapie" zu beschreiben und zu realisieren.

Die therapeutische Beziehung ist die zentrale Grundlage des therapeutischen Prozesses und zugleich die „Hintergrundfolie" jeder Intervention; dies ist empirisch gesichert. Ein wesentlicher Faktor dabei ist die Passung zwischen Therapeut und Patient, vor allem die zwischen den Persönlichkeiten, aber dann auch zwischen dem Behandlungsmodell und dem Störungsmodell. Wichtige therapeutische Grundprinzipien sind Kompetenz des Therapeuten, Kongruenz, Wärme und Engagement des Therapeuten sowie Wertschätzung und Akzeptanz. Ebenso wichtig ist es, Empathie und Feinfühligkeit umzusetzen, struktur-gebend Unterstützung zu gewähren und die Co-Regulation affektiver Zustände aktiv mitzugestalten. Es lassen sich Übertragungs- und Realbeziehung unter-scheiden.

In der Kindertherapie ist das Spiel das zentrale Medium. Interventionen des Therapeuten erfolgen verbal und auf Spielebene, sie geben Resonanz auf die Selbst- und Lebensäußerungen und ermöglichen den Kindern die Aktivierung eigener Ressourcen, die innere Klärung und Überwindung innerpsychischer Inkongruenzen. Aus Metaanalysen von Therapiestudien und Prozessanalysen von Therapieverläufen lassen sich fünf Wirkfaktoren im therapeutischen Prozess therapieformenübergreifend feststellen: Ressourcenaktivierung, Hilfe zur Prob-lembewältigung, Klärung, Prozessuale Aktivierung sowie Allgemeiner Kompe-tenzerwerb.

Fragen zur Selbstüberprüfung

1. Welches sind entwicklungsförderliche Beziehungsparameter, die Bedeu-tung für den Therapieverlauf haben?
2. Welche Interventionsebenen lassen sich in der Kindertherapie unterschei-den?
3. Wie ist das Verhältnis der Realisierung von Wirkfaktoren einerseits und der therapeutischen Beziehung andererseits?

Weiterführende Literatur

Weinberger, S. (2001). Kindern spielend helfen. Eine personzentrierte Lern- und Pra-xisanleitung. Weinheim: Beltz.

In diesem Buch werden Begründungen und Grundlagen der Kinderpsychotherapie, insbesondere der Spieltherapie, systematisch dargestellt. Ausgangspunkt ist dabei eine humanistische, moderne personzentrierte Sicht; allerdings werden die Ansätze anderer Therapieschulen integriert und ein störungsspezifisches therapeutisches Vorgehen für verschiedene Auffälligkeiten beschrieben.

6.4 Kinder- und Jugendpsychiatrie

Da die Kinder- und Jugendpsychiatrie ein wichtiger Baustein im System der Unterstützung und Versorgung von verhaltensauffälligen Kindern und Jugendlichen darstellt, sollen wesentliche Grundprinzipien an dieser Stelle kurz vorgestellt werden. Zur vertieften Betrachtung empfiehlt sich die weiterführende Literatur (s. u.).

„Die Kinder- und Jugendpsychiatrie ist zuständig für Diagnostik, Therapie, Rehabilitation und Prävention psychischer und neuropsychiatrischer Störungen und Erkrankungen bei Kindern und Jugendlichen von der Geburt bis zur Volljährigkeit" (Remschmidt 1979). In diesem Vorwort zur ersten Auflage des Lehrbuchs zur Kinder- und Jugendpsychiatrie beschreibt Remschmidt das sehr breite Aufgabenspektrum dieses Fachgebiets. Dieses Spektrum hat sich in den vergangenen 30 Jahren herausgebildet und ausdifferenziert, wodurch sich mittlerweile erhebliche Fortschritte ergeben haben. So hat sich ein Behandlungsspektrum im ambulanten (Ambulanzen an Kliniken für Kinder- und Jugendlichenpsychiatrie, die auch dezentral etabliert worden sind; niedergelassene Kinder- und Jugendpsychiater), teilstationären (Tageskliniken) und stationären (Kliniken für Kinder- und Jugendlichenpsychiatrie) Setting flächendeckend etabliert.

Im Bereich der Kinder- und Jugendpsychiatrie wird auf der Grundlage eines eher medizinisch orientierten Krankheitsbildes bzw. -modells ein in der Regel sehr breites und vor allem multidisziplinäres, therapeutisches Arbeiten mit den Patienten – und zumeist auch ihren Bezugspersonen – realisiert.

Im stationären Bereich werden in der Regel Patienten mit schwereren Auffälligkeiten und Erkrankungen – oftmals mit einem beträchtlichen Maß an Selbst- und Fremdgefährdung – behandelt.

Als wesentliche Voraussetzung für die Therapie in allen Behandlungssettings wird eine „mehrdimensionale Diagnostik" (Remschmidt 2005, Remschmidt & Mattejat 2003) angesehen.

Das Behandlungsspektrum umfasst unterschiedlich orientierte psychotherapeutische Interventionen (tiefenpsychologisch fundierte Psychotherapie, Verhaltenstherapie, Gesprächstherapie, Spieltherapie, etc.) im Einzel- und Gruppensetting. Diese werden ergänzt durch Familientherapie und/oder Elterntrainings. Eine Besonderheit kinder- und jugendpsychiatrischer Interventionen ist die medikamentöse Behandlung, die in anderen (in diesem Buch vorgestellten) Unterstützungsformen nicht möglich ist und praktiziert wird. Das Behandlungsspektrum wird ergänzt durch Ergotherapie oder andere spezielle Rehabilitationsmaßnahmen. Die Arbeit in der Kinder- und Jugendlichenpsychiatrie setzt auf ein vernetztes diagnostisches und therapeutisches Angebot, so dass in der Regel auch Kooperationen mit anderen Diensten, zum Beispiel aus der Kinder- und Jugendhilfe zum Alltag gehören.

In einer breiten und auch lange Zeiträume erfassenden Therapie-Evaluationsstudie zeigten sich folgende Ergebnisse (Remschmidt & Mattejat 2003):

• Therapeutische Maßnahmen:
  „Die familienbezogenen Maßnahmen nehmen den höchsten Stellenwert ein; diese Maßnahmen werden bei fast 80 % aller Patienten durchgeführt.

Es folgen die individuelle Psychotherapie des einzelnen Patienten (bei etwa 43 %), andere umfeldbezogene Maßnahmen und Übungsbehandlungen sowie die Medikation, die in dieser Gesamtstichprobe nur bei 12 % aller Behandlungsfälle durchgeführt" wird (ebd., S. 899) – hier zeigt sich, dass das oft geäußerte Vorurteil, die Kinder- und Jugendpsychiatrie würde vor allen Dingen mit Hilfe von Medikamenten behandeln, irreführend ist.

- Erfolg:
Bei einer Analyse des Zusammenhangs zwischen Diagnose und Behandlungserfolg konnten im **ambulanten Setting** Erfolgsquoten von 14 % (Persönlichkeitsstörungen) bis 66 % (Neurosen) festgestellt werden (bei einer mittleren Erfolgsquote von ca. 60 %); im **stationären Rahmen** reicht die Spanne von 36 % Erfolg („dissoziale Syndrome") bis hin zu 87 % (Anorexia Nervosa).

- Dauer:
Hier zeigte sich, dass der „Prozentsatz der erfolgreichen Behandlungen mit steigender Therapiedauer zunimmt. Im stationären Bereich sind Behandlungen, die weniger als drei Monate dauern, im Durchschnitt deutlich weniger erfolgreich als Therapien mit einer längeren Dauer (...). [Dies] ist ein wichtiges Ergebnis, denn man kann die Behandlungsdauer nicht beliebig reduzieren, wenn man überhaupt noch Therapieerfolge erzielen und nicht in eine ‚Drehtür-Kinder- und Jugendpsychiatrie' zurückfallen will, die im stationären Setting permanent mit Rückfällen und raschen Wiederaufnahmen zu rechnen hat. Ein ähnlicher Zusammenhang ergibt sich zwischen Therapieintensität (gemessen an der Anzahl der therapeutischen Sitzungen) und Therapieerfolg" (ebd., S. 900 f).

Weiterführende Literatur

Remschmidt, H. (Hrsg.) (2005). Kinder- und Jugendpsychiatrie. Eine praktische Einführung. 4. vollst. überarb. Auflage. Stuttgart: Thieme.

Dieses Buch ist der „Klassiker" der Lehrbücher für den Bereich der Kinder- und Jugendpsychiatrie, der jetzt in einer neuen, völlig überarbeiteten Fassung erschienen ist.

6.5 Der Blick über das Individuum hinaus: Die Arbeit mit Eltern und sonstigen Bezugspersonen

Bei der Analyse der Entstehungsbedingungen von Verhaltensauffälligkeiten wurde immer wieder auf die Bedeutung des Familiensystems, auf die Beziehungen im System der Familie hingewiesen.

In diesem Kapitel sollen zum einen einige Grundzüge einer begleitenden Bezugspersonenarbeit dargelegt werden. Zum anderen werden einige spezifische Programme (kurz) vorgestellt, die auf systematische Weise versuchen, die Erziehungskompetenzen von Eltern zu verbessern.

6.5.1 Begleitende Arbeit mit Bezugspersonen

Einführung

Es ist mittlerweile fachlich unstrittig, dass zu einer pädagogischen oder therapeutischen Arbeit mit Kindern und – eingeschränkter – mit Jugendlichen die begleitende Arbeit mit ihren Bezugspersonen, in der Regel den Eltern hinzugehört.

Aus psychoanalytischer Sicht hat schon Anna Freud darauf hingewiesen, „dass eine Behandlung, die von den Eltern nicht ausreichend gewünscht wird, früher oder später scheitern muss" (zitiert nach Diez-Grieser 1996, S. 242).

Auch „bei den klientenzentrierten Therapeuten gehört die begleitende Elternarbeit zum Standardangebot" (Kaatz 1998, s. a. Ehlers 2001).

Mattejat und Remschmidt (1997) haben in einer breit angelegten Studie die „Bedeutung der Familienbeziehung für die Bewältigung von psychischen Störungen" belegt und daraus abgeleitet auf die hohe Bedeutsamkeit der Elternarbeit bzw. der Arbeit mit der gesamten Familie hingewiesen. Sie kommen zusammenfassend zu dem Schluss, dass „die Familie bei der Bewältigung von psychischen Störungen eine wesentliche Rolle spielt" (ebd., S. 389). Dabei ergaben die Analysen, „dass der Therapieerfolg aufgrund der Beziehungsdynamik in der Triade Patient/Mutter/Vater besser vorhergesagt werden kann, als aufgrund der Diagnose oder aufgrund des symptomatischen Verhaltens der Patienten" (ebd., S. 384).

Auch wenn die Notwendigkeit der Bezugspersonenarbeit gut begründbar ist, so ergeben sich eine Reihe von Grundfragen wie z. B.:

- In welchem Setting soll diese Arbeit durchgeführt werden (Häufigkeit, Beteiligung der Kinder/Jugendlichen; Beteiligung aller Familienmitglieder etc.)?
- Sind Variationen dieser Arbeit in Abhängigkeit vom Alter der Kinder/ Jugendlichen nötig?
- Wie gelingt es, allen Beteiligten „gerecht" zu werden?

Gerade die letzte Frage verweist auf ein *Grundproblem*:

Dieses Grundproblem besteht in dem Beziehungsdreieck Therapeut ←→ Eltern(teil) ←→ Kind/Jugendlicher. In dieser Dreierkonstellation herrschen unterschiedlichste Interessen, Wünsche, Bedürfnisse und Erwartungen vor: Die Eltern wollen, dass der Therapeut ihnen hilft, das Kind „gesund" zu machen, vielleicht das Kind in seine Schranken zu weisen. Das Kind wiederum möchte möglicherweise, dass der Therapeut den Eltern sagt, dass diese anders mit ihm umgehen, ihm mehr Freiheiten gewähren usw. Verschärfend kommt gerade bei Jugendlichen hinzu, dass diese mit der Entwicklungsaufgabe beschäftigt sind, sich von den Eltern zu lösen und in besonderer Weise eigenständige Identität aufzubauen, andererseits den Therapeuten als stüt-

zenden erwachsenen Bezugspartner erleben wollen (oder sollen) und gerade
die Eltern mit dem Lösungsprozess oder der Jugendliche mit der Neuorientierung des eigenen Familiensystems überfordert sind.

Ein weiteres Problem bei der Bezugspersonenarbeit bzw. der Arbeit mit
Familien besteht zudem darin, dass der Therapeut Teil dieses Systems ist. Er
droht immer wieder in die im System geltenden Wirkmechanismen einbezogen zu werden, zum Teil muss er sich auch darauf einlassen.

Diese Grundprobleme hängen natürlich mit den Grundprinzipen des *Systems Familie* zusammen: Hierin „hängt alles mit allem zusammen" – die
Wirkkräfte des Systems (wie Homöostase-Tendenzen, die offenen und ver-
deckten Regeln etc.) haben eine starke Kraft und entfalten sich (vgl. von
Schlippe & Schweitzer 2003, Satir 1979, Schmidtchen 2001).

Besondere Gefahren liegen in bestimmten *Rollenzuschreibungen* – und
deren entsprechende Übernahme durch den Therapeuten.

Diez-Grieser (1996, S. 246 f) hat folgende typische Rollenmuster herausgearbeitet:

- „Rolle der allmächtigen, idealisierten Elternfigur".
- Rivalität mit den Eltern, wer der bessere Vater bzw. die bessere Mutter ist.
- Bei Elterngesprächen und insbesondere dann, wenn das Kind oder der
  Jugendliche nicht daran teilnehmen kann, übernimmt der Therapeut die
  Rolle des abwesenden Kindes (Identifikation mit dem abwesenden Kind).
- Identifizierungen mit den Eltern oder einem Elternteil.

Bei all diesen Rollenzuschreibungen handelt es sich auch um Versuche von
Koalitionsbildungen. Der Therapeut wird immer wieder in die wechselnden
Koalitionen einbezogen, er wird „für Koalitionsbildungen gebraucht" und so
wird seine Rolle als überparteilicher Partner immer wieder bedroht. Gleichzeitig wird er als Person gebraucht (Nohr 1998, S. 38). Der Therapeut muss
also mit der Gefahr leben, in Loyalitätskonflikte verstrickt zu werden.

Diese Dynamiken bestehen vom ersten Moment der Begegnung im Erstkontakt! Die dargestellten Probleme lassen sich begrenzen durch:

- eine Grundhaltung, die für die Kinder und Jugendlichen, aber auch die
  Familie und den Therapeuten entwicklungsförderlich ist,
- eindeutige und immer wieder zu wiederholende Auftragsklärungen, ein
  Höchstmaß an Transparenz,
- die Gestaltung des therapeutischen Settings und einzelne Techniken.

Grundprinzipien

a) Grundhaltung

Es ist zunächst von großer Bedeutung, allen Beteiligten deutlich zu machen,
dass es von der Grundkonstellation ein wichtiger Unterschied ist, ob der
Therapeut „nur" eine Einzeltherapie macht oder ob er auch mit dem System
oder Teilen davon arbeitet.

Die therapeutische Grundhaltung sollte durch folgende Elemente gekennzeichnet sein:

- *Wertschätzung und grundsätzliche Akzeptanz der Familie und aller einzelnen Mitglieder:* Dies bedeutet, der Therapeut muss die Familie, das

System, zunächst so annehmen, wie es ist; dabei muss Akzeptieren nicht immer Zustimmung bedeuten, es bedeutet aber immer wieder die Verpflichtung, die Ängste, Bedürftigkeiten und Kränkungen, also die Nöte, die hinter provozierendem, rigidem, etc. Verhalten bestehen, zu verstehen.

- *Allparteilichkeit:* Dieses grundlegende systemische Prinzip (vgl. von Schlippe & Schweitzer 2003, Pfeifer-Schaupp 2002) bedeutet, dass systematisch alle einzelnen beteiligten Familienmitglieder Raum erhalten müssen, um sich zeigen und „inszenieren" zu können; hierfür hat der Therapeut Sorge zu tragen.

- *Kongruenz und Selbstachtung als Therapeut:* Insbesondere jüngere Kindertherapeuten fühlen im Kontakt mit den Eltern ihres Therapiekindes häufig ihr eigenes Selbstkonzept und ihr Selbstwertgefühl bedroht. Sie erleben dies in Form von Unsicherheit, Ängsten, Zweifeln oder auch Ärger (vgl. Ehlers 2001). Es ist besonders wichtig in der Bezugspersonenarbeit, eigene Sicherheit zu (be-)halten – und der Familie mit den eigenen Bewältigungsmöglichkeiten als Vorbild zu dienen.

- *Aktivität und Strukturgebung:* In der Arbeit mit Bezugspersonen und insbesondere gesamten Familien ist es wichtig, eine deutlich aktivere, gestalterische Rolle einzunehmen als in Einzeltherapien, die der Familie Sicherheit in ihrem Veränderungsprozess vermitteln soll. Veränderung macht auch der Familie Angst, so benötigt sie Sicherheit, die der Therapeut durch die Strukturierung innerhalb der Sitzungen geben muss. Dies bedeutet unter anderem, klare Regeln zu setzen und auf deren Einhaltung zu achten, klar auszusprechen, was man will und was man nicht will usw.

- *Humor:* Auch (und gerade) wenn Eltern und Kinder sehr verstrickt sind in ihren Auseinandersetzungen, kann das Einbringen von Humor – nicht zu verwechseln mit Jemanden-Lächerlich-Machen! – entlastend wirken. Wenn es gelingt, dass alle Beteiligten gemeinsam über eine Situation, über einen Streit, lächeln können, ist diese Gemeinsamkeit für den Entwicklungsprozess innerhalb der Familie sehr produktiv.

b) Auftragsklärung

Von zentraler Bedeutung ist die Klärung des Auftrages für die Therapie und den Therapeuten. Dabei ist es eminent wichtig, die – zumeist verschiedenen – Aufträge aller Beteiligten, also des Kindes/Jugendlichen und der jeweiligen Bezugspersonen (oft haben auch die Eltern untereinander nochmals unterschiedliche Aufträge) zu klären und offen zu legen. Unklarheiten über die verschiedenen Therapieaufträge führen oft zu Problemen, wenn nicht zum Scheitern des gesamten therapeutischen Prozesses.

c) Transparenz

Es ist wichtig – und in der Psychotherapie gerade mit Jugendlichen unabdingbar – jegliche Gespräche mit Eltern und Außenstehenden mit den Kindern/Jugendlichen im Vorhinein zu besprechen und ihnen gegenüber die Schweigepflicht zuzusichern. „Häufig haben Jugendliche gerade zu Behandlungsbeginn und wenn die Eltern eine Behandlung anregten oder gar forderten, starkes Misstrauen gegenüber der Therapeutin und Sorge, dass sie mit den Eltern koalieren könnte" (Monden-Engelhardt 1997, S. 47). Ebenso wichtig ist es, die Gespräche im Einzelkontakt mit dem Kind/Jugendlichen dann nachzubereiten.

d) Setting

Die zentrale Frage bei der Betrachtung des Settings ist: Soll Bezugspersonen- oder Elternarbeit mit oder ohne den Jugendlichen bzw. das Kind gemacht werden?

Diese Frage muss sehr in Abhängigkeit von der je konkreten Familiensituation, -konstellation und -problematik beantwortet werden: Bei Kindern bis zum Alter von ca. acht bis zehn Jahren ist es oftmals sinnvoller, die begleitenden Elterngespräche vom Prozess der Einzeltherapie oder pädagogischen Arbeit zu trennen – ohne den Grundsatz der Transparenz dabei zu vernachlässigen. Lenz (1999, 2001) hat in einer empirischen Untersuchung von Kindern und Jugendlichen, die an einer Erziehungsberatung teilgenommen haben, herausgefunden, dass Kinder und Jugendliche die gemeinsamen Gespräche mit der gesamten Familie bzw. den Eltern als wenig hilfreich empfunden haben. „Insgesamt überwiegen bei den Kindern eindeutig die negativen oder ambivalenten Bewertungen des Familiensettings. So äußerten sich 78 % der Befragten skeptisch, vorsichtig bis offen ablehnend zu gemeinsamen Gesprächen mit den Eltern, einem Elternteil oder mit der ganzen Familie in der Beratungsstelle" (Lenz 1999, S. 77).

Bei der Arbeit mit älteren Kindern und besonders Jugendlichen ist es ungünstig, Elterngespräche *ohne* die Jugendlichen zu führen. Es besteht die große Gefahr, dass die Jugendlichen das Gefühl haben, die Erwachsenen verbünden sich hinter ihrem Rücken; die Enttäuschung führt dann in den allermeisten Fällen zum Therapieabbruch. Wenn Eltern sehr unter der angespannten Familiensituation und/oder der Symptomatik des Jugendlichen leiden, dieser aber nicht bereit ist, an den Elterngesprächen teilzunehmen, so ist es günstiger, die Eltern an einen anderen Therapeuten zu verweisen – damit sie sich mit ihrer Situation und ihren Belastungen auseinandersetzen können – als die Elternarbeit getrennt zu machen.

In der schon angeführten Studie von Lenz (1999) zeigte sich ebenfalls, dass insbesondere Jugendliche eine mangelnde Partizipation in den Gesprächen und „eine zu geringe Berücksichtigung ihrer persönlichen Grenzen und Akzeptanz ihrer Autonomie beklagten" (ebd., S. 77). Dieser Befund weist darauf hin, dass es möglicherweise von vornherein günstig ist, die Jugendlichentherapie und die Bezugspersonengespräche von unterschiedlichen Therapeuten gestalten zu lassen.

Wenn in einem Familiengespräch (schnell) ein Konflikt auf der Eltern-/ Paarebene deutlich wird, ist gleichfalls der Verweis an einen anderen Therapeuten wichtig, damit die Eltern für sich diese Thematik bearbeiten können.

Techniken

Der Therapeut muss in Bezugspersonen- bzw. Familiengesprächen eine deutlich aktivere Rolle als im Einzelgespräch einnehmen. Techniken, die zum Teil schulenübergreifend entwickelt wurden, zum Teil aus der systemischen Familientherapie stammen (vgl. von Schlippe & Schweitzer 2003), helfen die Situation zu gestalten und auch der nichtsprachlichen Ebene Ausdruck zu verleihen. Oftmals sind Familien(teile) durch Streits und zu viel Reden zermürbt; so kann der Einsatz bzw. das Anbieten von zusätzlichen Medien entlastend wirken.

Die im Folgenden aufgeführten Techniken – einige davon kann man sicherlich auch der oben dargestellten Grundhaltung zuordnen – können in diesem Sinne hilfreich sein; sie wirken nicht für sich, sondern müssen eingebettet sein in den therapeutischen Gesamtprozess[14]:

1. Kontakt herstellen, „Joining"

„Joining" bedeutet, die Familie wissen zu lassen, dass der Therapeut sie versteht und mit ihr und für sie arbeiten kann. Dies bedeutet, dass schon zu Beginn jeder Sitzung zu *jedem* Familienmitglied ein persönlicher Kontakt hergestellt werden soll.

Wichtig ist ebenfalls, der Sicht jedes Familienmitglieds immer wieder, in jeder Phase der Therapie, Geltung zu verschaffen („Technik des Reihum").

Die Grundregel dabei ist, dass verschiedene Sichtweisen möglich und gewünscht sind: Die Sichtweise jedes Einzelnen ist wichtig für das Ganze. In diesem Sinne ist es bedeutsam darauf zu achten, Wünsche und Erwartungen des einzelnen Familienmitgliedes anzusprechen und ihm Gültigkeit zu verschaffen. Besonders wichtig ist es dabei, dass Jugendliche und Bezugspersonen Unterschiedlichkeiten respektieren und stehen lassen können.

2. Ressourcenorientierung

Auf die generelle Bedeutung der Ressourcenorientierung als therapeutischem Wirkfaktor wurde schon hingewiesen (vgl. Kap. 6.3). So sollen auch in der Arbeit mit Familiensystemen Ressourcen und auch Stärken jedes Familienmitglieds hervorgehoben und deutlich betont werden.

Ein gutes Beispiel für ein Gesamtkonzept ressourcenorientierter Elternarbeit ist die „Videounterstützte Einzelarbeit mit Eltern" (Ehlers 2001). Hier werden Interaktionssequenzen zwischen Eltern und Kind auf Video aufgenommen. Später im Einzelkontakt werden dann „ausschließlich positive Verhaltensweisen", insbesondere solche, in denen sie ein hohes Maß an Empathie realisieren konnten, den Eltern rückgemeldet.

3. Neudefinition des Problems

Probleme werden neu definiert: Es gibt in der Familie nicht ein Problem-Kind oder einen Probelm-Jugendlichen, sondern die Familie hat gemeinsam ein Problem und *alle* sind daran beteiligt. Technisch geschieht das z. B. über die Frage nach der emotionalen Bedeutung, die das Problem für jeden Einzelnen hat.

---

14 Zusätzlich zu den hier aufgeführten Techniken/Methoden wird in der Literatur zur systemischen Therapie oft die Methode der sog. „Paradoxen Intervention" aufgeführt. Diese Methode ist nicht unumstritten, es gibt eine Reihe von Kontraindikationen (z. B. bei unstrukturierten Familiensystemen) und es liegen keine systematischen Wirksamkeitsnachweise vor. Daher wird auf diese Methode nicht näher eingegangen.

4. Reframing (Umdeuten)

Bedeutungen von Ereignissen und Problemen werden in einen anderen Kontext gestellt. Daran soll deutlich werden, dass man Probleme auch anders sehen kann.

5. Vereinbarungen anbieten und schließen lassen

Manchmal kann es hilfreich sein, die Familienmitglieder in Gegenwart des Therapeuten konkrete Vereinbarungen schriftlich treffen zu lassen. Der Therapeut wirkt dabei quasi als Garant, eine Art Notar für die Einhaltung dieser Vereinbarungen. Vereinbarungen drücken neben dem jeweiligen Inhalt aus, dass sich die Familienmitglieder ernst nehmen und beide Seiten etwas Gemeinsames schaffen. Gerade für Jugendliche kann so der Aspekt der Gleichwertigkeit betont werden. Besonders wichtig ist es dabei, dass Vereinbarungen sehr konkret gefasst werden und in diesen Vereinbarungen Jugendliche und Eltern(teil) einen Beitrag zu dieser Vereinbarung schließen. Die Vereinbarungen werden von beiden Seiten unterzeichnet, und die Einhaltung wird in der nächsten gemeinsamen Sitzung besprochen. Erst wenn es den Beziehungspartnern gelingt, solche einfachen Vereinbarungen einzuhalten, können komplexere Vereinbarungen mit weitergehenderer Bedeutung getroffen werden.

6. Familiengenogramm oder -soziogramm

Jedes Familienmitglied erstellt für sich ein Soziogramm, entweder schriftlich oder in Form von Symbolen mit Hilfe von Münzen oder in systematisierterer Form im sogenannten „Familienbrett".

Eine andere Möglichkeit ist es, die Familie gemeinsam – oder jedes Familienmitglied für sich (die Ergebnisse werden hinterher zusammengetragen) – ein einfaches Genogramm herstellen zu lassen.

7. Erstellen einer Familienskulptur

Das Erstellen einer Familienskulptur bedeutet, dass ein Familienmitglied – das kann reihum gemacht werden – als „Bildhauer" mit den Familienmitgliedern eine Skulptur erstellt und zwar in der Weise, wie dieses Familienmitglied die Familie erlebt. Dabei sind alle Dimensionen des Raumes nutzbar. Als weiterer Schritt ist es möglich, einzelne Familienmitglieder ein Idealbild herstellen zu lassen. Eine weitere Variante besteht darin, dass der Bildhauer jedem Familienmitglied einen typischen Satz zuordnet und jedes Familienmitglied diesen Satz sagen muss. Das skulpturschaffende Familienmitglied ordnet sich dann selber zu. In einer Nachbereitung werden einzelne Familienmitglieder nach ihren Empfindungen in der Stellung als Skulptur befragt. Besonders wichtig ist es dabei, körperliche Prozesse und Gefühle abzufragen. Voraussetzung für das Erstellen einer Skulptur ist die Bereitschaft aller Mitglieder, besonders aber eine vertrauensvolle Beziehung zwischen Therapeut und Familie.

8. Gemeinsame Aktivitäten in der therapeutischen Sitzung

Beispiele dafür sind:
- gemeinsames Spielen bis hin zur „Familienspieltherapie" (vgl. Kemper 1997)

- Familie-in-Tieren-Zeichnen: Jedes Familienmitglied zeichnet für sich die Familie in Tierfiguren und dies wird dann gemeinsam durchgesprochen.

Die dargestellten Techniken dürfen und sollen im therapeutischen Prozess nicht Selbstzweck sein; sie müssen immer im originären Zusammenhang stehen mit der aktuellen (innerpsychischen) Situation des je konkreten Patienten.

Für diesen sollen sie eine Hilfe zum besseren (Selbst-)Verstehen und damit auch zur Veränderung der Beziehungsgestaltung darstellen. Wie Rogers (1987, S. 61 ff) beschrieben hat, kommt es im Verlauf von gestörten Beziehungsprozessen – und mit diesen haben wir es ja bei der Bezugspersonenarbeit unmittelbar zu tun – zu einem wechselseitigen Kreislauf von Wahrnehmungsverzerrungen, Abwehrreaktionen, Inkongruenzen und schließlich abwehrendem und abwertendem Verhalten. „Angeleitete Anstöße", wie sie die technischen Elemente bieten, können neue Wahrnehmungen ermöglichen und damit den Kreislauf unterbrechen und Erstarrungen „aufweichen".

In der Therapeut-Patient-Beziehung *kann* das Anbieten von Techniken als ein Ausdruck von Wertschätzung verstanden werden: Der Therapeut bietet dem Patienten in einer als festgefahren und aussichtslos erlebten Situation eine konkrete, fokussierte Hilfe an – es wird ermöglicht, die immer wiederkehrenden Probleme mit einem anderen, neuen Zugang anzugehen.

Weiterführende Literatur

Schlippe, v. A. & Schweitzer, J. (2003). Lehrbuch der systemischen Therapie und Beratung. Göttingen: Vandenhoeck & Ruprecht.

Die Autoren geben einen umfassenden Ein- und Überblick in/über die Grundkonzepte systemischen Denkens und systemischer psychotherapeutischer Arbeit. Es werden die verschiedenen „Techniken" bzw. Methoden anschaulich vorgestellt.

6.5.2 Elternkurse

Allgemein-Präventiv ausgerichtete Kurse

In den letzten Jahren sind eine Reihe von Programmen und Trainings bzw. Kursen entstanden, um Eltern in ihrer Kompetenz zu stärken und ein besseres Zusammenleben von Kindern und Eltern zu ermöglichen.

Diese Kurse haben i. d. R. primärpräventiven Charakter: es geht also um die konkrete Veränderung elterlicher Haltungen bzw. die „Verbesserung" elterlichen Verhaltens – bevor Auffälligkeiten bei den Kindern entstanden sind.

Eine Übersicht und kritische Würdigung dieser Kurse findet sich bei Tschöpe-Scheffler (2003, 2005); einem Beitrag dieser Autorin ist auch die folgende Zusammenstellung der wichtigsten und am meisten verbreiteten Programme entnommen:

Tab. 6.4: Vergleich der am meisten verbreiteten Elternkurse (nach Tschöpe-Scheffler 2004, S. 9–13)

	Menschenbild	Struktur	Weiterführende Hinweise
Triple P (Positive Parenting Program)	Lerntheorie Verhaltenstherapie; Hohe Bedeutung von klaren Regeln und Konsequenzen	Unterschiedliche „levels" der Intervention – von „Elternselbsthilfe" bis zur Elternbegleitung im Alltag. I. d. R. vier Treffen (je zwei Stunden), anschließend vier telefonische Beratungen	Markie-Dadds, C., Sanders, M. R. & Turner, K.M (2002). Das Triple P Elternarbeitsbuch. Der Ratgeber zur positiven Erziehung mit praktischen Übungen. Münster: PAG Verlag für Psychotherapie. http://www.triplep.de/
Gordon Familientraining	Humanistisches Menschenbild (Streben nach Selbstverwirklichung); Umsetzung eines kooperativen Erziehungsstils, Suche nach partnerschaftlichen Lösungen	mind. 30 Std., verteilt auf mehrere Abende bzw. Wochenenden	Gordon, T. (1999). Familienkonferenz. München: Heyne. Gordon, T. (1993). Die neue Familienkonferenz. München: Heyne. http://www.gordonmodell.de/html
Kess (kooperativ, ermutigend, sozial, situationsorientiert)	Humanistisches Menschenbild; hohe Bedeutung hat das Bedürfnis nach Zugehörigkeit. Der elterliche Blick soll auf die Stärken des Kindes gelenkt werden; kooperativer Erziehungsstil	5 Treffen (je 2–3 Std.), Fortsetzungskurse werden angeboten	Horst,C., Kulla, C., Maaß-Keibel, E., Raulfs, R. & Mazzola, R. (2003). Kess erziehen – Elternhandbuch. Bonn: AKF Arbeitsgemeinschaft für kath. Familienbildung e. V. http://www.akf-bonn.de/Kess.html
STEP (Systematic Training for Effective Parenting)	Optimistische, zukunftsorientierte Grundhaltung. Der Mensch als soziales Wesen braucht das Gefühl der Zugehörigkeit Kinder brauchen Achtung und Respekt. Sie sollen Einfluss nehmen dürfen und auf demokratische Weise in Entscheidungsprozesse miteinbezogen sein.	10 Treffen (je 2 Std.)	Dinkmeyer, D. Sr., Dinkmeyer D. Jr., McKay, G. (2001): Step Elternhandbuch: Grundkurs 1 Deutsche Übersetzung von T. Kühn und R. Petcov. München: Beust. http://www.instep-online.de

Fortsetzung auf S. 262

| Starke Eltern – Starke Kinder des DKSB | Humanistisches Menschenbild (Streben nach Selbstverwirklichung und Beziehungsgleichgewichten). Der Erziehungsstil soll demokratisch, konsequent sein (autoritativ, nicht autoritär!) und ohne Gewalt und Strafen auskommen. | 20–30 Kursstunden, verteilt über 10 bis 12 Treffen. | Honkanen-Schoberth, P. (2003, 2. Aufl.). Starke Kinder brauchen starke Eltern. Der Elternkurs des Deutschen Kinderschutzbundes. Berlin: DKSB. http://www.starkeeltern-starkekinder.de/ |

Die verschiedenen Elternkurse sind mittlerweile gut evaluiert (vgl. Heinrichs et al. 2006a, Grimm & Mackowiak 2006). Insgesamt zeigt sich dabei, dass solche Kurse, die praktische Übungselemente beinhalten, die besten Effekte zeigen (Grimm & Machowiack 2006, Plück et al. 2006).

Kurse für „schwer erreichbare" Eltern

Eine Schwierigkeit besteht oft darin, sogenannte „bildungsferne" Eltern oder Eltern mit Migrationshintergrund mit Kursangeboten oder „Elterntrainings" zu erreichen (vgl. Bauer & Bittlingmayer 2005, Heinrichs et al. 2006b).

Im Rahmen eines landesweiten Projekts in Baden-Württemberg gelang es, über die Gestaltung von „Erziehungspartnerschaft" in Kindertageseinrichtungen neue Zielgruppen zur Zusammenarbeit mit den Erzieherinnen und Erziehern zu motivieren und zu aktivieren (vgl. Fröhlich-Gildhoff et al. 2006b). In Erweiterung dieses Projekts wurden zunächst spezifische Elternkurse konzipiert und gezielt evaluiert sowie im Rahmen des Projekts „Kinder Stärken! – Resilienzförderung in der Kindertagesstätte" erfolgreich eingesetzt (vgl. Fröhlich-Gildhoff et al. 2006c, Fröhlich-Gildhoff et al. i. V., Seer 2006).

In einem weiteren Schritt wurden diese Kurse für die Zielgruppe „schwer erreichbare Eltern" weiterentwickelt.

Kennzeichen eines solchen Kurses:

- Insbesondere sollen mit spezifischen Herangehensweisen, Methoden und Inhalten sogenannte „bildungsferne" Eltern erreicht werden, mit dem Ziel, sie zu ermutigen, sich mit ihrem Erziehungsverhalten auseinanderzusetzen und auf einer konkreten Ebene das Zusammenleben zwischen ihnen und ihren Kindern zu erleichtern.
- Das Konzept ist ressourcenorientiert angelegt und setzt an den vorhandenen Fähigkeiten der Eltern an.
- Der Kurs umfasst sechs Sitzungen von je 90 Minuten Dauer – je nach den Bedürfnissen der Eltern(gruppe) können auch Einheiten zu längeren Sitzungen (beispielsweise 3 halbe Tage) zusammengefasst werden.
- Es handelt sich um ein Gruppenprogramm, an dem ca. zehn Personen (einzelne Eltern und/oder Paare) teilnehmen.
- Das dezidiert ausgearbeitete Manual stellt einen Leitfaden dar, die einzelnen Elemente müssen dann auf die jeweilige Elterngruppe, deren „Stand" und deren Bedürfnisse sowie den jeweiligen Gruppenprozess abgestimmt werden.

- Jede Sitzung hat ein bis zwei spezifische Themen, die dann mit sehr unterschiedlichen Medien und Materialien (Gruppendiskussion, Vortrag, Rollenspiele, Filme...) bearbeitet werden.
- Zu jeder Sitzung gibt es Hausaufgaben, jede Sitzung wird evaluiert.

Die Themen und Bestandteile der einzelnen Sitzungen:
1. Was gelingt als Eltern? und: Was braucht mein Kind, um sich gesund zu entwickeln?
2. Beobachtung und Entwicklung meines Kindes
3. Was kann ich für mich tun? („Überlebenshilfe" für Eltern)
4. Konflikte und Lösungen
5. Was können wir gemeinsam tun? (gelingende Beschäftigungen, Mediennutzung/Fernsehen)
6. Wie kann ich mein Kind unterstützen? und: Auswertung, Besprechen offener Fragen
7. (bei Bedarf:) Nachbereitungs-/„Auffrischungssitzung" nach 4–6 Monaten

(vgl. Fröhlich-Gildhoff et al. i. V.)

Kurse für Eltern von Kindern/Jugendlichen mit Verhaltensauffälligkeiten

Wie schon bei der Beschreibung der einzelnen Auffälligkeiten dargelegt, gibt es einzelne Elternprogramme, wenn Kinder/Jugendliche spezifische Auffälligkeiten zeigen.
Beispiele für solche Programme sind:

- Elterntraining als Programmbestandteil des Therapieprogramms für Kinder mit hyperkinetischem und oppositionellem Problemverhalten THOP (Döpfner et al. 2002)
- Präventionsprogramm für Expansives Problemverhalten (PEP) (Hanisch et al. 2006)
- Kompetenztraining für Eltern sozial auffälliger Schüler (KES) (Lauth & Heubeck 2006)
- Prävention von Problemen des Sozialverhaltens im Vorschulalter. Eltern- und Kindertraining EFFEKT (Lösel et al. 2006)
- Psychoedukation für Eltern in der Behandlung essgestörter Jugendlicher (Hagenah & Vloet 2005)

Zusammenfassung

Es ist fachlich unstrittig, dass zu einer pädagogischen oder therapeutischen Arbeit mit Kindern und – eingeschränkt – mit Jugendlichen die **begleitende Arbeit mit ihren Bezugspersonen**, in der Regel den Eltern, hinzugehört. Dabei stellen sich eine Reihe von Grundfragen, die jeweils fallbezogen geklärt werden müssen, z. B. in welchem Setting die Arbeit durchgeführt werden soll, in welcher Frequenz, welche Familienmitglieder hierbei beteiligt sind usw. Eine besondere Problematik besteht darin, dass der Therapeut oft in das Familiensystem „hineingezogen" wird oder für Koalitionsbildungen gebraucht wird.

Die Arbeit mit Familien basiert auf einer Grundhaltung, die durch Wertschätzung und grundsätzliche Akzeptanz der Familie und aller einzelnen Mitglieder sowie Allparteilichkeit gekennzeichnet ist. Wichtig sind Kongruenz und Selbstachtung des Therapeuten. Im Mittelpunkt der Arbeit steht zunächst die Auftragsklärung. Wichtig ist immer wieder ein transparentes Vorgehen. Auf dieser Basis können unterschiedliche Techniken wie Ressourcenaktivierung, Neudefinition des Problems, Reframing, Familiengenogramm oder Familienskulpturen eingesetzt werden.

Einen etwas anderen Arbeitseinsatz stellen sogenannte **Elternkurse** dar. Diese Kurse haben in der Regel primär-präventiven Charakter, sie dienen der Stärkung der Erziehungskompetenz von Eltern und der Veränderung elterlicher Haltungen, bevor Auffälligkeiten bei den Kindern entstanden sind. Beispiele für solche Kurse sind Triple P, das Gordon Familientraining, das Training Kess, das Programm STEP und das Programm „Starke Eltern – Starke Kinder". In der Vergangenheit hat es sich als schwierig herausgestellt, sogenannte „bildungsferne Eltern" oder Eltern mit Migrationshintergrund mit Kursangeboten oder Elterntrainings zu erreichen. Programme für diese Zielgruppen werden zunehmend entwickelt.

Fragen zur Selbstüberprüfung

1. Wie lässt sich das Grundproblem im Beziehungsdreieck Therapeut, Eltern, Kind/Jugendlicher beschreiben?
2. Wie können Therapeuten dafür sorgen, Kongruenz und Selbstachtung zu sichern?
3. Welche Unterschiede lassen sich in der Bezugspersonen-Arbeit bei Therapien mit Kindern einerseits und Jugendlichen-Therapien andererseits beschreiben?
4. Was ist mit der Technik der „Familienskulptur" gemeint?
5. Welches sind wichtige Unterschiede zwischen den Programmen Triple P und „Starke Eltern – Starke Kinder"?

Weiterführende Literatur

Tschöpe-Scheffler, S. (2003). Elternkurse auf dem Prüfstand. Wie Erziehung wieder Freude macht. Opladen: Leske+Budrich.

Die Autorin beschreibt zunächst Prinzipien entwicklungsförderlichen Erziehungsverhaltens. Die am meisten verbreiteten Elternkurse werden vorgestellt und anhand eines Kategoriensystems verglichen.

6.6 Prävention und Resilienzförderung

Wie in diesem Band vielfach deutlich wurde, liegen die Wurzeln für viele Verhaltensauffälligkeiten in der (frühen) Kindheit. Die Lebenserfahrungen des Kindes im Zusammenspiel mit biologischen Ausgangsbedingungen und Risiko- und Schutzfaktoren können zu dysfunktionalen Bewältigungsstrukturen, unzureichender Problemlösefähigkeit, zu Einschränkungen bei der Affektregulation usw. führen. Auf diesem Hintergrund ist es logisch, dass möglichst frühzeitig präventive Hilfen für Eltern und Kinder realisiert werden sollten, um die Verfestigung von Verhaltensauffälligkeiten zu verhindern. Exemplarisch seien hier die Forderungen von Kleiber und Meixner (2000) sowie Scheithauer und Petermann (2004) angeführt: „Mit dem Nachweis, dass langfristig persistierendes, antisoziales Verhalten vielfach in der frühen Kindheit seinen Ausgang nimmt, ist zugleich das Primat primär-präventiver Maßnahmen gegenüber späteren Interventionsmaßnahmen begründet" (Kleiber & Meixner 2000, S. 200 f; vgl. ebenso Essau & Conradt 2004, S. 176).

„Aggressiv dissoziales Verhalten ist dann am besten behandelbar, wenn erst wenige differenzierte Verhaltensweisen vorliegen und die Betroffenen noch relativ jung sind" (Scheithauer & Petermann 2004, S. 402; vgl. auch: Hanisch et al. 2006a, Beelmann 2006).

In den Gesundheitswissenschaften wird neben der Notwendigkeit der Prävention, also dem Grundprinzip, Krankheitsrisiken zu vermeiden oder abzubauen, der Gesundheitsförderung ein zentraler Stellenwert gegeben. Dabei geht es darum, gesundheitliche Ressourcen und Lebensweisen zu stärken und aufzubauen. Nach der Ottawa-Charta der WHO wird dies durch die Schaffung gesundheitsförderlicher Lebenswelten, Unterstützung gesundheitsbezogener Gemeinschaftsaktionen, die Entwicklung allgemein persönlicher Kompetenzen sowie die Vernetzung von Diensten und eine gesundheitsförderliche Gesamtpolitik erfolgen. So setzt die „Gesundheitsförderung vor allem auf die Stärkung und den Aufbau von Ressourcen, um damit Gesundheit auch in ihrer positiven Ausprägung zu fördern" (Faltermaier 2005, S. 299). In der Praxis fallen die Ziele von Prävention und Gesundheitsförderung und auch die entsprechenden Maßnahmen in vielfältiger Weise zusammen.

Mittlerweile liegt eine Vielzahl von Programmen zur Prävention und Gesundheitsförderung vor. Diese lassen sich grundsätzlich unterscheiden in

a) Programme, die der allgemeinen Entwicklungsförderung dienen, die Bewältigungskompetenzen von Kindern und Jugendlichen verbessern, ausgewiesene (personale) Schutzfaktoren verbessern und Risikofaktoren mindern (sogenannte „universelle Programme" nach der Einteilung von Munoz et al. 1996).

b) spezifische Programme, die zur Prävention von bestimmten Verhaltensauffälligkeiten – zum Beispiel gewalttätigem Verhalten – dienen.
Diese lassen sich nochmals unterscheiden in „Selektive Programme", die sich „auf Individuen oder Subgruppen mit erhöhtem Risiko für die zukünftige Entwicklung einer psychischen Störung" beschränken (Heinrichs et al. 2006, S. 83) und „Indizierte Programme", die auf Individuen abzielen, die (erste) Symptome einer psychischen Störung zeigen, jedoch „noch nicht die Kriterien einer psychischen Störung vollständig erfüllen" (ebd., S. 84).

Daneben lassen sich die Programme nochmals hinsichtlich der Zielgruppen unterscheiden; vor allem in solche, die die Kinder direkt erreichen sollen, solche, die sich an die Eltern richten und solche, die sowohl Eltern als auch Kinder als Zielgruppe haben. Da auf die Elternkurse in Kapitel 6.5.2 eingegangen wurde, wird im Folgenden der Schwerpunkt auf die Programme mit Kindern gelegt.

Um die mittlerweile große Zahl an Programmen „bewerten" zu können, haben Heinrichs et al. (2002) in einem Überblick Anforderungen an Präventionsprogramme formuliert (vgl. dazu auch Fröhlich-Gildhoff 2006b, S. 82 ff):

1. Ziele
Präventive Maßnahmen sollten „die Auftretenshäufigkeit von kindlichen Verhaltensstörungen reduzieren durch Verbesserung der elterlichen Erziehungspraktiken und/oder durch Stärkung der Resilienzfaktoren bei Kindern, durch Verminderung familiärer Risikofaktoren oder durch Stärkung von sozialen Schutzfaktoren" (Heinrichts et al. 2002, S. 173).

2. Theoretische Fundierung
Programme sollten auf Interventionszielen beruhen, „die nachweislich in einem empirischen Zusammenhang mit der Verhinderung von Verhaltensstörungen bei Kindern und Jugendlichen stehen. Die zugrundeliegenden empirisch bestätigten theoretischen Annahmen sollten expliziert sein" (ebd.).

3. Empirische Fundierung
Die Wirksamkeit soll wissenschaftlich begründet sein, d. h. die „Inzidenzrate für Störungen bei Kindern und Jugendlichen [soll] vermindert" (ebd.) werden. Dies setzt prinzipiell eine Manualisierung voraus.

4. Gute Erreichbarkeit
Dies bedeutet, dass die Programme leicht zugänglich sein sollen.

Trotz immer wieder formulierter hoher Anforderungen an die empirische Absicherung derartiger Programme haben Präventionsstudien mit einer Reihe von Problemen zu kämpfen:

• so ist unklar, ob die erwarteten Effekte direkt nach dem Programm eintreten oder erst längere Zeit später;

- durch die Freiwilligkeit ergeben sich Probleme der Stichprobengewinnung und eines höheren „drop-outs";
- die Erfolgsmaße müssen relativ breit erfasst werden durch unterschiedliche Verfahren; dadurch sind die Studien relativ aufwändig.

Nicht zuletzt aufgrund dieser methodischen Probleme existieren nur wenige Metaanalysen für die Programme (vgl. Heinrichs et al. 2002, Schick & Ott 2002).

Beelmann (2006) hat in einem Überblick die Effekte verschiedener Arbeiten überprüft. Dabei kommt er zusammenfassend zu dem Schluss, dass „präventive Maßnahmen (...) signifikante und zum Teil beträchtliche Wirkungen auf die Entwicklung von Kindern und Jugendlichen [haben]" (ebd., S. 151), wobei „gezielte Präventionsmaßnahmen (...) in der Regel höhere Effektstärken auf[weisen] als universelle Strategien" (ebd.).

Da ein breiterer Überblick zum Thema Prävention in dem Band von Hartung (i. V.) in der Reihe „Module angewandter Psychologie" gegeben wird, stellt die folgende Zusammenstellung nur einen Überblick dar; beispielhaft sind drei Programme etwas ausführlicher beschrieben.

6.6.1 Präventionsprogramme, die auf eine allgemeine Entwicklungsförderung abzielen

Soziale Kompetenz für Kinder und Familien (EFFEKT) (Lösel et al. 2005, 2006; Beelmann 2004)

Die Arbeitsgruppe der Universität Nürnberg-Erlangen um Lösel hat ein Präventionsprogramm entwickelt, das sich kombiniert an Kinder und Eltern richtet. Es wurde in Kindertagesstätten eingesetzt und in einem Kontrollgruppendesign evaluiert.

Es wurden „Präventionsmaßnahmen durchgeführt und evaluiert, die zur Verbesserung der Erziehungskompetenz der Eltern und sozialen Kompetenz der Kinder beitragen sollen (*Präventionsstudie*). Unser Präventionsansatz war universell. Das heißt, es wurden keine speziellen Risikogruppen ausgewählt. Die Programme waren niederschwellige Angebote, die für alle Eltern und Kinder der betreffenden Kindergärten in Frage kamen" (Lösel et al. o. J., S. 4).

Dabei zielte das Kindertraining „auf die Förderung der sozialen Kompetenz (z. B. soziale Wahrnehmung, Ursachenzuschreibung, Einfühlung in andere Kinder, nicht-aggressives Problemlösen) [ab]. An ihm nahmen 178 Kinder teil" (ebd., S. 5).

Das Kindertraining hatte den in Tabelle 6.5 dargestellten Aufbau.

Tab. 6.5: Kindertraining „Ich kann Probleme lösen" (nach Lösel et al. o. J., S. 6)

Zielgruppe:	Vor- und Grundschulkinder (4–7 Jahre)
Umfang:	15 Sitzungen à 45–60 Minuten
Art des Trainings:	Gruppentraining mit Manual, 6–10 Teilnehmer, 2 Kursleiter(innen)
Umsetzung:	3 Wochen täglich oder 5 Wochen lang dreimal pro Woche in Räumen des Kindergartens
Inhalte/Themen:	*1. Grundlagen der sozial-kognitiven Problemlösung* Wortkonzepte (z. B. einige – alle, gleich – verschieden), Identifikation von Gefühlen (z. B. fröhlich, wütend), Gründe und Ursachen des Verhaltens (Kausalitätsprinzip) *2. Sozial-kognitive Problemlösefertigkeiten* Alternative Lösungsvorschläge, Antizipation von Handlungskonsequenzen, Bewertung von Handlungskonsequenzen
Methoden:	Modellspiele, Bildbetrachtung mit Frage-Antwort-Runden, Bewegungsspiele, Rollenspiele, Fragespiele, Ausmalen von Bildvorlagen, Singspiele, Moderation durch Handpuppen, Maßnahmen zur Förderung der Identifikation

Parallel wurde ein Elterntraining durchgeführt, das „auf die Förderung der Erziehungskompetenz (z. B. positive Erziehung, Grenzen setzen, Stress und Erziehung) [abzielte]. An ihm nahmen 163 Mütter und 48 Väter aus 170 Familien teil" (ebd., S. 6).

Tab. 6.6: Elterntraining „Förderung der Erziehungskompetenz" (nach Lösel et al. o. J., S. 6)

Zielgruppe:	Eltern von Vor- und Grundschulkindern (3–10 Jahre)
Umfang:	5 Sitzungen à 90–120 Minuten
Art des Trainings:	Gruppentraining mit Manual, 10–15 Teilnehmer, 1–2 Kursleiter(innen)
Umsetzung:	5 wöchentliche Termine in Räumen des Kindergartens oder der Gemeinde
Inhalte/Themen:	Grundregeln positiver Erziehung, Bitten und Aufforderungen, Grenzen setzen, schwierige Erziehungssituationen, Überforderung in der Erziehung (Stress, Verhaltensprobleme), Soziale Beziehungen in der Familie
Methoden:	Vortrag, Arbeitsgruppen, Gruppendiskussionen, Rollenspiel, Hausaufgaben, strukturierte Arbeitsmaterialien

Evaluation

a) Ausgangslage

„In 13–17 % der Fälle erreichten die von den Eltern berichteten Verhaltensprobleme der Kinder ein Ausmaß, das im Sinne eines Screening als kritisch einzuschätzen ist. Die Jungen hatten deutlich mehr Probleme des Sozialverhaltens (Aggression, Dissozialität) und der Hyperaktivität/Unaufmerksamkeit. Die Mädchen zeigten dagegen mehr emotionale Probleme (z. B. Ängstlichkeit/Niedergeschlagenheit) und auch mehr prosoziales Verhalten (z. B. anderen Kindern helfen, Mitgefühl zeigen, Streit beenden). Die Mütter berichteten insgesamt mehr kindliche Verhaltensprobleme, was wahrscheinlich damit zusammenhängt, dass sie mehr in die alltägliche Erziehung eingebunden sind. Gleichwohl stimmten die Problemangaben beider Elternteile zu etwa drei Vierteln überein. Mit den Einschätzungen der Erzieherinnen im Kindergarten hingen sie zwar auch signifikant, aber schwächer zusammen. Aus der Sicht der Erzieherinnen waren die Geschlechtsunterschiede wesentlich deutlicher als in der elterlichen Wahrnehmung.

Über die Zeit hinweg blieben die Verhaltensprobleme relativ stabil. Zwar nahm das dissoziale Verhalten in der Wahrnehmung der Eltern von der ersten bis zur dritten Erhebungswelle im Mittel ab, doch korrelierten die Gesamtproblemwerte hoch signifikant. Das heißt, Kinder mit ausgeprägten Verhaltensproblemen in der ersten Erhebung gehörten auch in der dritten noch zu den relativ stark Belasteten. Dies war in der Wahrnehmung der Erzieherinnen ähnlich, wobei es hier keinen Rückgang der Probleme gab. Relativ stabil waren vor allem das aggressive und hyperaktive Verhalten, während sich die emotionalen Probleme stärker mit der Zeit veränderten. Etwa 5–8 % der Kinder verblieben auch längsschnittlich im Risikobereich. Das heißt, bei ihnen handelt es sich nicht um kurzzeitige Entwicklungsprobleme, sondern wahrscheinlich längerfristige Schwierigkeiten im Sozialverhalten" (ebd., S. 7 f).

b) Effekte des Programms

Nach der Durchführung des kombinierten Trainings zeigten sich deutliche Veränderungen in den Verhaltensbeurteilungen durch die Erzieherinnen: „Während in der Kontrollgruppe das Ausmaß der Verhaltensprobleme leicht zunahm, ergab sich bei jenen Kindern, die selbst oder deren Eltern an einem Programm teilgenommen hatten, ein deutlicher Rückgang. Der Gesamteffekt der Präventionsmaßnahmen war statistisch hoch signifikant.

Bei den Vergleichen der verschiedenen Trainingsbedingungen mit ihren jeweiligen Kontrollgruppen zeigte sich ein ähnliches Muster wie beim Gesamtvergleich. Die Kinder der trainierten Gruppen hatten nach Absolvierung der Programme weniger Verhaltensprobleme, die Kinder der Kontrollgruppen dagegen etwas mehr. Beim Kindertraining des sozialen Problemlösens war der Effekt signifikant, beim Elterntraining tendenziell signifikant und beim kombinierten Training hoch signifikant. Das heißt, dass der deutlichste Effekt bei der Kombination von Eltern- und Kinderprogramm vorlag" (ebd., S. 16).

Programm „Prävention und Resilienzförderung in Kindertagesstätten (PRiK)" (Fröhlich-Gildhoff et al. 2005, 2007)

Das Trainingsprogramm PRiK wurde entwickelt, um die Resilienz, also die seelische Widerstandsfähigkeit von Kindern gegenüber Belastungen und Krisen zu stärken. Das Programm ist eingebettet in ein Gesamtkonzept, in dessen Rahmen auch Elternkurse, Elternberatung und Fortbildungen der Erzieherinnen und Erzieher durchgeführt werden. Das Trainingsprogramm für Kinder wurde eigenständig entwickelt und evaluiert. Es umfasst 24 Trainingseinheiten. Davon haben jeweils vier die Förderung der Resilienzfaktoren

- Selbst- und Fremdwahrnehmung
- Selbstregulation bzw. Selbststeuerung
- Selbstwirksamkeit
- soziale Kompetenz
- Umgang mit Stress
- Problemlösung

zum Gegenstand.

Dieses Training wird in Kindergruppen mit einer Größe von sechs bis acht Kindern zwölf Wochen lang in der Regel zweimal pro Woche durchgeführt; eine Einheit dauert zwischen 35 und 45 Minuten. Das Training sollte von zwei Trainern geleitet werden, begleitend finden zwei Elternabende statt. Das Programm ist für die Altersgruppe der Vier- bis Sechsjährigen konzipiert.

Für das Training existiert ein dezidiert ausgearbeitetes Manual mit unterschiedlichen, kindgerechten Übungen, Geschichten, Liedern usw. Diese einzelnen Methoden und Materialien müssen an den Entwicklungsstand der Gruppe und den Gruppenprozess flexibel angepasst werden. Das Programm wurde in einem Kombinationsdesign mit Kontrollgruppe evaluiert (Prozess- und Ergebnisevaluation) dabei ergaben sich in sieben von acht Skalen der eingesetzten Instrumente (VBV-ER, VBV-EL) sowohl signifikante Verbesserungen in der Durchführungsgruppe im Vergleich Anfang/Ende als auch gegenüber der Kontrollgruppe (Fröhlich-Gildhoff et al. i. V.).

Weitere bewährte und gut evaluierte Programme zur allgemeinen Entwicklungsförderung sind:

- Fit und stark fürs Leben (Burow et al. 1998, 1999, Ahrens et al. 2002)
- Stress-Bewältigungsprogramm im Kindesalter (Klein-Heßling & Lohhaus 2000)

6.6.2 Präventionsprogramme mit spezifischer Zielrichtung

Diese Programme haben spezifische thematische Schwerpunkte, z. B. Gewalt- oder Suchtprävention. Das mittlerweile verbreitetste Programm ist „FAUST-LOS", das von Cierpka entwickelt wurde.

Das Programm FAUSTLOS (Cierpka 2001)

Grundgedanken und Ziele
FAUSTLOS ist ein Curriculum zur Prävention von aggressivem und gewalt-bereitem Verhalten bei Kindern. Es soll „das impulsive und aggressive Ver-halten von sechs- bis zehnjährigen Kindern vermindern und ihre sozialen Kompetenzen erhöhen (...). FAUSTLOS vermittelt alters- und entwicklungs-adäquate prosoziale Kenntnisse und Fähigkeiten in den Bereichen Empathie, Impulskontrolle und Umgang mit Ärger und Wut" (Cierpka 2001, S. 7).

FAUSTLOS ist die deutsche Fassung des Programms „Second Step" (Be-land 1988), das in den USA entwickelt wurde und laut Cierpka (2004, S. 253) an über 10.000 Schulen angewendet wurde. Mittlerweile liegen von FAUSTLOS Fassungen für den Grundschul- und den Kindergartenbe-reich vor.

Aggressives und gewalttätiges Verhalten wird auf „Defizite bei bestimm-ten Fähigkeiten" zurückgeführt (Cierpka 2001, S. 12). Entsprechend diesen empirisch ermittelten Defiziten sollen mit dem Curriculum Fähigkeiten in drei zentralen Bereichen vermittelt werden:

1. Empathietraining
   Das Programm geht davon aus, dass eine verbesserte Empathie, also die „Fähigkeit, die Gefühle anderer wahrzunehmen und zu verstehen und auf diese angemessen zu reagieren" (ebd.) dazu führt, dass gewalttätiges Ver-halten weniger gezeigt wird.
2. Die Fähigkeit zur Impulskontrolle
   Die Fähigkeit zur Impulskontrolle wird auf zwei wesentliche Aspekte zurückgeführt: Zum einen auf eine verbesserte Kompetenz zum Problem-lösen. Dabei vermittelt FAUSTLOS ein „Problemlöseverfahren" in fünf Schritten.
   Der zweite Aspekt ist das „Training sozialer Verhaltensfertigkeiten". Die-ses „soll Kindern ermöglichen, sich in sozialen Situationen angemessen und erfolgreich verhalten zu können" (Krannich et al. 1997, S. 240).
3. Umgang mit Ärger und Wut
   Hierbei sollen die Kinder auch über das Mittel des „lauten Denkens" für den Umgang mit Ärger und Wut ein strukturiertes Verfahren erlernen.

Zielgruppe und Dauer
Das Programm FAUSTLOS existiert wie bereits erwähnt in zwei Varianten; in einer für die Anwendung in Kindergärten und in einer anderen für die Anwendung in Grundschulen. Die Programme sind von der Struktur her gleich aufgebaut und enthalten die o. g. Elemente. FAUSTLOS ist ein Grup-penprogramm, das für alle Schüler einer Klasse bzw. Gruppe eingesetzt wer-den kann (und soll).

FAUSTLOS für den Kindertagesstättenbereich umfasst 28 Lektionen à ca. 20 Minuten, das Programm für den Grundschulbereich umfasst 51 Lektio-nen, die über drei Klassenstufen verteilt werden. Empfehlenswert sind zwei Lektionen pro Woche mit einer Dauer von jeweils 30 bis 45 Minuten. Die Autoren weisen ausdrücklich daraufhin, dass sich die Durchführenden einem vorhergehenden Training unterzogen haben sollten.

Aufbau

Die Arbeit mit FAUSTLOS ist sehr strukturiert. Es liegt ein systematisiertes Manual mit ritualisierten Vorgaben für die einzelnen Lektionen vor.

„Zu jeder Lektion gibt es eine große Fotokarte, auf deren Rückseite drei Spalten zu finden sind:

- der Vorbereitungsteil für LehrerInnen bzw. ErzieherInnen enthält lektionenspezifische Informationen über die Zielsetzungen, wichtige sprachliche Konzepte und entwicklungspsychologische Hintergründe
- Unterrichten der Lektion: Geschichte und Diskussion
- weitere Inhalte der Lektion, die der Übung und Vertiefung des Gelernten dienen: Rollenspiele, Übungen, Vortragen des Gelernten, Elternbrief

Alle Lektionen werden grundsätzlich nach dem gleichen Muster unterrichtet: zu jeder Fotokarte wird eine Geschichte erzählt, werden Fragen gestellt und Meinungen diskutiert. Anschließend werden Rollenspiele oder Übungen durchgeführt" (Krannich et al. 1997, S. 242).

Jede Lektion beinhaltet somit drei Schritte:

1. Das jeweilige Foto wird projiziert und zugleich eine vorgegeben Geschichte mit gleichfalls vorgegebenen Fragen vorgelesen. Danach wird die jeweilige Geschichte diskutiert und reflektiert.
2. Rollenspiele: Nachdem die Geschichte erzählt und diskutiert wurde, wird ein Modellrollenspiel i. d. R. von dem Lehrer und einem Schüler vorgeführt. Nach dem Modellrollenspiel wird dieses von den Schülern nachgespielt. Die Durchführung wird reflektiert.
3. Vertiefung des Gelernten: Das Gelernte soll übertragen werden; hierzu gibt es Materialien für zu Hause sowie ergänzende Spiele und Übungen (ausführliche Beschreibung im Handbuch, Cierpka 2001, S. 18 ff).

Evaluation

Nach sorgfältig kontrollierten Vorstudien wurde FAUSTLOS in Baden-Württemberg in einem Langzeitdesign mit Kontrollgruppen in 21 Grundschulen (Durchführungsgruppe: 14 Schulen mit 30 Klassen, Kontrollgruppe sieben Schulen mit 14 Klassen) über einen Zeitraum von drei Jahren eingesetzt und evaluiert. Nach Cierpka (2003) ist die entsprechende Studie „im deutschsprachigen Raum die erste kontrollierte Studie eines naturalistischen Ansatzes über mehrere Jahre zur Gewaltprävention" (ebd., S. 253). Die Ergebnisse der Langzeitstudie mit insgesamt vier Messzeitpunkten zeigten, „dass bei FAUSTLOS Kindern die Ängstlichkeit (insbesondere vor einem Kontrollverlust in konflikthaften Situationen) und die Internalisierungstendenz (weniger Depressivitätsneigung) deutlich reduziert wurden". Sowohl die Befragung der Eltern als auch der Kinder ergab „einen Kompetenzerwerb für das bessere Durchstehen von spannungsreichen Konflikten" (ebd., S. 253). Die Einschätzungen der CBCL (Arbeitsgruppe Deutsche Child Behavior Check List 1998a), die durch die Eltern ausgefüllt wurde, zeigen tendenziell einen Transfereffekt. In einer anderen, ausführlicheren Darstellung der Evaluation (Schick & Cierpka 2003), zeigte sich neben den beschriebenen Effekten allerdings, dass das Ausmaß an Externalisierungsstörungen sowohl bei Durchführungs- als auch bei Kontrollgruppen abgenommen hat und die

Effekte nicht eindeutig auf das Programm zurückzuführen sind. Bei Mädchen zeigte sich in der Experimentalgruppe eine „signifikante Reduktion an Externalisierungsstörungen" (ebd., S. 106). Bei Jungen „steigerte sich die Fähigkeit zur Perspektivenübernahme in der Experimental- wie auch in der Kontrollgruppe", bei den Mädchen nur in der Experimentalgruppe. Schick und Cierpka (2003) kommen zu dem Schluss: „Jungen scheinen hinsichtlich der Externalisierungsstörungen, der Perspektivenübernahme und des kooperativen Verhaltens, sowohl vom Regelunterricht als auch von FAUSTLOS-Lektionen zu profitieren, während Mädchen in diesen Bereichen durch den Regelunterricht nicht ausreichend gefördert werden" (ebd.).

Zusammenfassend kommen die Autoren zu dem Schluss: „Insgesamt konnten mit FAUSTLOS (...) einige Verhaltens- und Erlebensänderungen bei den Kindern angestoßen werden, wobei die Effekte, wie bei den Programmen zur Förderung sozialer Kompetenzen erwartungskonform eher gering waren" (ebd., S. 198).

Weitere spezifischere Programme sind zum Beispiel:

- Training mit sozial unsicheren Kindern (Petermann & Petermann 2003)
- Marburger Konzentrationstraining für Kindergarten- und Vorschulkinder (Krowatschek et al. 2004)
- Training mit aufmerksamkeitsgestörten Kindern (Lauth & Schlottke, 2002)
- FREUNDE: Trainingsprogramm gegen Angst und Depression (Barret, Webster & Turner 2003, dt: Essau & Contrad 2003).

Diese Programme haben teilweise sowohl Präventions- als auch Interventionscharakter.

Zusammenfassung

Die Wurzeln für viele Verhaltensauffälligkeiten liegen in den ersten Lebenserfahrungen und -jahren. Auf diesem Hintergrund ist es sinnvoll, möglichst frühzeitig präventive Hilfen für Eltern und Kinder anzubieten und zu realisieren, um die Entstehung und Verfestigung von Verhaltensauffälligkeiten zu verhindern. Es stehen eine Reihe von derartigen Programmen zur Verfügung, die sich unterscheiden lassen einerseits in Präventionsprogramme, die auf eine allgemeine Entwicklungsförderung abzielen (z. B. Programm EFFEKT oder PRiK) und Präventionsprogramme mit einer spezifischen Zielrichtung (z. B. das Programm FAUSTLOS – Prävention von aggressivem und gewaltbereitem Verhalten oder das Konzentrationstraining für Kindergarten- und Vorschulkinder). Ein größerer Teil dieser Programme ist für den Vorschul- oder Grundschulbereich geeignet und mehrere sind gut evaluiert.

Fragen zur Selbstüberprüfung

1. Was sind Grundprinzipien der Prävention?
2. Welche Anforderungen an Präventionsprogramme lassen sich formulieren?
3. Welches sind die Grundprinzipien des Programms FAUSTLOS?

Weiterführende Literatur

Obwohl mittlerweile eine Vielzahl von Programmen zur Suchtprävention, zur Gewaltprävention etc. existieren, gibt es kein umfassendes Werk, das einen Überblick über bestehende Präventionskonzepte im Kindes- und Jugendalter liefert (diese Lücke soll das Buch von Hartung [i. V.] schließen).

Bücher zur Gesundheitspsychologie wie z. B.

Faltermaier, T. (2005). Gesundheitspsychologie. Stuttgart: Kohlhammer
gehen auf allgemeiner Ebene auf Prävention ein, setzen aber keine Schwerpunkte im Bereich Kinder und Jugendliche.

U. a. in zwei Publikationen finden sich Zusammenstellungen verschiedener Programme und ihrer Effekte:
Beelmann, A. (2006). Wirksamkeit von Präventionsmaßnahmen bei Kindern und Jugendlichen: Ergebnisse und Implikationen der integrativen Erfolgsforschung. Zeitschrift für klinische Psychologie und Psychotherapie, 35(2), (S. 151–162).
Bundeszentrale für gesundheitliche Aufklärung (BzgA) (o. J.). Determinanten des Inanspruchnahmeverhaltens präventiver und kurativer Leistungen im Gesundheitsbereich durch Kinder und Jugendliche. Schriftenreihe Forschung und Praxis der Gesundheitsförderung, Band 25. Köln: BzgA-Eigendruck.

Wustmann, C. (2004). Resilienz: Widerstandsfähigkeit von Kindern in Kindertageseinrichtungen fördern. Weinheim: Beltz.

In diesem Buch wird das Konzept der Resilienz mit entsprechenden Studien breit dargestellt. Es werden Möglichkeiten und Ansätze beschrieben, wie Resilienzförderung speziell im Feld der Kindertageseinrichtungen umgesetzt werden kann.

Literatur

Achenbach, T. M. (1997). *Guide for the caregiver – Teacher Report Form for ages 2–5.* Berlington, VT: University of Vermont, Department of Psychiatry.

Achenbach, T. M. (1991). *Manual for the Child Behavior Checklist/4–18 and 1991 Profile.* Berlington, VT: University of Vermont, Department of Psychiatry.

Ackermann, P. T., Newton, J. E. O., McPherson, W. B., Jones, J. G. & Dykman, R. A. (1998). Prevalence of post traumatic stress disorder and other psychiatric diagnoses in three groups of abused children (sexual, physical, and both). *Child Abuse & Neglect*, 22, 759–774.

Adam, A. & Peters, M. (2003). *Störungen der Persönlichkeitsentwicklung bei Kindern und Jugendlichen. Ein integrativer Ansatz für die psychotherapeutische und sozialpädagogische Praxis.* Stuttgart: Kohlhammer.

Ahrens, S. , Aßhauer, M., Burow, R. (2002). *Fit und stark fürs Leben: 5./6. Schuljahr. Prävention des Rauchens durch Persönlichkeitsförderung.* Stuttgart: Klett.

Ainsworth, M., Blehar, M. C., Waters, E. R. & Wall, S. (1978). *Patterns of attachment. A psychological study of the strange situation.* Hillsdale, NY: Erlbaum.

Al-Wiswasi, S. (2004). *Der Verlauf von Störungen durch Substanzkonsum im Jugendalter. Ergebnisse einer prospektiven Längsschnittstudie.* Dissertation Universität Bremen. URL : http://elib.suub.uni-bremen.de/diss/docs/E-Diss802_DISS. 24_02–04.pdf [Zugriff: 06.09.2006]

Al-Wiswasi, S. & Petermann, F. (2004). Entwicklung und Prävention von Störungen durch Substanzkonsum. *Verhaltenstherapie und Verhaltensmedizin*, 25 (2), 160–178.

Amelang, M. & Schmidt-Atzert, L. (2006). *Psychologische Diagnostik und Intervention* (4. vollst. überarb. Auflage). Heidelberg: Springer.

(AACAP) American Academy of Child and Adolescent Psychiatry (1998). Practise Parameters for the Assessment and Treatment of Children and Adolescents with Posttraumatic Stress Disorder. *Journal of the American Academy of Child & Adolescent Psychiatry*, 37 (Suppl. 10), 4–26.

American Psychiatric Association (1994). *Diagnostic and statistical manual of mental disorders, 4th edition, Text Revision. (DSM IV-TRI).* Washington, DC: American Psychiatric Association.

Amft, H. (2006). ADHS: Hirnstoffwechselstörung und/oder Symptom einer kranken Gesellschaft? Psychopharmaka als Mittel einer gelingenden Naturbeherrschung am Menschen. In M. Leuzinger-Bohleber, Y. Brandl, G. Hüther (Hrsg.). *ADHS – Frühprävention statt Medikalisierung. Theorie, Forschung, Kontroversen* (S. 70–90). Göttingen: Vandenhoeck & Ruprecht.

Andresen, B. (2002). *Hamburger Persönlichkeitsinventar (HPI).* Göttingen: Hogrefe.

Antonovsky, A. (1997). *Salutogenese: zur Entmystifizierung der Gesundheit.* Tübingen: DGVT-Verlag.

Arbeitsgruppe Deutsche Child Behavior Check List (1998a). *Elternfragebogen über das Verhalten von Kindern und Jugendlichen; Deutsche Bearbeitung der Child*

Behavior Check List (CBCL/4–8). Einführung und Anleitung zur Handauswertung. (2. Auflage mit deutschen Normen). Köln: Arbeitsgruppe Kinder-, Jugend- und Familiendiagnostik (KJFD).

Arbeitsgruppe Deutsche Child Behavior Check List (1998b). *Fragebogen für Jugendliche; Deutsche Bearbeitung der Youth Self Report Form der Child Behavior Check List (YSR). Einführung und Anleitung zur Handauswertung* (2. Auflage mit deutschen Normen). Köln: Arbeitsgruppe Kinder-, Jugend- und Familiendiagnostik (KJFD).

Arbeitsgruppe Deutsche Child Behavior Check List (1993a). *Lehrerfragebogen über das Verhalten von Kindern und Jugendlichen; Deutsche Bearbeitung des Teacher's Report Form der Child Behavior Check List (TRF). Einführung und Einleitung zur Handauswertung.* Köln: Arbeitsgruppe Kinder-, Jugend- und Familiendiagnostik (KJFD).

Arbeitsgruppe Deutsche Child Behavior Check List (1993b*). Elternfragebogen über das Verhalten von Kleinkindern (CBCL/2–3).* Köln: Arbeitsgruppe Kinder-, Jugend- und Familiendiagnostik (KJFD).

Arbeitskreis OPD (Hrsg.) (1996). *Operationalisierte psychodynamische Diagnostik. Grundlagen und Manual.* Bern: Huber.

Arbeitskreis OPD-KJ (Hrsg.) (2003). *OPD-KJ – Operationalisierte Psychodynamische Diagnostik im Kindes- und Jugendalter. Grundlagen und Manual.* Bern: Huber.

Axline, V. M. (1970). *Dibs: die wunderbare Entfaltung eines menschlichen Wesens.* Bern: Scherz Verlag.

Axline, V. M. (1947). *Play Therapy. The Inner Dynamics of Childhood.* Boston: Hougthon Mifflin.

Bandura, A. (1997). *Self-efficacy: the exercise of control.* New York: Freeman.

Bandura, A. (Ed.) (1995). *Self- Efficacy in changing societies.* Cambridge: Cambridge University Press.

Bandura, A. (1977). Self-efficacy: Toward a unifying theory of behavior change. *Psychological Review,* 84, 191–215.

Barkley, R. A. (2003). Issues in the diagnosis of attention-deficit/hyperactivity disorder in children. *Brain development,* 25 (2), 77–83.

Barkley, R. A. (1997). Behavioral inhibition sustained attention and executive functions: Constructing a unifying theory of ADHD. *Psychological Bulletin,* 121, 65–94.

Barkmann, C. (2004). *Psychische Auffälligkeiten bei Kindern und Jugendlichen in Deutschland. Ein epidemiologisches Screening.* Hamburg: Kovac.

Barrett, P., Webster, H. & Turner, C. (2003). *FREUNDE für Kinder. Trainingsprogramm zur Prävention von Angst und Depression. Deutsche Bearbeitung von C. A. Essau und J. Conradt.* München: Reinhardt.

Bastine, R. (1998). *Klinische Psychologie, Band 1* (3. Auflage). Stuttgart: Kohlhammer.

Bauer, U. & Bittlingmayer, U. (2005). Wer profitiert von Elternbildung? *Zeitschrift für Soziologie der Erziehung und Sozialisation,* 25 (3), 263–280.

Baumeister, R. F. & Boden, J. M. (1998). Aggression and the self: High self-esteem, low self-control, and ego threat. In R. Green & E. Donnerstein (Eds.). *Human aggression: Theories, research, and implications for social policy* (pp.111–137). San Diego, CA: Academic.

Beebe, B. & Lachmann, F. (2002). *Säuglingsforschung und die Psychotherapie Erwachsener.* Stuttgart: Klett-Cotta.

Beebe, B. & Lachmann, F. (1998). The contribution of mother-infant mutual influence to the origins of self and object representations. *Psychoanal. Psychol.,* 5, 305–337.

Beelmann, A. (2006). Wirksamkeit von Präventionsmaßnahmen bei Kindern und Jugendlichen: Ergebnisse und Implikationen der integrativen Erfolgsforschung. *Zeitschrift für Klinische Psychologie und Psychotherapie*, 35 (2), 151–162.

Beelmann, A. (2004). Förderung sozialer Kompetenzen im Kindergarten: Evaluation eines sozialen Problemlösetrainings zur universellen Prävention dissozialer Verhaltensprobleme. *Kindheit und Entwicklung*, 13, 113–121.

Behr, M. (2002). Therapie als Erleben der Beziehung – Die Bedeutung der interaktionellen Theorie des Selbst für die Praxis einer personzentrierten Kinder- und Jugendlichenpsychotherapie. In C. Boeck-Singelmann, B. Ehlers, T. Hensel, F. Kemper & C. Monden-Engelhardt (Hrsg.), *Personzentrierte Psychotherapie mit Kindern und Jugendlichen. Band 1: Grundlagen und Konzepte* (S. 95–122). Göttingen: Hogrefe.

Behr, M. & Becker, N. (2004). *Skalen zum Erleben von Emotionen (SEE)*. Göttingen: Hogrefe.

Beidel, D. C. & Turner, S. M. (1998). *Shy children, phobic adults: Nature and treatment of social phobia*. Washington: American Psychological Association.

Beland, K. (1988). *Second Step. A violence-prevention curriculum. Grades 1–3*. Seattle: Committee for Children.

Bender, D. & Lösel, F. (1998). Protektive Faktoren der psychisch gesunden Entwicklung junger Menschen: Ein Beitrag zur Kontroverse um saluto- und pathogenetische Ansätze. In J. Margraf, J. Siegrist & S. Neumer (Hrsg.), *Gesundheits- oder Krankheitstheorie? Saluto- vs. pathogenetische Ansätze im Gesundheitswesen* (S. 117–145). Berlin: Springer.

Berking, M., Egenolf, Y. & Grawe, K. (2006). Neurologische Hintergründe und „neuropsychotherapeutische" Implikationen bei Posttraumatischen Belastungsstörungen. In M. Zobel (Hrsg.), *Traumatherapie. Eine Einführung* (S. 20–29). Bonn: Psychiatrie-Verlag.

Bernstein, G. A., Garfinkel, B. D. & Hoberman, H. M. (1999). Self-reported anxiety in adolescents. *Journal of Psychiatry*, 146 (3), 384–386.

Bernstein, G. A., Borchardt, C. M. & Perwien, A. R. (1996). Anxiety disorders in children and adolescents: A review of the past 10 years. *Journal of the American Academy of Child & Adolescence Psychiatry*, 35 (9), 1110–1119.

Bernstein, D. P., Cohen, P., Velez, C. N., Schwab-Stone, M., Siever, L. J. & Shinsato, L. (1993). The prevalence and stability of the DSM-III-R Personality disorders in a community-based survey of adolescents. *American Journal of Psychiatry*, 150, 1237–1243.

Besser, L. U. (2005). Psychotraumata, Gehirn- und Suchtentwicklung. In C. Möller (Hrsg.), *Drogenmissbrauch im Jugendalter* (S. 122–165). Göttingen: Vandenhoeck & Ruprecht.

Bierbach, E. M. & Steinebach, C. (1992). Grundbegriffe der Frühförderung. In G. Finger & C. Steinebach (Hrsg), *Frühförderung. Zwischen passionierter Praxis und hilfloser Theorie* (S. 42–49). Freiburg/Br.: Lambertus.

Biederman, J., Faraone, S. V. & Monuteaux, M. C. (2002). Differential effect of environmental adversity by gender: Rotter's index of adversity in a group of boys and girls with and without ADHD. *American Journal of Psychiatry*, 159 (9), 1565–1562.

Biermann-Ratjen, E.-M. (2002). Entwicklungspsychologie und Störungslehre. In C. Boeck-Singelmann, B. Ehlers, T. Hensel, F. Kemper & C. Monden-Engelhardt (Hrsg.), *Personzentrierte Psychotherapie mit Kindern und Jugendlichen. Band 1: Grundlagen und Konzepte* (S. 11–34). Göttingen: Hogrefe.

Bierman-Ratjen, E.-M. & Swildens, H. (1993). Entwurf einer ätiologisch orientierten Krankheitslehre im Rahmen des klientenzentrierten Konzepts. In J. Eckert, D. Höger & H. Linster (Hrsg.), *Die Entwicklung der Person und ihre Störung. Band 1* (S. 57–138). Köln: GwG-Verlag.

Blandow, J., Gintzel, U. & Hansbauer, P. (1999). *Partizipation als Qualitätsmerkmal in der Heimerziehung.* Münster: Votum.

Bohus, M. (2002). *Borderline-Störungen.* Göttingen: Hogrefe.

Bohus, M. & Haaf, B. (2001). Dialektisch-Behaviorale Therapie der Borderline-Störung im stationären Setting. *Verhaltenstherapie und Psychosoziale Praxis,* 33 (4), 619–642.

Borg-Laufs, M. & Hungerige, H. (2005). *Selbstmanagementtherapie bei Kindern. Ein Praxishandbuch.* Stuttgart: Pfeiffer bei Klett-Cotta.

Borg-Laufs, M. (1997). *Aggressives Verhalten: Mythen und Möglichkeiten.* Tübingen: DGVT.

Bremner, J. D., Randall, P., Vermetten, E. et al. (1997). Magnetic resonance imaging-based measurement of hippocampal volume in posttraumatic stress disorder related to childhood physical and sexual abuse – a preliminary report. *Biological Psychiatry,* 41 (1), 23–32.

Breslau, N., Davis, G. C. & Andreski, P. (1991). Traumatic events and post-traumatic stress disorder in an urban population of young adults. *Archives of General Psychiatry,* 48 (3), 216–222.

Brettfeld, K. & Wetzels, P. (2003). Jugendliche als Opfer und Täter: Befunde aus kriminologischen Dunkelfeldstudien. In U. Lehmkuhl (Hrsg), *Aggressives Verhalten bei Kindern und Jugendlichen. Ursachen, Prävention, Behandlung* (S. 78–114). Göttingen: Vandenhoeck & Ruprecht.

Brewin, C. R., Andrews, B. & Valentine, J. D. (2000). Meta-analysis of risk factors for posttraumatic stress disorder in trauma-exposed adults. *Journal of Consulting and Clinical Psychology,* 68, 748–766.

Brisch, K.-H. (2006). Eltern-Säugling-Psychotherapie. In G. Nissen, A. Warnke & F. Badura (Hrsg.), *Therapie altersabhängiger psychischer Störungen* (S. 1–10). Stuttgart: Schattauer.

Brisch, K.-H. (1999). *Bindungsstörungen. Von der Bindungstheorie zur Therapie.* Stuttgart: Klett-Cotta.

Bronisch, T. (1995). *Der Suizid: Ursachen – Warnsignale – Prävention.* München: Beck.

Brückl, T., Wittchen, H.-U., Höfler, M., Pfister, H., Schneider, S. & Lieb, R. (2006). Childhood separation anxiety and risk for subsequent phsial pathology: Results from comunity study. *Psychotherapie und Psychosomatik* (im Druck).

Brüggemann, B. & Haltenhof, N. (2003). Die Geschlechterverteilung depressiver Störungen – der Einfluss soziokultureller Faktoren. In M. Schütz & B. Görtzel (Hrsg.), *Diagnostik und Therapie depressiver Störungen* (S. 69–81). Köln: Becker.

Bründel, H. (2001). Suizid im Jugendalter. In J. Raithel (Hrsg.), *Risikoverhalten Jugendlicher: Formen, Erklärungen und Prävention* (S. 69–81). Opladen: Leske+Budrich.

Buddeberg-Fischer, B. (2000). *Früherkennung und Prävention von Ess-Störungen. Ess-Verhalten und Körpererleben bei Jugendlichen.* Stuttgart: Schattauer.

Buddeberg-Fischer, B. & Klaghofer, R. (2002). Entwicklung des Körpererlebens in der Adoleszenz. *Praxis der Kinderpsychologie und Kinderpsychiatrie,* 51 (9), 697–710.

Bundesausschuss der Ärzte und Krankenkassen (1998). Psychotherapie-Richtlinien. *Deutsches Ärzteblatt,* 95, H. 51–52, A-3309.

Bundeskonferenz für Erziehungsberatung -bke- (Hrsg.) (2006). *Kindesschutz und Beratung. Empfehlungen zur Umsetzung des Schutzauftrages nach § 8a SGB VIII (Materialien zur Beratung; 13).*

Bundesministerium für Arbeit und Sozialordnung (Hrsg.) (2002). *Frühförderung – Einrichtungen und Stellen der Frühförderung in der Bundesrepublik Deutschland.* Bonn: Eigenverlag.

Bundesministerium für Familie, Senioren, Frauen und Jugend (BMFSFJ) (Hrsg.) (2002). *Effekte erzieherischer Hilfe und ihre Hintergründe.* Stuttgart: Kohlhammer.

Bundesministerium für Familie, Senioren, Frauen und Jugend (BMFSFJ) (Hrsg.) (1998). *Leistungen und Grenzen von Heimerziehung.* Stuttgart: Kohlhammer.

Bundesministerium für Familie, Senioren, Frauen und Jugend (BMFSFJ) (Hrsg.) (1997). *Handbuch Sozialpädagogische Familienhilfe.* Stuttgart: Kohlhammer.

Bundesministerium für Gesundheit (BMG). *Drogenbericht 2006.* Berlin: Eigendruck.

Bundeszentrale für gesundheitliche Aufklärung (BZgA) (2001). *Die Drogenaffinität Jugendlicher in der Bundesrepublik Deutschland.* Köln: BZgA Eigendruck.

Bundeszentrale für gesundheitliche Aufklärung (BZgA) (2004a). *Die Drogenaffinität Jugendlicher in der Bundesrepublik Deutschland 2004. Eine Wiederholungsbefragung der Bundeszentrale für gesundheitliche Aufklärung. Teilband Alkohol.* Köln: BZgA Eigendruck.

Bundeszentrale für gesundheitliche Aufklärung (BZgA) (2004b). *Die Drogenaffinität Jugendlicher in der Bundesrepublik Deutschland. Eine Wiederholungsbefragung der Bundeszentrale für gesundheitliche Aufklärung. Teilband illegale Drogen.* Köln: BZgA Eigendruck.

Bürger, U. (2006). Praxis der Ausschöpfung des Leistungskanons erzieherischer Hilfen. In K. Fröhlich-Gildhoff, E. Engel, M. Rönnau & G. Kraus (Hrsg.), *Forschung zur Praxis in den ambulanten Hilfen zur Erziehung* (S. 179–194). Freiburg/Br.: FEL.

Bürger, U. (1999). *Erziehungshilfe im Umbruch.* München: SOS-Verlag.

Bürgin, D. & Meng, H. (2000). Gibt es Borderline-Störungen bei Kindern und Jugendlichen? In O. F. Kernberg, B. Dulz & U. Sachse (Hrsg.), *Handbuch der Borderline-Störungen* (S. 766–770). Stuttgart: Schattauer.

Burke, K., Loeber, R. & Lahey, B.B. (2003). Course and Outcomes. In C. A. Essau (Ed.), *Conduct and oppositional defiant disorders: Epidemiology, risk factors and treatment* (pp.61–94). Hillsdale, N.J.: Lawrence Erlbaum Associates.

Burks, V. S. , Laird, H. D., Dodge, A., Pettit, C. S. & Bates, J. E. (1999). Knowledge structures, social information processing and children's aggressive behavior. *Social Development*, 8, 220–236.

Burow, F., Aßhauer, M. & Hanewinkel, R. (Hrsg.) (1999). *Unterrichtsideen – Fit und stark fürs Leben. Band 3/4.* Leipzig, Stuttgart, Düsseldorf: Klett Schulbuchverlag.

Burow, F., Aßhauer, M. & Hanewinkel, R. (Hrsg.) (1998). *Unterrichtsideen – Fit und stark fürs Leben. Band 1/2.* Leipzig, Stuttgart, Düsseldorf: Klett Schulbuchverlag.

Campbell, S. B. (1991). Longitudinal studies of active and aggressive preschoolers: Individual differences of early behavior an outcome. In D. Cicchetti & S. L. Toth (Eds.), *Internalizing and externalizing expression of dysfunction* (pp.57–90). Hillsdale, NJ.: Lawrence Erlbaum Associates.

Caviezel, F., Croci, M., Trofano, A., Mazzocchi, M., Longari, V. & Greco, M., (1992). Role of nutriant intake in childhood obesity. In F. Belfiore, B. Jeanrenaud & D. Papalia (Eds.), *Obesity: Basic concepts and clinical aspects* (pp.85–94). Basel: Karger.

Chamsky, T. E. & Kendall, P. C. (1997). Social expectencies and self-perseptions in anxiety-disordered children. *Journal of Anxiety Disorders*, 11, 347–363.

Cichetti, D. & Toth, S. L. (1995). A developmental psychopathology perspective on child abuse and neglect. *Journal of the American Academy of Child & Adolescent Psychiatry*, 34, 541–565.

Cierpka, M. (2004). Täterschaft im Ansatz verhindern – das Curriculum FAUSTLOS. *Psychotherapie im Dialog: Täter*, 5 (2), 60–162.

Cierpka, M. (2003). FAUSTLOS – ein sozial-emotionales Lernprogramm. *Psychotherapeut*, 48, 247–254.

Cierpka, M. (Hrsg.) (2001). FAUSTLOS. *Ein Curriculum zur Prävention von aggressivem und gewaltbereitem Verhalten bei Kindern der Klassen 1 bis 3.* Göttingen: Hogrefe.

279

Claas, P. (2004). Brauchen wir eine „Trauma-Therapie" oder brauchen wir eine Personzentrierte Psychotherapie für traumatisierte Klienten? *Gesprächspsychotherapie und Personzentrierte Beratung, 4 (4)*, 284–290.

Claas, P. & Schulze, C. (2002). *Prozessorientierte Psychotherapie bei der Traumaverarbeitung.* Tübingen: DGVT.

Cohen. D. J., Paul, R. & Volkmer, F. (1987). Issues in the Classification of Pervasive Developmental Disorders and Associated Conditions. In D. J. Cohen & A. M. Donnellan (Eds.), *Handbook of autism and pervasive developmental disorders.* New York: Riley.

Cohler, B. (1995). *Contrasting psychoanalytic psychologies of attachment and self-regard and the effort to understand the foundation of rage, hatred and the expression of violence.* Vortrag auf der 5. IPV-Tagung zu Fragen der psychoanalytischen Forschung am 10./11. März in London. Unveröffentlichtes Manuskript.

Cohler, B. J., Scott, F. M. & Musick, J. S. (1995). Adversity, vulnerability, and resilience: Cultural and developmental perspectives. In D. Ciccetti & D. J. Cohen (Eds.), *Developmental Psychopatholoy, Vol.2* (pp.753–800). New York: Wiley.

Colsman, M. & Wulfert, E. (2002). Conflict resolution style as an indicator of adolescents' substance use and other problem behaviors. *Addictive Behaviors*, 27, 633–648.

Corman, L. (1995). *Der Schwarzfuss-Test. Grundlagen, Durchführung, Deutung und Auswertung* (3. Aufl.). Göttingen: Hogrefe.

Courchesne, E., Townsend, J. & Chase (1995). Neurodevelopmental principles guide research on a developmental psychopathology. In D. Cicchetti & D. J. Cohen (Eds.), *Developmental psychopathology, Vol.1, Theory and Methods* (pp.195–226). New York: John Wiley.

Cremerius J. (1979): Gibt es zwei psychoanalytische Techniken? *Psyche – Z Psychoanal 33*, 577–599.

Crick, N. R. (1996). The role of overt aggression, relational aggression and prosocial behavior in the prediction of children's future social adjustment. *Child Development*, 67, 2317–2327.

Crick, N. R. & Grotpeter, J. K. (1995). Relational aggression, gender and social-psychological adjustment. *Child Development*, 66, 710–722.

Crick, N. R. & Dodge, K. A. (1994). A rewiew and reformulation of social information processing mechanisms in children's social adjustment. *Psychological Bulletin*, 115, 74–101.

Dahle, K.-P. (1998a). Straffälligkeit im Lebenslängsschnitt. In H.-L. Kröber & K.-P. Dahle (Hrsg.), *Sexualstraftaten und Gewaltdelinquenz: Verlauf – Behandlung – Opferschutz* (S.47–56). Heidelberg: Kriminalstatistik.

Dahle, K.-P. (1998b). Therapiemotivation und forensische Psychotherapie. In E. Wagner & W. Werdenich (Hrsg.), *Forensische Psychotherapie* (S. 97–112). Wien: Facultas.

Dach, J. (Hrsg.) (2004). *Ängste im Jugendalter.* Frankfurt/Main: Peter Lang.

De Bellis, M. E. (2002): Developmental traumatology: A contributory mechanism for alcohol and substance use disorder. *Psychoneuroendocrinology*, 27, 155–170.

Deegener, G. & Körner, W. (Hrsg.) (2005). *Kindesmisshandlung und Vernachlässigung. Ein Handbuch.* Göttingen: Hogrefe.

Denham, S. A., Blair, K., Schmidt, M. & DeMulder, E. (2002). Compromised emotional competence: Seeds of violence shown early? *American Journal of Orthopsychiatry*, 72, 70–82.

Desman, C., Schneider, A., Ziegler-Kirbach, E., Petermann, F., Mohr, B. & Hampel, P. (2006). Verhaltenshemmung und Emotionsregulation in einer Go-/Nogo-Aufgabe bei Jungen mit ADHS. *Praxis der Kinderpsychologie und Kinderpsychiatrie, 55 (5)*, 350–362.

Deutsche Gesellschaft für Kinder- und Jugendpsychiatrie und Psychotherapie (Hrsg.) (2003). *Leitlinien zu Diagnostik und Therapie von psychischen Störungen im Säuglings-, Kindes- und Jugendalter.* Köln: Deutscher Ärzteverlag.

Deutscher Bildungsrat (Hrsg.) (1973). *Empfehlung der Deutschen Bildungskommission: Zur pädagogischen Förderung behinderter und von Behinderung bedrohter Kinder und Jugendlicher.* Bonn: Bundesdruckerei.

Dickhaut, H. (1995). *Selbstmord bei Kindern und Jugendlichen. Ein Handbuch für helfende Berufe und Eltern.* Weinheim: Beltz.

Dietz, W. H. & Gortmaker, S. L. (1985). Do we fatten our children at the television set? Obesity and television viewing in children and adolescents. *Pediatrics, 75,* 807–812.

Diez-Griesser, M. T. (1996). Probleme der Elternarbeit in der Therapie mit Kindern und Jugendlichen. *Kinderanalyse, 4* (3), 241–253.

Dilling, H., Mombour, W. & Schmidt, M. H. (Hrsg.) (2002). *Internationale Klassifikation psychischer Störungen. ICD-10 Kapitel V (F)* (5. Aufl.). Bern: Huber.

Dilling, H., Mombour, W. Schmidt, H. & Schulte-Markwort, E. (2004). *Weltgesundheitsorganisation. Internationale Klassifikation psychischer Störungen. ICD-10 Kapitel V (F). Diagnostische Kriterien für Forschung und Praxis* (3., korr. Aufl.). Bern: Huber.

Dodge, K. (Ed.) (1991). Special section: Developmental psychopathology in children of depressed mothers. *Developmental Psychology, 26,* 3–67.

Donnerstein, E. (1984). Pornography: Its effect on violence against women. In N. M. Malamuth & E. Donnerstein (Eds.), *Pornography and sexual aggression* (pp. 53–81). Orlando, FL: Academic Press.

Döpfner, M. (2002). Hyperkinetische Störungen. In F. Petermann (Hrsg.) *Lehrbuch der klinischen Kinderpsychologie und Psychotherapie.* (5., korr. Aufl.) (S. 151–186). Göttingen: Hogrefe.

Döpfner, M., Berner, W., Fleischmann, T. & Schmidt, N. (1993). *Verhaltensbeurteilungsbogen für Vorschulkinder.* Göttingen: Hogrefe.

Döpfner, M., Plück, J., Berner, W., Fegert, J. M., Huss, M., Lenz, K., Schmeck, K., Lehmkuhl, U., Poustka , F. & Lehmkuhl, G. (1997). Psychische Auffälligkeiten und psychosoziale Kompetenzen von Kindern und Jugendlichen in Deutschland – Ergebnisse einer bundesweit repräsentativen Studie: Methodik, Alters-, Geschlechts- und Beurteilereffekte. *Zeitschrift für Kinder- und Jugendpsychiatrie und Psychotherapie, 25,* 218–233.

Döpfner, M. & Lehmkuhl, G. (1998). Die multimodale Therapie von Kindern mit Hyperkinetischen Störungen. *Der Kinderarzt, 29,* 171–181.

Döpfner, M., Breuer, D. & Lehmkuhl, M. (1999). *The cologne multimodal intervention study with ADHD-children: Study design and overall treatment outcomes.* Paper submitted for publication.

Döpfner, M. & Lehmkuhl G. (2000). *Diagnostik – System für psychische Störungen im Kindes- und Jugendalter nach ICD-10 und DSM IV (DISYPS-KJ).* Göttingen: Hogrefe.

Döpfner, M., Lehmkuhl, G., Heubrock, D. & Petermann, F. (2000a). *Diagnostik psychischer Störungen im Kindes- und Jugendalter. Leitfaden Kinder- und Jugendpsychotherapie.* Bd. 2. Göttingen: Hogrefe.

Döpfner, M., Lehmkuhl, G., Petermann, F. & Scheithauer, H. (2000b). Diagnostik psychischer Störungen. In F. Petermann (Hrsg.) *Lehrbuch der klinischen Kinderpsychologie und -psychotherapie* (5., korr. Aufl.) (S. 95—130). Göttingen: Hogrefe.

Döpfner, M., Schürmann, S. & Fröhlich, J. (2002). *Das Therapieprogramm für Kinder mit hyperkinetischem und oppositionellem Problemverhalten (THOP)* (3. vollst. überarb. Aufl.). Weinheim: Beltz.

Döpfner, M., Lehmkuhl, G. & Steinhausen, H.-C. (2006). *KIDS1: Aufmerksamkeits-defizit- und Hyperaktivitätsstörung.* Göttingen: Hogrefe.

Dörner, T. & Fröhlich-Gildhoff, K. (2006). Fragebogen zur Selbsteinschätzung aggressiven Verhaltens (FSA). In K. Fröhlich-Gildhoff, *Freiburger Anti-Gewalt-Training (FAGT). Ein Handbuch* (S. 175–206). Stuttgart: Kohlhammer.

Dornes, M. (1995). *Der kompetente Säugling.* Frankfurt/M.: Fischer.

Dornes, M. (1997). *Die frühe Kindheit.* Frankfurt/M.: Fischer.

Dornes, M. (2000). *Die emotionale Welt des Kindes.* Frankfurt/M.: Fischer.

Drogersen, S. (2000). Genetische Aspekte bei Borderline-Störungen. In O. F. Kernberg, B. Dulz & O. Sachsse (Hrsg.), *Handbuch der Borderline-Störungen.* Lenz-Halde: Schattauer.

Eckert, J., Brodbeck, D., Jürgens, R., Landschier, N. & Reinhardt, F. (1997). Borderline-Persönlichkeitsstörung und Straffälligkeit – Warum sind Borderline-Patienten meistens weiblich? *Persönlichkeitsstörungen,* 4, 182–188.

Egger, J. (1992). Zum Krankheitsbegriff in der Verhaltenstherapie. In A. Pritz & H. Petzolt (Hrsg.), *Der Krankheitsbegriff in der modernen Psychotherapie* (S. 303–322). Paderborn: Junfermann.

Egle, U., Hofmann, S. O. & Steffens, M. (1997). Pathogene und protektive Entwicklungsfaktoren in Kindheit und Jugend als Prädisposition für psychische Störungen im Erwachsenenalter. Gegenwärtiger Stand der Forschung. In U. Egle, S. O. Hoffmann & P. Joraschky (Hrsg.), *Sexueller Missbrauch, Misshandlung, Vernachlässigung. Erkennung und Behandlung psychischer und psychosomatischer Folgen früher Traumatisierungen* (S. 3–20). Stuttgart: Schattauer.

Ehlers, B. (2001). Praxis der Elternarbeit in der Personzentrierten Psychotherapie mit Kindern und Jugendlichen. In C. Boeck-Singelmann, T. Hensel, S. Jürgens-Jahnert & Monden-Engelhardt, C. (Hrsg), *Personzentrierte Psychotherapie mit Kindern und Jugendlichen,* Bd. 2, (2. Aufl.). Göttingen: Hogrefe.

Elsner, K. (2004). Tätertherapie. Grundlagen und kognitiv-behavioraler Schwerpunkt. In M. Broda, S. Fliegel, A. von Schlippe, J. Schweitzer, W. Senf & U. Streeck (Hrsg.), *Psychotherapie im Dialog,* 5 (2), 109–119.

Eisenberg, N. (2000). Emotion, regulation, and moral development. *Annual Review of Psychology,* 51, 665–697.

Eilers, C. (2002). *Borderline-Persönlichkeitsentwicklungsstörungen bei Kindern und Jugendlichen. Entwicklung und Validierung einer Diagnose-Checkliste.* Unveröffentlichte Diplomarbeit, Universität Koblenz, Landau, Abtlg. Landau.

Engel, E.-M. (2006), Leitfaden zur Hilfeplanung und Qualitätssicherung in der Sozialpädagogischen Familienhilfe (SPFH). In K. Fröhlich-Gildhoff, E.-M. Engel, M. Rönnau & G. Kraus (Hrsg.), *Forschung und Praxis in den ambulanten Hilfen zur Erziehung* (S. 159–175). Freiburg: FEL

Eron, L., Huesmann, R. & Zelli, A. (1991). The role of parental variables in the learning of aggression. In D. Pepler & K. Rubin (Eds.). *The Development and Treatment of Childhood Aggression* (pp.169–188). Hillsdale, N.J.: Lawrence Erlbaum Associates.

Erwin, B. A., Newman, E., McMackin, R., Morrissey, C. & Kaloupek, D. G. (2000). PTSD, malevolent environment and criminality among criminally involved male adolescents. *Criminal Justice and Behavior,* 27, 196–215.

Essau, C. A. (2002a). *Depression bei Kindern und Jugendlichen.* München: Reinhardt.

Essau, C. A. (Hrsg.) (2002b). *Substance abuse and dependence in adolescence.* East Sussex: Brunner Routledge.

Essau, C. A. (2003). *Angst bei Kindern und Jugendlichen.* München: Reinhardt.

Essau, C. A., Conradt, J. & Petermann, F. (1998a). Häufigkeit und Komorbidität sozialer Ängste und sozialer Phobie bei Jugendlichen. *Fortschritte der Neurologie und Psychiatrie,* 66, 524–530.

Essau, C. A., Karpinski, N. A., Petermann, F. & Conradt, J. (1998b). Häufigkeit und Komorbidität psychischer Störungen bei Jugendlichen: Ergebnisse der Bremer Jugendstudie. *Zeitschrift für Klinische Psychologie, Psychiatrie und Psychotherapie*, 46, 105–124.

Essau, C. A., Conradt, J. & Petermann, F. (1999). Häufigkeit der posttraumatischen Belastungsstörung bei Jugendlichen: Ergebnisse der Bremer Jugendstudie. *Zeitschrift für Kinder- und Jugendpsychiatrie und Psychotherapie*, 27, 37–45.

Essau, C. A. & Petermann, U. (2002). Depression. In Petermann, F. (Hrsg.). *Lehrbuch der Klinischen Kinderpsychologie und -psychotherapie* (5. korr. Aufl.) (S. 291–322) . Göttingen: Hogrefe.

Essau, C. A. & Conradt, J. (2004). *Aggression bei Kindern und Jugendlichen*. München: Reinhardt.

Essau, C. & Conradt, J. (2003). *FREUNDE: Trainingsprogramm gegen Angst und Depression*. München: Reinhardt.

Esser, G., Belanz, B., Geisel, B. & Laucht, N. (1989). *Mannheimer Elterninterview (MEI). Manual*. Weinheim: Beltz Test.

Esser, G., Schmidt, M. H. & Woerner, W. (1990). Epidemology and course of psychiatric disorders in school-age children. Results of a longitudinal study. *Journal of Child Psychology and Psychiatry and Allied Disciplines*, 31 (2), 243–263.

Fairburn, C. G. & Harrison, P. J. (2003). Eating Disorders. *Lancet* 361, pp. 407–416.

Fahrig, H. (1991). Die verändernde Kraft der phantasierten Wirklichkeit. In U. Lehmkuhl (Hrsg.), *Therapeutische Aspekte und Möglichkeiten der Kinder- und Jugendpsychiatrie* (S. 118–125). Berlin: Springer.

Faltermaier, T. (2005). *Gesundheitspsychologie*. Stuttgart: Kohlhammer-Urban.

Famularo, R., Fenton, T., Kinscherff, R. & Augustyn, M. (1996). Psychiatric comorbidity in childhood post traumatic stress disorder. *Child Abuse and Neglect*, 20 (10), 953–961.

Fegert, J. M., Warnke, A. & Herpertz-Dahlmann, B. (2004). Hilfen zur Teilhabe für seelisch behinderte Kinder und Jugendliche müssen erhalten bleiben. Editorial. *Zeitschrift für Kinder- und Jugendpsychiatrie und Psychotherapie*, 32, 74–75.

Felitti, V. J. (2002). Belastungen in der Kindheit und Gesundheit im Erwachsenenalter: die Verwandlung von Gold in Blei. *Zeitschrift für psychosomatische Medizin und Psychotherapie*, 48 (4), 359–369.

Felitti, V. J., Anda, R. F., Nordenberg, D., Williamson, D. F., Spitz, A. M., Edwards, V. & Koss, M. P. (1998). The relationship of adult health status to childhood abuse and household dysfunction. *American Journal of Preventive Medicine*, 14 (4), 245–258.

Fend, H. (2001). *Entwicklungspsychologie des Jugendalters* (2. Aufl.). Opladen: Leske+Budrich.

Fergusson, D. M. & Horwood, L. J. (2000). Does cannabis use encourage other forms of illicit drug use? *Addiction*, 95 (4), 505–520.

Fergusson, D. M., Horwood, L. J. & Lynskey, M. T. (1993). Prevalence and comorbidity of DSM-III-R diagnoses in a birth court of 15 year olds. *Journal of the American Academy of Child and Adolescence Psychiatry*, 32 (6), 1127–1134.

Fichter, M. & Warschburger, P. (2002). Ess-Störungen. In F. Petermann, (Hrsg.). *Lehrbuch der klinischen Kinderpsychologie und Kinderpsychotherapie* (5. korr. Aufl.), (S. 581–586). Göttingen: Hogrefe.

Fichter, M. & Liberman, R. (1997). Anorektische und bulimische Ess-Störungen. In F. Petermann (Hrsg.), *Fallbuch der klinischen Kinderpsychologie* (S. 291–316). Göttingen: Hogrefe.

Finger, G. & Steinebach C. (Hrsg.) (1992). *Frühförderung: Zwischen passionierter Praxis und hilfloser Theorie*. Freiburg: Lambertus.

Fink, M. (2004). AD(H)S- Ein Diskussionsbeitrag aus der Praxis. *Psychotherapeuten-Journal*, 2, 115–120.

Findeisen, U. (2006). Vom Lernen bis zur Schulangst – Das Leistungslernen sorgt selbst für Lernunlust und ihre Folgen. *Behindertenpädagogik*, 45 (1), 79–86.

Fischer, G. (im Druck). *Kausale Psychotherapie. Ätiologieorientierte Behandlung psycho-traumatischer und neurotischer Störungen.* Heidelberg: Asanger.

Fischer, G. & Riedesser, P. (1998). *Lehrbuch der Psychotraumatologie.* München: Reinhardt.

Fleischhaker, C., Munz, M., Bohme, R., Sixt, B. & Schulz, E. (2006). Dialektisch-Behaviorale Therapie für Adoleszente (BBT-A). Eine Pilotstudie. *Zeitschrift für Kinder- und Jugendpsychiatrie und -psychotherapie* 34 (1), 15–25.

Foa, E. B., Davidson, J. R. T. & Frances, A. (1999). Treatment of Posttraumatic Stress Disorder. The Expert Consensus Guideline Series. *Journal of Clinical Psychiatry*, 60 (Suppl. 16), 1–76.

Fonagy, P., Gergely, G., Jurist, E. J. & Target, M. (2002). *Affect regulation, mentalization, and the development of the self.* New York: Other Press.

Fonagy, P. & Target, M., (1997) Attachment and reflective function: Their role in self-organization. *Development and Psychopathology*, 9, 679–700.

Fonagy, P., Target, M., Gergely, G., Hellen, J. G. & Bateman, A. (2004). Entwicklungspsychologische Wurzeln der Borderline-Persönlichkeitsstörungen – Reflecting functioning und Bindung. *Persönlichkeitsstörungen*, 8 (4), 217–229.

Ford, D. H. & Lerner, R. M. (1992). *Developmental systems theory. An integrative approach.* Newbury Park: Sage.

Franke, A. (2001). Essstörungen. In A. Franke & A. Kämmerer (Hrsg.), *Klinische Psychologie der Frau. Ein Lehrbuch* (S. 335–396). Göttingen: Hogrefe.

Franke, A. & Kämmerer A. (Hrsg.) (2001). *Klinische Psychologie der Frau. Ein Lehrbuch.* Göttingen: Hogrefe.

Freitag, M. & Hurrelmann, K. (1999). Illegale psychoaktive Substanzen – Die neuen Alltagsdrogen des Jugendalters? In M. Freitag & K. Hurrelmann (Hrsg.), *Illegale Alltagsdrogen* (S. 7–22). Weinheim: Juventa.

Freud, A. (1966, Original: 1927). *Einführung in die Technik der Kinderanalyse.* München: Reinhardt.

Friedlmeier, W. (1999). Emotionsregulation in der Kindheit. In W. Friedlmeier & M. Holodynski (Hrsg.), *Emotionale Entwicklung* (S. 197–218). Heidelberg: Spektrum.

Fröhlich-Gildhoff, K. (Hrsg.) (2002). *Indikation in der Jugendhilfe.* Weinheim und München: Juventa.

Fröhlich-Gildhoff, K. (2003a). *Einzelbetreuung in der Jugendhilfe.* Münster: Lit.

Fröhlich-Gildhoff, K. (2003b). Bezugspersonenarbeit im Rahmen der personzentrierten Psychotherapie mit Jugendlichen. In C. Boeck-Singelmann, T. Hensel, S. Jürgens-Jahnert & C. Monden-Engelhardt (Hrsg.), *Personzentrierte Psychotherapie mit Kindern und Jugendlichen.* Band 3 (S. 293–326). Göttingen: Hogrefe.

Fröhlich-Gildhoff, K. (2004a). Depression bei Kindern und Jugendlichen. *Gesprächspsychotherapie und Personzentrierte Beratung*, 35 (2), 101–110.

Fröhlich-Gildhoff, K. (2004b). Die Sehnsucht nach Einfachheit – Oder: Warum die Indikationsstellung in der Erziehungshilfe (immer noch) so schwierig ist. *Evangelische Jugendhilfe*, 81 (2), 170–179.

Fröhlich-Gildhoff, K. (2006a). *Freiburger Anti-Gewalt-Training (FAGT). Ein Handbuch.* Stuttgart: Kohlhammer.

Fröhlich-Gildhoff, K. (2006b). *Gewalt begegnen. Konzepte und Projekte zur Prävention und Intervention.* Stuttgart: Kohlhammer.

Fröhlich-Gildhoff, K. (2006c). Die Kraft des Spiel(en)s – Personzentrierte Psychotherapie mit Kindern. *Psychotherapie im Dialog*, 7 (1), 42–49.

Fröhlich-Gildhoff, K. (im Druck). Wirkfaktoren in der Kinder- und Jugendpsychotherapie – Methodik und Ergebnisse eines Praxisforschungsprojektes. Erscheint in: U.

Hein & K.-O. Hentze (Hrsg.), *Das Unbehagen an der (Psychotherapie-)Kultur*. Bonn: Deutscher Psychologen Verlag.

Fröhlich-Gildhoff, K. & Hufnagel, G. (1997). Personzentrierte Störungslehre unter besonderer Berücksichtigung moderner entwicklungspsychologischer Erkenntnisse. *GwG-Zeitschrift* 28 (1), 37–49.

Fröhlich-Gildhoff, K., Hufnagel, G. & Jürgens-Jahnert, S. (2004). Auf dem Weg zu einer Allgemeinen Kinder- und Jugendlichenpsychotherapie: Die Praxis ist weiter als die Therapieschulen. In R. Dittrich & P. Michels (Hrsg.) *Auf dem Weg zu einer Allgemeinen Kinder- und Jugendlichenpsychotherapie* (S. 161–194). Tübingen: DGVT-Verlag.

Fröhlich-Gildhoff, K., Dörner, T. & Rönnau, M. (2005). *Prävention und Resilienz in Kindertagesstätten (PRiK). Trainingsmanual. Erste Fassung*. Freiburg/Br.: Zentrum für Kinder- und Jugendforschung: Eigendruck.

Fröhlich-Gildhoff, K., Engel. E.-M. & Rönnau, M. (2006a). *Sozialpädagogische Familienhilfe im Wandel*. Freiburg/Br.: FEL (Verlag für Forschung, Entwicklung und Lehre).

Fröhlich-Gildhoff, K., Kraus, G & Rönnau, M. (2006b). Gemeinsam auf dem Weg. Eltern und ErzieherInnen gestalten Erziehungspartnerschaft. *kindergarten heute*, 10 (1), 6–15.

Fröhlich-Gildhoff, K. & Rönnau, M. (2006c). Du schaffst es! Ein Projekt zur Resilienzförderung in der KiTa. *Forum Frühpädagogik*, 1, 10–11.

Fröhlich-Gildhoff, K., Rönnau, M. & Dörner, T. (2007) *PRiK-Prävention und Resilienz in Kindertageseinrichtungen. Ein Trainingsprogramm*. München: Reinhardt.

Fröhlich-Gildhoff, K., Kraus, G., Rönnau, M. (o. J.). *Abschlussbericht der Evaluation des Projektes „Stärkung der Erziehungskraft in der Familie durch und über den Kindergarten"*. Im Internet abrufbar unter: http://www.zfkj.de/zfkj/Dokumente/ Abschlussbericht %20Staerkung %20der %20Erziehungskraft_Neu.pdf [Zugriff: 13.09.2006]

Fröhlich-Gildhoff, K., Rönnau, M., Dörner, T. & Kraus, G. (in Vorbereitung). *„Kinder stärken!" – Erste Ergebnisse des Projektes „Resilienzförderung in der Kindertagesstätte"*. (Zwischenbericht zu beziehen über: Zentrum für Kinder und Jugendforschung an der EFH-Freiburg, Bugginger Str. 38, 79114 Freiburg).

Gabriel, T. (Hrsg.) (2003). *Heimerziehung: Kontexte und Perspektiven*. München: Reinhardt.

Galtung, J. (Hrsg.) (1993). *Gewalt im Alltag und in der Weltpolitik*. Münster: Agenda.

GEK (Gmünder Ersatzkasse) (2003). *GEK-Arzneimittelreport. Auswertungsergebnisse der GEK-Arzneimitteldaten aus dem Jahr 2001–2002*. St. Augustin: Asgard

Gerlinghoff, M. & Backmund, H. (1995). *Therapie der Magersucht und Bulimie. Anleitung zu eigenverantwortlichem Handeln*. Weinheim: Beltz.

Gesellschaft für Geburtsvorbereitung, Familienbildung und Frauengesundheit Bundesverband (Hrsg.) (o. J.). *Anregungen zur Gestaltung von Eltern- Kind- Kursen im ersten Lebensjahr*. (Zu beziehen über Bundeszentrale für gesundheitliche Aufklärung, Köln).

Giaconia, R. M., Reinherz, H. Z., Silverman, A. B., Pakiz, B., Frost, A. K. & Cohen, E. (1995). Traumas and posttraumatic stress disorder in a community population of older adolescents. *Journal of the American Academy of Child and Adolescent Psychiatry*, 34, 1369–1380.

Gil, E. (1991). *Healing power of play: Working with abused children*. New York, NY: The Guilford Press.

Gil, E. (1993). *Die heilende Kraft des Spiels. Spieltherapie mit missbrauchten Kindern*. Mainz: Grünewald.

Goenjian, A., Pynoos, R. S. , Steinberg, A. M. & Najarian, B. (1995). Psychiatric comorbidity in children after the 1998 earthquake in Armenia. *Journal of the American Academy of Child and Adolescent Psychiatry*, 34 (9), 1174–1184.

Goetze, H. (2002). *Handbuch der personenzentrierten Spieltherapie*. Göttingen: Hogrefe.

Goldfield, A. & Chrisler, J. C. (1995). Body stereotyping and stigmatization of obese persons by first graders. *Perceptual and motor skills*, 81 (3 Pt 1), 909–910.

Gordon, T. (1993). *Die neue Familienkonferenz*. Hamburg: Hoffmann & Campe.

Grawe, K. (1994). Psychotherapie ohne Grenzen – von den Therapieschulen zur Allgemeinen Psychotherapie. *Verhaltenstherapie und Psychosoziale Praxis, 26* (3), 357–370.

Grawe K. (1998). *Psychologische Therapie*. Göttingen: Hogrefe.

Grawe, K. (2004). *Neuropsychotherapie*. Göttingen: Hogrefe.

Grawe, K., Regli, D., Smith, E. & Dick, A. (1999). Wirkfaktorenanalyse – ein Spektroskop für die Psychotherapie. *Verhaltenstherapie und psychosoziale Praxis, 31 (2)*, 201–225.

Grawe, K. & Grawe-Gerber, M. (1999). Ressourcenaktivierung – ein primäres Wirkprinzip der Psychotherapie. *Psychotherapeut, 44* (2), 63–73.

Gray, J. A. (1982). *The neuropsychology of anxiety: An inquiry into the function of the septohippocampal system*. New York: Oxford University Press.

Greenberg, M. T., Kusche, C. A. & Speltz, M. (1993). Emotional regulation and psychopathology: The role of relationships in early childhood. In D. Cicchetti & S. L. Tooth (Eds.), *Rochester symposium on developmental psychopathology. Vol. 2: Internalizing and externalizing expressions of dysfunction* (pp.21–56). Hillsdale, N.Y.: Lawrence Erlbaum Associates.

Gregor, A. & Cierpka, M. (2004). *Das Baby verstehen. Das Handbuch zum Elternkurs für Hebammen*. Heidelberg: Fokus Familie.

Grilo, C. M., Becker, D. F., Edell, W. S. & McGlashan, T. H. (2001). Stability and change of DSM-III-R personality disorder dimensions in adolescents followed up 2 years after psychiatric hospitalisation. *Compr. Psychiatry*, 42, 364–368.

Grimm, K. & Mackowiak, K. (2006). Kompetenztraining für Eltern sozial auffälliger und aufmerksamkeitsgestörter Kinder. *Praxis der Kinderpsychologie und Kinderpsychiatrie*, 55 (5), 363–383.

Groen, G. & Petermann F. (2002). *Depressive Kinder und Jugendliche*. Göttingen: Hogrefe.

Groen, G., Pössel, P. & Petermann, F. (2004). Depression im Kindes- und Jugendalter. In F. Petermann, K. Niebank & H. Scheithauer (Hrsg.), *Entwicklungswissenschaft* (S. 437–481). Heidelberg: Springer.

Grosse-Holtforth, M. & Grawe, K. (2004). Inkongruenz und Fallkonzeption in der Psychologischen Therapie. *Verhaltenstherapie & Psychosoziale Praxis*, 36 (1), 9–21.

Grossmann, K. (2001). Die Geschichte der Bindungsforschung. In G. Suess, H. Scheuerer-Englisch & W.-K. Pfeifer (Hrsg.), *Bindungstheorie und Familiendynamik* (S. 29–52). Gießen: Psychosozial Verlag.

Gschwendt, M., Esser, G., Zelenko, M. & Steiner, H. (2003). Frühe Erscheinungsformen von Aggressionen bei Kleinkindern von Hochrisiko-Mutter-Kleinkind-Dyaden. In U. Lehmkuhl (Hrsg.), *Aggressives Verhalten bei Kindern und Jugendlichen. Ursachen, Prävention, Behandlung* (S. 140–145). Göttingen: Vandenhoeck & Ruprecht.

Guillaume, M., Lapidus, L., Beckers, F., Lambert, A. & Björntorp, P. (1995). Familial trance of obesity through three generations: The Belgian-Luxemburg child study. *International Journal of Obesity and Related Metabolic Disorder*, 19 (Suppl.), 5–9.

Hagenah, U. & Vloet, T. (2005). Psychoedukation für Eltern essgestörter Jugendlicher. *Praxis der Kinderpsychologie und Kinderpsychiatrie*, 54 (5), 303–317.

Häfner, H. (2005). Cannabis- und Alkoholmissbrauch als Risikofaktoren für Ausbruch und Verlauf der Schizophrenie. In C. Möller (Hrsg.), *Drogenmissbrauch im Jugendalter. Ursachen und Auswirkungen*. Göttingen: Vandenhoeck & Ruprecht.

Hahn, F. & Herpertz-Dahlmann, B. (o. J.). *Seelische Behinderung*. In http://www.familienhandbuch.de/cmain/f_Aktuelles/a_Behinderung/s_1506.html [Zugriff: 20.8.2006].

Hähne, C. & Zubrägel, S. (2004). Die Wahrnehmung des Körperbildes bei Mädchen und Jungen und ihre Auswirkungen auf den Gesundheitsstatus und das Gesundheitsverhalten. Ergebnisse eines Jugendgesundheitssurveys im Rahmen einer internationalen Vergleichsstudie. *Zeitschrift für Soziologie der Erziehung und Sozialisation*, 24 (2), 246–261.

Haken, H. & Schiepek, G. (2006). *Synergetik in der Psychologie. Selbstorganisationen Verstehen und Gestalten*. Göttingen: Hogrefe.

Hanisch, C., Plück, J., Meyer, N., Brix, G., Freund-Baier, I., Hautmann, C. & Döpfner, M. (2006). Kurzzeiteffekte des indizierten Präventivprogramms für Expansives Problemverhalten (PEP) auf das elterliche Erziehungsverhalten und auf das kindliche Poblemverhalten. *Zeitschrift für Klinische Psychologie und Psychotherapie*, 35 (2), 117–126.

Harnach-Beck, V. (2000). *Psychosoziale Diagnostik in der Jugendhilfe*. Weinheim: Juventa.

Harrington, R. (2001). *Kognitive Verhaltenstherapie bei depressiven Kindern und Jugendlichen*. Göttingen: Hogrefe.

Hartung, J. (in Vorbereitung). *Entwicklungsförderung und Prävention psychischer Störungen bei Kindern und Jugendlichen*. Erscheint in der Reihe „Module angewandte Psychologie". Stuttgart: Kohlhammer.

Hast, J. (Hrsg.) (2003). *Heimerziehung im Blick: Perspektiven des Arbeitsfeldes Stationäre Erziehungshilfen*. Frankfurt/Main: IGfH-Eigenverlag.

Hautzinger, M. (2000). Depression. In F. Petermann (Hrsg.), *Fallbuch der klinischen Kinderpsychologie und -psychotherapie* (S. 161–172). Göttingen: Hogrefe.

Havinghurst, R. J. (1948). *Developmental tasks and education*. New York: McKay.

Heffernan, K. & Cloitre, M. (2000). Comparison of Posttraumatic stress disorder with and without Borderline personality disorder among women with the history of childhood sexual abuse: Etiological and clinical characteristics. *Journal of Nervous and Mental Disease*, 188 (9), 589–595.

Heilemann, M. & Fischwasser-von-Proeck, G. (2001). *Gewalt wandeln. Das Anti-Aggressivitäts-Training AAT*. Lengerich u. a.: Pabst Publishing.

Heinerth, K. (2000). *Von der akuten zur posttraumatischen Belastungsreaktion. Eine stresstheoretische Grundlegung zum Verständnis und zur klientenzentrierten Intervention*. München: Psychologische Arbeiten und Berichte (PAB) der Ludwigs-Maximilian-Universität.

Heinrichs, N., Hahlweg, K., Bertram, H., Kuschel, A., Naumann, A. & Harstick, S. (2006a). Die langfristige Wirksamkeit eines Elterntrainings zur universellen Prävention kindlicher Verhaltensstörungen. Ergebnisse aus Sicht der Mütter und Väter. *Zeitschrift für Klinische Psychologie und Psychotherapie*, 35 (2), 82–96.

Heinrichs, N., Krüger, S. & Gruse, U. (2006b). Der Einfluss von Anreizen auf die Rekrutierung von Eltern und auf die Effektivität eines präventiven Elterntrainings. *Zeitschrift für Klinische Psychologie und Psychotherapie*, 35 (2), 97–108.

Heinrichs, N., Saßmann, H., Hahlweg, K. & Perrez, M. (2002). Prävention kindlicher Verhaltensstörungen. *Psychologische Rundschau*, 53 (4), 170–183.

Heisterkamp, G. (1991). Freude und Leid frühkindlicher Lebensbewegungen. Empirische Säuglingsforschung und tiefenpsychologische Entwicklungstheorien. In T. Ahrens & U. Lehmkuhl (Hrsg.), *Entwicklung und Individuation. Beiträge zur Individualpsychologie* 14, (S. 24–41). München: Reinhardt.

Helfferich, C. (2004). *Die Qualität qualitativer Daten. Manual für die Durchführung qualitativer Interviews*. Wiesbaden: VS Verlag.

Hensel, T. (Hrsg.) (2007a). *EMDR mit Kindern und Jugendlichen. Ein Lehrbuch*. Göttingen: Hogrefe.

287

Hensel, T. (2007b, i. Or.). Traumazentrierte Psychotherapie (EMDR) bei Jugendlichen mit Störungen des Sozialverhaltens – das MASTR-Manual. In T. Hensel (Hrsg.), *EMDR mit Kindern und Jugendlichen. Ein Handbuch.* Göttingen: Hogrefe.

Hensel, T. (2002). Verbalisieren als empathisches Verstehen. In C. Boeck-Singelmann, B. Ehlers, T. Hensel, F. Kemper & C. Monden-Engelhardt (Hrsg.), *Personzentrierte Psychotherapie mit Kindern und Jugendlichen,* Bd. 1 (S. 285–314). Göttingen: Hogrefe.

Herpertz, S. (1997). Psychobiologische Aspekte der Ess-Störungen. In P. L. Jansen, W. Senf & R. Meermann (Hrsg.), *Klinik der Ess-Störung* (S. 13–23). Stuttgart: Fischer.

Herpertz-Dahlmann, B., Müller, B., Herpertz, S. & Heussen, N. (2001). Prospective 10–year Follow-up in Adolescent Anorexia Nervosa – Course, Outcome, Psychiatric Comorbidity and Psychological Adaption. *Journal of Child Psychology and Psychiatry,* 42 (5), 603–612.

Herpertz-Dahlmann, B., Hagenah, U., Vloet, T. & Holtkamp, K. (2005). Essstörungen in der Adoleszenz. *Praxis der Kinderpsychologie und Kinderpsychiatrie,* 54, 248–267.

Heubrock, D. & Petermann, F. (2000). *Lehrbuch der klinischen Kinderneuropsychologie.* Göttingen: Hogrefe.

Höfler, M., Lieb, R., Perkonnig, A., Schuster, P., Sonntag, H. & Wittchen, H. (1999). Covariates of cannabis use progress patterns in a representative population sample of adolescents: a prospective examination of vulnerability and risk factors. *Addiction,* 94 (11), 1679–1694.

Hofmann, A. (2006). *EMDR* (3. Aufl.). Stuttgart: Thieme.

Hofmann, A. & Besser, L. U. (2003). Psychotraumatologie bei Kindern und Jugendlichen. In K. H. Brisch & T. Hellbrügge (Hrsg.), *Bindung und Trauma* (S. 172–202). Stuttgart: Klett-Cotta.

Hollritt, D. (2003). „Am liebsten würde ich alles wieder gut machen." Personzentrierte Spieltherapie mit einem fünfjährigen Mädchen mit Anpassungsstörung nach Trennung der Eltern. In C. Boeck-Singelmann, T. Hensel, S. Jürgens-Jahnert & C. Monden-Engelhardt (Hrsg.), *Personzentrierte Psychotherapie mit Kindern und Jugendlichen,* Bd. 3 (S. 7–40). Göttingen: Hogrefe.

Hoven, C.W., Duarte, C. S. & Mandell, D. J. (2003). Children's mental health after disasters: the impact of the World Trade Center attack. *Current Psychiatry Reports,* 5, 101–107.

Huesmann, L. R., Moise-Titus, J., Podolsky, C.-L. & Eron, L. D. (2003). Longitudinal relations between children's exposure to TV violence and their aggressive and violent behavior in young adulthood: 1977–1992. *Developmental Psychology,* 39, 201–221.

Hufnagel, G. & Fröhlich-Gildhoff, K. (2002). Die Entstehung seelischer Störungen – betrachtet aus einer personzentrierten und entwicklungspsychologischen Perspektive. In C. Boeck-Singelmann, B. Ehlers, T. Hensel, F. Kemper & C. Monden-Engelhardt (Hrsg.), *Personzentrierte Psychotherapie mit Kindern und Jugendlichen. Band 1: Grundlagen und Konzepte* (2. überarb. Aufl.) (S. 35–80). Göttingen: Hogrefe.

Huf, A. (1992). *Psychotherapeutische Wirkfaktoren.* Weinheim: Psychologie Verlags Union.

Humpert, W. & Dann, H. D. (2001). *KTM Kompakt. Basistraining, Zerstörungsreduktion und Gewaltprävention für pädagogische und helfende Berufe auf der Grundlage des Konstanzer Trainingsmodells.* Bern: Huber.

Hüther, G. (2001). *Bedienungsanleitung für ein menschliches Gehirn.* Göttingen: Vandenhoeck & Ruprecht.

Hüther, G. (2004). Die neurobiologische Verankerung von Erfahrungen und ihre Auswirkungen auf das spätere Verhalten. *Gesprächspsychotherapie und Personenzentrierte Beratung,* 35 (4), 246–252.

Hüther, G. (2005). *Die Macht der inneren Bilder. Wie Visionen das Gehirn den Menschen und die Welt verändern.* Göttingen: Vandenhoeck & Rupprecht.

Hüther, G. (2006a). Die nutzungsabhängige Herausbildung hirnorganischer Veränderungen bei Hyperaktivität und Aufmerksamkeitsstörungen. Einfluss präventiver Maßnahmen und therapeutischer Interventionen. In M. Leuzinger-Bohleber, Y. Brandl & G. Hüther (Hrsg.), *ADHS – Frühprävention statt Medikalisierung. Theorie, Forschung, Kontroversen* (S. 222–237). Göttingen: Vandenhoeck & Ruprecht.

Hüther, G. (2006b). Kurzfristige Wirkungen und langfristige Folgen der Einnahme von Psychostimulanzien und Entaktogenen auf das sich entwickelnde Gehirn von Kindern und Jugendlichen. In C. Möller (Hrsg.), *Drogenmißbrauch im Jugendalter. Ursachen und Auswirkungen* (S. 47–62). Göttingen: Vandenhoeck & Ruprecht.

Hüther, G. & Bonney, H. (2002). *Neues vom Zappelphilipp. ADS: Vorbeugen, Verstehen und Behandeln.* Düsseldorf: Walther.

Hüther, G. & Krens, I. (2005). *Das Geheimnis der ersten neun Monate. Unsere frühesten Prägungen.* Düsseldorf: Walter.

Ihle, W. (2002). Substanzmissbrauch und -abhängigkeit. In G. Essau (Hrsg.). *Lehrbuch der klinischen Psychologie und Psychotherapie des Kindes- und Jugendalters* (S. 332–358). Stuttgart: Thieme.

Ihle, W., Esser, G. & Schmidt, M. H. (2003). Rechtsextreme Einstellungen und Gewaltbereitschaft im frühen Erwachsenenalter: Prävalenz, Korrelate, soziale, umwelt- und personenbezogene Risikofaktoren. In U. Lehmkuhl (Hrsg.). *Aggressives Verhalten bei Kindern und Jugendlichen. Ursachen, Prävention, Behandlung* (S. 132–139). Göttingen: Vandenhoeck & Ruprecht.

Ihle, W. & Esser, G. (2002). Epidemiologie psychischer Störungen im Kindes- und Jugendalter: Prävalenz, Verlauf, Komorbidität und Geschlechtsunterschiede. *Psychologische Rundschau, 53* (4), 159–169.

Ijzendoorn, M.v., Goldberg, S. , Kroonenberg, P. & Frankel, O. (1992). The relative effects of maternal and child problems on the quality of attachment in clinical samples. *Child Development, 63*, 840–858.

Institut für soziale Arbeit -ISA- (Hrsg.) (2006). *Der Schutzauftrag bei Kindeswohlgefährdung – Arbeitshilfe zur Kooperation zwischen Jugendamt und Trägern der freien Kinder- und Jugendhilfe.* Münster: Institut für soziale Arbeit e.V.

Jacobi, C., Paul, T. & Thiel, A. (2004). *Essstörungen.* Göttingen:Hogrefe.

Jaede, W. (2002). Der entwicklungsökologische Ansatz in der Personzentrierten Kinder- und Jugendlichenpsychotherapie. In C. Boeck-Singelmann, B. Ehlers, T. Hensel, F. Kemper & C. Monden-Engelhardt (Hrsg.), *Personzentrierte Psychotherapie mit Kindern und Jugendlichen* Bd. 1 (2. völlig neu bearb. Aufl.) (S. 123–150). Göttingen: Hogrefe.

Jerschke, S. , Meixner, K., Richter, H. & Bohus, M. (1998). Zur Behandlungsgeschichte und Versorgungssituation von Patientinnen mit Borderlinepersönlichkeitsstörung in der Bundesrepublik Deutschland. *Fortschritte der Neurologie/Psychiatrie, 66* (2), 545–552.

Jerusalem, M. (1990). *Persönliche Ressourcen, Vulnerabilität und Stresserleben.* Göttingen: Hogrefe.

Jungblut, H.-J. (2004). *Drogenhilfe. Eine Einführung.* Weinheim: Juventa.

Jordan, E., Münder, J. & Peukert, U. (2005). *Kinder- und Jugendhilfe: Einführung in Geschichte und Handlungsfelder, Organisationsformen und gesellschaftliche Problemlagen* (2. überarb. und erg. Aufl. der Neuausgabe). Weinheim: Juventa.

Kaatz, S. (1998). Personzentrierte Kinderspieltherapie. In W. Körner & G. Hörmann, (Hrsg.), *Handbuch der Erziehungsberatung,* Bd. 1 (S. 357–377). Göttingen: Hogrefe.

Kagan, J., Reznick, J. S. & Snidman, M. (1988*).* Biological Bases of Childhood Shyness. *Science*, 240, 167–173.

Kämmerer, A. (2001). Weibliches Geschlecht und psychische Störungen – epidemiologische, diagnostische und ätiologische Überlegungen. In A. Franke & A. Kämmerer (Hrsg.), *Klinische Psychologie der Frau – ein Lehrbuch* (S. 51–90). Göttingen: Hogrefe.

Kastner-Koller, U. & Daimann, P. (2002). *Wiener Entwicklungstest.* Göttingen: Hogrefe.

Katz-Bernstein, N. (1996). Das Konzept des „Safe Place" – ein Beitrag zur Praxeologie Integrativer Kinderpsychotherapie. In B. Metzmacher, H. Petzold & H. Zaepfel (Hrsg.), *Praxis der Integrativen Kindertherapie,* Bd. 2 (S. 111–142). Paderborn: Junfermann.

Kaufman, A. S. & Kaufman, M. L. (2001). *Kaufman Assessment Battery for Children, deutsche Version (K-ABC)* (6. Aufl.) Göttingen: Hogrefe.

Kazdin, A. E. (1995). *Conduct disorders in childhood and adolescence.* 2nd Edition. Thousand Oaks: Sage.

Kemper, F. (1997). Personzentrierte Familien-Spieltherapie – Am Beispiel einer Familie mit einem zähneknirschenden Knaben. In C. Boeck-Singelmann, B. Ehlers, T. Hensel, F. Kemper & C. Monden-Engelhardt (Hrsg.), *Personzentrierte Psychotherapie mit Kindern und Jugendlichen,* Bd. 2 (S. 71–134). Göttingen: Hogrefe.

Kernberg, P. F., Weiner, A. S. & Bardenstein, K. K. (2001). *Persönlichkeitsstörungen bei Kindern und Jugendlichen.* Stuttgart: Klett-Cotta

Kessler, R. C., Berglund, P., Demler, O., Jin, R., Merikangas, K. R. & Walters, E. E. (2005). Lifetime prevalence and Age-of-Onset Distributions of DSM-IV disorders in the National Comorbidity Survey Replication. *Arch. Gen. Psychiatry*, 62, 593–602.

Keupp, H. (1997). *Ermutigung zum aufrechten Gang.* Tübingen: DGVT-Verlag.

Keupp, H. (1999). *Alltägliche Identitätskonstruktionen.* Reinbek: Rowohlt.

Keupp, H. (2002). *Identitätskonstruktionen – Das Patchwork der Identitäten in der Spätmoderne.* Reinbek: Rowohlt.

Keupp, H. (2005). Kinder (un-)erwünscht? Aufwachsen in einer Gesellschaft ohne „einbettende Kulturen". *Verhaltenstherapie und Psychosoziale Praxis,* 37 (2), 293–306.

Kiphard, E. J. (1996). *Wie weit ist ein Kind entwickelt?* (9. Aufl.). Dortmund: Verlag Modernes Lernen.

Kleiber, D. & Meixner, S. (2000). Aggression und (Gewalt-)Delinquenz bei Kindern und Jugendlichen: Ausmaß, Entwicklungszusammenhänge und Prävention. *Gesprächspsychotherapie und Personzentrierte Beratung,* 31 (3), 191–205.

Klein-Heßling, J. & Lohaus, A. (2000). Stressbewältigung im Kindesalter: Modifikation und Evaluation einer Präventionsmaßnahme. *Kindheit und Entwicklung,* 49 (4), 240–247.

Klemenz, B. (2003). *Ressourcenorientierte Diagnostik und Intervention bei Kindern und Jugendlichen.* Tübingen: DGVT-Verlag.

Kleskes, R. C., Eck, L., Hanson, C., Haddock, C. & Kleskes, L. M. (1990). Effects of obesity social interactions and physical environment on physical activity in preschoolers. *Health Psychology,* 9, 435–439.

Koch, J. & Lenz, S. (Hrsg.) (1999). *Auf dem Weg zu einer integrierten und sozialräumlich orientierten Jugendhilfe.* Frankfurt/M.: IGfH-Eigenverlag.

Koenigsberg, H. B. & Siever, L. J. (2000). Die Neurobiologie der Borderline-Persönlichkeitsstörung. In O.-F. Kernberg, B. Dulz & O. Sachse (Hrsg.), *Handbuch der Borderline-Störungen* (S. 207–216). Senzhalde: Schattauer.

Koerner, K. & Linehan, K. (1996). Cognitive and interpersonal factures in Borderline-Personality-Disorders. *Current Opinion and Psychiatry,* 9, 133–136.

Kolip, P. (1997): *Geschlecht und Gesundheit im Jugendalter.* Opladen: Leske und Budrich.

Kolip, P. (2000). Tabak- und Alkoholkonsum bei Jugendlichen: Entwicklungstrends, Prävalenzen und Konsummuster in den alten Bundesländern. In A. Leppin, K. Hurrelmann & F. Petermann (Hrsg.) *Jugendliche und Alkoholkonsum: Konsum und Perspektiven der Prävention* (S. 24–44). Neuwied: Luchterhand.

Krahé, B. (2001). *The Social Psychology of Aggression*. Philadelphia: Psychology Press Ltd.

Krampe, A. & Sachse, S. (2005). Fahren unter Alkoholeinfluss bei Jugendlichen und jungen Erwachsenen – Ergebnisse aus der Zeitreihenstudie „Jugend in Brandenburg". *Blutalkohol*, 42 (1), 11–19.

Krannich, S., Sanders, M., Ratzke, K., Diepold, B. & Cierpka, M. (1997). FAUSTLOS – Ein Curriculum zur Förderung sozialer Kompetenzen und zur Prävention von aggressivem und gewaltbereitem Verhalten bei Kindern. *Praxis der Kinderpsychologie und Kinderpsychiatrie*, 46 (3), 236–247.

Kriener, M. & Petersen, K. (1999). Partizipation von Mädchen und Jungen als Recht und sozialpädagogische Handlungsmaxime – Ziel eines Praxisprojekts in der Jugendhilfe. In M. Kriener & K. Petersen (Hrsg.), *Beteiligung in der Jugendhilfepraxis: Sozialpädagogische Strategien zur Partizipation in Erziehungshilfen und bei Vormundschaften* (S. 20–44). Münster: Votum.

Kries, v.R. (2004). Adipositas bei Kindern in Bayern – Erfahrungen aus den Schuleingangsuntersuchungen. *Gesundheitswesen 2004*, 66 Sonderheft 1, 80–85.

Kriz, J. (1989). Entwurf einer systemischen Theorie klientenzentrierter Psychotherapie. In R. Sachse & J. Howe (Hrsg.), *Zur Zukunft der klientenzentrierten Psychotherapie* (S. 168–196). Heidelberg: Asanger.

Kriz, J. (2004). Personzentrierte Systemtheorie. Grundfragen und Kernaspekte. In A. von Schlippe & W.C. Kriz (Hrsg), *Personzentrierung und Systemtheorie. Perspektiven für Psychotherapeutisches Handeln* (S. 13–67). Göttingen: Vandenhoeck & Ruprecht.

Krowatschek, D. (2001). *Alles über ADS*. Düsseldorf: Walter.

Krowatschek, D., Albrecht, S. & Krowatschek, G. (2004). *Marburger Konzentrationstraining (MKT) für Kindergarten- und Vorschulkinder*. Dortmund: Borgmann.

Krüger, E. (Hrsg.) (2001). *Tagesgruppen. Herausgegeben im Auftrag der IGFH-Fachgruppe*. Frankfurt/Main: IGfH-Eigenverlag.

Kubinger, K. D. (2006). *Psychologische Diagnostik. Theorie und Praxis psychologischen Diagnostizierens*. Göttingen: Hogrefe.

Lachmann, F. M. (2004). *Aggression verstehen und verändern*. Stuttgart: Pfeiffer bei Klett-Cotta.

La Greca, M. A. (2001). Friends of foues? Pile influence on anxiety among children and adolescences. In W. Silvermann & P. Treffers (Eds.), *Anxiety disorders in children and adolescence. Research, Assessment and Intervention*. Cambridge: University Press.

Lahey, B. B., Schwab-Stone, M., Goodman, S. H., Waldman, I. D., Canino, G., Rathouz, P. J., Miller, T. L., Dennis, K. D., Bird, H. & Jensen, P. S. (2000). Age and gender differences in oppositional behavior and conduct problems: A cross-sectional household study of middle childhood and adolescence. *Journal of Abnormal Psychology*, 109, 488–503.

Landolt, M. (2007). Traumaspezifische Psychodiagnostik. In M. Landolt & T. Hensel (Hrsg.), *Traumatherapie bei Kindern und Jugendlichen*. Göttingen: Hogrefe.

Landolt, M. (2004). *Psychotraumatologie des Kindesalter*. Göttingen: Hogrefe.

Landolt, M. & Hensel, T. (Hrsg.) (2007). *Traumatherapie bei Kindern und Jugendlichen*. Göttingen: Hogrefe.

Landolt, M. A., Vollrath, M., Ribi, K., Timm, K., Sennhauser, F. H. & Gnehm, H. E. (2003). Inzidenz und Verlauf posttraumatischer Belastungsreaktionen nach Verkehrsunfällen im Kindesalter. *Kindheit und Entwicklung*, 52 (12), 184–192.

Landolt, M. A., Boehler, U., Schwager, C. Schallberger, U. & Nuessli, R. (1998). Posttraumatic stress disorder in paediatric patients and their parents: findings from an exploratory study. *Journal of Paediatrics and Child Health*, 34, 539–543.

Laraia, M. T., Steuart, G. W., Frye, L. H. & Ballenger, J. C. (1994). Childhood environment of women having panic disorder with agoraphobia. *Journal of Anxiety Disorders*, 8 (1), 1–17.

Laucht, M. (2003). Aggressives und dissoziales Verhalten in der Prä-Adoleszenz: Entstehungsbedingungen und Vorläufer in der frühen Kindheit. In U. Lehmkuhl (Hrsg.), *Aggressives Verhalten bei Kindern und Jugendlichen. Ursachen, Prävention, Behandlung* (S. 47–56). Göttingen: Vandenhoeck & Ruprecht.

Laucht, M., Esser, G., Schmidt, M. H., Ihle, W., Marcus, A., Stöhr, R.-M., Weindrich, D. (1996). Viereinhalb Jahre danach: Mannheimer Risikokinder im Vorschulalter. *Zeitschrift Kinder- und Jugendpsychiatrie des Kindes- und Jugendalters*, 24 (2), 67–81.

Laucht, M., Esser, G., Schmidt, M. H., Ihle, W., Marcus, A., Stöhr, R.-M. & Weindrich, D. & Weinel, H. (1992). „Risikokinder": Zur Bedeutung biologischer und psychosozialer Risiken für die kindliche Entwicklung in den ersten beiden Lebensjahren. *Praxis der Kinderpsychologie und Kinderpsychiatrie.* 41 (8), 274–285.

Lauth, G.-W. & Schlottke, P. F. (1995). *Training mit aufmerksamkeitsgestörten Kindern* (2. korr. Aufl.). Weinheim: Psychologie Verlags Union.

Lauth, G.-W., Schlottke, P. F. & Naumann, K. (1998). *Rastlose Kinder, ratlose Eltern.* München: DVT.

Lauth, G.-W. & Schlottke, P. F. (2002). *Training mit aufmerksamkeitsgestörten Kindern* (5. korr. und überarb. Aufl.). Weinheim: Beltz.

Lauth, G.-W. & Heubeck, G. (2005). *Kompetenztraining für Eltern sozial auffälliger und aufmerksamkeitsgestörter Kinder – KES.* Göttingen: Hogrefe.

Leichsenring, F. (2004). Phänomenologie und Psychodynamik der Affekte bei Borderline-Störung. *Zeitschrift für psychosomatische Medizin und Psychotherapie.* 50 (3), 253–270.

Lempp, R. (1995). *Seelische Behinderung als Aufgabe der Jugendhilfe. § 35a SGB VIII* (3. Aufl.). Stuttgart: Boorberg.

Lempp, R. (2004). Begutachtung. In C. Eggers, J. Fegert & F. Resch (Hrsg.), *Psychiatrie und Psychotherapie des Kindes- und Jugendalters* (S. 285–290). Heidelberg: Springer.

Lempp, R. (2006). *Die seelische Behinderung bei Kindern und Jugendlichen als Aufgabe der Jugendhilfe: [§ 35a SGB VIII].* Stuttgart: Boorberg.

Lenz, A. (1999). Kinder in der Erziehungs- und Familienberatung. Ein Praxisforschungsprojekt. *Rundbrief Gemeindepsychologie*, 5 (2), 67–83.

Lenz, A. (2001). *Partizipation von Kindern in Beratung und Therapie. Entwicklungen, Befunde und Handlungsperspektiven.* Weinheim: Juventa.

Levine, N. P., Smolak, L., Moodey, A., Shuman, M. & Hessen, L. (1994). Normative developmental challenges and dieting and eating disturbances on middleschool girls. *International Journal of Eating Disorders*, 15, 11–20.

Levine, D., Marziali, E. & Hood, J. (1997). Emotion processing in Borderline Personality Disorder. *Journal of Nervous and Mental Disorders*, 185, 240–246.

Leuzinger-Bohleber, M., Brandl, Y., Hau, S. , Aulbach, L., Caruso, B., Einert, K.-M., Glindemann, O., Göppel, G., Hermann, P., Hesse, P., Heumann, J., Karaca, G., König, J., Lendle, J., Rüger, B., Schwenk, A., Staufenberg, A., Steuberm, S., Uhl, C., Vogel, J., Waldung, C., Wolff, L. & Hüther, G. (2006). Die Frankfurter Präventionsstudie. Zur psychischen und psychosozialen Integration von verhaltensauffälligen Kindern (insbesondere von ADHS) im Kindergartenalter – ein Arbeitsbericht. In M. Leuzinger-Bohleber, Y. Brandl & G. Hüther (Hrsg.), *ADHS – Frühprävention statt Medikalisierung. Theorie, Forschung, Kontroversen* (S. 238–269). Göttingen: Vandenhoeck & Ruprecht.

Lieb, R. & Müller, M. (2002). Epidemiologie und Komorbidität der sozialen Phobie. In O. Stangier & T. Fydrich (Hrsg.), *Soziale Phobie und soziale Angststörungen* (S. 34–65). Göttingen: Hogrefe.

Linehan, M. (1996). *Dialektisch-Behaviorale Therapie der Borderline-Persönlichkeitsstörung.* München: CIP-Medien.

Loeber, R. (1990). Development and risk factors of juvenile antisocial behavior and delinquency. *Clinical Psychology Review,* 10, 1–41.

Loeber, R. & Stouthamer-Loeber, M. (1998). Development of juvenile aggression and violence. Some common misconceptions and controversies. *American Psychologist,* 53, 242–259.

Loeber, R. & Hay, D. F. (1997). Attention-deficit/hyperactivity disorder, oppositional defiant disorder, conduct disorder, and adult antisocial behavior: A life span perspective. In D. M. Stoff, J. Breiling & J. D. Maser (Eds.), *Handbook of antisocial behavior* (pp. 51–59). New York: Wiley.

Lore, R. & Schulz, L. (1993). Control of human aggression. A comparative perspective. *American Psychologist,* 48, 16–25.

Lösel, F. & Bender, D. (1998). Aggressives und Delinquentes Verhalten von Kindern und Jugendlichen- Kenntnisstand und Forschungsperspektiven. In H.-L. Kröber & K.-P. Dahle (Hrsg.), *Sexualstraftaten und Gewaltdelinquenz. Verlauf – Behandlung – Opferschutz* (S. 13–37). Heidelberg: Kriminalstatistik.

Lösel, F., Bliesener, T. & Averbeck, M. (1999). Hat die Delinquenz von Schülern zugenommen? Ein Vergleich im Dunkelfeld nach 22 Jahren. In M. Schäfer & D. Frey (Hrsg.), *Aggression und Gewalt unter Kindern und Jugendlichen* (S. 65–89). Göttingen: Hogrefe.

Lösel, F., Bender, D. & Bliesener, T. (2003). Soziale Kompetenz, Delinquenz und Substanzkonsum bei Jugendlichen: Variablen- und Personenbezogene Analysen des Zusammenhangs. *Praxis der Rechtspsychologie,* 13 (2), 192–211.

Lösel, F., Beelmann, A., Stemmler, M. & Jaursch, S. (2004). *Soziale Kompetenz für Kinder und Familien: Ergebnisse der Erlangen-Nürnberger Entwicklungs- und Präventionsstudie.* Erlangen-Nürnberg: Institut für Psychologie.

Lösel, F., Beelmann, A., Jaursch, S. , Koglin, U. & Stemmler, M. (2005). Entwicklung und Prävention früher Probleme des Sozialverhaltens: Die Erlangen-Nürnberger Studie. In M. Cierpka (Hrsg.), *Möglichkeiten der Gewaltprävention* (S. 201–229). Göttingen: Vandenhoeck & Ruprecht.

Lösel, F., Beelmann, A., Stemmler, M. & Jaursch, S. (2006). Prävention von Problemen des Sozialverhaltens im Vorschulalter. Evaluation des Eltern- und Kindertrainings EFFEKT. *Zeitschrift für Klinische Psychologie und Psychotherapie,* 35 (2), 127–139.

Lösel, F., Beelmann, A., Jaursch, M. & Stemmler, M. (o. J.). *Soziale Kompetenz für Kinder und Familien: Ergebnisse der Erlangen-Nürnberger Entwicklungs- und Präventionsstudie.* Universität Erlangen-Nürnberg, Institut für Psychologie. Manuskript veröffentlicht über die Homepage des Bundesministeriums für Frauen, Senioren, Familie und Jugend: www.bmfsfj.de [Zugriff: 26.12.2004].

Lüpke, v. H. (2006). Der Dialog in Bewegung und der entgleiste Dialog. Beiträge aus Säuglingsforschung und Neurobiologie. In M. Leuzinger-Bohleber, Y. Brandl & G. Hüther (Hrsg.), *ADHS – Frühprävention statt Medikalisierung. Theorie, Forschung, Kontroversen* (S. 169–188). Göttingen: Vandenhoeck & Ruprecht.

Lyons-Ruth, K. & Jacobovitz, D. (1999). Attachment disorganization. Unresolved loss, relational violence and lapses in behavioral and attentional strategies. In J.Cassady & P. R.Shaver (Eds.), *Handbook of attentional theory, research and clinical applications* (pp. 520–554). New York: Guilford Press.

Lyons-Ruth, K. (1996). Attachment relationships among children with aggressive behavior problems: The role of disorganized early attachment patterns. *Journal of Consulting and Clinical Psychology,* 64 (1), 64–73.

Maas, H. L. J. & Hopkins, B. (1998). Dynamical systems theory: so what's new? *British Journal of Developmental Psychology*, 1–13.

Maier, W., Lichtermann, D., Klingler, T., Heun, R. & Hallmayer, J. (1992). Prevalences of personality disorders (DSM-III-R) in a community. *Journal of Personality Disorders*, 6 (3), 187–186.

Marti, D. (im Druck). Pharmakotherapie. In M. Landolt & T. Hensel (Hrsg.), *Traumatherapie mit Kindern und Jugendlichen*. Göttingen: Hogrefe.

Mattejat, F. & Remschmidt, H. (1997). Die Bedeutung der Familienbeziehungen für die Bewältigung von psychischen Störungen – Ergebnisse aus einer empirischen Untersuchung zur Therapieprognose bei psychisch gestörten Kindern und Jugendlichen. *Praxis der Kinderpsychotherapie und -psychiatrie*, 46, 371–392.

Mattner, D. (2006). ADS – die Biologisierung abweichenden Verhaltens. In M. Leuzinger-Bohleber, Y. Brandl & G. Hüther (Hrsg.), *ADHS – Frühprävention statt Medikalisierung. Theorie, Forschung, Kontroversen* (S. 51–69). Göttingen: Vandenhoeck & Ruprecht.

Marshall, W. L., Serran, G. A., Moulden, H., Mulloy, R., Fernandez, Y. M., Mann, R. E. & Thornton, D. (2002). Therapist features in sexual offender treatment: Their reliable identification and influence on behaviour change. *Clinical Psychology and Psychotherapy*, 9, 395–405.

Mc Cauley, E., Kendall, K. & Pavlidis, K. (1995). The development of emotional regulation and emotional response. In I. M. Goodyer (Ed.), *The depressed child and adolescent: Developmental and clinical perspectives* (pp. 53–80). Cambridge: Cambridge University Press.

McCord, J. (Ed.) (1998). *Coercion and punishment in long-term perspectives*. New York: Cambridge University Press.

Meijer, M., Goedhart, A. W. & Treffers, P. D. (1998). The persistance of borderline personality disorder in adolescence. *Journal of Personality* Disorders, 12 (1), 13–22.

Melfsin, S. (2002). Soziale Phobie bei Kindern und Jugendlichen. In U. Stangier & T. Fydrich (Hrsg.), *Soziale Phobie und soziale Angststörungen* (S. 265–289). Göttingen: Hogrefe.

Mentzos, S. (1993). *Der Krieg und seine psychosozialen Funktionen*. Frankfurt/M.: Fischer.

Mentzos, S. (2000). *Neurotische Konfliktverarbeitung* (19. Aufl.). Frankfurt/M.: Fischer.

Miller, Y. & Hahlweg, K. (2001). Prävention von emotionalen Störungen und Verhaltensauffälligkeiten bei Kindern. In Argumente und Materialien zum Zeitgeschehen 30, Rill, B. & Rummel, C. (Hrsg.) (2001). *Elternverantwortung und Generationenethik in einer freiheitlichen Gesellschaft* (S. 43–53). München: Hanns-Scheidel-Stiftung e. V., URL: http://www.hss.de/downloads/argumente_materialien_30.pdf. [Zugriff: 23.04.07].

Moens E., Braet, C. & Timbremot B. (2005). Depression und Selbstwertgefühl bei adipösen Kindern und Jugendlichen. *Kindheit und Entwicklung*, 14 (4), 237–243.

Moffitt, T. E. (1993). „Life-course-persistent" and „adolescence-limited" antisocial behaviour: A developmental taxonomy. *Psychological Review*, 100, 674–701.

Monden-Engelhardt, C. (1997). Zur personzentrierten Psychotherapie mit Jugendlichen. In C. Boeck-Singelmann, B. Ehlers, T. Hensel, F. Kemper & C. Monden-Engelhardt (Hrsg.), *Personzentrierte Psychotherapie mit Kindern und Jugendlichen*, Band 2 (S. 9–70). Göttingen: Hogrefe.

Morgan, M. J., Einon, D. F. & Nicolas, D. (1975). The effects of isolation rearing on behavioural inhibition in the rat. *Q.J.Exp.Psychol.* 27, 615–634.

Möller, C. (Hrsg.) (2006). *Drogenmißbrauch im Jugendalter. Ursachen und Auswirkungen*. Göttingen: Vandenhoeck & Ruprecht.

Muris, P., Steenemann, P., Merckelbach, H. & Meesters, C. (1996). The role of parental fearfulness and modeling in childrens fear. *Behavioral Research and Therapy*, 34, 265–268.

Müller, J. (2006). *Heimerziehung: Entwicklungen, Veränderungen und Perspektiven des Theorie-, Forschungs- und Methodenwissens der stationären Erziehungshilfe.* Hamburg: Kovac.

Münchmeier, R. (2003). Aufwachsen unter veränderten Bedingungen – Zur Situation und Zukunft von Jugend. In U. Lehmkuhl (Hrsg.), *Aggressives Verhalten bei Kindern und Jugendlichen. Ursachen, Prävention, Behandlung* (S. 57–77). Göttingen: Vandenhoeck & Ruprecht.

Münder, J. (2006). *Frankfurter Kommentar zum SGB VIII: Kinder- und Jugendhilfe (5., vollst. überarb. Aufl.).* Weinheim: Juventa.

Newcomb, M. D. (1996). Pseudomaturity among adolescents: Construct validation, sex differences and associations in adulthood. *Journal of Drug Issues*, 26, 477–504.

Newcomb, M. D. & Bentler, P. M. (1989). Substance Use and Abuse among Children and Teenagers. *American Psychologist*, 44, 242–248.

Nieder, T. & Seiffge-Krenke, I. (2001). Psychosoziale Determination depressiver Symptome im Jugendalter: Ein Vergleich der Geschlechter. *Praxis der Kinderpsychologie und -psychiatrie*, 50, 342–359.

Nohr, L. (1998). Probleme der Elternarbeit in der Therapie mit Kindern und Jugendlichen. *Zeitschrift für Individualpsychologie*, 23, 34–40.

Nolen-Hoeksma, S. (1990). *Sex differences in depression.* Stanford: Stanford University Press.

Nolting, H.-P. (1999). *Lernfall Aggression: Wie sie entsteht und wie sie zu überwinden ist.* Reinbek b. Hamburg: Rowohlt.

Nunner-Winkler, G. (2004). Überlegungen zum Gewaltbegriff. In W. Heitmeyer & H.-G. Soeffner (Hrsg.), *Gewalt* (S. 21–61). Frankfurt/M.: Suhrkamp.

Oerter, R., Hagen, v.C., Röper, G. & Noam, G. (Hrsg.) (1999). *Klinische Entwicklungspsychologie. Ein Lehrbuch.* Weinheim: Beltz, Psychologie Verlags Union.

Olweus, D. (1979). Stability of aggressive reaction patterns in males: A review. *Psychological Bulletin*, 86, 852–865.

Olweus, D. (1995). *Gewalt in der Schule. Was Lehrer und Eltern wissen sollten – und tun können.* Bern: Huber.

Opp, G., Fingerle, M. & Freytag, A. (Hrsg.) (1999). *Was Kinder stärkt: Erziehung zwischen Risiko und Resilienz.* München: Reinhardt.

Orlinsky D. E. & Howard K.I. (1987). A generic model of psychotherapy. *Journal of Integrative Eclectic Psychotherapy* 6, 6–27.

Orlinsky, D. E., Grawe, K. & Parks, B. (1994). Process and Outcome in Psychotherapy. In A. E. Bergin & L. S. Garfield (Eds.), *Handbook of Psychotherapy and Behavior Change* (pp. 270–376). New York: Wiley.

Ostendorf, H., Köhnken, G. & Schütze, G. (2002). *Aggression und Gewalt.* Frankfurt/M.: Lang.

Papousek, H. & Papousek, M. (1979). The infant's fundamental adaptive response system in social interaction. In E. B. Thomas (Ed.). *Origins of the infant's social responsiveness* (pp. 175–208). Hillsdale, N.Y.: Lawrence Erlbaum Associates.

Papousek, H. & Papousek, M. (1999). Symbolbildung, Emotionsregulation und soziale Interaktion. In W. Friedlmeier & M. Holodynski (Hrsg.), *Emotionale Entwicklung* (S. 136–155). Heidelberg: Spektrum.

Papousek, M. (2004). Regulationsstörungen der frühen Kindheit: Klinische Evidenz für ein neues diagnostisches Konzept. In M. Papousek, M. Schieche & H. Wurmser (Hrsg.), *Regulationsstörungen der frühen Kindheit* (S. 77–110). Bern: Huber.

Papousek, M. & Papousek, H. (1990). Excessive infant crying and intuitive parental care: Buffering support and its failures in parent-infant interaction. *Early Child Development and Care*, 65, 117–126.

Papousek, M., Schieche, M. & Wurmser, H. (Hrsg.) (2004). *Regulationsstörungen der frühen Kindheit. Frühe Risiken und Hilfen im Entwicklungskontext der Eltern- und Kindbeziehung.* Bern: Huber.

Patterson, G. R., DeGarmo, D. S. & Knutson, N. (2000). Hyperactive and antisocial behaviors: Comorbid or two points in the same process? *Development and Psychopathology*, 12 (1), 91–106.

Pedersen, W. & Skrondal, A. (1999). Ecstasy and new patterns of drug use: A normal population study. *Addiction*, 90, 1695–1706.

Perkonigg, A., Kessler, R. C., Storz, S. & Wittchen, H.-U. (2000). Traumatic events and post-traumatic stress disorder in the community: prevalence, risk factors and comorbidity. *Acta Psychiatrica Scandinavica*, 101, 46–59.

Perry, B., Pollard, R. A., Blakley, T. L., Baker, W. L. & Vigilante, D. (1998). Kindheitstrauma, Neurobiologie der Anpassung und „gebrauchsabhängige" Entwicklung des Gehirns: Wie „Zustände" zu „Eigenschaften" werden. *Analytische Kinder- und Jugendlichen-Psychotherapie*, 99, 277–307.

Petermann, F. (2002). *Verhaltenstraining für Schulanfänger.* Paderborn: Schöningh.

Petermann, F. (Hrsg.) (2002). *Lehrbuch der Klinischen Kinderpsychologie und -psychotherapie* (5., korr. Aufl.). Göttingen: Hogrefe.

Petermann, F. & Petermann, U. (1994). *Training mit aggressiven Kindern* (7. Aufl.). Weinheim: Psychologie Verlags Union.

Petermann, F. & Petermann, U. (1996). *Training mit Jugendlichen. Förderung von Arbeits- und Sozialverhalten.* (5. Aufl.). Weinheim: Beltz.

Petermann, F. & Petermann, U. (1997). *Training mit aggressiven Kindern. Einzeltraining, Kindergruppe, Elternberatung* (8. veränd. und erw. Aufl.). Weinheim: Psychologie Verlags Union.

Petermann, F., Jugert, G., Tänzer, U. & Verbeek, D. (1997*). Sozialtraining in der Schule.* Weinheim: Psychologie Verlags Union.

Petermann, F., Kusch, M. & Niebank, K. (1998). *Entwicklungspsychopathologie. Ein Lehrbuch.* Weinheim: Psychologie Verlags Union.

Petermann, F., Essau, C. A., Turbanisch, U., Conradt, J. & Groen, G. (1999). Komorbidität, Risikofaktoren und Verlauf aggressiven Verhaltens: Ergebnisse der Bremer Jugendstudie. *Kindheit und Entwicklung*, 8, 49–58.

Petermann, F. & Petermann U. (2000). *Aggressionsdiagnostik.* Göttingen: Hogrefe.

Petermann, F., Döpfner, M., Lehmkuhl, G. & Scheithauer, H. (2002a). Klassifikation und Epidemiologie psychischer Störungen. In F. Petermann (Hrsg.), *Lehrbuch der klinischen Kinderpsychologie und -psychotherapie* (5. korr. Aufl.) (S. 29–56). Göttingen: Hogrefe.

Petermann, F., Döpfner, M. & Schmidt, H. M. (2001). *Aggressiv-dissoziale Störungen.* Göttingen: Hogrefe.

Petermann, F. & Petermann, U. (2001). *Training mit aggressiven Kindern* (10. überarb. Aufl.). Weinheim: Psychologie Verlags Union.

Petermann, F. & Warschburger, P. (2002). Aggression. In F. Petermann (Hrsg.). *Lehrbuch der Klinischen Kinderpsychologie. Modelle psychischer Störungen im Kindes- und Jugendalter* (S. 127–163). Göttingen, Bern, Toronto, Seattle: Hogrefe.

Petermann, F. & Petermann, U. (2003). *Training mit sozial unsicheren Kindern.* Weinheim: Beltz.

Petermann, F. & Wiedebusch, S. (2003). *Emotionale Kompetenz bei Kindern.* Göttingen: Hogrefe.

Petermann, F., Niebank, K. & Scheithauer, H. (2004). *Entwicklungswissenschaft: Entwicklungspsychologie – Genetik – Neuropsychologie.* Berlin: Springer.

Petermann, F. & Petermann, U. (2005). *Training mit aggressiven Kindern* (11., vollst. überarb. Aufl.). Weinheim: Beltz.

Petermann, U., Essau, C. A. & Petermann, F. (2002). Angststörungen. In F. Petermann (Hrsg.), *Lehrbuch der klinischen Kinderpsychotherapie und -psychotherapie* (5. korr. Aufl.) (S. 227–270). Göttingen: Hogrefe.

Peters, F., Trede, W. & Winkler, M. (Hrsg.) (1998). *Integrierte Erziehungshilfen. Qualifizierung der Jugendhilfe durch Flexibilisierung und Integration?* Frankfurt/M.: IGfH-Eigenverlag.

Pfefferbaum, B., Gurwitch, R. H., McDonald, N. B., Leftwich, M. J., Sconzo, G. M., Messenbaugh, A. K. et al. (2000). Posttraumatic stress among young children after the death of a friend or acquaintance in a terrorist bombing. *Psychiatric Service*, 51 (3), 386–388.

Pfeifer-Schaupp, H.-U. (2002). *Systemische Praxis. Modelle – Konzepte – Perspektiven.* Freiburg/Br.: Lambertus.

Piaget, J. (1947). *Psychologie der Intelligenz.* Zürich: Rascher.

Plück, J., Döpfner, M. & Lehmkuhl, G. (2000). Internalisierende Auffälligkeiten bei Kindern und Jugendlichen in Deutschland – Ergebnisse der PAK-KID-Studie. *Kindheit und Entwicklung* 9 (3), 133–142.

Prescott, C. A. & Kendler, K. S. (2001). Early age at first alcohol drink. *The American Journal of Psychiatry*, 157, 1530–1543.

Putnam, F. W. (2006). *Impact of trauma on early brain development. Master Speakers Series des NCTSN, 16th March.* (Verfügbar unter www.kindertraumainstitut.de Link: Aktuelles).

Quaschner, K. & Theisen, F.N. (2005). Hyperkinetische Störungen. In H. Remschmidt (Hrsg.), *Kinder- und Jugendpsychiatrie.* (4. überarb. u. erneuerte Aufl.) (S. 156–164). Stuttgart: Thieme.

Quadflieg, H. & Fichter M. (2003). The course and outcome of bulimia nervosa. *European Child & Adolescent Psychiatry*, Vol. 12, Supplement 1, I/90–I/98.

Raithel, J. (Hrsg.) (2001). *Risikoverhaltensweisen Jugendlicher. Formen, Ursachen und Prävention.* Opladen: Leske & Budrich.

Reddemann, L. (2003). *Imagination als heilsame Kraft.* Stuttgart: Pfeiffer.

Reinherz, H. Z., Giaconia, R. M., Pakiz, B., Silverman, A. B., Frost, A. K. & Lefkowitz, E. S. (1993). Psychosocial risks for major depression in the late adolescence: A longitudinal community study. *Journal of the American Academy of Child and Adolescent Psychiatry*, 32, 1155–1163.

Remschmidt, H. (Hrsg.) (1979). *Praktische Kinder- und Jugendpsychiatrie für Krankenschwestern und Krankenpfleger.* Stuttgart: Thieme.

Remschmidt, H. (Hrsg.) (2005). *Kinder- und Jugendpsychiatrie. Eine praktische Einführung* (4. überarb. u. erw. Aufl.). Stuttgart: Thieme.

Remschmidt, H. & Mattejat, F. (1993). Interaktionen in Familien mit psychisch gestörten Kindern und Jugendlichen: Ergebnisse zur Inter-Rater-Reliabilität der Marburger Familiendiagnostischen Skalen (MFS). *Zeitschrift für Klinische Psychologie*, 22, 170–191.

Remschmidt, H., Schmidt, M. H. & Poustka, F. (Hrsg.) (2000). *Multiaxiales Klassifikationsschema für psychische Störungen des Kindes- und Jugendalters nach ICD-10 der WHO* (4. Aufl.). Bern: Huber.

Remschmidt, H. & Mattejat, F. (2003). Therapieevaluation bei psychischen Störungen von Kindern und Jugendlichen. *Deutsches Ärzteblatt*, 100 (16), 896–902.

Renneberg, B. (2001). Borderline-Persönlichkeitsstörung. In A. Franke & A. Kämmerer (Hrsg.), *Klinische Psychologie der Frau. Ein Lehrbuch.* (S. 397–442). Göttingen: Hogrefe.

Resch, F. (2004). Entwicklungspsychopathologie der frühen Kindheit im interdisziplinären Spannungsfeld. In M. Papousek, M. Schieche & H. Wurmser (Hrsg.), *Regulationsstörungen der frühen Kindheit* (S. 31–48). Bern: Huber.

Resch, F., Parzer, P., Brunner, R., Haffner, J., Koch, E., Oelkers, R., Schuch, B. & Strehlow, O. (1999). *Entwicklungspathologie des Kindes- und Jugendalters. Ein Lehrbuch* (2. Aufl.). Weinheim: Beltz; Psychologie Verlags Union.

Richardson, D. R, Green, L. R. & Lago, T. (1998). The relationship between perspective taking and nonaggressive responding in the face of attack. *Journal of Personality,* 66, 235–256.

Richter, M. & Hurrelmann, K. (2004). Sozioökonomische Unterschiede im Substanzkonsum von Jugendlichen. *Sucht,* 50 (4), 258–268.

Riedel, K. (2002). Personzentrierte Kindertherapie bei sexueller Misshandlung. In C. Boeck-Singelmann, B. Ehlers, T. Hensel, F. Kemper & C. Monden-Engelhardt (Hrsg.), *Personzentrierte Psychotherapie mit Kindern und Jugendlichen,* Bd. 2 (S. 185–210). Göttingen: Hogrefe.

Riedesser, P. (2006). Einige Argumente zur ADHS-Kontroverse in der Kinder- und Jugendpsychiatrie. In M. Leuzinger-Bohleber, Y. Brandl & G. Hüther (Hrsg.), *ADHS – Frühprävention statt Medikalisierung. Theorie, Forschung, Kontroversen* (S. 111–117). Göttingen: Vandenhoeck & Ruprecht.

Robots, S. B., Savage, J., Coward, W., Schew, B. & Lucas, A. (1988). Energy expenditure and intake in infants burn to lean and overweight mothers. *The New England Journal of Medicine,* 461–466.

Rogers, C. R. (1973). *Entwicklung der Persönlichkeit.* Stuttgart: Ernst Klett.

Rogers, C. R. (1987). *Eine Theorie der Psychotherapie, der Persönlichkeit und der zwischenmenschlichen Beziehungen.* Köln: GwG-Verlag

Rohde-Dachser, C. (1995). *Das Borderline-Syndrom* (5. Aufl.). Bern: Huber.

Röper, G., Hagen, v. C. & Noam, G. (Hrsg.) (2001). *Entwicklung und Risiko. Perspektiven einer klinischen Entwicklungspsychologie.* Stuttgart: Kohlhammer.

Roth, M. (2002). Geschlechtsunterschiede im Körperbild Jugendlicher und deren Bedeutung für das Selbstwertgefühl. *Praxis der Kinderpsychologie und Kinderpsychiatrie,* 51 (3), 150–164.

Roth, M. & Bartsch, B. (2004). Die Entwicklungstaxonomie von Moffitt im Spiegel neuerer Befunde – Einige Gedanken zur „jugendgebundenen Delinquenz". *Praxis der Kinderpsychologie und Kinderpsychiatrie,* 53 (10), 722–737.

Roth, M. & Seiffge-Krenke, I. (2005). Die Relevanz von familiären Belastungen und aggressivem, antisozialem Verhalten in Kindheit und Jugend für Delinquenz im Erwachsenenalter: Eine Studie an ‚leichten' und ‚schweren' Jungs in Haftanstallten. In I. Seiffge-Krenke (Hrsg.), *Aggressionsentwicklung zwischen Normalität und Pathologie* (S. 283–308). Göttingen: Vandenhoeck & Ruprecht.

Rothbart, M. K., Derryberry, D. & Posner, M. I. (1994). A psychobiological approach to the development of temperament. In J. E. Bates & T. D. Wachs (Eds.), *Temperament: Individual differences at the interface of biology and behaviour* (pp. 83–116). Washington, DC: American Psychological Association.

Rothbart, M. K. & Bates, J. E. (1998). Temperament. In W. Damon (Series Ed.), N. Eisenberg (Vol. Ed.). *Handbook of child psychology: Social, emotional, and personality development* (pp. 105–176). New York: Wiley Sons.

Rotter, J. B. (1966). General expectancies for internal vs. external control of reinforcement. *Psychological Monographs,* 80, whole No. 609.

Rudolf, B. (2002). Konfliktaufdeckende und strukturfördernde Zielsetzungen in der tiefenpsychologisch orientierten Psychotherapie. *Zeitschrift für psychosomatische Medizin und Psychotherapie,* 48, 163–173.

Ruf, M., Schauer, M., Neuner, F. & Elbert, T. (im Druck). KIDNET – Narrative Expositionstherapie (NET) für Kinder. In M. Landolt & T. Hensel (Hrsg.), *Traumatherapie mit Kindern und Jugendlichen.* Göttingen: Hogrefe.

Russel, A. & Owens, L. (1999). Peer estimates of school-aged boys' and girls' aggression to same – and cross-sex targets. *Social Development,* 8, 364–379.

Ryan, V. & Needham, C. (2001). Non-directive play therapy with children experiencing psychic trauma. *Clinical Child Psychology and Psychiatry,* 6 (3), 437–453.

Saigh, P. A. (1991). The development of posttraumatic stress disorder following four different types of traumatization. *Behaviour Research and Therapy,* 29 (3), 213–216.

Salisch, v. M., Kristen, A. & Oppel, C. (2005). Aggressives Verhalten und (neue) Medien. In I. Seiffge-Krenke (Hrsg.), *Aggressionsentwicklung zwischen Normalität und Pathologie* (S. 198–237). Göttingen: Vandenhoeck & Ruprecht.

Saß, H., Wittchen, H.-U. & Zaudig, M. (1996). *Diagnostisches und Statistisches Manual Psychischer Störungen. DSM IV.* Göttingen: Hogrefe.

Saß, H. & Jünemann, K. (2000). Klassifikation und Ätiopathogenese von Persönlichkeitsstörungen. In G. Nissen (Hrsg.), *Persönlichkeitsstörungen: Ursachen – Erkennung – Behandlung* (S. 9–27). Stuttgart: Kohlhammer.

Satir, V. (1979). *Familienbehandlung.* Freiburg/Br.: Lambertus.

Schauer, M., Neuner, F. & Elbert, T. (2005). *Narrative Exposure Therapy.* Göttingen: Hogrefe.

Scheeringa, M. S., Zeanah, C. H., Drell, M. J. & Larrieu, J. A. (1995). Two approaches to the diagnosis of posttraumatic stress disorder in infancy and early childhood. *Journal of the American Academy of Child and Adolescent Psychiatry,* 34 (2), 191–200.

Scheeringa, M. S., Zeanah, C. H., Myers, L. & Putnam, F. W. (2003). New findings on alternative criteria for PTSD in preschool children. *Journal of the American Academy of Child and Adolescent Psychiatry,* 42 (5), 561–570.

Schefold, W. (1999). Sozialstaatliche Hilfen als ‚Verfahren‘. Pädagogisierung der Sozialpolitik – Politisierung Sozialer Arbeit. In R. Fatke, W. Hornstein, C. Lüders & M. Winkler (Hrsg.), *Brennpunkte sozialpädagogischer Forschung, Theoriebildung und Praxis* (S. 277–290). Weinheim: Beltz.

Scheithauer, H. (2003). *Aggressives Verhalten von Jungen und Mädchen.* Göttingen: Hogrefe.

Scheithauer, H. & Petermann, F. (2002). Aggression. In F. Petermann (Hrsg.), *Lehrbuch der klinischen Kinderpsychologie und -psychotherapie* (5. korr. Aufl.) (S. 187–226). Göttingen: Hogrefe.

Scheithauer. H. & Petermann F. (2004). Aggressiv-dissoziales Verhalten. In F. Petermann, K. Niebank & H. Scheithauer (Hrsg.), *Entwicklungswissenschaft: Entwicklungspsychologie – Genetik – Neuropsychologie* (S. 367–406). Berlin: Springer.

Schepker, R. (2005). *2 x 9 Tipps für Eltern und ihre empirische Grundlage.* Vortrag Weissenau 22. Juni 2005.

Scherr, A. (2004). Körperlichkeit, Gewalt und soziale Ausgrenzung in der ‚postindustriellen Wissensgesellschaft‘. In W. Heitmeyer & H.-G. Soeffner (Hrsg.), *Gewalt* (S. 202–225). Frankfurt/M.: Suhrkamp.

Schick, A. & Cierpka, M. (2003). FAUSTLOS: Evaluation eines Curriculums zur Förderung sozial-emotionaler Kompetenzen und zur Gewaltprävention in der Grundschule. *Kindheit und Entwicklung,* 12 (2), 100–110.

Schick, A. & Ott, I. (2002). Gewaltprävention an Schulen – Ansätze und Ergebnisse. *Praxis der Kinderpsychologie und Kinderpsychiatrie,* 51, 766–799.

Schlippe, v.A. & Schweitzer, J. (2003). *Lehrbuch der systemischen Therapie und Beratung.* Göttingen: Vandenhoeck & Ruprecht.

Schlippe, v. A., Braun-Brönneke, A. & Schröder, K. (1998). Systemische Therapie als engagierter Austausch von Wirklichkeitsbeschreibung. Empirische Rekonstruktion therapeutischer Interaktionen. *System Familie,* 11 (2), 70–79.

Schlippe-Weinberger, S. (2004). *Kindern spielend helfen – spielend leicht? Oder: Der Therapeut mit der Pappnase. Manuskript des Vortrags auf der Fachtagung „Entwicklung und Perspektiven der Personzentrierten Psychotherapie mit Kindern und Jugendlichen".* Freiburg: 20.3.2004.

299

Schmeck, K. (2003). Die Bedeutung von spezifischen Temperamentsmerkmalen bei aggressiven Verhaltensstörungen. In U. Lehmkuhl (Hrsg.), Aggressives Verhalten bei Kindern und Jugendlichen. Ursachen, Prävention, Behandlung (S. 157–174). Göttingen: Vandenhoeck & Ruprecht.

Schmidt, M. H. (2001). *Neues für die Jugendhilfe: Ergebnisse der Jugendhilfeeffektstudie.* March: Verlag für das Studium der sozialen Arbeit.

Schmidt, C. & Steins, G. (2000). Zusammenhänge zwischen Selbstkonzept und Adipositas bei Kindern und Jugendlichen in unterschiedlichen Lebensbereichen. *Praxis der Kinderpsychologie und Kinderpsychiatrie.* 49 (4), 251–260.

Schmidtchen, S. (2001). *Allgemeine Psychotherapie für Kinder, Jugendliche und Familien.* Stuttgart: Kohlhammer.

Schmidtchen, S. (1991) *Klientenzentrierte Spiel- und Familientherapie.* München: Psychologie Verlags Union.

Schneider, S. (2006). Verhaltenstherapie bei Kindern und Jugendlichen mit Angststörungen. Behandlungsbedarf und Behandlungsmöglichkeiten. *Psychotherapeut, 50,* 99–106.

Schneider, S. (2004). *Angststörungen bei Kindern und Jugendlichen – Grundlagen und Behandlungen.* Berlin: Springer.

Schneider, K., Schmidt, M.-H. & Hohm, E. (1999). Prozessqualität in der Jugendhilfe: Ein 2–Faktoren-Modell. *Kindheit und Entwicklung, 8* (2), 83–86.

Schore, A. N. (2001). Effects over secure attachment relationship on right brain development, affect regulation, and infant mental health. *Infant Mental Health Journal, 22* (1–2), 7–66.

Schröer, W., Struck, N. & Wolff, M. (Hrsg.) (2005). *Handbuch Kinder- und Jugendhilfe (Studienausgabe).* Weinheim: Juventa.

Schulte-Markwort, M. & Düsterhus, P. (2003). ADS/ADHS und Familie – Die Bedeutung familiärer Faktoren für die Symptomgenese. *Persönlichkeitsstörungen, 7,* 95–104.

Schwabe, M. (2000). Partizipation im Hilfeplangespräch – Hindernisse und wie sie gemeistert werden können. *SOS-Dialog* (Sozialpädagogisches Institut im SOS-Kinderdorf e.V., München), 11–18.

Schwabe, M. (2002). Das Hilfeplangespräch als „Planungsinstrument". *Forum Erziehungshilfen,* 1, 4–12.

Schwabe, M. (2005). *Methoden der Hilfeplanung. Zielentwicklung, Moderation und Aushandlung.* Frankfurt/M.: IGfH-Eigenverlag.

Schwartz, C. E., Snidman, N. & Kagan, J. (1999). Adolescent social anxiety as an outcome of inhibited temperament in childhood. *Journal of the American Academy of Child and Adolescent Psychiatry,* 38 (8), 1008–1015.

Seitz, W. & Rausche, A. (2004). *PFK 9–14. Persönlichkeitsfragebogen für Kinder zwischen 9 und 14 Jahren* (4. überarb. und neu normierte Aufl.). Göttingen: Hogrefe.

Seifert, J. (2004). Zur Entwicklung der Alkoholabhängigkeit in Deutschland – Ergebnisse einer Multizenterstudie. *Psychiatrische Praxis,* 31 (2), 83–89.

Seiffge-Krenke, I. (1999). Die Bedeutung entwicklungspsychologischer Überlegungen für die Erarbeitung eines diagnostischen Inventars für Kinder und Jugendliche (OPD-KJ). *Praxis der Kinderpsychologie und Kinderpsychiatrie,* 48 (8), 548–555.

Seitler, E. (2004). Von der Unart zur Krankheit: Zappelphilipp und ADHS. *Deutsches Ärzteblatt,* 101 (5), 207–211.

Seitz, G. & Rausche, A. (2004). *Persönlichkeitsfragebogen für Kinder zwischen 9 und 14 Jahren (PFK 9–14)* (4. Aufl.). Göttingen: Hogrefe.

Selg, H. (2003). Mediengewalt und ihre Auswirkungen auf Kinder. *Unsere Jugend.* 55 (4), 147–155.

Shelby, J. S. (1997). Rubble, disruption, and tears: Helping young survivors of natural disaster. In H. D. Kaduson, D. Cangelosi & C. E. Schaefer (Eds.), *The playing cure.*

Individualized play therapy for specific childhood problems (pp. 143–170). North-dale: Jason Aronson.

Shaw, D. S. & Winslow, E. B. (1997). Precursors and correlates of antisocial behavior from infancy to preschool. In D. M. Stoff, J. Breiling & J. D. Maser (Hrsg.), *Handbook of antisocial behavior* (pp.148–158). New York: Wiley.

Signer-Fischer, S. (im Druck). Hypnotherapie mit traumatisierten Kindern. In M. Landolt & T. Hensel (Hrsg.), *Traumatherapie bei Kindern und Jugendlichen.* Göttingen: Hogrefe.

Silbereisen, R. K. (1995). Entwicklungspsychologische Aspekte von Alkohol- und Drogengebrauch. In R. Oerter & L. Montana (Hrsg.), *Entwicklungspsychologie* (S. 1056–1086). Weinheim: Psychologie Verlags Union.

Silverthorn, P. & Frick, P. J. (1999). Developmental pathways to antisocial behavior: The delayed-onset pathway in girls. *Development and Psychopathology,* 11, 101–126.

Sohns, A. (2000). *Frühförderung entwicklungsauffälliger Kinder in Deutschland. Handbuch der fachlichen und organisatorischen Grundlagen.* Weinheim: Juventa.

Spangler, G. & Zimmermann, H. (Hrsg.) (1995). *Die Bindungstheorie. Grundlagen, Forschung und Anwendung.* Stuttgart: Klett-Cotta.

Speck, O. (2000). Autonomie und Lernen in der Entwicklung des kleinen Kindes. *Frühförderung interdisziplinär,* 19, 49–62.

Speck, O. (2003). *System Heilpädagogik. Eine ökologisch reflexive Grundlegung.* München: Ernst Reinhardt

Speck, O. & Warnke A. (1989): *Frühförderung mit den Eltern. Behindertenhilfe durch Erziehung, Unterricht und Therapie.* München: Ernst Reinhardt.

Spitzer, M. (2002). *Lernen, Gehirnforschung und die Schule des Lebens.* Heidelberg, Berlin: Spektrum.

Spröber, N., Schlottke, P. F. & Hautzinger M. (2006). ProACT-E: Ein Programm zur Prävention von „bullying" an Schulen und zur Förderung der positiven Entwicklung von Schülern. Evaluation eines schulbasierten, primärpräventiven Programms für weiterführende Schulen unter Einbeziehung von Lehrern, Schülern und Eltern. *Zeitschrift für Klinische Psychologie und Psychotherapie,* 35 (2), 140–150.

Sroufe, L. A. (1997). Psychopathology as an outcome of development. *Development and Psychopathology,* 9, 251–268.

Sroufe, L. A., Bennett, C., Englund, M., Urban, J. & Shulman, S. (1993). The significance gender boundaries in preadolescence: Contemporary correlates and antecedents of boundary violation and maintenance. *Child Development,* 64, 455–466.

Staabs, v. G. (1992). *Szeno-Test* (8. Aufl.). Göttingen: Hogrefe.

Stadler, C., Holtmann, M., Claus, D., Büttner, G., Berger, N., Maier, J., Poustka, F. & Schmeck, K. (2006). Familiäre Muster bei Störungen von Aufmerksamkeit und Impulskontrolle. *Praxis der Kinderpsychologie und Kinderpsychiatrie,* 55 (5), 328–349.

Steinebach, C. (Hrsg.) (1997). *Heilpädagogik für chronisch kranke Kinder und Jugendliche.* Freiburg/Br.: Lambertus.

Steinhausen H.-C., Boyadijeva, S. , Griogoriu-Serbanescu, M. & Neumärker, K.-J. (2003). The outcome of adolescent eating disorders. Findings from an international collaborative study. *European Child & Adolescent Psychiatry,* Vol. 12, Supplement 1, I/90–I/98.

Steinhausen, H. C. (2002). The outcome of anorexia nervosa in the 20th century. *American Journal of Psychiatry,* 159, 1284–1293.

Steinmetz-Brand, U. (2006). In der Krise wächst die Chance. Ganzheitliches Gewaltpräventions- und Interventionsprogramm der Georg Büchner Schule, Schule für Erziehungshilfe und Kranke. In K. Fröhlich-Gildhoff, *Gewalt begegnen. Konzepte und Projekte zur Prävention und Intervention* (S. 134–151). Stuttgart: Kohlhammer.

Stern, D. N. (1992). *Die Lebenserfahrung des Säuglings*. Stuttgart: Klett-Cotta.
Stern, D. N. (1995). Die Repräsentation von Beziehungsmustern; entwicklungspsychologische Betrachtungen. In R. Petzold (Hrsg.), *Die Kraft liebevoller Blicke. Psychotherapie & Babyforschung*, Bd. 2 (S. 193–219). Paderborn: Junfermann.
Stern, D. N. (1998). *Die Mutterschafts-Konstellation. Eine vergleichende Darstellung verschiedener Formen der Mutter-Kind-Psychotherapie*. Stuttgart: Klett-Cotta.
Strauss, C. C., Lahey, B. B. & Frick, P. (1988). Peer social stauts of children with anxiety disorders. *Journal of Consulting and Clinical Psychology*, 56, 137–141.
Streeck-Fischer, A. (2000). Borderlinestörungen im Kindes- und Jugendalter – ein hilfreiches Konzept? *Psychotherapeut*, 45, 356–365.
Streeck-Fischer, A. (2003). Psychotherapie von Multiple Complex Development Disorder. In M. Schulte-Markwort (Hrsg.), *Entwicklung der Psychotherapie – Psychotherapie der Entwicklung* (S. 53–71). Stuttgart: Schattauer.
Streeck-Fischer, A. (2006a). „Neglect" bei der Aufmerksamkeits-Defizit- und Hyperaktivitäts-Störung. *Psychotherapeut*, 51, 80–90.
Streeck-Fischer, A. (2006b). Adoleszenz-Delinquenz, Drogenmissbrauch. In C. Möller (Hrsg.), *Drogenmissbrauch im Jugendalter. Ursachen und Auswirkungen* (S. 166–186). Göttingen: Vandenhoeck und Ruprecht.
Struck, N., Galuske, M. & Thole, W. (Hrsg.) (2003). *Reform der Heimerziehung. Eine Bilanz*. Opladen: Leske + Budrich.
Sturzbecher, D., Lanua, D. & Shahla, H. (2001). Jugendgewalt unter ostdeutschen Jugendlichen. In D. Sturzbecher (Hrsg.), *Jugend in Ostdeutschland: Lebenssituation und Delinquenz* (S. 249–300). Opladen: Leske + Budrich.
Sturzbecher, D. & Hess, M. (2002). Jugendgewalt und Reaktionen des sozialen Umfeldes. In D. Sturzbecher (Hrsg.), *Jugendtrends in Ostdeutschland: Bildung, Freizeit, Politik, Risiken. Längsschnittsanalysen zur Lebenssituation und Delinquenz 1999–2001* (S. 182–209). Opladen: Leske + Budrich.
Subramanian, G., Adams, M. D., Venter, J. C. & Broder, S. (2001). Implications of the Human Genome for Understanding Human Biology and Medicine. *Journal of the American Medical Association*, 286, 2296–2307.
Teicher, N. H., Andersen, S. L., Polcari, A., Anderso, C. M. & Navalta, C. M. (2002). Developmental Neurobiology of childhood stress and traumata. *Psychiatr. Clin. Northamerica*, 25, 397–426.
Teichmann, H., Meyer-Probst, B. & Roether, D. (1991). *Risikobewältigung in der lebenslangen psychischen Entwicklung*. Berlin: Verlag Gesundheit.
Terr, L. (1991). Childhood traumas: an outline and overview. *American Journal of Psychiatry*, 148, 10–20.
Tewes, U., Rossmann, P. & Schallberger, U. (2000). *Hamburg-Wechsler-Intelligenztest für Kinder- III (HAWIK-III)*. Göttingen: Hogrefe.
Thabet, A. M. & Vostanis, P. (1999). Posttraumatic stress reaction in children of war. *Journal of Child Psychology and Psychiatry*, 40, 385–391.
Thiel, A., Holmeier, M., Jacoby, G. & Schüßler, G. (1995). Zwangssymptome bei Anorexia und Bulimia nervosa. *Psychotherapie, Psychosomatik, medizinische Psychologie*, 45, 8–15.
Thomas, A. & Chess, S. (1980). *Temperament und Entwicklung*. Stuttgart: Enke.
Thomas, A. & Chess, S. (1989). Temperament and Personality. In G. A. Kohlstamm, J. A. Bates & M. K. Rothbart (Eds.), *Temperament in Childhood*. New York: Wiley.
Thomasius, R. (2006). Drogenabhängigkeit bei Jugendlichen. In C. Möller (Hrsg.), *Drogenmissbrauch im Jugendalter. Ursachen und Auswirkungen* (S. 13–36). Göttingen: Vandenhoeck und Ruprecht.
Thompson, R. A. (1998). Early sociopersonality development. In W. Damon & N. Eisenberg (Eds.), *Handbook of child psychology 3* (pp. 25–104). New York: Wiley.
Thurmair, M. (2004). *Dokumentation: Wie geht's unseren Kindern*. Unveröffentlichte Dokumentation der Arbeitsstelle Frühförderung Bayern.

Towbin, K. E., Dykens, E. M, Pearson, G. S. & Cohen, D. J. (1993). Conceptualising Borderline syndrome of childhood and childhood schizophrenia as a developmental disorder. *Journal of the American Academy of Child and Adolescent Psychiatry*, 32, 775–782.

Tscheulin, D. (2006). Über Komplementarität in der therapeutischen Beziehung. *Verhaltenstherapie und psychosoziale Praxis, 38* (2), 303–310.

Tschöpe-Scheffler, S. (2003). *Elternkurse auf dem Prüfstand. Wie Erziehung wieder Freude macht.* Opladen: Leske + Brudrich.

Tschöpe-Scheffler, S. (2004). Elternkurse im Vergleich – Menschenbilder, Inhalte, Methoden. *Theorie und Praxis der Sozialpädagogik*, 4/2004, 8–13.

Tschöpe-Scheffler, S. (2005). *Neue Konzepte der Elternbildung – Ein kritischer Überblick.* Opladen: Leske + Budrich.

Turiel, E. (1998). The development of morality. In W. Damon (Series Ed.) & N. Eisenberg (Volume Ed.), *Handbook of child psychology, 5th ed. Vol. 3. Social, emotional, and personality development* (pp. 863–932). New York: Wiley.

Turner, S. M., Beidel, D. C. & Wolff, P. L. (1996). Is behavioral inhibition related to the anxiety disorders? *Clinical Psychology Review*, 16, 157–172.

Tuschen-Caffier, B., Pook, M. & Hilbert, A. (2005). *Diagnostik von Essstörungen und Adipositas.* Göttingen: Hogrefe.

Unnewehr, S. , Schneider, S. & Markgraf, J. (Hrsg.) (1995). *Diagnostisches Interview bei psychischen Störungen im Kindes- und Jugendalter.* Berlin: Springer.

Urban, U. (2001). Individuelle Hilfeplanung im strukturellen Widerspruch Sozialer Arbeit. *Neue Praxis*, 21 (4), 388–400.

Van der Kolk, B. A. (2005). Developmental trauma disorder: Towards a rational diagnosis for chronically traumatized children. *Psychiatric Annals*, 35 (5), 401–408.

Verhulst, F. C., van der Ende, J., Ferdinand, R. F. & Kasius, M. C. (1997). The prevalence of DSM III-R diagnoses in a national sample of Dutch adolescents. *Archives of General Psychiatry*, 54 (4), 329–336.

Vossler, A. (2003). *Perspektiven der Erziehungsberatung: Kompetenzförderung aus der Sicht von Jugendlichen, Eltern und Beratern.* Tübingen: DGVT-Verlag.

Walden, T., Lemerise, E. & Smith, M. C. (1999). Friendship and popularity in preschool classrooms. *Early Education and Development*, 10, 351–371.

Warnke, A. & Hemminger, U. (1999). Der Umgang mit suizidalen Kindern und Jugendlichen. *Psychotherapie in Psychiatrie, Psychotherapeutischer Medizin und Klinischer Psychologie*, 4 (2), 164–171.

Warschburger, P. & Kröller, K. (2005). Adipositas im Kindes- und Jugendalter: Was sind Risikofaktoren für die Entstehung einer Binge Eating Disorder? *Zeitschrift für Gesundheitspsychologie*, 13 (2), 69–82.

Warschburger, P., Petermann, F., Fromme, C. & Wojtalla, M. (1999). *Adipositas-Training mit Kindern und Jugendlichen.* Weinheim: Psychologie Verlags Union.

Weinberg, D. & Hensel, T. (im Druck). Traumazentrierte Spieltherapie. In Landolt, M. & Hensel, T. (Hrsg.), *Traumatherapie mit Kindern und Jugendlichen.* Göttingen: Hogrefe.

Weinberg, D. (2005). *Traumatherapie mit Kindern. Strukturierte Trauma-Intervention und traumabezogene Spieltherapie.* München: Pfeiffer.

Weinberger, S. (2001). *Kindern spielend helfen. Eine personzentrierte Lern- und Praxisanleitung.* Weinheim: Beltz.

Weiß, H., Neuhäuser, G. & Sohns, A. (2004). *Soziale Arbeit in der Frühförderung und Sozialpädiatrie.* München: Ernst Reinhardt.

Weiß, R. H. (2006). *Grundintelligenztest Skala 2–Revision (CFT 20–R).* Göttingen: Hogrefe.

Weisz, J. R., Valeri, S. M., McCarty, C. A. & Moore, P. S. (1999). Interventions for child and adolescent depression: Features, effects and future directions. In C. A.

Essau & F. Petermann (Hrsg.), *Depressive disorders in children and adolescents: Epidemiology, risk factors and treatment* (pp. 384–435). New Jersey: Jason Aaronson.

Weidner, J., Kilb, R. & Kreft, D. (Hrsg.) (1997). *Gewalt im Griff. Neue Formen des Anti-Aggressivitäts-Trainings*. Weinheim: Beltz.

Welge, A., Dulz, B. & Forouher, N. (2006). Borderline-Persönlichkeitsstörung und Drogenabhängigkeit bei Jugendlichen. In C. Möller (Hrsg.), *Drogenmissbrauch im Jugendalter. Ursachen und Auswirkungen* (S. 82—101). Göttingen: Vandenhoeck & Ruprecht.

Whitaker, R. C., Wright, J. A., Pepe, M. S. , Seidel, K. D. & Dietz, W. H. (1997). Predicting obesity in young adulthood from childhood and parental obesity. *New England Journal of Medicine, 337*, 869–873.

Wiesner, R. (Hrsg.) (2006). *SGB VIII, Kinder- und Jugendhilfe Kommentar* (3. Aufl.). München: C. H. Beck.

Williams, R. J. & Chang, S. Y. (2000). A comprehensive and comparative review of adolescence substance abuse treatment outcome. *Clinical Psychology: Science and Practice, 7*, 138–166.

Wittchen, H. U., Müller, M. & Storz, S. (1998). Psychische Störungen: Häufigkeit, psychosoziale Beeinträchtigungen und Zusammenhänge mit körperlichen Erkrankungen. *Das Gesundheitswesen, 60* (Sonderheft 2), 59–114.

Wolwert, D., Chuquisengo, R. & Papousek, M. (2004). Das Münchner Konzept einer kommunikationsorientierten Eltern-Säuglings-/Kleinkind-Beratung und -Psychotherapie. In M. Papousek, M. Schieche & H. Wurmser (Hrsg.), *Regulationsstörungen der frühen Kindheit* (S. 281–310). Bern: Huber.

Wurmser, H. & Papousek, M. (2004). Zahlen und Fakten zu frühkindlichen Regulationsstörungen: Datenbasis aus der Münchner Schreiambulanz. In M. Papousek, M. Schieche & H. Wurmser, (Hrsg.), *Regulationsstörungen der frühen Kindheit*, (S. 49–76). Bern, Göttingen: Huber.

Wustmann, C. (2003). Was Kinder stärkt – Ergebnisse der Resilienzforschung und ihre Bedeutung für die pädagogische Praxis. In W. E. Fthenakis (Hrsg.), *Elementarpädagogik nach PISA. Wie aus Kindertagesstätten Bildungseinrichtungen werden können* (S. 106–135). Freiburg/Br.: Herder.

Wustmann, C. (2004). *Resilienz: Widerstandsfähigkeit von Kindern in Kindertageseinrichtungen fördern*. Weinheim: Beltz.

Yamaguchi, K. & Kandel, D. (1984). Patterns of drug use from adolescence to young adulthood. *American Journal of Public Health, 74*, 668–672.

Young, S. E., Corley, R. P., Stallings, M. C., Rhee, S. H., Crowley, T. J. & Hewitt, J. K. (2002). Substance use, abuse and dependence in adolescence: Prevalence, symptom profiles and correlates. *Drug and Alcohol Dependence, 68*, 309–322.

Yule, W., Bolton, D., Udwin, O., Boyle, S., O'Ryan, D. & Nurrish, J. (2000). The long-term psychological effects of a disaster experienced in adolescence: The incidence and course of PTSD. *Journal of Child Psychology and Psychiatry, 41*, 503–511.

Zahn-Waxler, C., Schmitz, S., Fulker, D., Robinson, J. & Emde, R. (1996). Behavior problems in 5-year-old monozygotic and dizygotic twins and environmental influences, patterns or regulation, and internalization of control. *Development and Psychopathology, 8*, 103–122.

Zentner, M. R. (2000). Das Temperament als Risikofaktor in der frühkindlichen Entwicklung. In F. Petermann, K. Niebank & H. Scheithauer (Hrsg.), *Risiken in der frühkindlichen Entwicklung. Entwicklungspsychopathologie der ersten Lebensjahre* (S. 257–281). Göttingen: Hogrefe.

Ziegenhain, U., Fries, M., Bütow, B. & Derksen, B. (2004). *Entwicklungspsychologische Beratung für junge Eltern: Grundlagen und Handlungskonzepte für die Jugendhilfe*. Weinheim, München: Juventa.

Zulliger, H. (2007). *Heilende Kräfte im kindlichen Spiel* (8. unveränd. Aufl.). Eschborn: Klotz.

Zumkley, H. (1994). The stability of aggressive behavior: A meta analysis. *German Journal of Psychology*, 18, 273–281.

Stichwortverzeichnis